探索 · 癌症

——一位医者的工作札记

徐迎新 编著

科学出版社

北京

内 容 简 介

　　这是一本值得向广大读者强力推荐的高层次癌症知识读物，原卫生部副部长黄洁夫写序给予很高评价。由留美归国的资深肿瘤学临床医师，根据自己长期在癌症方面的研究、临床治疗和康复实践编写的。全书分20个主题，解读癌症到底是一种什么样的疾病，它为什么能在体内肆虐，人类多年来如何在与其顽强抗争，得了癌症怎样治疗才能康复甚至痊愈，传统的手术、化疗和放疗到底能起到什么样的作用，日新月异的技术进步能给癌症患者带来什么样的益处，传统的中医中药在抗癌治疗中效果如何，心理状态对癌症患者的预后有何影响，肠内微生态和肠内营养对患者整体有何帮助，癌症是否可以遗传，如何看待技术进步与临床试验等一系列问题。作者以工作札记的形式，生动的笔触，将复杂的科学技术内核用通俗的语言娓娓道来，并从中表达出作者的重要理念——以恢复/重建患者自身免疫功能或自我疗愈能力为核心，走综合性绿色治疗之路，才能为癌症患者带来更好的疗效。

　　本书可供肿瘤学相关的医务人员、临床基础研究人员、癌症患者及其亲朋好友，以及关心这个问题的健康和亚健康人群阅读。

图书在版编目（CIP）数据

探索·癌症：一位医者的工作札记/徐迎新编著 . -- 北京：科学出版社，2019.11
ISBN 978-7-03-062436-9

Ⅰ.①探…　Ⅱ.①徐…　Ⅲ.①癌—防治—文集　Ⅳ.① R73-53

中国版本图书馆 CIP 数据核字（2019）第 213757 号

责任编辑：徐卓立 / 责任校对：张怡君
责任印制：赵　博 / 封面设计：龙　岩

科 学 出 版 社 出版
北京东黄城根北街 16 号
邮政编码：100717
http://www.sciencep.com

天津文林印务有限公司 印刷

科学出版社发行　各地新华书店经销
*

2019 年 11 月第　一　版　开本：720×1000　1/16
2020 年 1 月第二次印刷　印张：25 3/4
字数：460 000

定价：118.00 元
（如有印装质量问题，我社负责调换）

　　癌症是一种古老的疾病。100 多年来人类对癌症的认识与探索从未停止过，在治疗手段上已经历了手术、放疗、化疗、靶向治疗和免疫治疗的不同时代。目前人类基因组计划和国际癌症基因组计划已然实施，包括中国在内的多个国家的相关机构都参与了该项研究工程；人们期待利用先进技术找出困扰人类已久的致癌元凶。然而，直到今天，对癌症发病机制的研究依旧任重而道远。

　　癌症只是人类进化过程的一种生物学现象，是人体内环境与自然环境相互作用的结果之一。有研究资料显示：正常人每天体内都会有 500～800 个癌细胞产生。因为每个细胞都具有原癌基因和抑癌基因，在致癌因素作用下只要有原癌基因被激活，抑癌基因被沉默就可能产生癌细胞。但体内产生了癌细胞并不等于就会罹患癌症，正如哈佛医学院的朱达·福克曼和拉格哈·卡卢里指出的那样"大部分人都有些许肿瘤而不自知"。只要人类个体自身的免疫系统足够坚韧顽强，通过不同类型免疫细胞协同作战，最终都能够使癌细胞消失，所以出现癌细胞并不可怕。

　　当代人罹患癌症主要来自下列两个方面的问题：

　　1. 人为的环境破坏和采取不良的生活方式　这些客观因素正在促进基因突变，使人体每天产生更多的癌细胞。

　　2. 社会心理上不断增加的竞争压力　促生大量负面情绪（烦恼、焦虑、抑郁、愤怒等），使人体神经－免疫－内分泌（代谢）系统调节的自愈力降低。

　　上述问题如果持续得不到解决，若再加上组织慢性炎症不能及时修复，就会导致免疫系统对微型癌灶的平衡对峙状态被打破，最终导致癌症趁虚而入肆虐生命。

　　作者徐迎新教授是一位有造诣的临床肿瘤学家，曾与我在医疗保健工作中共同工作过。她曾长期从事如何保护和提高人类自愈能力来对付癌症的肿瘤免疫研究和临床治疗。她根据亲身实践撰写的《探索·癌症——一位医者的工作札记》一书在许多方面与我对癌症的思考不谋而合。纵观当前的癌症治疗确实不尽如人意，总体思路是"打打杀杀"，有"医疗+医疗→走向过度医疗"的倾向，而癌症患者们则谈癌色变，到处寻医问药却不得要领，这是十分令人遗憾的。我们经常可以看到，一些患者在承载了一系列"流水线"式的痛苦治疗和财力耗竭后，并未得到预期的治疗效果。作为医者我们十分痛心，深感有责任对癌症问题进一步正本清源和深究探索，而徐教授在本书中正是这样做的。她从科学技术的进步、循证医学证据和临床的真实世界证据出发，回顾历史，总结现在，展现癌症真相，对未来怎样与癌症正确作战的许多方面进行了思考，希望能帮到医务人员和广大患者，我很认同她的意见和工作方向。

作者在书中强调，不要轻视人体抵御癌症的免疫功能和癌症患者康复的自愈能力。实际上人体一旦开始感到不适和需要帮助的时候，就启动了自身一套应对机制。人体可以自行产生一系列神经递质、免疫细胞、抗体、细胞因子、激素等物质引起的正向级联的生化反应去应对癌症的发生；虽然人体也可能出现一系列的负面效应促进癌症的进展，但到底何去何从，主动权从来都掌握在人们自己手中。每一位癌症患者或者正在走向癌症的人都必须认识到这一点。医师或许可以在患者最困难的时候帮上一把，但他们只是患者自愈的助手而已。当然，对每一位医师来说，在医疗之路上走了很远之后，也都应该回过头来看一下自己的初心，是否仍然秉持着一颗对患者负责的博大爱心呢？因为亲人、朋友和医护人员的关爱是患者走向康复和痊愈的原动力。

既然癌症是一种慢性疾病，是一种心因性疾病，是多基因改变、多系统异常性疾病，那么，应对癌症的成功策略必然是综合性的治疗方案。徐教授在书中阐述了有关主流治疗不要过度，建立以提高癌症患者免疫功能和自愈能力为核心的中西医整合治疗与康复的理念，这些我认为是值得推荐的。

利用这次写序的机会，我想再强调一个自己曾经多次在不同场合呼吁的观点：科学技术日新月异是件好事，如抗癌新药和新医疗技术可为患者带来更多的福祉；但科技的进步，特别是基因修饰和基因编辑等技术的应用甚至可以从根本上改变人类细胞生物学的基本特性，有时后果难以控制。正因为科技进步的最终目标是为了尊重生命、关爱生命，所以我们医务工作者无论怎样追求新技术都必须严格遵循医学伦理的原则，遵守《世界医学协会赫尔辛基宣言》，遵守全世界医学科学家在以人体为受试对象的生物医学研究中必须遵守的原则共识。

目前，由于我国生物技术领域中一些新技术和新产品还没有明确的归属界定，相关的法律法规很不完善，无法进行有效监管，使生物技术领域中一些新技术成果向临床转化时出现了一些乱象，阻碍了生命科学和生物技术科研成果的正常临床转化。为了让那些优秀的科研成果尽快转化为临床，让广大癌症患者受益，我认为我国亟需在国家层面成立权威的生命科学伦理委员会，由医学专业人员、药物研发人员、法律专家及伦理学专家组成。对于当前和今后出现的创新性较强、临床风险未知或较大，以及技术门坎较高的特殊性新技术进行临床试验方案及操作程序的审查，解决"应不应该做"的问题，即确保符合生命科学的道德和伦理学标准；然后是"能不能做"，即确保受试者的安全、健康和权益的标准；最后根据其药品和医疗技术的属性迅速进行分类，哪些归药监局管理，哪些归医政部门管理，分清责任，使监管有据且有序。这也是本书大力推荐的综合性绿色治癌之路顺利实现的重要保证。

望全社会给予癌症患者更多的关爱，所有的人都更加敬重生命，珍惜健康！

中央保健委员会原副主任、专家组组长

中华人民共和国原卫生部副部长

协和医学院外科学教授

清华大学医院管理研究院院长

2019 年 6 月

目　录

引 子

　　2016 年我离开了工作多年的解放军总医院（301 医院），在北大医疗康复医院创立了肿瘤预防与康复中心。2017 年 3 月末的一个上午，我查完房刚回到办公室。当我在计算机前坐下，正准备浏览文献时，手机响了。

　　"喂，请问是徐主任吗？"

　　"是的，请问您是哪一位？"

　　"我是您一位患者的家属，我父亲叫 ×××。"

　　"对不起，对这个名字我真的没有印象了。"

　　"我父亲 11 年前找您看过病。2006 年他 75 岁时得了直肠癌，手术后医生告诉我们要做化疗和放疗。而我的朋友，也是你们医院介入超声科董宝玮主任告诉我，老人年龄太大，术后再做放疗、化疗恐怕难以承受，结果也并不一定好。他劝我们不要做放疗、化疗，而是去找您给我父亲做免疫细胞治疗。"

　　"那老人家后来怎么样了呢？"

　　"他手术后做了三个疗程的免疫细胞治疗后一直很好，至今已过去 11 年，现在 86 岁，活得好好的。"

　　"那太好了！"我抑制不住内心的激动。想起来确实有这样一位 70 多岁的男性患者，在北京一家三级甲等医院施行了直肠癌切除术，原手术科室及肿瘤科的医生已经安排了患者术后做放疗、化疗，但患者及家属执意不肯做，遂来了我的门诊。由于被肿瘤相关科室奉为"圣经"的 NCCN 指南，即美国国立综合癌症网络（National Comprehensive Cancer Network）每年发布的各种恶性肿瘤临床实践指南写得很清楚，根据该患者的病理诊断和临床分期，按常规是要做放疗、化疗的。医生们遵循 NCCN 指南去给患者进行治疗，这叫规范化治疗。这样做一方面是因为"指南"中提到的方法或药物都是经过循证医学方法验证过的，被认为是科学的，也取得了肿瘤治疗学领域专家们的共识；另一方面，医生按照"指南"规范化地去执行，不论患者最后的结果怎样，无论生存期能延长多少，生活质量改善与否，医师的行为都应被认为是有据可循、无可指责的。而且我也认为，在整个消化系统肿瘤中，也就结、直肠癌化疗效果相对好一些，敏感的人多一些。因此，当初我还劝过他们，哪怕少做几个疗程，化疗还是要做的。但是患者家属态度很坚决地拒绝了。鉴于患者年龄较大，也为了尊重患者及家属的意愿，我们决定给他做肿瘤抗原致敏 DC 及其诱导扩增的细胞毒 T 细胞治疗——这在当时是一种经过主管部门批准作为临床应用的新医疗技术。

"除了当时我们做过的免疫细胞治疗外，您父亲后来还做了什么其他治疗吗？"我接着问。

"只有中医治疗，没有做其他特殊治疗了。"

"那我真为你们高兴。您今天打电话找我有什么事呢？"

"我岳母最近得了结肠癌，刚做完手术，按照医生要求下周就该做化疗了，我不想让她做化疗，还想让她像我父亲当年那样，找您做免疫细胞治疗。"

"那您可以带着所有的病历资料，包括手术记录和病理报告，来我的门诊，我们好好分析一下，再决定术后的整体治疗与康复方案。"

他的电话让我不禁想起免疫治疗正面临风浪的考验。因为这之前确实有一些患者花了钱却没有获得货真价实的免疫细胞制剂，或因临床综合诊疗的技术能力不足，或因适应证选择不当，使他们没有在临床获益，加之某些夸大疗效的宣传和商业投机行为，使全国范围内出现了一些免疫细胞治疗乱象，造成了极恶劣的影响。国家监管部门的整治早已是行业内预料之中的事。从长远来讲，政府加强监管是对患者负责，是保证该行业健康并可持续发展所必须做的。我还曾作为该领域专家受邀到国家卫健委做了相关政策的咨询与论证，并表达了自己的看法。我的观点是：第一，免疫细胞治疗是肿瘤治疗最有前途的疗法之一；第二，该领域也是国际上正在大力发展并且进展最快的领域；第三，我们十余年的研究和临床实践已经证明了肿瘤特异性免疫细胞治疗的安全性和有效性，并且比国外积累了更多的临床数据和临床经验；第四，目前该领域的乱象影响了技术进步和患者的获益，需要加强监管，引导规范化的临床研究和应用。

现在经过整顿，国内开展肿瘤免疫治疗的大环境已经改善了很多，窗外阳光明媚，新发芽的树木在春风中摇曳。放眼望去是我从医几十年来最惬意的工作环境，每当我面对困难，心中郁闷，或者在计算机前工作太久，感到疲劳时，总会放眼远眺，让自己的心情随着微风渐渐舒缓，安静下来，寻觅到那种宁静致远的感觉。

实际上，像刚刚打电话找来的获益患者，我们已经遇到了许多。自从在

301 医院普通外科建立了围术期及术后全程肿瘤特异性免疫细胞研究与临床应用平台以来，各种实体肿瘤患者纷至沓来。十余年来，在医院领导、时任普通外科主任和普通外科研究所所长李荣教授和其他科室专家，以及各级医护人员的大力支持下，在国家"863"项目、国家自然科学基金项目和企业的资助下，在数十名硕士、博士、博士后研究生们以及技术团队的辛勤努力下，我们业已完成了一项独具特色的肿瘤治疗新技术在临床的转化，经历了一个问题从临床中来，经过实验研究回到临床中去，在临床研究和应用中再发现问题，研究改进后再回到临床中去这样一个周而复始的过程。到今天，已经形成了一套以恢复与重建患者免疫功能为核心的中西医整合肿瘤治疗与康复的整体解决方案。这套综合性整体解决方案蕴含着新的理念、新的模式、新的临床路径和新的技术手段。实验数据表明，该方案大大延长了患者的生存期并改善了患者的生存质量。一路走来，我们虽然遇到了种种困难，经历了风风雨雨，然而医护人员的大爱、癌症患者及家属们的共同努力支持着我们一直坚持到现在，见证了一个又一个癌症患者康复的奇迹。

今天，我觉得有必要将这些经历和宝贵经验写出来，与同行和广大的癌症患者及其家属共同分享。希望有更多的癌症患者能够走上一条绿色的治疗与康复之路，同时也希望这些经验对于有防癌需求的亚健康人群也有助益。

由于本书既不算是一部某一学科的科学专著，也不是一本纯粹的科普读物，只是一位医生和研究者的工作札记与思考随笔，以及笔者浏览许多科学文献和网上资料的学习体会，所以内容必然缺乏系统性和成熟度，还请读者多多海涵。书中所讲述的一些真实案例，为了保护患者的隐私，均不涉及姓名。

主题 *1*

拒绝癌症与保护环境

札记 1-1　触目惊心的数字

2019 年 1 月，国家癌症中心组织调查并发布了中国最新的癌症数据，媒体称为"2019 中国癌症报告"，由于中国癌症统计一般滞后 3 年，所以此次公布的是 2015 年的发病和死亡数据。该报告汇总了全国 501 家癌症登记点的数据，显示 2015 年中国癌症发病率为 285.83/10 万人，死亡率为 170.05/10 万人；全国癌症新发病例 92.9 万例，与 2013 年数字相比，发病率增幅为 3.9%；也就是说，每天约有 1 万人确诊为癌症，平均每分钟就有 7.5 人确诊为癌症；每年恶性肿瘤所致的医疗花费已超过 2200 亿元①。

通过分析我们发现，在数字背后透露着下列风险：

1. 当中国人预期寿命为 85 岁时，累计患癌症风险高达 36%，即每 3 人中可能有 1 人患癌症。

2. 癌症发病率两头高，中间低，中等城市癌症发病率最低。

3. 女性癌症患者大城市最高，男性癌症患者小城市最高。

4. 50 岁以下、成年女性发病率均高于男性。

5. 肺癌仍占我国癌症发病率、死亡率第一位，已与发达国家水平相当。

6. 消化道癌症是我国居民癌症发病和死亡的主要负担。

7. 前列腺癌随城市化发展程度逐渐上升，大城市男性应提高警惕。

8. 甲状腺癌发病率上升趋势快，需格外引起重视。

尽管我们可以自我安慰地来解释，鉴于我国的人口占世界总人口约 18.82%，因此我国癌症的新发病例数并不比发达国家高。但不可否认的是，我国近 30 年来各省、市陆续建立了肿瘤专科医院；各大综合性医院纷纷建立了从前科室系列中没有过的肿瘤内科；原有肿瘤相关的外科系列均细分并增加了数倍的病区，而肿瘤患者却与日俱增，仍然一床难求。作为一名老医师，我在临床上还看到肿瘤发病的年轻化趋势。可能 50 年代和 60 年代出生的人们都能记得，年轻时候父辈周围的亲朋好友，听说谁家有人患了癌症是十分稀罕的事。而如今，几乎每一个人周围的亲朋好友、同事、同学都有可能见到罹患癌症的人。癌症就在我

---

① 郑荣寿，孙可欣，张思维，等. 2015 年中国恶性肿瘤流行情况分析. 中华肿瘤杂志，2019 年 1 月第 41 卷第 1 期，19-28

们身边，正在威胁着我们每一个人的健康和生命。2015 年 10 月 16 日中国抗癌协会秘书长王瑛在首都国际癌症论坛上说道，癌症已经成为我国死亡第一大原因。

 札记 1-2　癌症与肿瘤的区别

在本书以下内容中会经常谈到癌症和肿瘤这两个词汇，因此有必要首先搞清楚这两个词汇的概念。

1. 肿瘤　是泛指人体在各种致瘤因素作用下形成的新生物，可表现为肉眼或各种内镜下可见组织表面或内部的包块或肿块，以及超声、CT、磁共振等影像学检查中看到的器官组织中的占位性病变。但包块并不一定都是肿瘤，比如某些炎症也可能形成炎性包块或脓肿，外伤也可能形成血肿等。肿瘤有时也并不一定就形成可见的包块，比如白血病是一种血液肿瘤（俗称血癌）。肿瘤可以进一步分为良性肿瘤和恶性肿瘤，以及组织形态和生物学行为介于良性和恶性两者之间的交界性肿瘤。

（1）良性肿瘤：顾名思义是良性疾病，其预后较好（预后是指预测疾病的可能病程和结局，包括判断疾病的特定后果，如康复，某种症状、体征和并发症等其他异常的出现或消失及死亡）。良性肿瘤的生长速度通常比较缓慢，有些甚至多年不生长或自行消失。比如年轻女性患了子宫肌瘤，到年老时，随着绝经和子宫的萎缩，子宫肌瘤就自行消退了。良性肿瘤一般在其生长的局部向外膨胀性生长，与周围组织界线清楚，有完整的包膜，不粘连，活动性好，通常不会侵蚀和破坏邻近的组织器官，手术切除后一般也不会复发，更不会向远处发生扩散转移，因此它的危害性相对来说比较小，不带来严重后果。但要注意的是，良性肿瘤毕竟占据了组织的空间位置，如果长得很大，可能会压迫邻近的组织器官，从而影响被压迫组织器官的功能，也会带来不良的后果。特别是如果它生长在身体的要害部位，比如长在肠腔内可能会导致肠梗阻；长在颅内因空间有限，会压迫重要的中枢神经部位，可能会导致严重的后果，甚至危及生命。另外，少数良性肿瘤在一定条件下可能会逐渐转变为恶性肿瘤，比如常见的乳腺纤维瘤、甲状腺腺瘤、软组织的纤维瘤、滑膜瘤、胰腺良性肿瘤、韧带纤维瘤等。虽然这些肿瘤是良性的，但也不能掉以轻心，一经发现，要及时治疗，以防恶变，当然是否手术切除应该由外科医生来评估。良性肿瘤的治疗还包括中医等其他手段。

（2）恶性肿瘤：指那些生长速度快；呈浸润性生长，无包膜，没有完整边界，容易与周围组织发生粘连，活动性差；可通过淋巴或血液向周围组织或器官转移的肿瘤。特别是恶性肿瘤到晚期可引起全身的消耗性改变，出现消瘦、贫血、疼痛等一系列症状，直至全身衰竭死亡。

恶性肿瘤可以从组织来源上分为两大类：一类是从上皮组织发生的恶性肿瘤，我们称它为"癌"（英文为 carcinoma），比如通常所说的肺癌、乳腺癌、胃癌、结肠癌等；另一类比较少见的是从间胚叶或结缔组织（肌肉、血液、骨骼）发生的恶性肿瘤，我们称它为"肉瘤"，比如骨肉瘤、脂肪肉瘤、平滑肌肉瘤等。

2. 癌症　其实是广义上的恶性肿瘤，是民众对"恶性肿瘤"的一种通俗叫法。其英文单词"cancer"，星座学意为"巨蟹座"。我们可以想象出"巨蟹"的样子，癌症就像"巨蟹"那样在人体内横行霸道，四处侵袭与掠夺。"cancer"在英文里还意指迅速蔓延恶劣的或危险的事物。通常人们将黑社会团伙比喻为"社会毒瘤"。这表达了人们对癌症的危险性和后果的认知，包含了恐惧的因素。从医学角度来表述，我们称"癌症"为恶性肿瘤。而恶性肿瘤又因为所患部位不同，病理类型不同，就诊时间不同，临床分期不同，治疗方法不同，最终预后也不同。

 ## 札记 1-3 "癌症村"现象给我们传递的信息

《2019 中国癌症报告》公布的只是城镇居民的癌症信息，可以说已经让人吃惊了。那么我国农村的情况又如何呢？看看被媒体反复报道的"癌症村"现象吧。"癌症村"是指在某一固定空间和固定人口如某一乡村中，有一定数量的人口罹患同一种癌症或某一癌症在该空间内的发病率骤增。具体表现为从某一年开始并持续多年的远高于正常水平的癌症发生率和死亡率。这一现象反映了在一定时间范围和空间内癌症聚集发生并引起社会群体格外关心的公共卫生问题。所谓癌症村是一种在近几十年才出现的群体疾病现象。村民大多是饮用了上游企业排出的未经处理的污水，以及环境、土壤等遭受污染，造成某一村庄大规模的癌症发病。

1. 癌症村的出现　2009 年开始，我国陆续有因环境污染致癌的报道。2011 年南京晓庄学院万莉萍在《癌症村之路 — 盐城市阜宁县杨集镇东兴村调查》[①] 一文中分析了东兴村作为"癌症村"的由来、发展与结局。2000 年盐城某化工厂在当地进行化工物品生产期间，大量排放污水，污染饮用水和土地，导致村

① 万莉萍. 癌症村之路 — 盐城市阜宁县杨集镇东兴村调查. 魅力中国. 2011（7）：222-223

民癌症发病率大大提高。经媒体曝光后，盐城市政府下发专项整治工作文件，严厉要求该化工厂在内的 4 家重度污染企业于 2007 年底前全部关闭。2009 年3 月，该村获得了中央农村环境保护专项资金一百多万元用于治理化工厂留下的环境污染。至 2010 年调查人员在现场看到，化工厂已撤销，周边的土地已全部复垦。最近，我自己去了盐城，看到那里的城市建设规划得很好，空气清新，在与地方政府的一些女性机关干部接触中就防癌抗癌的理念进行了交流。可以感受到她们对于保护环境，拒绝癌症有强烈的愿望，对从前的环境污染和现在的环境治理有着深刻的反思和要求。

　　2. **癌症村地图**　2013 年 2 月，一份基于公益人士制作的调查材料"中国癌症村地图"在互联网上受到人们广泛关注。笔者也从这张中国癌症村地图中看到了我国农村环境污染的严重性，并从此在做各种讲课、学术报告、健康咨询、甚至出诊或查房的不同场合，宣讲环境污染的危害和保护环境对于人类健康和癌症防控的重要性。从这张地图中癌症村的分布来看，癌症发病与我国地区的经济发达程度高度相关。很显然，一些"先富起来"的地区，虽然发展了经济，创造了收入，却破坏了环境，留下了贻害子孙后代的恶果。即使这些污染企业停工关闭了，但其对水源，特别是地下水源以及土壤的污染却是长久的。现有的治理措施主要是关停并转，尚缺乏大量资金和先进环保技术的投入。没有人知道这些污染物究竟什么时候才能被彻底分解或消失，靠环境的自净能力修复如初远不能满足我们的需求，且污染后的延伸结果还没有被挖掘。可以想象，虽然环境污染事件发生在某一农村或某一河流，但污染河流的水将流向远方；局部的严重污染物通过直接渗透或降雨的催化作用对地下水源的污染也会与远处的水源融汇贯通。此外，这一代人群受到污染物的侵袭，可能引发基因突变，对下一代造成影响，这些都必须重视。

　　3. **癌症村究因**　尽管中央政府出台了许多环境保护相关的政策法规，但一些地方政府片面追求 GDP 增长；有些企业以牺牲环境为代价追逐商业利益，加之某些环境监管部门人员的不作为和腐败现象的存在，在已经造成了恶果的情况下，环境污染事件仍然屡有发生。经常可以在媒体上见到许多省市仍然前赴后继地出现癌症村。2014 年 1 月官方媒体新华网披露：其记者跟随环保志愿者徒步探查河南省新乡境内多条河渠，发现有些地下管道源源不断向河内排污，污水有的呈黑色，有的泛红色，在入河处聚集起团团泡沫，散发出刺鼻的气味。这些乡村企业利用地下暗管、渗井，与环保部门打起了排污"游击战"，他们白天歇业、晚上开工；排污从"粗放式"发展到"精细化"，排污管道"打一枪换一个地方"。一些地区导致了牛畸形、人患癌的恶果。据中国民间专家估计，全中国大陆的癌症村约有数百个之多，且有逐渐往我国中西部扩散的趋势。根据流行病学分析，这种癌症与生存环境有一定联系。

 ## 札记 1-4　水源、土壤污染与癌症相关的科学证据

在中国学界与媒体发布污染地区居民承受了较高的患癌率以后，国家环保部于 2013 年 2 月在官方文件《化学品环境风险防控"十二五"规划》中正式指出中国个别地区出现的"癌症村"社会问题。2013 年 7 月作为"十一五"国家科技支撑计划课题"淮河流域水污染与肿瘤相关性评估研究"成果的一部分，《淮河流域水环境与消化道肿瘤死亡图集》数字版出版。这是利用现有监测数据，对数据进行再分析，按照空间分析的原则，描述淮河流域过去 30 年来水环境变化和当地人群死因，尤其是消化道肿瘤死亡水平变化的一项重要研究结果。其中水环境的常规监测和死因调查这两组数据分别来源于环境和公共卫生部门，数据采集相互独立、互不交叉，是由中国疾病预防控制中心、中国科学院地理科学与资源研究所，以及中国医学科学院基础医学研究所的研究人员共同完成的。本图集最重要的发现，是通过比对淮河流域地区人群 30 年死亡模式的变化趋势，发现污染最严重、持续时间最长的地区，也是消化道肿瘤死亡上升幅度最高的地区，其上升幅度是全国相应肿瘤死亡平均上升幅度的数倍。空间分析结果显示严重污染地区和新出现的几种消化道肿瘤高发区分布呈现高度一致 [1]。

 ## 札记 1-5　海洋污染与癌症关系探究

1. 从甲状腺问题说起　中国癌症中心发布的中国最新的癌症数据《2017 中国癌症报告》提示，我国的甲状腺癌发病率上升趋势快，需格外引起重视。我们在临床也发现，近几年门诊患者来看甲状腺结节的越来越多。我经手的患者中有一位年轻女性，才 28 岁就被诊断为甲状腺癌，难逃手术切除甲状腺的厄运。还有一位年轻男性刚结婚一年，妻子妊娠几个月，经 PET-CT 检查发现甲状腺有放射性浓聚，检查报告上诊断为甲状腺癌。全家上下紧张万分，已经联系住院并安排了手术。为了尽可能保护年轻人这一重要的内分泌器官，我觉得应该慎重一些，建议手术前一定再找专家做一下 B 超检查，看看血流供应情况，

---

① 杨功焕，庄大方. 淮河流域水环境与消化道肿瘤死亡图集. 北京：中国地图出版社，2013：6

必要时应穿刺活检做病理诊断。万幸的是，病理结果显示为甲状腺良性病变，最终逃过了手术切除这一劫。但甲状腺的占位病变是肯定有的，今后要经常做检查，防止恶变。以前我每年的例行体检都未发现甲状腺有什么异常，但自去年起，B超检查也突然发现了多发性甲状腺结节。到底是什么原因不太清楚，是否与海洋的污染有关，值得调查研究与探讨。

2. 海洋与海产品食物链污染　已知放射性碘通过食物链会积聚在甲状腺，增加患甲状腺癌的风险。从 2011 年日本福岛核电站发生核泄漏事故，造成周边地区核污染，世界各国与周边地区因担心食物链，特别是海产品受到放射性物质污染，都纷纷采取措施，除了禁止进口和供应日本五个县（福岛、茨城、枥木、千叶及群马）的所有蔬果、奶类、奶类饮品和奶粉外，还禁止进口和供应它们的冷藏野味、肉类、家禽和禽蛋，还有相关的活生、冷冻或冷藏水产品。因为放射性物质可以随风飘移，随着雨水沉积在植物、土壤和水中。除了在核事故发生初期动植物的表层污染以外，还可以持续经呼吸、摄取或进食核污染的养分，在体内慢慢蓄积核污染物，然后再通过食物链传导到人体，造成人体罹患癌症。

日本权威部门 2011 年 5 月 27 日宣布，从宫城县气仙沼市到千叶县铫子市近海南北约 300km 范围的海底泥土中检测出最高浓度相当于通常水平数百倍的放射性物质。日本媒体认为，这说明福岛第一核电站泄漏到海中的放射性物质已广泛扩散。据共同社等日本多家媒体报道，文部科学省指出："海底已受到污染。放射性物质通过食物链会在海洋生物体内聚集，有可能对海产品造成影响。"当年 5 月 9 日至 14 日，文部科学省在从宫城县气仙沼市到千叶县铫子市离海岸 15 ~ 50km 的 12 个地点采集了海底泥土样本，结果全部检测出放射性物质。浓度最高的地点位于福岛第一核电站以东约 30km、水深 126m 的海底。每千克泥土中 134 铯的浓度达 260 贝克勒尔，137 铯的浓度达 320 贝克勒尔，131 碘的浓度为 2.7 贝克勒尔。而文部科学省 2009 年在附近地点进行的调查中并未检测出 134 铯，137 铯在每千克泥土中也只有 1 贝克勒尔左右。所以文部科学省认为，由于海底地形和海流的影响，各个地点放射性物质的量存在差异。这些海底沉积的放射性物质将会在相当长的时间里对海洋生物有所影响。我们时常可以在媒体上看到，有游客携带日本核泄漏重灾区海产品入境时被拦截。至今我国质检总局对于来自日本核电站泄漏事故重灾区的上述产品的禁令仍未解除[①]。

---

① 蓝建中（记者）. 日本文部科学省在更广海域检测出放射性物质. 新华网［2011-05-28］. http://news.nexun.com/2011-05-28/130056200.html

3. 保护海洋刻不容缓　众所周知，海洋与生命的起源关系密切，被称为生命的摇篮，也被称为地球生命的保护者。地球的表面积为 5.1 亿 km²，其中海洋的面积为 3.67 亿 km²，占整个地球表面积的 70.8%；而陆地面积为 1.49 亿 km²，仅占整个地球表面积的 29.2%。如果乘航天飞机或人造卫星俯瞰地球，会清楚地看到人类居住的地球是一个淡蓝色的水球，陆地就像浩瀚大洋中的一个个岛屿。地球上生物的演变进化离不开海洋，地球气候的调节离不开海洋，人类的生存和发展离不开海洋。因为地球是人类取之不尽用之不竭的资源宝库，人类的文明与进步直接受益于海洋。如果人类肆意污染和破坏海洋环境，不仅直接伤害了亿万万海洋中的生物，自身也最终会受到惩罚。因此笔者认为，放射性物质对海洋的污染，迟早会通过地球生物链影响到人类，"癌症"就是一种表现形式。

 ## 札记 1-6　吸烟致癌——板上钉钉

1. 吸烟导致癌症有铁证　大量研究表明，吸烟是诱发肺癌的危险因素，吸烟产生的烟雾对室内空气的污染，尤其是对吸烟人包括吸二手烟人罹患肺癌的影响已成定论。然而不止于此，世界卫生组织还宣布：烟草使用是全世界癌症死亡单一的最大可避免风险因素，估计每年导致 22% 的癌症患者死亡。2004年，740 万癌症死者中，有 160 万人由烟草使用导致。吸烟可导致多种类型的癌症，包括肺癌、食管癌、喉癌、口腔癌、咽喉癌、肾癌、膀胱癌、胰腺癌、胃癌和宫颈癌。约 70% 的肺癌负担由吸烟引起。二手烟（也称为环境烟草烟雾）已被证明能够使不吸烟者罹患肺癌。无烟烟草（也被称为口用烟草、嚼烟或鼻烟）可导致口腔癌、食管癌和胰腺癌[1]。世界卫生组织 2017 年发布的《烟草与烟草控制经济学》研究报告指出，全球每年有 600 多万人因吸烟死亡。预计到 2030 年，因吸烟死亡的人数增长将超过 1/3，在目前全球 11 亿吸烟者中，近 80% 生活在低收入和中等收入国家。据了解，烟草管制是世界卫生组织应对全球慢性非传染性疾病的主要手段之一。包括心血管疾病、癌症、慢性阻塞性肺疾病和糖尿病等在内的这些疾病每年导致约 1600 万人在 70 岁前去世[2]。

---

① 健康主题—癌症篇—癌症预防. 世界卫生组织网站，https://www.who.int/cancer/prevention/zh/

② 朱旌. 全球每年约 600 万人吸烟致死. 中国经济网（北京），［2017-02-07］.https://www.ce.cn/

2. 中国肺癌患者的吸烟调查和控烟　北京市肿瘤防治办公室曾于 2010 年专门针对北京市户籍的 1346 例肺癌患者进行调查。结果显示，有 56.8% 的受访者有吸烟习惯。其中男性吸烟率为 79.4%，女性吸烟率 19.4%；开始吸烟的平均年龄 25 岁，平均每天吸 20 支，平均持续吸烟时间 40 年，累积吸烟 40 包 / 年，都是名副其实的"老烟枪"，在这些吸烟病例中，已戒烟者占 26.7%，开始戒烟的平均年龄 62 岁，平均戒烟时间 7.5 年 [1]。

在描述 2014 年癌症国家概况时，世界卫生组织是这样描述中国的：中国成人危险因素中现在吸烟率（2011 年）男性 46.9%，女性 2.1%，平均 25.1%；癌症一级预防政策包括：烟草控制；已实施减少烟草使用负担的政策、战略或行动计划；无烟立法；烟草依赖治疗；警语标签；禁止广告、促销和赞助；烟草税 [2]。毋容置疑，吸烟与癌症的关联十分密切。而且中国政府已经采取相应措施从控烟的角度进行癌症的预防。当然在具体实施过程中还有很长的路要走。至少烟草工业是纳税大户。各地方政府在处理经济发展、税收与居民健康这些关系上是否能达成共识，以及我国的控烟教育力度与民众是否将控烟作为保障全民健康的自觉行动，这些问题都有待于今后实践的不断解决。

札记 1-7　新问题：雾霾是否导致癌症

1. 雾霾出现的提示　2017 年 1 月全国各地连续出现了雾霾天气。首都北京的几千万人口也被笼罩在同一雾霾苍穹之下。一时间，微信朋友圈被"雾霾"2 个字刷爆。天空中的雾霾不仅遮住了太阳光线，也在公众的心里投下了阴影。周围的人们纷纷议论雾霾对健康的影响，特别是雾霾引起癌症高发的问题。正在公众高度关注此事之时，国家卫健委（原卫计委）2017 年 1 月 7 日晚组织专家召开了媒体专题座谈会，就公众关注的热点问题进行了回应："目前，我国没有证明雾霾和良、恶性肿瘤发病关系的临床研究结论和相关统计数据。雾霾对健康的危害，特别是长期对身体的影响到底有多大，现在下结论为时尚早。"同时披露，国家卫计委于 2013 年开始开展空气污染人群健康影响监测项目，目前该项目已覆盖全国 31 个省区市、60 个城市的 125 个监测点。

---

① 李莹，陶叶. 灰霾与肺癌真有"7 年之约"？　新华网，[2013-01-16].http://www.xinhuanet.com/

② 世界卫生组织. 2014 年癌症国家概况. 世界卫生组织网站，https://www.who.int/cancer/country.profiles/zh/

2. 雾霾的监测 从监测情况看，近期我国北方主要城市空气污染物浓度比2013 年同期有所减轻，医疗机构就诊人数没有发生明显变化。卫健委相关人士还表示，针对雾霾带来的健康相关风险，下一步将加强相关监测、预警和风险评估工作，对医疗机构做好重污染天气诊疗指导，向公众大力普及自我防护知识；加强重污染天气健康影响方面的科学研究，多种渠道加大研究投入；加强科学防护措施，特别是加强针对个人防护、室内防护以及儿童、老年人和患有基础性疾病的重点人群防护，还有学校、医院等特殊公共场所的防护指导。

中国疾控中心环境所所长表示，北京市 2016 年 12 月末的监测数据显示，雾霾中的危害成分相较于 2013 年的监测结果下降的幅度很大，二氧化氮、二氧化硫等都有所下降。监测还显示，随着污染浓度增加，呼吸道和心血管疾病的门急诊量有所增加，但增幅不是很大[1]。

3. 关于雾霾是否致癌的调查 关于雾霾是否致癌或引起癌症高发，也有人向我做过咨询，促使自己进行了粗浅的调研和思考。

根据卫生部门统计，中国人吸烟程度近 40 年来并无明显变化，而肺癌发病率却呈明显上升趋势。2008 年 4 月 29 日国家卫生部公布的第三次居民死亡原因抽样调查结果显示，近几十年来，我国吸烟人数逐渐下降，但肺癌的发病率却一直在上升，肺癌已经代替肝癌成为我国首位恶性肿瘤死亡原因。那么在吸烟程度无明显变化的情况下，为何肺癌发病率却不断增加？应该说癌症的发生与许多因素有关，除了外在的环境因素，还有内在的遗传因素、免疫学因素、心理因素等。但就环境因素来说，笔者认为雾霾是逃不掉的罪魁祸首之一。

我国著名的呼吸系统疾病专家、中国工程院院士钟南山在接受央视《新闻 1+1》采访时指出，"灰霾不光是对呼吸系统，对心血管、脑血管、神经系统都有影响，但是首当其冲的还是呼吸系统。北京 10 年来肺癌增加了 60%，应该说空气污染是一个非常重要的原因"。钟南山在接受新京报记者采访时表示，对于雾霾和疾病乃至肺癌之间的关系，来自日本、美国和欧洲一些国家的明确证据表明，肺癌发病率的增加与雾霾关系很密切。一般来说，PM2.5 浓度每增加 $10\mu g/m^3$，肺癌风险增加 25%～30%。美国的研究还发现，雾霾对乳腺癌的发病率也有影响：PM2.5 浓度每增加 $5\mu g/m^3$，乳腺癌风险增加 50%。钟南山院士还指出，"雾霾肯定与肺癌有关系，但影响有多大，导致肺癌发病率增加的幅度等，需要时间进行调查研究才能得出结论"。

近期，由人民出版社出版的《钟南山传》一书中用一个章节"净化空气"，

---

[1] 吴佳佳. 国家卫计委回应雾霾对健康影响话题. 经济日报，2017-01-08

讲述了钟南山作为人大代表对治理空气污染问题的努力。钟南山在书中指出，"很多国家和地区对 PM2.5 做了研究。美国在 2006 年对 204 个城镇做了观察，发现 PM2.5 每立方米增加 10μg，心力衰竭患者的住院率就增加 1.28%，我国香港 2000—2005 年的资料也显示，PM2.5 每立方米增加 10μg，急性呼吸道疾病患者住院率就增加 1.94%，慢性阻塞性肺病患者的住院率增加 3.1%。""这些资料的特点都是经过长时间追踪研究，最短的 9 年，最长的 14 年，才得出结论。"钟南山说，"截至目前并没有看到中国大陆有很准确的追踪观察"。他还指出，我们的研究所发现，凡是有灰霾天气，患者的门诊数就增加 10%～15%。我们正在研究，为什么我国大城市的肺癌发病率直线上升，是不是跟 PM2.5 有关系。"①

此外，301 医院呼吸病学专家、中华医学会呼吸病学分会、内科学分会前主任委员刘又宁教授表示，基本赞同钟南山院士发表在《柳叶刀》上文章的观点，文中重点谈了空气污染对呼吸道疾病的影响，包括 COPD、哮喘和肺癌等。对前两种疾病，表现为一是发病率增高，二是急性发作的频率增加。但刘教授认为，无论室外空气污染，还是室内空气污染都增加患肺癌风险。刘教授认为钟南山院士这篇文章是非常有见地的，代表了一位科学家的良知、敏感性和胆识。然而，雾霾中到底哪种成分与疾病的关系更大，发病率到底升高多少，预后如何，还缺乏更深入地研究。不过目前空气污染已在全社会、全人类敲响了警钟，尤其是北京近期暴发的连续长时间的空气重污染，使更多的人关注空气污染问题。应该说，形势其实已十分严峻，是开始行动的时候了②。

当然，国内还有其他科学家也早已关注大气污染对人体健康的影响。从 2004 年开始，北京大学医学部教授潘小川就开始监测空气中 PM2.5 的日均浓度，他发现每当数值增加时附近医院呼吸系统等急诊患者数量就会有明显的变化。前几年的研究显示，空气中 PM2.5 的增加与医院急诊相关疾病的患者的人数呈正相关，包括循环系统疾病和呼吸系统疾病的患者，每增加 $10\mu g/m^3$ 的 PM2.5，急诊量大概增长 0.5%～1%③。

2009 年广东省气象局首席气象专家吴兑也曾经做过一项研究，结果显示：1956—2006 年我国广州市关于"霾粒子消光系数"和"肺癌年致死率"的上升

① 马力（记者）. 钟南山 . 雾霾与肺癌有关 . 新京报，2015-03-11

② 田栋梁，刘又宁 . 雾霾和肿瘤到底什么关系？搜狐健康——医学界肿瘤频道，[2017-01-02].
https://www.sohu.com/a/123214029_377332

③ 李慧翔 .PM2.5 对人体的健康风险有多严重？南方周末，2013-02-01

曲线大致吻合。他认为：考虑 7 年的滞后期后，广州市肺癌致死率和霾粒子浓度（消光系数）的相关性高达 0.97。2013 年 2 月 18 日人民日报记者赵竹青就在网上发布了气象专家吴兑的这一研究结果，并采访了中科院"大气灰霾溯源"项目组负责人、大气物理所研究员王跃思。实际上，王跃思从 2001 年就开始长期从事大气环境的监测和研究。他认为，过氧乙酰基硝酸酯，又称伦敦光化学烟雾，是以大量的有机体方式存在的，这种物质可引起人体呼吸道和肺部疾病；另外一种含氮的有机物，是一种还原型的氨类，这种有机氨，不能说致命却是一种非常有害的有机物。这些都是含氮的有机物，而含氮的有机物有可能跟农药的成分相仿，或者跟激素的成分相仿。王跃思所主持的"大气灰霾追因与控制"专项组已经公布的研究结果表明，京津冀雾霾中检测出大量含氮有机颗粒物，与伦敦、洛杉矶等城市 19 世纪大气污染事件中的主要成分相同。他告诉记者 2013 年 1 月北京持续的雾霾天气与以往有明显不同，这让他感受到了一个危险的信号。

4. 为什么特别播报 PM2.5　关于 PM2.5 是否致癌的问题，其实早先国际癌症研究机构（IARC）已经给出了答案。2002《美国医学杂志》发表了关于长期暴露空气中细颗粒物污染与心肺疾病死亡率之间关系的数据。这是由美国癌症协会主导的一项持续进行的预期死亡率研究。该研究在 1982 年招募了约 120 万名成年参与者。参与者完成一份问卷，详细说明个人风险因子资料，包括年龄、性别、种族、体重、身高、吸烟史、教育、婚姻状况、饮食、饮酒和职业接触。这项研究将约 500 000 成年人的风险因子数据与遍布美国大都市地区的空气污染数据相关联，并结合了直到 1998 年 12 月 31 日为止的生存状态与死亡原因，其结果表明：细颗粒物和硫氧化物相关的污染与肺癌和心肺疾病死亡有关。细颗粒空气污染的每 $10\mu g/m^3$ 的升高分别与全因、心肺和肺癌死亡率的关联增加了 4%、6% 和 8%。粗颗粒分数和总悬浮颗粒的测量与死亡率没有一致的关联[①]。

2013 年 10 月 17 日，国际癌症研究机构（IARC）在里昂的会议上，已经把大气污染物 PM2.5 确认定为一级致癌物（一级的定义：对人类为确定之致癌物）。至此，除了会影响心血管疾病、呼吸系统疾病外，PM2.5 还会增加肺癌、膀胱癌的患病概率。而中国北方地区在春天可以见到的沙尘暴，它属于 PM10 级别的颗粒，人体可以通过打喷嚏、流鼻涕、咳嗽等方式从呼吸道排出体外。

---

①C.A.Pope Ⅲ, R.T.Burnett, M.J.Thun, et al. Lung Cancer, Cardio pulmonary Mortality, and Long-term Exposure to Fine Particulate Air Pollution. CJAMA, 2002; 287:1132-1141, www.jama.com

但 PM2.5 颗粒物，直径很小，仅靠上呼吸道如人体鼻腔内的鼻毛、气管的纤毛运动和管腔上皮分泌的黏液，已经无法阻挡或清扫出去，它可以一路下行，直至肺泡。尤其 PM2.5 像是一个载体，承载着含有氮氧化物、硫酸盐、病毒等有害物质，这些停留在肺泡的有毒颗粒，最终会影响我们的肺上皮组织，诱导炎症反应，引起细胞发生基因突变，诱发肺癌。这些有毒颗粒甚至有可能通过肺泡上皮直接进入到血液中去，引起机体其他的不良反应。

5. 必须重视大气环境保护　据上所述，大气环境对人体健康状态有着十分重大的影响。无论是吸烟，还是人为的生产和经济活动造成的空气污染，都对人类癌症的发生和发展起着助推作用。拒绝癌症，要从我们每一个人做起。比如，我们常常可以看到，根据政府的各项法规，火车站候车厅、火车车厢内、机场候机厅内都已经严禁吸烟。但在机场到达出口和火车站到达出口排队等候出租车处或停车场，火车站的站台上和手扶电梯上，甚至医院、酒店的逃生楼梯间内，居民小区的电梯间内，大量的烟民在强制性禁烟环境里委屈一段时间后，会迫不及待地吸烟。他们不顾前后左右那些不吸烟的公众是否愿意承受吸烟之害而吞咽吐雾，不仅危害自己的健康，也贻害他人。此外，在一些工厂，尽管环保部门已经加大了监督和执法力度，仍然有不合格的排放。特别是工厂内部的空气环境对工人的影响是否得到充分的关注，工人是否受到不良气体或有毒气体的长期侵蚀，工厂是否具备各种保护工人的设施或设备等也是考验企业家们良心所在的金标准。

札记 1-8　保护环境刻不容缓与癌症防控曙光乍现

2016 年 8 月 22 日至 24 日，习近平总书记来到青海格尔木、西宁等地调研考察，提出生态环境保护和生态文明建设是我国持续发展最为重要的基础，青海必须把这项工作放在突出位置来抓。习近平说："保护好源头地区的生态系统，积累可复制可推广的保护管理经验。在生态环境保护建设上，一定要树立大局观、长远观、整体观，坚持保护优先，坚持节约资源和保护环境的基本国策，像保护眼睛一样保护生态环境，像对待生命一样对待生态环境，推动形成绿色发展方式和生活方式"[①]。

---

① 杜希萌，葛修远，张佳琪.砥砺奋进的五年，为了总书记的委托——像保护眼睛一样保护生态环境.央广网，［2017-09-30］. http://china.cur.cn/yaowen/20170930/t20170930_523971592.shtml

1. 建立河长制 2016 年 12 月 11 日，中国政府网公布了《中共中央办公厅国务院办公厅关于全面推行河长制的意见》。该意见提出：河湖管理保护是一项复杂的系统工程，涉及上下游、左右岸、不同行政区域和行业。近年来，一些地区积极探索河长制，由党政领导担任河长，依法依规落实地方主体责任，协调整合各方力量，有力促进了水资源保护、水域岸线管理、水污染防治、水环境治理等工作。全面推行河长制是落实绿色发展理念、推进生态文明建设的内在要求，是解决我国复杂水问题、维护河湖健康与生命的有效举措，是完善水治理体系、保障国家水安全的制度创新。

该意见提出依据的基本原则如下：

（1）坚持生态优先、绿色发展。牢固树立尊重自然、顺应自然、保护自然的理念，处理好河湖管理保护与开发利用的关系，强化规划约束，促进河湖休养生息、维护河湖生态功能。

（2）坚持党政领导、部门联动。建立健全以党政领导负责制为核心的责任体系，明确各级河长职责，强化工作措施，协调各方力量，形成一级抓一级、层层抓落实的工作格局。

（3）坚持问题导向、因地制宜。立足不同地区不同河湖实际，统筹上下游、左右岸，实行一河一策、一湖一策，解决好河湖管理保护的突出问题。

（4）坚持强化监督、严格考核。依法治水管水，建立健全河湖管理保护监督考核和责任追究制度，拓展公众参与渠道，营造全社会共同关心和保护河湖的良好氛围。

该意见还提出了具体任务和保障措施。随着"河长制"的层层推进，社会力量也被带动起来。最明显的是产业结构调整，沿河、沿湖的企业不得不放弃传统落后的生产方式，超标排污企业被关停，有环保意识的企业家开始寻求清洁生产方式，循环经济得到发展。"河长制"也壮大了民间治水的信心和决心，全民水环境治理的氛围已经开始形成。以江苏省无锡市为例，全市城乡已实现"河长制"全覆盖，纳入管理的河道从最初的 64 条扩大到 815 条[①]。中共中央办公厅、国务院办公厅印发了《关于在湖泊实施湖长制的指导意见》（发布及实施日期为 2017 年 12 月 26 日）。意见要求到 2018 年年底前在全国湖泊全面建立湖长制，建立健全以党政领导负责制为核心的责任体系[②]。

2.《环境保护税法》出台 2016 年 12 月 25 日，《环境保护税法》在十二届

① 王立彬，高皓亮 . 2018 年全面建立河长制 . 北青网，[2016-12-12]. http://www.ynet.com
② 陆培法 . 中国 2018 年全面建立湖长制 . 人民日报海外版，2018-01-06

全国人大常委会第 25 次会议上获表决通过，并将于 2018 年 1 月 1 日起执行。新环境保护税法进一步从法制治国的角度来推动环境治理，不仅从法律层面确立了必须遵守的原则，而且将经济活动中环境保护问题与税收挂钩，有利于解决排污费制度存在的执法刚性不足、地方政府干预等问题；有利于构建促进经济结构调整、发展方式转变的绿色税制体系。

　　总之，保护生态环境现已作为治国理政的一项重要内容，并将其写进了国家大法。有了法律的制约和政府的推动，更重要的是全民环境保护意识的建立与加强，使我们每一个公民都知晓，无论从国家、民族，还是从个人和家庭以及子孙后代的利益考虑，都应该保护生命、拒绝癌症，从爱护环境做起，从我做起。

主题 2

弄懂人体复杂而
精巧的防御机制

札记 2-1　什么是人体防御

众所周知，人类在进化过程中，为了生存必须与各种疾病作斗争。经过漫长的演变过程，人体逐渐形成了一套完备的防御体系。它包括抵御外来因素侵袭的天然屏障和深层次防护机制；清理内部衰老、突变、坏死细胞的自我净化机制；以及通过识别"自我"与"非我"而不对自身组织进行攻击的自我保护机制。

人体的对外防御系统相当于保护我们国土安全的军队（陆、海、空、火箭军）和国家安全部门，对内防御系统相当于防止社会内乱的公安局、检察院、法院、纪检与监察部门，以及武装警察部队。正是这一套十分精巧的防御机制保护人体免受感染性疾病、恶性肿瘤以及各种自身免疫性疾病、神经变性疾病等的伤害。

任何一个人要想更好地了解人体的防癌与抗癌机制，都应该对自身这一套防御系统有一个初步的了解。在我几十年的从医实践中一直跟踪着这套系统的研究状况并思考着当人体患上肿瘤时这套系统到底哪里出了问题，应该怎样解决才能让它恢复正常。为了让患者了解我的想法配合我的治疗，我经常要向他们讲解人体复杂的防御机制。下面我就根据自己的学习笔记尽可能浅显地勾画一下这套精巧的系统，和大家一起复习一下免疫学知识，当然重点将放在与肿瘤相关的内容上。

 札记 2-2　人体组织的天然屏障

总的来说，人体的防御体系包括 3 个种类，即物理屏障、非特异性免疫系统和特异性免疫系统。我们有必要熟悉这种防御的种种机关和容易出问题的地方。

1. 皮肤与黏膜　人体与外界环境接触的表面有一层皮肤，是由多层扁平细胞构成的，能阻挡病原体的侵袭。只有当皮肤破损时，病原体才能侵入。皮肤表面的角质层里存在一些没有代谢活性的死细胞和胶质，形成一个致密的保护层，有些病毒必须通过活的细胞才可以入侵人体，到达相应的靶细胞，所以流行性感冒、麻疹、水痘等病毒是不能通过完整的皮肤进行传染的。皮肤的汗腺能分泌乳酸使汗液呈酸性，不利于细菌生长；皮脂腺分泌的脂肪酸，有杀细菌和真菌的作用；皮肤内的巨噬细胞（郎格罕细胞）具有强大的吞噬异物的能力。

　　与外界相通的各种腔道如口腔、鼻腔、尿道、肛门、生殖道表面有一层黏膜，是由单层柱状上皮细胞组成的，其机械性阻挡作用不如皮肤，但黏膜有多种附件包括运动清扫能力以及分泌的黏液也形成了一道天然的屏障。

　　2. 呼吸道守备　　在呼吸道，鼻腔前部有鼻毛交织成一张大网能阻隔大部分的灰尘和较大的细菌。鼻腔后部、气管、支气管黏膜上皮细胞有纤毛结构。纤毛的运动是按照一定方向进行的主动摆动。纤毛和上皮细胞分泌的黏液协同作用能粘住绝大部分的病原体，以及一些空气中的大颗粒污染物，不仅可以通过打喷嚏、擤鼻涕将这些病原体等异物扫地出门，还可以通过咳嗽和吞咽动作将其排出体外。

　　3. 消化道防御　　在消化道表面也覆盖着完整的一层黏膜，在不同的部位形成不同的腺体，分泌不同的与消化食物有关的消化液。同时，这些液体中亦含有各种不同的与防御相关的成分。例如第一道关口，口腔唾液中含有溶菌酶，可以高效地分解细菌；唾液中还含有若干能抗感染的活性蛋白，特别是一种被称之为 GP340 的蛋白质具有人类免疫缺陷病病毒（HIV，又称艾滋病毒）的作用，有人正在研究利用这种蛋白质制造抗艾滋病的新药[①]。即使不进食，人体经常性的吞咽动作亦有净化口腔，并起到缩短病原体在口腔中停留时间的作用，使病原体没有足够的时间在口腔中繁殖。

　　即使人体进食或饮入不洁食水，病原体侥幸通过唾液的这道防线后，进入胃内仍将面临胃酸的攻击。胃液的 pH 低至 1.5，其主要成分胃酸几乎可以杀灭食物中的绝大多数微生物。胃黏膜还分泌胃蛋白酶，在胃酸的作用下，可以最佳的活性状态来降解食物里的蛋白质，同样可以分解病原微生物的蛋白质。食糜进入十二指肠后，在壶腹部不仅有胰腺分泌的消化酶类，还有来自肝脏的胆酸盐通过胰管和胆管进入肠道，可对病原体的蛋白外壳和脂类进一步溶解。肠道中定居的数万亿计的益生菌所形成的正常肠内微生态也可以达到抑制病原菌的作用，加之肠道的蠕动，可驱赶肠黏膜表面的病原体或异物排出体外。此外，肠黏膜组织结构中还有免疫细胞成分，例如每间隔 6 个肠道上皮细胞就镶嵌一个肠上皮内淋巴细胞，其联合肠黏膜下层的 M 细胞和淋巴结集结

---

　　① 罗静，俞熙娜. 接吻不会传染艾滋病 因为唾液含有抗病毒蛋白. 中国网［2008-01-07］.
http://china.com.cn

形成了肠道的深层防御机制^①。

4. 防御屏障破坏与癌症　当人体皮肤与黏膜完整无损时，对于抵抗外来病原入侵就是一道天然的防御屏障。但是，当人体与外界环境相互作用，内环境发生改变，或有较强大的外来损害因素时，这道防御屏障也可以发生改变。例如，并非像人们长期认为的那样，胃的强酸性环境里就没有细菌可以生存。幽门螺杆菌（Hp）就很聪明地利用它的螺旋状结构，钻透胃黏膜表面的黏液，寄生在黏液中靠近胃黏膜上皮的相对中性的环境中。当幽门螺杆菌在胃黏膜组织中定居感染后，经数周或数月可引发慢性浅表性胃炎，数年或数十年后发展成为十二指肠溃疡、胃溃疡、淋巴增生性胃淋巴瘤、慢性萎缩性胃炎等，而后者是导致胃癌最危险的因素。专家们认为，幽门螺杆菌感染使患胃癌的危险增加了 2.7 ～ 12 倍。同样的，在生殖道宫颈黏膜常见的人乳头瘤病毒（human papilloma virus，HPV）高危型（HPVl6）感染时，如果人体防御屏障受损，不能及时将其清除，造成反复发作的慢性炎，也是导致宫颈癌的高危因素。研究显示，人体防御机制在与外来入侵病原微生物搏斗的过程中，如果不能及时将病原微生物清除，在局部反复发生炎症反应，就可以创造正常组织细胞突变的微环境，而某些原本应该帮助机体防病的免疫细胞也可以发生免疫耐受，不但不去"驱邪"，反而助纣为虐，由此而引发癌症（后面介绍）。

 ## 札记 2-3　不可缺少的血 - 脑屏障

1. 血 - 脑屏障简说　血 - 脑屏障不是一个特殊的解剖学上专有的结构，通常是指脑毛细血管壁与神经胶质细胞形成的血浆与脑细胞之间的屏障，以及由脉络丛形成的血浆和脑脊液之间的屏障。血液中多种溶质从脑毛细血管进入脑组织时，有难有易，有些很快通过，有些较慢，有些则完全不能通过，这种有选择性的通透现象使人们设想可能有限制溶质透过的某种结构存在，故称之为血 - 脑屏障。这些屏障能够阻止某些物质（多半是有害的，如病原体及其毒性产物和某些药物）由血液进入脑组织或脑脊液，可使脑组织免受循环血液中有害物质的损害，从而保持脑组织内环境的基本稳定，对维持中枢神经系统正常生理状态具有重要的生物学意义。

---

① Xu Y X, Ayala A, Monfils B, et al. "Mechanism of intestinal mucosal immune dysfunction following trauma-hemorrhage: Increased apoptosis associated with elevated Fas expression in Peyer's patches." Journal of surgical research, 1997, 70:55-60

2. 血－脑屏障与癌症　婴幼儿的血－脑屏障发育不够完善，所以容易发生脑膜炎、脑炎等疾病。在颅内肿瘤的治疗中，有些化疗药物是无法通过血－脑屏障的，故化疗效果就不会好。而在免疫细胞治疗中，如果给予的免疫细胞具有对肿瘤的靶向性，确实趋化到肿瘤区域，可以通过自主运动浸润到肿瘤组织中去，通过对肿瘤细胞表面分子的识别能力，进而消除肿瘤细胞。

据中国新闻网报道，美国前总统卡特 2015 年 8 月对外宣布罹患黑素瘤，虽然手术切除了肝脏内的肿瘤，但却发现癌细胞已经转移至脑部，检查显示有 4 个转移病灶。经放疗和免疫治疗，卡特在 2015 年 12 月对外透露，"我最近一次脑部磁共振成像（MRI）既没有发现原有癌症病灶的任何迹象，也未检测出任何新病灶。不过，我将继续接受每隔 3 周 1 次的免疫治疗 Pembrolizumab（商品名 Keytruda）。"Keytruda 是 2014 年 9 月 4 日被美国食品药品监督管理局（FDA）授权加速批准的一种免疫治疗药物，可特异性地针对其他药物治疗不再有效的晚期或不可切除的黑素瘤。该药并非直接针对肿瘤细胞进行攻击，而是一种阻断 PD-1/PD-L1 信号通路的免疫检查点抑制剂，可以活化 T 细胞，防止 T 细胞凋亡，促进抗肿瘤的免疫应答。从卡特身上可以看出免疫治疗在颅内肿瘤治疗中的潜力。目前国际上也有一些针对颅内肿瘤的免疫细胞治疗临床研究在进行中[①]。

札记 2-4　母体的胎盘屏障

1. 与生俱来的胎盘功能　胎盘由母体子宫内膜的基蜕膜和胎儿绒毛膜组成。胎儿绒毛膜内含有脐血管的分支，从绒毛膜发出很多大小不同的绒毛。这些绒毛分散在母体血之中，全部绒毛与母体血液接触的面积达 $7 \sim 14 m^2$，可以吸收母血中的氧和营养成分，排泄代谢产物。胎盘中母体与胎儿有各自独立的两个血液循环系统，胎儿绒毛膜可被看作半透膜，将母血与子血分开，使其互不干扰，同时又进行选择性的物质交换。这一现象称为胎盘屏障。当母血在绒毛间隙以及胎儿血在绒毛内流动的同时，母子之间进行物质交换可通过三种机制：氧、二氧化碳和许多小分子依靠扩散与渗透；大分子如蛋白质、抗体、激素等则依靠主动转运和吞饮转运；一些更大的分子（如 Rh 阳性抗原等）一般不能转运。

2. 胎盘屏障与疾病　正常情况下，母体感染的病原体及其毒性产物难以通过胎盘屏障进入胎儿体内。但若在妊娠 3 个月内，此时胎盘结构发育尚不完善，

① 恒先无有. 美国前总统卡特的晚期癌症是如何治愈的？ 360 医生网［2018-03-30］，http://www.360doc.com/content/18/0330/15/2311_741545656.shtml

则母体中的病原体等有可能经胎盘侵犯胎儿，干扰其正常发育，造成畸形甚至死亡。药物也和病原体一样有可能通过母体侵犯胎儿。因此，在妊娠期间，尤其是早期，应尽量防止发生感染，并尽可能不用或少用不良反应较大的各类药物。此外，在母体发生缺氧、创伤、特殊分娩的情况下，胎盘内的血液循环也可能发生窜流而混杂，会破坏胎盘屏障。

通常人们将上述解剖组织结构形成的物理性天然屏障（包括组织中的吞噬细胞）与皮肤和黏膜分泌的（体液中的）杀菌物质称作第一道和第二道防线，这两道防线是人类在进化过程中逐渐建立起来的天然防御功能，主要是防御外来病原因素的侵袭。

 ## 札记 2-5　人体免疫系统的基本功能

除了前面提到的屏障外，人体还有一道最重要的防线，这就是免疫系统。这是人类进化到如此高级阶段而建立的更加完善的防御机制，不仅防御外敌入侵，还要监视、识别与清除内在的危险因素，同时调节和维持体内环境的平衡。从我们防癌与抗癌的角度上看，这道防线是我们主要关注的部分。

人体免疫系统（immune system）是机体执行免疫应答及免疫功能的重要系统。具体来说有以下 3 个功能[1] [2][3]。

1. 能够识别和清除外来病原微生物等抗原性异物，使人体免受病毒、细菌和污染物质的攻击，是防卫病原体入侵最有效的武器。

2. 识别和清除体内发生突变的肿瘤细胞、病毒感染细胞、衰老细胞、死亡细胞或其他有害的成分，如新陈代谢后的废物及免疫细胞与病毒打仗时遗留下来的病毒死伤尸体等。这种随时发现和清除体内出现的"非己"成分的功能被称之为免疫监视。如果该功能低下或失能，不能及时识别和清除突变的肿瘤细胞，机体就可能发生肿瘤；在肝脏中如果不能及时清除被乙肝病毒感染的细胞，则可形成慢性肝炎。

3. 通过自身免疫耐受和免疫调节，使免疫系统内环境保持稳定；此外，与机体其他系统相互协调（如神经－免疫－内分泌网络），共同维持机体内环境稳定和生理功能的平衡；免疫细胞还可以修补受损的器官和组织，使其恢复正常

① 陈淑增，杨翀，邱丹缨．病原生物学与免疫学．2 版．武汉：华中科技大学出版社，2015

② 金伯泉．医学免疫学．北京：人民卫生出版社，2008

③ 张晓玲，王健，张保伦，等．病原生物与免疫学．北京：北京理工大学出版社，2015

的功能；而如果其功能亢进，将"自己"当成"非己"也会对自身器官或组织造成伤害，也就是临床上经常可以见到的红斑狼疮、类风湿关节炎等自家免疫性疾病。

因此，正常的免疫系统是发现并清除外来和内生引起内环境波动的疾病因素，保持人体健康非常重要的防御体系。

 札记 2-6　免疫系统的分类与组成

免疫系统分为固有免疫（又称非特异性免疫）和适应性免疫（又称特异性免疫），其中适应性免疫又分为体液免疫和细胞免疫。人体免疫系统由免疫器官、免疫细胞及免疫活性物质组成。

免疫器官组成：包括骨髓、胸腺、脾脏、淋巴结、扁桃体、小肠集合淋巴结、阑尾等。延展来看，肝脏和肠道也是广义的免疫器官。因为肝脏不仅拥有相当数量的吞噬细胞（库普弗细胞），担负着清理来自肠道的细菌、外来抗原等过滤解毒的任务，也被认为是胸腺外的另一个 T 淋巴细胞发育场所。肠道也是一个拥有大量免疫细胞并担负着机体防御功能的器官。随着免疫学研究的进展，人们对于免疫器官有了更深入地了解与认识。免疫器官根据分化的早晚和功能不同，可分为中枢免疫器官和外周免疫器官。

 札记 2-7　中枢免疫器官及其作用

人类的中枢免疫器官主要是指骨髓和胸腺，是免疫细胞发生、分化与成熟的场所。

1. 骨髓　骨髓是人类主要的造血器官，是各种血细胞的重要发源地，也是各种免疫细胞的发源地。骨髓含有强大分化潜力的多能干细胞，它们可在某些因素作用下，分化为形态和功能不同的髓系干细胞和淋巴系干细胞，进而分化为血液的所有细胞成分。其中髓系血细胞包括红细胞系、粒细胞系、单核细胞系与巨核细胞 – 血小板系，这些细胞完全是在骨髓内分化生成的；而淋巴系细胞（T 细胞与 B 细胞）的发育前期是在骨髓内完成的，由淋巴系干细胞通过胸腺和骨髓，再分别衍化成 T 细胞和 B 细胞，最后定居于外周免疫器官。骨髓中各阶段细胞不断在此完成更新、增殖、分化和成熟等发育过程，这些过程需要不同类型的细胞因子（cytokine）的调节。如白细胞介素（Interlukins）、粒细胞 – 巨噬细胞集落刺激因子（GM–CSF）等。原始粒细胞在分化成熟的过程中，白细胞介素起着重要作用。当骨髓功能缺陷时，可导致细胞免疫和体液免疫均缺陷。

在临床上肿瘤患者经常接受化疗和放疗的一个主要不良反应，就是引起骨髓抑制，轻则外周血白细胞数下降，使用"升白"药物（一般性"升白"药、激素类"升白"药和粒细胞集落刺激因子）提升体内白细胞数，如粒细胞集落刺激因子（G-CSF，包括美芬丁胺、瑞白、吉粒芬等）或粒细胞 – 单核细胞集落刺激因子（GM-CSF）等，用药后白细胞数可以回升；重则全血细胞下降，即除了白细胞数下降外，红细胞和血小板数均下降，严重时即使应用"升血药物"也无法回升。值得注意的是，对于抗击肿瘤细胞的主要免疫细胞——"淋巴细胞"的下降，临床医生有时不予重视，也不常规予以补充，有时仅应用胸腺素（胸腺法新、胸腺喷丁）予以支持。实际上，当化疗或放疗引起的骨髓功能异常时，不仅需要提升粒细胞、红细胞、血小板，更需要进行以淋巴细胞为主的免疫功能的恢复与重建。

2. 胸腺

（1）胸腺的发育变化：胸腺位于胸骨后、心脏的上方，是 T 细胞分化发育和成熟的场所。人胸腺的大小和结构随年龄的不同具有明显的差异。胸腺是最早发生的免疫器官，于胚胎 20 周发育成熟，到出生时胸腺重 15 ～ 20g，以后逐渐增大，至青春期可达 30 ～ 40g。青春期后，胸腺随年龄增长而逐渐萎缩退化，到老年时仅剩 10g 左右，且基本被脂肪组织所取代，随着胸腺的逐渐萎缩，功能衰退，细胞免疫能力下降，对感染和肿瘤的监视功能减低。这可能也是肿瘤发病大多在中年以上的原因之一。

（2）胸腺的结构和细胞：胸腺外有结缔组织包被，内由外层皮质和内层髓质组成；表面的被膜结缔组织伸入胸腺成为胸腺隔，形成许多不完全分隔的小叶；小叶的外周部分称为皮质，中央部分称为髓质，相邻的小叶髓质彼此相连。胸腺皮质的毛细血管内皮细胞连接紧密，与网状细胞共同形成血液 – 胸腺屏障，使循环中的抗原物质不能进入胸腺。血液 – 胸腺屏障是体内为数不多的几个生理屏障之一，其意义目前尚不清楚。胸腺髓质的毛细血管内皮细胞之间有间隙，抗原性物质可进入髓质，在髓质内还可见多层扁平上皮细胞呈同心圆状排列成的 Hassall 小体，或称胸腺小体。直径 25 ～ 50μm，其功能尚不清楚。

胸腺的细胞分为淋巴细胞和非淋巴细胞两类。淋巴细胞包括原始 T 细胞向成熟 T 细胞分化过程中各种不同阶段的细胞，统称为胸腺细胞，是胸腺内的主体细胞。胸腺皮质区密布了不成熟的胸腺细胞，其分布从皮质到髓质逐渐减少，经过双阴性细胞、双阳性细胞，最终发育为成熟的单阳性胸腺细胞——CD4$^+$ T 细胞或 CD8$^+$T 细胞。非淋巴细胞包括上皮细胞、巨噬细胞、树突状细胞、抚育细胞、结缔组织来源的纤维细胞和网状细胞等。这些细胞一方面构成胸腺组织的支架，另一方面构成胸腺细胞营养和分化的微环境，统称为基质细胞。在不成熟胸腺细胞逐渐向髓质区迁移的过程中，遍布于皮质、皮髓质交界处及髓质区的巨噬细胞（Mϕ）、胸腺树突细胞在胸腺细胞表面 MHC 阳性选择和阴性选择中起了相当重要的作用。

（3）胸腺是 T 细胞分化、成熟的场所：在骨髓初步发育的淋巴细胞经由血液循环迁移至胸腺，定位于胸腺的皮质外层；这些形体较大的细胞为双阴性（CD4$^-$/CD8$^-$）细胞，约占胸腺细胞总数的 10%。外层细胞在胸腺微环境中迅速增殖，并推动细胞不断向内层迁移，个体形态逐渐变小；内层细胞为双阳性（CD4$^+$/CD8$^+$）细胞，约占胸腺细胞总数的 75%。双阳性细胞为过渡态细胞，其中 90% 以上在皮质内凋亡或被巨噬细胞吞噬。一般认为，死亡细胞可能是针对自身抗原进行应答的细胞。这种筛选可以保护自身组织细胞免受 T 细胞攻击。少数胸腺细胞继续发育并迁移至髓质，成为单阳性（CD4$^+$ 或 CD8$^+$）细胞，约占胸腺细胞总数的 15%。只有这些单阳性细胞才是成熟的 T 细胞，通过髓质小静脉进入血循环。

（4）胸腺对外周免疫器官和免疫细胞具有调节作用：胸腺上皮细胞能产生多种激素，如胸腺素、胸腺生成素和胸腺体液因子等。这些激素可以诱导活化未成熟胸腺细胞的末端脱氧核苷转移酶，促进 T 细胞的分化成熟；不同的激素作用于不同的细胞发育阶段，有选择地发挥免疫调节功能。例如，胸腺分泌的一种胸腺生成素 II 是由 49 个氨基酸组成，而其中由精氨酸、赖氨酸、天冬氨酸、缬氨酸、酪氨酸 5 种氨基酸组成的肽链片段，却有着与胸腺生成素 II 相同的全部生理功能，所以就把这个五肽片段称为胸腺五肽，成为目前临床经常使用的一种胸腺肽注射液；而胸腺肽 α-1（胸腺素或胸腺法新）则是由 28 个氨基酸组成的注射用小分子多肽。这两种胸腺多肽最早由小牛胸腺中提取，后来均可以通过化学合成获得，在临床上用于病毒性肝炎、感染性疾病、脓毒症和肿瘤等免疫功能低下的患者的免疫调节。

此外，胸腺细胞和胸腺基质细胞能分泌各种细胞因子，包括白介素、干扰素、转化生长因子、集落刺激因子等，并表达一些细胞因子受体，可相互调节胸腺细胞与胸腺基质细胞的分化发育和维持胸腺微环境的稳定[①]。胸腺释放的这

---

① Xu Y X, Wichmann M W, Ayala A, et al. "Trauma-hemorrhage induces increased thymic apoptosis while decreasing IL-3 release and increasing GM-CSF." Journal of surgical research, 1997, 68:24-30

些细胞因子不仅可以调节胸腺内的微环境，亦可对外周免疫器官和免疫细胞具有调节作用。

（5）胸腺在自身免疫耐受建立与维持中的作用：人体内能特异识别各种抗原的 T 细胞总数称之为 T 细胞库（T cell repertoire），成熟的 T 细胞库具有两种基本特性。其一为 T 细胞识别抗原的 MHC 限制性，即每一个体的 T 细胞只能识别与自身 MHC 分子结合的异种抗原分子。另一特性为 T 细胞库对自身抗原的耐受性，即每一个体的 T 细胞不能单独识别自己 MHC 分子或是与之结合的自己的抗原分子，即所谓自身耐受现象。正常机体的免疫系统能有效地区分"自己"与"异己"成分，而对自身抗原的无反应性就是通过这种免疫耐受机制来完成的。自身耐受机制的破坏常导致各种自身免疫性疾病的产生。而胸腺在形成中枢免疫耐受以及促使 T 细胞发育中发挥着重要的作用。当原 T 细胞（pro-T）自胚肝或骨髓进入胸腺后，在胸腺微环境作用下，可诱导其发育分化。在其分化成熟过程中，可先后发生各种分化抗原的表达，各种细胞受体的表达，并进入阳性和阴性选择过程。胸腺细胞经选择作用后，能存活或被排除，基于它们 TCR-α，β 的特异性，决定于 TCR 与 MHC 分子的结合和在胸腺内表达的抗原分子。阳性选择过程可使自己 MHC 分子限制性的 T 细胞克隆增殖，产生功能性成熟 T 细胞；而阴性选择过程，可使对自己抗原反应性 T 细胞克隆被排除或不应答，形成自身免疫耐受，最终形成了 T 细胞库。最后成熟的 T 细胞迁移出胸腺，并定居于周围淋巴器官，参与淋巴细胞再循环，可分布于全身组织并参与一系列复杂的免疫反应过程。此时的 T 淋巴细胞已形成了对"自己"的抗原耐受而对"非己"抗原起免疫反应的能力。

札记 2-8　外周免疫器官及其作用

外周免疫器官又称二级免疫器官，是成熟淋巴细胞定居的场所，也是这些细胞在外来抗原刺激下产生免疫应答的重要部位之一。外周免疫器官包括淋巴结、脾、黏膜相关淋巴组织，如腭扁桃体、阑尾、肠集合淋巴结以及在呼吸道和消化道黏膜下层的许多分散淋巴小结和弥散淋巴组织。这些关卡都是用来防堵入侵的毒素及微生物。研究显示盲肠和腭扁桃体内有大量的淋巴结，这些结构能够协助免疫系统运作。

1. 扁桃体

（1）位置与结构：扁桃体是一对扁卵圆形的淋巴器官，是位于消化道和呼吸道交会处口咽部上皮下的淋巴组织团块。此处的黏膜内含有大量淋巴组织，是经常接触抗原引起局部免疫应答的部位。在舌根、咽部周围的上皮下有好几群淋巴组织，按其位置分别称为腭扁桃体、咽扁桃体和舌扁桃体。以腭扁桃体最大，通常所说的扁桃体即指腭扁桃体。腭扁桃体有一对，位于舌腭弓与咽腭弓之间，呈卵圆形，表面为复层鳞状上皮所覆盖。上皮向扁桃体内部陷入形成 10～20 个隐窝，隐窝中含有脱落的上皮细胞、淋巴细胞及细菌等。上皮下方及隐窝周围密集分布着淋巴小结及弥散淋巴组织，淋巴细胞常穿过上皮而沉积于口咽部。扁桃体的被膜是一层致密的结缔组织，它把腭扁桃体与邻近器官隔开，有阻止腭扁桃体感染扩散的屏障作用[1]。

（2）扁桃体的作用：扁桃体可产生淋巴细胞和抗体，故具有抗细菌抗病毒的防御功能。咽部是饮食和呼吸气体的必经之路，经常接触外来之物，较易隐藏病菌和异物。咽部丰富的淋巴组织和扁桃体执行着机体这一特殊区域的防御保护任务。不过此处也易遭受溶血性链球菌、葡萄球菌和肺炎球菌等致病菌的侵袭而发炎。这些细菌通常就存在于人的咽部和扁桃体隐窝内。

正常情况下，由于扁桃体表面上皮完整和黏液腺不断分泌，可将细菌随同脱落的上皮细胞从隐窝口排出，因此维持着机体的健康。当机体因过度疲劳、受凉等原因致使抵抗力下降，上皮防御功能减弱，腺体分泌功能降低时，腭扁桃体就会遭受细菌感染而发炎。若腭扁桃体炎反复发作并对全身产生不利影响时，可以考虑将腭扁桃体通过手术摘除。我年轻的时候，就曾因发作扁桃体炎出现关节疼痛，血检发现血细胞沉降率加快及抗链球菌溶血素 O 偏高，医生怀疑患了风湿病，故建议手术切除了扁桃体。不过以后还是经常有咽炎发生。毕竟腭扁桃体对经由口鼻进入人体的入侵者保持着高度的警戒，那些切除扁桃体的人患链球菌咽喉炎和霍奇金病的概率明显升高。这证明扁桃体在保护上呼吸道方面具有非常重要的作用。

2. 脾　是胚胎时期的造血器官，自出生后骨髓开始造血，其造血功能停止，并演变为人体最大的外周免疫器官。但在病态及大失血后可以制造各种血细胞。

（1）脾的结构：类似淋巴结，其表面有结缔组织被膜，实质比较柔脆，分为白髓和红髓。白髓是淋巴细胞聚集之处，沿中央小动脉呈鞘状分布，富含 T 细胞，相当于淋巴结的副皮质区。白髓中还有淋巴小结，是 B 细胞居留之处，受抗原刺激后可出现生发中心。红髓位于白髓周围，可分为脾索和血窦。脾索为网状结缔组织形成的条索状分支结构；血窦为纡曲的血管，其分支吻合成

---

[1] 百科科学词条．腭扁桃体．百度百科（本词条由"科普中国"百科科学词条编写与应用工作项目审核），http://wenku.baidu.com/

网。红髓与白髓之间的区域称为边缘区，中央小动脉分支由此进入，是再循环淋巴细胞入脾之处。与淋巴结不同，脾没有输入淋巴管，只有一条平时关闭的输出淋巴管与中央动脉并行，发生免疫应答时淋巴细胞由此进入再循环池。

（2）脾主要的生理功能

1）过滤和储存血液：脾脏是血液的仓库，承担着过滤血液的职能。脾内血窦壁上附着大量的巨噬细胞，能将衰老的红细胞、血小板和退化的白细胞吞噬消灭。它还能吞噬血液中的细菌、原虫和异物。当脾功能亢进时可破坏大量血小板及血细胞。因此，往往脾功能亢进与血小板减少同时存在。脾有丰富的血窦，可储存一定量（约 200ml）的血液，在机体剧烈运动或爬山或突然失血时，脾的血窦收缩放出储存血液以补充机体的需要。

2）T 细胞和 B 细胞的定居场所：脾脏含有大量的淋巴细胞和巨噬细胞，占全身淋巴组织总量的 25%，其中的 T 细胞占总淋巴细胞数的 35% ～ 50%，B 细胞占 50% ～ 65%；脾脏既是 T 细胞和 B 细胞的定居场所，也是免疫应答发生的场所，是机体细胞免疫和体液免疫的中心，可通过多种机制发挥抗肿瘤作用。

3）合成某些生物活性物质：脾脏富含 B 细胞和浆细胞，B 细胞在此激活后可产生大量的抗体，是全身最大的抗体产生器官，尤其是产生 IgM 和 IgG，其数量对调节血清抗体水平起很大作用。所以当自身抗体产生过多，导致严重疾病时，曾用切除脾的办法进行缓冲治疗。此外，脾细胞可分泌体液因子，合成补体（C_5 和 C_8 等）等重要的免疫效应分子，还能产生一种名为促吞噬素（Tuftsin）的四肽物质，促进白细胞吞噬作用的发挥。目前已知脾脏是体内促吞噬素的唯一来源。促吞噬素作为一个参与免疫调节的体液因子，具有一定的抗肿瘤作用，通过激活多核白细胞、单核细胞、巨噬细胞，提高他们的吞噬、游走及产生细胞毒的功能，增强机体细胞免疫功能。除此之外，脾脏还产生其他多种免疫因子，促进吞噬作用的发挥，清除体内外抗原，这是切脾后凶险感染综合征（OPSI）的原因所在，也是保脾手术的理论依据 [1]。

3. 淋巴结　是由数十亿个免疫细胞集合而成的周围免疫器官。其位于淋巴管行进途中，遍布全身，只有比较表浅的部位才可触及。颈部、颌下、锁骨上窝、腋窝、腹股沟等最易摸到。当淋巴结肿大时，可摸到皮肤下有圆形、椭圆形或条索状的结节。罹患癌症时，有时可以在某些表浅部位摸到无痛性肿大的

---

[1] 姜洪池，代文杰．吞噬刺激素（Tuftsin）研究进展，实验外科学，上海：世纪出版集团上海科学技术出版社，2004：869-870

淋巴结。

（1）淋巴结的形态构造：淋巴结形如豆状，一侧隆凸，连接数条输入淋巴管；另一侧凹陷，称为淋巴门，有输出淋巴管和神经、血管进出。淋巴结表面包有被膜，被膜的结缔组织伸入淋巴结内形成小梁，构成淋巴结的支架。淋巴结的被膜下为皮质区，淋巴结的中心及门部为髓质区。皮质区有淋巴小结、弥散淋巴组织和皮质淋巴窦（简称皮窦）。髓质包括由致密淋巴组织构成的髓索和髓质淋巴窦（简称髓窦）。淋巴窦的窦腔内有许多淋巴细胞和巨噬细胞。从输入淋巴管流来的淋巴液先进入皮窦再流向髓窦，最后经输出淋巴管离开淋巴结。

（2）淋巴结的主要功能：①滤过淋巴液。人体内的淋巴液比血液多出 4 倍，通过存在于全身非黏膜部位的淋巴通道，流经全身 500～600 个淋巴结。当病原体侵入皮下或黏膜后，很容易进入毛细淋巴管回流入淋巴结。当淋巴液缓慢地流经淋巴窦时，巨噬细胞可清除其中的异物，如对细菌的清除率可达 99%，但对病毒及癌细胞的清除率通常很低。其清除率常与抗原的性质、毒力、数量以及机体的免疫状态等密切相关。②产生淋巴细胞和浆细胞，参与机体的免疫反应。

（3）发生在淋巴结内的战斗：病原微生物或肿瘤抗原进入淋巴结后，巨噬细胞和树突状细胞（DC）可捕获和处理抗原，并将抗原递呈给淋巴细胞，产生抗原特异性的效应性 T 细胞和 B 细胞，引起免疫应答。识别抗原与细胞间协作的部位在浅层皮质与深层皮质交界处。引起体液免疫应答时，淋巴小结增多增大，髓索内浆细胞增多，副皮质区明显扩大，效应 T 细胞输出增多。淋巴结内 T 细胞约占淋巴细胞总数的 75%，B 细胞占 25%，大颗粒淋巴细胞极少，淋巴结内细胞免疫应答和体液免疫应答常同时发生，依抗原性质而定。

淋巴结实质内有许多神经末梢，但淋巴小结内尚未发现。淋巴细胞表面有多种神经递质受体。因此，从解剖学角度可以证明神经系统和免疫系统之间的密切关系。说明神经系统对淋巴结内的免疫应答有一定的调节作用。

人们形容淋巴结是人体抗击外来感染或阻击内部恶性肿瘤细胞转移的哨所、报警的烽火台和小型战场。当机体内部恶变细胞或外来的入侵者沿着淋巴管进入淋巴结引起免疫应答时，大量的免疫细胞都聚集在这里，淋巴结就会肿大或疼痛，常表示该淋巴结引流区域内的器官组织有炎症或发生恶性肿瘤。因此按淋巴结分布规律检查淋巴结的情况，对诊断和了解某些感染性疾病的发展具有重要意义。如在颌下摸到肿大的淋巴结，表示口腔内有病变，如扁桃体周炎、牙周炎等；颈部出现成串的球状隆起，首先应考虑到颈淋巴结核；头颈部出现无痛性肿大淋巴结或腋下摸到肿大的淋巴结，应考虑认真检查一下鼻咽部或乳腺是否有占位性病变。如该淋巴结不能阻止和消灭感染源或肿瘤细胞，则病变可沿淋巴管的流注方向扩散和转移。因此，在临床常常可以看到实体肿瘤手术时，外科医生们仔细地检查、切除病变组织周围的淋巴结，并且送检病理科。而病理报告也常常可以看到送检淋巴结中有否或有几个淋巴结内可见癌细胞这样的描述。这对于医生判断肿瘤的分期和制定下一步的治疗方案具有重要意义。

4. 黏膜相关淋巴组织（MALT）[1]、[2]　亦称黏膜免疫系统（MIS），主要是指呼吸道、胃肠道及泌尿生殖道黏膜固有层和上皮细胞下散在的无被膜淋巴组织，以及某些带有生发中心的器官化的淋巴组织，如腭扁桃体、小肠的派氏集合淋巴结（PP）及阑尾等。主要包括肠相关淋巴组织、鼻相关淋巴组织和支气管相关淋巴组织等。

（1）肠相关淋巴组织：这是黏膜免疫系统中最大最复杂的一个系统，包括派氏集合淋巴结（PP）、淋巴小结、上皮间淋巴细胞、固有层弥散分布的淋巴细胞等。肠道淋巴组织不同于其他外周淋巴组织，缺乏输入淋巴管，多种微生物及大分子抗原物质穿过黏膜屏障由一种特殊的上皮细胞来完成，这种细胞叫作"M 细胞"（microfold cell）。M 细胞是一种特殊的抗原转运细胞，存在于肠集合淋巴小结和派氏集合淋巴小结。黏膜表面的抗原被 M 细胞摄取后，以未加工处理的形式传递给黏膜下淋巴组织，然后抗原递呈细胞加以处理后再呈递给 T 淋巴细胞，从而引起免疫应答。了解该免疫机制对于研发口服疫苗有重要意义。此外，肠黏膜上皮内淋巴细胞在免疫监视和细胞介导的黏膜免疫中也具有重要作用。存在于小肠黏膜上皮内的淋巴细胞约 40% 为胸腺依赖性，60% 为非胸腺依赖性，也是体内 T 淋巴细胞的一个重要组成部分。

（2）鼻和支气管相关淋巴组织：鼻相关淋巴组织包括咽扁桃体、腭扁桃体、舌扁桃体及鼻后部其他淋巴组织。其主要作用是抵御经空气传播的病原微生物的感染。呼吸道还有支气管相关淋巴组织，主要分布在各个肺叶的支气管上皮下，其主要成分是 B 淋巴细胞。

5. 盲肠　盲肠在理论上是人类退化的组织结构，盲肠上有阑尾，一般认为阑尾是退化的部分盲肠。但也有一种观点认为阑尾的作用是储存菌落群。当肠

---

① 百科科学词条.免疫系统.百度百科（本词条由"科普中国"百科科学词条编写与应用工作项目审核），http://wenku.baidu.com/

② 董竞南，刘建国，白国辉.M 细胞——开启黏膜免疫的"门户"，国际免疫学杂志，2014，37（2）：10-11

道内菌群失调,有害微生物引起腹泻,肠道经历了洗刷后,阑尾中的菌落群能够迅速繁殖并重新在肠道构建稳定的肠道微生态。盲肠还能够帮助 B 细胞成熟以及产生抗体(IgA)。同时,盲肠还能帮助控制抗过度的体液免疫反应。

札记 2-9　各种免疫细胞及相关活性物质

免疫细胞包括:单核吞噬细胞、中性粒细胞、嗜碱性粒细胞、嗜酸性粒细胞、肥大细胞、树突状细胞、淋巴细胞(T 细胞、B 细胞、NK 细胞)等。与肿瘤免疫应答和免疫耐受关系最密切的是巨噬细胞、树突状细胞和淋巴细胞。

1. 巨噬细胞　来源于血液中的单核细胞,而单核细胞又来源于骨髓中的前体细胞。外周血中成熟单核细胞可以逸出血管进入组织或体腔内,在机体不同组织的生理环境下发育为巨噬细胞,并发生形态和功能的变化,以致在不同的组织具有高度的异质性和可塑性。比如,巨噬细胞在肝脏的血窦内特化为库普弗细胞,在肝脏清理来自血液中的异物特别是在肠道移位细菌的防御中发挥着重要作用;而肺内的巨噬细胞则对来自呼吸道的异物和病原微生物进行清除。巨噬细胞的主要功能是以固定细胞形式对病原体、病变细胞及碎片进行吞噬与消化,并激活淋巴细胞或其他免疫细胞,促其对病原体或异物进行免疫应答。但巨噬细胞也是一把双刃剑。这一点在肿瘤免疫中表现得十分突出。

肿瘤相关巨噬细胞(tumor-associated macrophages,TAM)是近些年肿瘤学界比较关注的一个目标。TAM 是浸润在肿瘤组织中的巨噬细胞,是肿瘤微环境中最多的免疫细胞,在整个肿瘤浸润区域约占 50%。

过去认为 TAM 在肿瘤发生的初期,能够识别或协同其他非特异性免疫细胞吞噬肿瘤细胞及碎片,经过消化后,将抗原递呈给 T 淋巴细胞,促其分泌许多细胞因子,在启动肿瘤特异性免疫应答中扮演角色。但后来发现随着肿瘤的发生发展,TAM 对肿瘤的生长、侵袭和转移起着一些推波助澜的作用,表现在 TAM 的数量与肿瘤的预后呈负相关,即肿瘤组织中浸润的巨噬细胞越多则患者的预后越差。

这是什么原因呢?原来正常组织表面表达一种蛋白叫 CD47,通过与巨噬细胞表面的 SIRP(Signal regulatory protein-α)结合来告诉巨噬细胞不要去"吞吃"(don't-eat-me)它们,以保护自身的正常细胞不被清除。当细胞老化或病变时,细胞表面 CD47 蛋白会逐渐减少甚至丧失,这时巨噬细胞就会识别并且吞噬掉它们。而肿瘤细胞则利用了巨噬细胞的这个免疫耐受机制。它们也在细胞表面高表达 CD47 蛋白,甚至比正常细胞表达得更多,通过与巨噬细胞表面的 SIRP 结合而发出"不要吃我"的信号，以逃避巨噬细胞的清除。于是，巨噬细胞便视敌为友，保护肿瘤细胞，成了肿瘤细胞的"帮凶"。

然而，当科学家们发现这一奥秘后，便开始去制备抗 CD47 蛋白的抗体，达到封闭或阻断肿瘤细胞表面的 CD47 蛋白的目的，用以唤醒巨噬细胞，使之重新识别肿瘤细胞，发挥抗肿瘤的作用。尽管做了这些努力，但在肿瘤微环境（指局部肿瘤细胞生长的内环境）中还有其他促使巨噬细胞沉睡或玩忽职守的免疫抑制因素。例如髓样抑制细胞（Myeloid-derived suppressor cells，MDSCs）通过高表达 CSF1R，促使巨噬细胞选择性的无视肿瘤细胞的存在，放肿瘤细胞一马，不仅促进了肿瘤细胞的免疫逃逸，还通过促进血管再生加速肿瘤细胞的生长。因此，目前人们在研究通过阻断 CSF1R，以及阻断促进 MDSCs 和巨噬细胞向肿瘤区域迁移的 CXCL12/CXCR4 通路，来消减 MDSCs 和促瘤巨噬细胞在肿瘤微环境中的数量，以便达到抑瘤的目的[1]。

2. 树突状细胞（DC）[2]　来源于髓样干细胞（DC1）和淋巴样干细胞（DC2），虽然数量上在外周血单个核细胞中不到 1%，但在特异性细胞免疫反应中却处于启动、调控并维持免疫应答的中心环节。

（1）DC 的作用及状态：DC 是体内功能最强大的抗原递呈细胞（antigen presenting cells，APC），也是目前发现的唯一能激活未致敏初始型 T 细胞的 APC。首先 DC 能高效地摄取、加工处理和递呈抗原，其表面具有丰富的抗原递呈分子（MHC- I 和 MHC- II），可以与其捕获加工的肿瘤抗原相结合，形成肽 -MHC 分子复合物，并递呈给 T 细胞；同时，DC 还通过高表达共刺激分子（CD80/B7-1、CD86/B7-2 等）提供 T 细胞活化所必需的第二信号，以启动免疫应答；此外，DC 还表达 DC 成熟的重要标志分子 CD83、黏附因子（ICAM-1、ICAM-2、ICAM-3、LFA-1、LFA-3 等），以及分泌 IL-12、IL-18 激活 T 细胞增殖，诱导 CTL 生成和主导 Th1 型免疫应答等；DC 还分泌趋化因子（Chemotactic Cytokines，CCK），专一趋化初始型 T 细胞促进 T 细胞聚集。

通常 DC 处于未成熟状态，其表面共刺激因子和黏附因子表达较少，在体外诱导同种混合淋巴细胞增殖反应的能力亦较低，但抗原吞噬能力极强，向淋

---

① Liu J, Wang L, Zhao F, et al. Pre-clinical development of a humanlized anti-CD47 antibody with anti-cancer therapeutic potential. PLoS One, 2015, 10（9）: e0137345. Published online 2015 Sep 21

② 百科科学词条.树突状细胞、百度百科. http://baike.baidu.com/item/%E6%A0%91%E7%AA%81%E7%8A%B6%E7%BB%86%E8%83%9E/1375145

巴结的迁移能力也较强；当未成熟 DC 摄取了抗原（包括体外加工的抗原）或受到某些因素刺激时即可分化为成熟 DC，而成熟的 DC 表达高水平的共刺激因子和黏附因子，使 T 细胞的抗原递呈和活化以及促增殖能力增强。

（2）DC 与免疫治疗：已知 DC 与肿瘤的发生、发展有着密切关系，通常实体瘤内浸润的 DC 数量可以判断其预后。一般浸润的 DC 数量越多则患者的预后就越好；而且荷载肿瘤抗原 DC 诱导 T 细胞的应答是产生有效抗肿瘤免疫反应的核心，也是 DC 作为免疫治疗手段的基础。因此，科学家可以利用这个机制，在体外培养肿瘤患者的 DC 前体并定向诱导扩增未成熟 DC，然后荷载肿瘤相关抗原 / 特异性抗原（TAA/TSA），制备肿瘤特异性的 DC 治疗性疫苗，还可以在体外与 T 细胞混合培养，诱导并扩增肿瘤特异性细胞毒 T 细胞（cytotoxic T lymphocyte，CTL），用于肿瘤患者的免疫细胞治疗。

在人体内，未成熟 DC 在成熟的过程中，由接触抗原的外周组织迁移进入次级淋巴器官（附近的淋巴结），与那里的 T 细胞接触并激发免疫应答。由于体外诱导成熟的 DC 在体内迁移的能力较弱，故在体外抗原致敏成熟的 DC 疫苗注射入体内时，注射部位的选择就十分重要。

特别要指出的是，树突状细胞的概念是由加拿大科学家拉尔夫·斯坦曼在 1973 年提出的。2007 年拉尔夫·斯坦曼被诊断患有胰腺癌，他利用自己发明的基于树突状细胞的免疫疗法，与胰腺癌搏斗了 4 年，生存期已大大延长。关于拉尔夫的有趣故事我在后面主题 3 的札记中会详细提到。

3. 淋巴细胞　在临床实践中，癌症患者和家属都知道不论是化疗还是放疗前后，医生都让患者查血常规。他们都关注外周血白细胞总数和粒细胞总数，当白细胞总数低于（2 ～ 3）×10⁹/L 时就会停止化疗，一般要使用升白细胞药物，通常使用升高粒细胞的药物，主要是担心感染并发症。但医生们却很少关注淋巴细胞的比率和计数。其实，如果化疗和放疗后淋巴细胞比率很低，绝对计数很低，预后是不好的，因为淋巴细胞是抗肿瘤的主力军。淋巴细胞主要包括 T 淋巴细胞（CD3⁺），B 淋巴细胞（CD19⁺），NK 细胞（CD16⁺CD56⁺）等。

（1）B 淋巴细胞及其生物学效用：B 淋巴细胞亦称骨髓依赖性淋巴细胞，简称 B 细胞，来源于骨髓的造血干细胞。成熟的 B 细胞迁出后经外周血进入脾脏、淋巴结，主要分布于脾小结、脾索和淋巴小结、淋巴索及消化道黏膜下的淋巴小结中。受抗原刺激后，分化增殖为浆细胞，浆细胞可合成和分泌抗体并在血液中循环，发挥体液免疫的功能。

目前使用的大多数疫苗就是通过刺激这类 B 淋巴细胞产生抗体的。B 细胞在骨髓和集合淋巴结中的数量较 T 细胞多，在血液和淋巴结中的数量比 T 细胞少，在胸导管中则更少，仅少数参加再循环。B 细胞的细胞膜上有许多不同的表面标志和受体，如 CD19 和 CD20 分子是人 B 细胞特有的表面标志，存在于前 B 细胞、未成熟 B 细胞和成熟 B 细胞表面，其主要功能是调节 B 细胞活化。

近年来，B 细胞的表面标志 CD19 和 CD20 被作为 B 淋巴细胞白血病的治疗靶点，制备靶向 CD19 和 CD20 的 CAR-T 细胞，这是针对该类患者所有的 B 细胞，包括正常 B 细胞和 B 淋巴细胞白血病细胞进行杀伤，而并非针对癌细胞抗原，其打击面与化疗相同。CD40 分子是存在于 B 细胞表面的协同刺激分子受体，其配体是 $CD4^+T$ 细胞表面的 CD40L（gp39），二者结合相互作用可产生协同刺激信号（B 细胞活化第二信号），使 T 细胞激活；CD80（B7）分子是存在于 B 细胞和其他 APC（如 DC）表面的协同刺激分子，相应受体是 T 细胞表面的 CD28 分子，二者结合相互作用产生协同刺激信号（T 细胞活化第二信号），使 T 细胞激活；IgG Fc 受体（FcγR II）/CD32 分子主要表达于 B 细胞表面，能与抗原 - 抗体复合物中的 IgG Fc 段结合，有利于 B 细胞对抗原的捕获，并对 B 细胞活化具有调节作用。

B 细胞在体内存活的时间较短，仅数天至数周，但其记忆细胞在体内可长期存在。来源于 B 细胞突变的 B 细胞淋巴瘤是一种最常见的淋巴细胞白血病，有关这种疾病的研究也在进展中。

（2）T 细胞、B 细胞鉴别与玫瑰花结试验：在一定条件下，IgG 抗体致敏的红细胞（EA）与 B 细胞表面 IgG Fc 受体结合，可形成以 B 细胞为中心的 EA 玫瑰花结。T 细胞不表达 IgG Fc 受体，因此，EA 玫瑰花结试验可用来鉴别 T 细胞、B 细胞；C3b 受体（CR I）/CD35 分子能与补体裂解片段 C3b 结合，为 C3b 受体，又称补体受体 I（CR I）。抗体致敏红细胞（EA）结合补体 C3b 可形成 EAC 复合物，B 细胞通过表面 C3b 受体与 EAC 中的 C3b 结合可形成以 B 细胞为中心的 EAC 玫瑰花结，T 细胞不表达 C3b 受体。因此，EAC 玫瑰花结试验也可用来鉴别 T 细胞、B 细胞；B 细胞抗原受体（BCR）是 B 细胞与抗原特异性结合的受体，为膜表面免疫球蛋白（mIg）。mIg 的 V 区部分能与抗原特异性结合。在 BCR 复合物中，还有两对异二聚体组成的信号传导分子 Igα 和 Igβ，其功能是辅助 mIg 向 B 细胞传导活化信号，参与 mIg 链的表达与转运；B 细胞有丝分裂原受体，如脂多糖受体（LPS-R）、葡萄球菌 A 蛋白受体（SPA-R）和与 T 细胞共有的美洲商陆丝裂原受体（PWM-R）。B 细胞与相应有丝分裂原作用后可非特异性多克隆激活，发生有丝分裂[1]。

（3）T 淋巴细胞分类[2]：T 淋巴细胞（T lymphocyte）简称 T 细胞，是由来源于骨髓的多能干细胞转变为淋巴样前体细胞（Lymphoid precursor）迁移至胸腺，在胸腺素的诱导下，经历一系列有序的分化过程，逐渐在胸腺发育成熟为识别各种抗原的 T 细胞库。

T 细胞具有高度异质性。按照 T 细胞表面标志和免疫应答中的功能不同，可将 T 细胞分成若干亚群，主要分类如下：

1）辅助 / 诱导 T 淋巴细胞（CD3$^+$CD4$^+$），具有协助体液免疫和细胞免疫中其他细胞的功能；它们是已知的 HIV 的目标细胞，在艾滋病发病时会急剧减少。

2）细胞毒 T 淋巴细胞（CD3$^+$CD8$^+$），可以利用其释放的穿孔素和颗粒酶系统对产生特殊抗原反应的目标细胞进行杀灭。

3）调节性 T 细胞（regulatory T cell，Treg），具有抑制细胞免疫及体液免疫的功能；调节 / 抑制 T 细胞有很多种，目前研究最活跃的是 CD4$^+$CD25$^+$FoxP3$^+$ 或 CD4$^+$CD25$^+$CD127$^-$ 细胞。

4）记忆 T 细胞（CD45RA$^-$/ CD4$^+$CD45RO$^+$），有记忆特异性抗原刺激的作用，在再次免疫应答中起重要作用。T 细胞在体内存活的时间可数月至数年。其记忆细胞存活的时间则更长。此外，还有功能亚群（CD28$^+$）、激活亚群（CD38$^+$、HLA-DR$^+$）、凋亡亚群（CD95$^+$）等。

（4）T 细胞生物学效用：T 细胞的激活和产生效应需要细胞表面一系列受体与相关分子的联合作用，主要发挥作用的有 3 种受体。

1）T 细胞抗原受体（TCR）：是 T 细胞识别外来抗原并与之结合的特异性受体，可表达于所有成熟的 T 细胞表面。大多数成熟 T 细胞（约 95%）的 TCR 分子由 α 链和 β 链两条异二聚体肽链组成，小部分由 γ 链、δ 链组成。T 细胞发育的过程中，编码 α 及 β 的基因决定 TCR 的高度多态性，不同的 T 细胞克隆有不同的 TCR，能识别不同的抗原表位（决定簇）。

TCR 不能直接识别和结合游离的可溶性抗原，只识别经抗原提呈细胞加工并与 MHC 分子连接的抗原分子。效应 T 细胞中的 CD3$^+$CD4$^+$ 细胞通过与抗原

---

[1] B 淋巴细胞的 7 种表面标志，医学教育网，[2017-08-21 10:38]. http://www.med66. com/linchuangyishi/fudaopeixun/xk1708212177.shtml

[2] 百科科学词条.T 淋巴细胞.百度百科.（本词条由"科普中国"百科科学词条编写与应用工作项目审核），https://baike.baidu.com/item/T%E6%B7%8B%E5%B7%B4%E7%BB%86%E8%83%9E/71776 2?fr=aladdin

递呈细胞表面 MHC Ⅱ（主要组织相容性复合体，MHC）递呈的多肽抗原反应被激活。这种 T 细胞一旦被激活，可以分泌细胞因子，调节或者协助免疫反应；而 $CD3^+CD8^+$ 细胞，可以通过 MHC Ⅰ 与抗原直接结合而被激活。TCR 与抗原结合后不能直接活化 T 细胞，需依赖其邻近的 CD3 分子向细胞内传递活化信息。CD3 存在于外周血 T 细胞和部分胸腺细胞表面，与 TCR 形成 TCR-CD3 复合体分子，将抗原信号传递到细胞内。CD4 和 CD8 协同和加强这一作用。

2）有丝分裂原受体：有丝分裂原可通过相应的受体激活静止期的淋巴细胞转化为淋巴母细胞，刺激多克隆 T 细胞、B 细胞增生、分化。主要包括植物血凝素（PHA）、刀豆蛋白 A（ConA）、脂多糖（LPS）、美洲商陆丝裂原（PWM）、葡萄球菌 A 蛋白（SPA）和聚合鞭毛素等。

3）E 受体（CD2）：存在于外周 T 细胞和胸腺细胞表面，能与绵羊红细胞结合，属黏附分子，为淋巴细胞功能相关抗原 -2（LFA-2），其配体是抗原提呈细胞和其他靶细胞上的 LFA-3，促进 T 细胞与抗原提呈细胞的结合和相互作用，诱导活化。

因此，T 细胞具有的上述生物学特性，不仅对外来的病原微生物入侵可以发生免疫应答，更重要的是对人体内部环境的监控与维护。因此，T 细胞是机体抗肿瘤免疫的主力部队。

（5）T 细胞对肿瘤细胞的清除：当机体出现肿瘤细胞（正常细胞发生突变）时，T 细胞在其他免疫细胞的协助下，发生一系列反应，最终清除肿瘤细胞，使机体恢复正常状态。具体步骤如下：

1）首先需要抗原递呈细胞如 DC、巨噬细胞等对肿瘤抗原进行消化、加工处理，形成抗原肽 -MHC 复合物，并递呈到细胞表面。

2）T 细胞通过自身表面 TCR-CD3 复合物来识别特异性抗原并向细胞内转导信号，而 CD3 转导的是 TCR 识别抗原所产生的第一活化信号，使 T 细胞克隆活化具有特异性。

3）T 细胞不能直接识别蛋白的抗原表位，只能识别由 -MHC 递呈的抗原肽。CD4 和 CD8 分子可与抗原递呈细胞表面的 MHC- Ⅰ 或 MHC- Ⅱ 类分子非多态区结合（CD8-MHC- Ⅰ，CD4-MHC- Ⅱ），加强 T 细胞与抗原递呈细胞或靶细胞的相互作用，也参与了 TCR-CD3 信号的转导。

4）T 细胞要充分活化需要双信号，抗原递呈细胞或靶细胞上的协同刺激分子与 T 细胞表面的相应受体的配对结合，可作为 T 细胞活化的第二信号，使已活化的抗原特异性 T 细胞增殖、分化为效应 T 细胞。较重要的是 CD28 与 B7（CD80、CD86）结合后由 CD28 转导的第二信号，以及 LFA-1 与 ICAM，

LFA-2 与 LFA-3 提供的辅助信号[①]。

5）通过上述过程以及 Th1 细胞（CD4$^+$），活化细胞毒性 T 细胞（CD8$^+$CTL）增殖、分化为效应性 CTL 细胞，同时在 CTL 细胞的分化过程中也具有了记忆性。

6）活化和增殖的肿瘤特异性 CTL 通过对靶细胞（肿瘤细胞）的特异性识别与结合，释放穿孔素和颗粒酶系统，致使肿瘤细胞裂解。CTL 对肿瘤细胞的杀伤一是特异，二是受 MHC-Ⅰ类分子的限制，三是在短时间具有连续杀伤靶细胞的能力。

4. NK 细胞　一般认为，NK 细胞来源于骨髓，其发育成熟依赖于骨髓的微环境，主要分布于外周血中，占单个核细胞（PBMC）的 5% ~ 10%，淋巴结和骨髓中也有 NK 活性，但活性水平较外周血低。

NK 属于细胞质中含有大颗粒的粒状淋巴细胞，主要表型为 CD56$^+$ 和 CD16$^+$，能够介导天然免疫应答。它与 T 细胞不同，可以非 MHA 限制性的识别病毒感染细胞和肿瘤细胞，且不依赖抗体和补体，利用自身分泌的穿孔素及肿瘤坏死因子来摧毁目标细胞。也正是因为 NK 具有的这种非专一性的细胞毒杀作用而被命名为自然杀伤细胞。应该说，NK 细胞是 T 细胞彻底消灭癌细胞的前提和基础，正是 NK 细胞首先发现癌细胞，进行了第一轮打击，产生了癌细胞碎片，还通过分泌干扰素和趋化因子等细胞因子，招募 DC、巨噬细胞向病灶区域聚集，吞噬癌细胞碎片，消化处理癌细胞抗原，使 DC 向附近的淋巴结迁移，将癌细胞抗原肽——MHC 复合物递呈到细胞表面与 TCR-CD3 复合物结合，才启动了 T 细胞免疫应答，最终完成对癌细胞的特异性清除。因此，NK 细胞不仅在抗癌的细胞免疫第一道防线中冲锋陷阵，还协助了后面的肿瘤特异性免疫反应。

5. 免疫活性物质　免疫活性物质是由免疫细胞或其他细胞产生的发挥免疫作用的物质，包括：抗体、溶菌酶、补体、免疫球蛋白、干扰素、白细胞介素、肿瘤坏死因子等细胞因子。

 札记 2-10　非特异性免疫系统

非特异性免疫（nonspecific immunity）又称先天免疫或固有免疫，是人类在漫长进化过程中，不断与外界侵入的病原微生物及其他抗原异物接触与作用中，

---

① 李扬秋，林晨，李萏 . T 细胞受体的研究和应用，北京：人民卫生出版社，2009

逐渐建立起来的一系列防御机制；具有种属特异，也是人体与生俱来的一种遗传特性，因此具有相对的稳定性。

1.非特异性免疫系统组成　包括组织屏障（皮肤和黏膜系统、血－脑屏障、胎盘屏障等），非特异性免疫细胞（巨噬细胞、中性粒细胞、嗜酸性粒细胞、自然杀伤细胞等），以及非特异性免疫分子（补体、细胞因子、酶类物质等）。其不针对某一种特定的病原体，作用广泛，无选择性，对许多入侵的病原微生物及抗原异物都有快速的反应能力；同时，在对人体内部产生的突变、衰老、坏死细胞的集团作战中也首当其冲地发挥作用。

2.非特异性免疫的作用　非特异性免疫是特异性免疫的基础，而特异性免疫所产生的免疫物质又有增强非特异性免疫的作用。例如，巨噬细胞、树突状细胞（DC）吞噬、加工、处理抗原物质，并把抗原呈递给淋巴细胞，一方面可使 B 细胞系统产生抗体或淋巴因子，另一方面启动和增强 T 细胞发挥杀伤靶细胞的作用。反过来，抗体和淋巴因子的产生也加强了巨噬细胞的趋化、活化和吞噬功能。因此，增强机体的非特异性免疫对提高机体的整个免疫功能意义重大。此外，在使用疫苗进行人工免疫诱导特异性免疫应答时，也离不开非特异性免疫这一个基础。随着人工诱导的特异性免疫形成，两者相互作用与协调，可以扩大免疫反应战果，共同完成人体的防御任务。

近年来，非特异性免疫系统中的自然杀伤细胞（natural killer cell，NK）越来越受到重视。研究表明：NK 不仅可以清除体内病原体感染的细胞，突变的肿瘤细胞，也可以清除衰老、坏死细胞；在某些情况下亦参与超敏反应和自身免疫性疾病的发生。活化 NK 细胞合成和分泌的细胞因子还有调节其他免疫细胞、造血细胞、干细胞及组织再生的作用。

3.我们的认识　我们团队近年来对 NK 细胞调节免疫功能和促进新生细胞产生等在防癌与抗衰老方面的作用尤为关注。因为 NK 细胞是人体免疫防御过程的先锋队，它的数量和活力的下降，直接影响了人体自我保护能力的强弱。NK 细胞的活性有一个日节奏。如果我们在打乱了这种节奏的情况下无规律地生活，特别是经常熬夜，NK 细胞的活性就会降低。此外，NK 细胞很容易受到年龄、精神压力、食物等因素的影响。随着年龄的增长，衰老的出现，人体内包括 NK 细胞在内的免疫细胞数量减少、活力降低，也就容易罹患感染或肿瘤。

我认为，对于亚健康人群、罹患肿瘤的高风险人群，定期检测免疫系统功能，酌情进行 NK 细胞回输治疗，可使机体免疫功能一直保持在一个良好的状态，维护年轻与健康。本团队在 NK 的临床研究和应用过程中发现，输注 NK 细胞后普遍的反应是精神和体力状态较前更加充沛，少数人出现了白发变黑发的情况。实际上，当人过中年，T 细胞赖以发育和分化的胸腺萎缩以后，NK 细胞的防御能力就显得特别重要了。

 ## 札记 2-11　特异性免疫系统

特异性免疫（specific immunity）又称获得性免疫或适应性免疫，是人体在出生后经抗原的反复刺激而在非特异性免疫的基础上逐渐建立起来的一种保护个体的能力。特异性免疫包括体液免疫（主要效应细胞为 B 淋巴细胞）和细胞免疫（主要效应细胞为 T 淋巴细胞）。其功能与非特异性免疫相比有质和量的差别。主要有下列特点：

1. 识别与攻击目标的专一性　是指效应细胞只识别一种抗原，并能与该抗原起特异性免疫反应。

2. 具有免疫记忆性　即对初次抗原刺激的信息可留下记忆，其中一部分淋巴细胞成为效应细胞与入侵者或内乱者作战并歼灭之，另一部分分化成记忆细胞进入静止期，当再次与相同抗原相遇时，会产生与之相应的抗体，对抗原进行封闭或中和，形成免疫复合物，或者增殖出靶向该抗原的 T 细胞，对再次相遇的具有相应抗原的靶细胞进行毒杀。

3. 免疫应答与免疫耐受　一般情况下，产生特异性抗体和（或）致敏 T 淋巴细胞对相应抗原物质或带有相应抗原的靶细胞发生反应，我们称之为免疫应答。在某些情况下，免疫系统对再次抗原刺激不再产生针对该抗原的抗体和（或）致敏 T 淋巴细胞，或不对这一类抗原发生免疫反应，是特异性免疫系统的一种低能或无能，又称免疫耐受。

对于红斑狼疮、类风湿关节炎等自身免疫性疾病患者，医师们担心患者的免疫系统对自家组织细胞进行攻击，造成自损伤，因此，希望诱导患者发生免疫耐受。例如，给患者反复输入一定剂量的异体间充质干细胞，就可以诱导免疫耐受，达到治疗自身免疫性疾病的目的；而对于肿瘤患者，医师们担心的则是患者的特异性免疫系统对恶变的肿瘤细胞发生免疫耐受，放任肿瘤细胞肆意妄为却不作为，既不能识别，也不予攻击。因此，在对肿瘤患者的免疫治疗中，解除患者的免疫耐受状态是很有意义也很有前途的研究方向。我们团队花了十余年的时间在此领域进行了临床前和临床研究，给患者输注肿瘤相关/肿瘤特异性抗原（TAA/TSA）致敏 DC 的疫苗及其诱导的肿瘤特异性细胞毒性 T 细胞（TAA/TSA-DC-CTL），就是要帮助肿瘤患者打破免疫耐受，恢复抗肿瘤的特异性免疫功能。

4.肿瘤发生和发展中的免疫耐受　应该指出，肿瘤发生和发展的一个根本机制就是个体免疫系统对肿瘤细胞的免疫耐受，这个机制相当复杂，涉及一系列免疫抑制因素，常见的因素如下所述。

（1）抗原的性质：人体内细胞突变产生的肿瘤特异性抗原（新生抗原，Neo-antigen）往往是小分子抗原（小分子多肽），与外来入侵的一些病原微生物大分子抗原（如细菌的鞭毛蛋白）相比，免疫原性弱，所导致的耐受性增强，不易激发体内强烈的免疫反应。通俗地说，也就是对外来的敌人容易识别和发起攻击，而对内部的敌人不易识别和发起攻击。临床经常检查的肿瘤标志物，如癌胚抗原（CEA）、甲胎蛋白（AFP）、CA125、CA19-9等都是大分子蛋白，在部分肿瘤患者相应的肿瘤组织有高表达，但并非肿瘤特异性抗原。

（2）树突状细胞（DC）与免疫耐受：虽然成熟DC能有效激活初始T细胞，并诱导特异性免疫应答。但需要指出的是，DC也具有异质性，根据细胞的不同起源、不同成熟状态和功能特性，DC在免疫调节中会扮演免疫应答和免疫耐受的双重角色[1]。

DC不仅在胸腺内可以通过诱导T细胞的清除及T细胞无能或低反应性，筛选掉自身反应性T细胞克隆，从而引起中枢性免疫耐受；同时，也可以介导外周免疫耐受，通常以应答细胞的克隆无能或不活化状态存在。主要表现在不成熟DC（imDC）递呈自身抗原虽经过TCR-CD3活化，产生第一信号，却低表达B7和MHCⅡ类分子等，于是缺乏T细胞活化的第二信号而不能产生IL-12，致T细胞无能或低反应性。此外，imDC可以结合调节性T细胞（Treg）抑制$CD4^+T$细胞增殖或使之转化为Tregs细胞，通过促进初始$CD4^+T$细胞和$CD8^+T$细胞分化产生IL-10的Tregs而导致外周性免疫耐受。imDC具有的诱导免疫耐受功能主要是用来控制机体自身的免疫损伤反应。

但是，当imDC遇到自身细胞突变而来的肿瘤抗原时，如果不能分辨"自我"还是"非我"，会将肿瘤抗原误认为是正常的自身抗原，不启动免疫应答程序，而启动了免疫耐受程序。可想而知，这样一来肿瘤细胞就获得了逃逸的机会。因此，在进行免疫细胞治疗时，如何正确处理DC将直接影响免疫治疗的效果。如果制备的未成熟DC不负载肿瘤抗原，不被激活和诱导成熟（不检测成熟度），这种DC输入到患者体内可能诱导出来的不是免疫应答而是免疫耐受，不但无法使患者获益，可能还会起到相反的作用。

---

① 谷红红，黄一虹.树突状细胞与免疫耐受，国际输血及血液学杂志，2013，36（4）：464-467

（3）调节性 T 细胞（Treg）的负向调节：Treg 对辅助性 T 细胞亚群（Th1/Th2）功能的调节，原本是为了维护体内免疫系统自身稳定，防止对自身组织损伤的保护机制。但对肿瘤患者来说，就成了帮助肿瘤细胞逃逸的负面因素。本团队检测了许多肿瘤患者的外周血 Treg，发现普遍都有增高。

5. 特异性免疫反应的多因素参与　针对抗原刺激的免疫应答主要是 T 细胞和 B 细胞，但在完成特异性免疫的过程中，还需要其他一些细胞参与。例如，在防癌或抗癌时，当身体的某一部位出现了突变的异常细胞时，首先是 NK、NK–T 等非特异性细胞到达现场进行杀伤，同时释放各种细胞因子或趋化因子，吸引 DC、巨噬细胞进入现场，这些吞噬细胞吞噬了被杀伤细胞的碎片后，一边进行消化，一边向附近的淋巴结移动，在淋巴结内将信息递呈给 T 细胞，引起 T 细胞针对这些抗原信息特异性的免疫应答，才能及时清除这些癌细胞。

 ## 札记 2–12　积极防御从我做起

正是由于人体与生俱来和后天不断发展完善的复杂而精巧的防御机制，保护了人类自身不受外来病原微生物的侵袭，防止了内部细胞突变致癌，避免了自损伤，使每一个个体可以在一定的寿命期限内健康地享受生活。但是，这一套防御机制既受到外界因素的影响，也常受到自身其他系统的调控。我们平时经常说的神经－免疫－内分泌网络，就是用来维护机体内环境稳定或动态平衡的重要因素，这其中的作用就包括了对防御系统的调控。而人的社会活动和心理因素，也可以明显影响这个大而复杂的调控系统，如不按时作息、长期熬夜、不适当运动、胡吃海塞、吸烟酗酒等不良生活习惯影响就很大；还有紧张压力、负面情绪等都可影响人体的防御机制。因此，我们应该爱护自己的身体，保持健康的生活方式和乐观向上的情绪，从而使机体防御系统正常运作，让它们保卫家园不被侵犯。

主题 *3*

助力免疫系统对
肿瘤细胞的博弈

札记 3-1   识别"自我"与"非自我"

我们头顶同一片蓝天，也经历着同一种雾霾的包围；我们同饮一江之水，也承受着同样的水源和土壤的污染；我们日进三餐却无法辨别购买的食品是否安全，因为现在食品安全性的控制全靠生产与销售者的良心和政府监管部门的履责。换句话说，我们生活在同样的外界条件下，要共同面对许多不可避免的难题，其中包括每人每天身体里的细胞有一些正发生着突变。

基因突变是人类和所有生物种群进化过程中的一种必然现象，贯穿于人类历史发展的始终。在一个历史时期或阶段内，自然的或人为造成的生态环境较大改变都可能会对人类整体或局部产生一定的影响，就像主题 1 我所叙述的那样，最终会导致"癌症村"现象。但是，即使在癌症村，整村的人群在空气和饮水等方面长时间受到污染的情况下，也只有一部分人罹患癌症。那么，为什么在同一环境下有人患癌，而有人却能幸免呢？这让我想起了毛主席的一句名言"外因是变化的条件，内因是变化的根据"，还有他关于矛盾的主要方面与次要方面的哲学论述。这里我要强调的是，不论何种原因导致的细胞突变，能否最终在体内形成肿瘤及其最后的转归，均取决于体内突变细胞/肿瘤细胞与免疫系统博弈的结果。

众所周知，人类能进化到这么高级的阶段，是因为体内有着十分复杂和精巧的防御机制和自愈机制。从体表的皮肤、体内所有腔道的黏膜等天然物理屏障，到基于免疫器官、免疫细胞和免疫活性物质的特异性和非特异性免疫系统，机体的防御层层设卡，以保护我们免受外来病原微生物的侵袭，也避免身体内部细胞突变导致的癌症之苦。在这个防御过程中，机体的免疫系统与组织细胞的相互作用表现在两个方面。一方面要清除感染的细胞或突变的异常细胞，另一方面要防止对自身正常细胞的误伤。这个识别"自我"与"非我"，并且决定是否攻击与把握攻击目标的精准性全靠机体免疫系统，如果它运转正常，人体罹患癌症也并非易事。

 ## 札记 3-2   肿瘤发生的免疫编辑学说

近年来提出的"肿瘤发生免疫编辑学说"描述了肿瘤在体内形成的机

制（图1）。在肿瘤形成的早期，突变细胞就表达肿瘤特异性标记物并生成
促炎症反应的"危险"信号——启动了肿瘤免疫编辑过程。第一阶段是消除
（elimination），即机体免疫系统消灭生长中的肿瘤细胞，并保护宿主不形成肿
瘤；如果这个过程不成功，才进入双方斗争的均衡（equilibrium）阶段，这个
阶段可能持续很长时间，几年、甚至十几年。在强大的免疫压力下，肿瘤形
成了变异种群；最终通过多种机制逃避了免疫系统的监视与攻击，进入逃逸
（escape）阶段，这才形成了临床可见的肿瘤。在肿瘤逃逸的阶段，具有免疫抑
制功能的调节性T细胞（Treg）显然参与其中（图1）[①]。

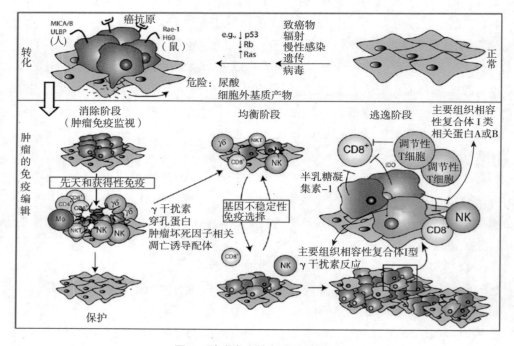

图1　肿瘤发生的免疫编辑学说

注：正常组织细胞（灰色方块形）；发生突变的肿瘤细胞（红色不规则形）；NK.自然杀伤细胞
（绿色）；Mac.巨噬细胞（褐色）；淋巴细胞（灰色）；CD8⁺T淋巴细胞（黄色）；γδ.γδ T细
胞（橘黄色）

根据免疫编辑学说，机体自有的肿瘤具体消除过程如下（图2）：

1.首先是非特异性免疫细胞NKT、NK和γδT细胞识别转化（突变）细

---

① Dunn G P, Old L J and Schreiber R　D. The immuobiology of cancer immunosurvei-
llance and immunoediting. Immunity, 2004, 21: 137－148

胞，并受刺激产生 IFN-γ。

2. IFN-γ 启动非特异性免疫系统的级联反应：包括对抗肿瘤增殖，诱导化学因子来阻断肿瘤新生血管形成，释放趋化因子吸引更多免疫细胞向肿瘤募集。

3. 当巨噬细胞和 NK 细胞通过免疫和非免疫机制，引发部分肿瘤细胞死亡后。死亡的肿瘤细胞或细胞碎屑被树突细胞摄取、消化并输送到引流淋巴结，将抗原递呈给 CD4⁺ 和 CD8⁺T 淋巴细胞，肿瘤特异性 T 细胞活化并增殖。

4. 肿瘤特异性免疫反应接着启动，CD4⁺ 和 CD8⁺T 淋巴细胞到达肿瘤局部，CD4⁺T 细胞释放细胞因子，辅助调节 CD8⁺T 细胞，而 CD8⁺T 细胞则特异性靶向肿瘤细胞，释放穿孔素和颗粒酶系统最终消灭肿瘤（图2）[1]。

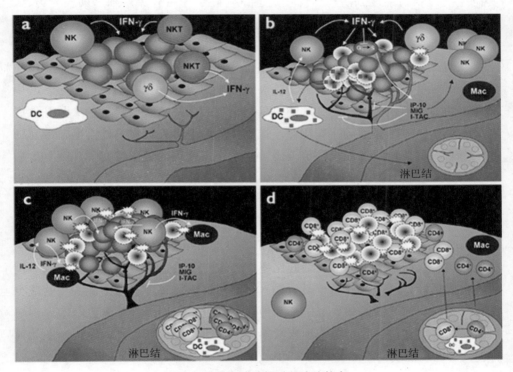

图2　肿瘤免疫编辑过程消除状态

注：肿瘤细胞（蓝色）；肿瘤细胞碎片（蓝色小方块）；死亡的肿瘤细胞（由白向灰梯度变化，虚线环绕）；正常组织细胞或非转化细胞（灰色）；NK：自然杀伤细胞（绿色）；DC：树突状细胞（白色）；Mac：巨噬细胞（黑色）；IFN-γ：γ干扰素；CD4⁺T.淋巴细胞（浅紫色）；CD8⁺T.淋巴细胞（黄色）

① Dunn GP. Nature immunology, 2002, 3（11）：996

札记 3-3　肿瘤的免疫逃逸与应对策略

　　肿瘤的发生发展与突变细胞在强大的免疫压力下调变和免疫系统低能或无能有很大关系。因此，不仅人体固有的成功清除肿瘤的生理过程值得我们认真研究，而且免疫系统对肿瘤的耐受和姑息也很值得我们研究。笔者及其团队正是受到了肿瘤免疫耐受和免疫编辑学说的启发，十多年来，一直根据和模拟体内肿瘤免疫清除的生理过程来考虑免疫细胞制剂的产品研发和临床转化。尽管我们还不知道每一个患者在肿瘤免疫反应的哪一个环节出了问题（每个个体可能均有不同），是 DC 处理或递呈肿瘤抗原出了问题？是 T 细胞不应答？还是有其他免疫抑制因素被激活？尽管我们尝试建立了一系列免疫细胞的检测方法，同时在临床观察肿瘤患者免疫功能的变化，试图找到不同患者免疫系统缺陷的不同节点，但至今该工作仍然处在探索之中，因为肿瘤免疫确实太复杂了。

　　在卷入与肿瘤细胞博弈的各种免疫细胞中，不论是非特异性还是特异性免疫细胞，似乎都在不同的环节为清除肿瘤细胞保卫机体做着自己的贡献。其中被公认的 DC、T 细胞、NK 细胞的贡献似乎更大些。从我们接触的大量肿瘤患者临床观察中可以摸索到一些规律，比如，肿瘤患者外周血淋巴细胞比率和计数比正常人群低，即使在正常值范围内，也是正常值的低限。我们观察到肿瘤患者术前外周血淋巴细胞比率常在 20% ～ 23%，很少超过 25%，甚至有时低于20%；术后淋巴细胞比率则进一步降低，甚至低于 10%；淋巴细胞与粒细胞的比值一般也低于正常人群；而且肿瘤患者越到晚期，淋巴细胞比率越低（常见低于 10%）；化疗越是无效的病例往往都是淋巴细胞比率和计数很低的人群。因此，笔者一直在临床上把淋巴细胞比率和计数作为癌症患者疗效评估和预后判断的重要指标，这样做既简单又省钱。很显然，癌症患者淋巴细胞数量的减少使其在与肿瘤细胞的博弈中处于不利地位，这也是我们进行 T 淋巴细胞过继转移治疗的依据之一。除了免疫细胞数量降低这一不利因素以外，免疫细胞如何行使其功能也是我们重点关心的问题。

　　免疫细胞不是铁板一块，并非所有的免疫细胞都与肿瘤细胞为敌。不论是巨噬细胞、DC 还是 T 细胞或 NK 细胞都有不同的亚群，其表面有不同的受体，既有起正向激活和清除作用的，也有负向抑制或诱导免疫耐受的。它们相互协调执行的任务是既要清除突变的肿瘤细胞，也要防止对自身正常细胞的误伤。例如 NK 细胞表面有众多受体，分为激活性受体（KAR）和抑制性受体（KIR）两类。正常组织细胞表面表达 MHC I 分子，结合的是 NK 细胞表面抑制性受体，且激活性信号很低，使 NK 细胞处于非激活状态，就避免了误伤正常细胞。而变异的肿瘤细胞如果丢失了 MHC I 受体（抑制性信号），虽然可以逃脱 T 细胞的杀伤，却因丢掉了给予 NK 细胞的抑制信号而成为 NK 细胞消灭的目标；另一种情况下，变异的肿瘤细胞如果表面上调了激活性配体，会结合 NK 更多激活性受体而让激活信号大增，克服了抑制信号，也可以使 NK 细胞开启对肿瘤细胞的杀伤。

判断"自我"与"非我"成为免疫细胞识别的永恒主题。这种识别的精准度如果达不到百分之百，或者识别出"非我"却无力进行彻底清除，都会给肿瘤细胞创造逃逸、生存和发展壮大的机会。肿瘤细胞与病原微生物不同，它们不是外来入侵的生物，而是人体自身细胞在变化了的微环境中受到某种刺激，发生了基因突变，导致代谢方式等生物学行为的改变。但它们毕竟是"自己人"，而且在免疫压力下变化多端，极易迷惑维持体内治安的免疫细胞。变异了的肿瘤细胞在人体内挤占了正常组织细胞的位置，汲取血管供应的营养和氧气，上演了"真假美猴王"的戏码。体内参与肿瘤免疫的众多免疫细胞，如果都像肿瘤免疫编辑过程消除状态（图 2）中那么理想化地执行自己的功能，可能肿瘤就不会发生和发展起来了。因此，有必要详细分析一下，肿瘤细胞与免疫系统中众多免疫细胞博弈的过程；不同免疫细胞各自有哪些优势，又有哪些短板；突变的肿瘤细胞是如何逃过免疫细胞的法眼而发展壮大起来的；肿瘤的免疫治疗又是如何诞生并经历了怎样的发展与进步；当今肿瘤的免疫治疗会给患者带来哪些益处，还存在哪些不足等，这可能对于我们发现患者免疫系统的低能和失能，帮助患者的免疫系统恢复正常状态有所助益。另外，当代的科学家们根据已经掌握的免疫细胞与肿瘤细胞博弈的生物学特点和复杂的机制，正在不断研发并向临床转化各种免疫治疗方法和产品。免疫治疗在全球肿瘤治疗领域方兴未艾，这里我来梳理一下，以便使关注者对这场肿瘤与免疫的博弈认识得更加清晰。

 ## 札记3-4　肿瘤免疫治疗诞生的故事

人体内肿瘤与机体抗肿瘤反应之间的相互关系，特别是通过感染后的免疫反应可以使肿瘤消退的现象很久以前就被医学界注意到了。通常认为，肿瘤免疫治疗的开山鼻祖是美国著名的外科医生 William Coley。100 多年前 Coley 医生从诊治患者的细致观察中，受到启发并且勇于实践，开创了肿瘤免疫治疗的先河。笔者从媒体和学术交流会议等不同场合看过或者听到过关于 Coley 医生的故事，但是觉得有一篇文章叙述得比较全面，故在此引用 ①，以便让更多的人了解癌症免疫治疗的前世今生。

【故事一】走上抗癌战场　1890 年夏天，Elizabeth Bessie Dashiell 准备乘火车穿越整个大陆前往阿拉斯加。这位新泽西州的金发少女虽然才刚满 17 岁，却无比热爱探险（图 3）。

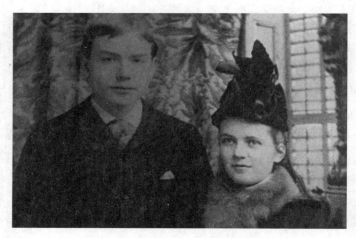

图 3　Bessie Dashiell 和她的亲人

但在这次旅行中却发生了一次小意外，她的右手卡在了火车座椅中间，手背上留下了淤青的伤痕。她觉得有些疼痛，但像所有的正值青春发育的活泼少年们一样，磕磕绊绊在所难免，这点小伤并没有引起她的注意。

一周之后她的右手又开始疼痛。为了缓解不适感她将手以及手腕用支架固定住。时间一天天的过去，她的疼痛却越来越严重，经常在睡梦中出现难以忍受的刺痛。Bessie 的家人非常担心，在 10 月 1 日那天她的父母带她前往纽约医院就诊。而接诊她的是一位年轻的外科医生 William Coley。

28 岁的 Coley 是耶鲁以及哈佛大学的毕业生，不久前刚在这家医院完成了外科手术技能培训，而他接诊 Bessie 的时候也正是他独立行医的第一年。Coley 对她进行了详细的检查，发现 Bessie 的小指的指骨间关节上方有个约半个橄榄大小的肿物，且伴有压痛。起初他怀疑这个肿块是由感染导致的，但 Coley 却发现她腋窝附近的淋巴结并没有肿大。

---

① Jerry 发呆.肿瘤免疫疗法的诞生.医药魔方［2018-03-05］. https://med.sina.com/article_detail_103_2_42117.html

几天之后，他切开了 Bessie 手指上的肿块准备排脓，却没有发现脓液。Coley 感到非常困惑，这个肿块触感非常坚硬，而且略带灰色，他实在不知道这个肿块是什么。Coley 为 Bessie 缝合了伤口并进行了消毒，把她的手重新用支架固定住。Bessie 就这样在父母的陪同下回家了。

十月末，Bessie 再一次来到 Coley 所在的医院就诊，此时她的疼痛已经变得难以忍受。但 Coley 依然不知道 Bessie 的病因。这一次 Coley 切开了更大的切口，把肿物切除后进行缝合。Bessie 的疼痛减轻了许多，然而几天后钻心的疼痛再次来袭，而且她的几个手指已经逐渐开始失去知觉。最终这位经验并不丰富的医生才开始怀疑 Bessie 手指上的肿块可能是肿瘤。之后的病理检查也验证了他的猜想，Bessie 患有圆形细胞肉瘤。

1890 年 11 月 8 日，在导师的指导下 Coley 切除了 Bessie 肘部以下的手臂，然而此时 Bessie 的肿瘤早已扩散，这次手术并没有起到多大的作用。12 月初，她的左胸部出现了杏仁大小的肿块。到圣诞节的时候，她已经虚弱得无法站立。在就诊 4 个月后的 1891 年 1 月 23 日，Bessie 痛苦地离开了人世。

Coley 对 Bessie 的离世感到十分难过。然而正是在经历了这一次打击之后，Coley 开始重新思考他的行医方向，并最终决定成为一名肿瘤科医生。

【故事二】病例的启发　在一个阴雨天的午后，Coley 坐在昏暗的档案室里翻看着他的导师 William Bull 留下的病历。其中有一个病历引起了他的注意，该病历记录了一个名叫 Fred Stein 的德国移民就诊的过程。

1880 年秋天，Stein 左脸耳朵前面的地方出现了一个红色的小肿块，并逐渐长成鸡蛋大小。1881 年 6 月，医生通过手术切除了这个肿瘤。但仅 3 个月后，他的脸上又长出来一个鸽子蛋大小的肿瘤，医生再一次将肿瘤切除。而在进行第二次手术的两年后，Stein 的肿瘤再一次复发。这一次肿瘤是长在左耳的下方，直径有 11.4cm，看起来像一大串葡萄。

1884 年 6 月 5 日，Bull 切除了这个肿物。但由于这一次手术的伤口太大，他只能通过皮肤移植来覆盖住伤口。医生试了几次皮肤移植都没有成功，不得已只能将伤口裸露。3 个月之后，Bull 对 Stein 进行了最后一次肿瘤复发切除手术，此时他的肿瘤已经感染并伴有溃疡。

由于手术的过程中发现肿瘤与颈动脉相连，所以医生只能对其进行部分切除。术后 Stein 的颈部留下了 1 个约 12.7cm 长 10cm 宽的伤口。Bull 当时觉得他真的是已经无药可医了。

但 Bull 还是再一次尝试了皮肤移植，遗憾的是这一次依然失败了。1 周之后 Stein 高热不退、面部出现红斑，这是典型的化脓链球菌（Streptococcus pyogenes）感染引起的丹毒。

19 世纪的时候抗生素还没有被发现，医生对这类感染也束手无策。同时患有肉瘤和丹毒，大概也难再遇到更糟糕的状况了吧。医生们只能将 Stein 隔离起来，防止其他患者被化脓性链球菌感染。

但是，奇迹出现了。每一次 Stein 出现丹毒之后，他的肿瘤就会缩小一点，溃疡也随之快速愈合，几次之后他的肿瘤竟然完全消失了，伤口愈合后只留下了一道"健康的伤疤"。在 1885 年 2 月，Stein 康复出院了。

Coley 看了病历之后抑制不住心中的狂喜，这应该就是一名医生对医学的热情的最好体现了吧，他仿佛亲身经历了 Stein 起死回生的过程一般，难以抑制心中的喜悦。

19 世纪的时候还没有放疗和化疗，手术几乎是治疗癌症的唯一手段。如果不能进行手术，那么患者唯一的选择只能是等待死亡的来临。但 Coley 却看到了希望，他的热情已被 Stein 点燃，在他还没有从 Bessie 去世的难过中走出来时，就开始了治愈癌症的探索之路，开始了他一生的追求（图 4）。

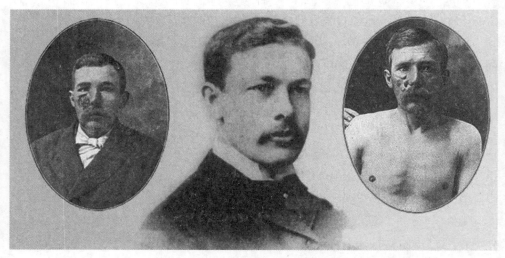

图 4　著名的 William. Coley 医生（中）和他治疗的患者

【故事三】Coley Toxin 诞生　Coley 在看过 Stein 的病历之后，便开始思考如何复制 Stein 的康复过程。起初他的做法是向患者体内注射活细菌。

Coley 使用该疗法治疗的第一个患者是 Zola，一位患有不可切除颈部肉瘤的意大利移民。Zola 的肿瘤已扩散至扁桃体并开始阻塞喉部，当时的他大概只剩下几周的生命了。1891 年 5 月，在征得 Zola 同意后 Coley 向他体内注射了化脓性链球菌。由于化脓性链球菌的高传染性，他必须将 Zola 隔离。但让 Coley 失望的是，Zola 注射细菌之后的反应却很微弱，并没有出现感染样症状。

尽管如此，经过治疗，一个月后他扁桃体上的肿瘤还是缩小了。10 个月的时候 Zola 的病情恶化，此时 Coley 去了趟欧洲并带回来了些致病性更强的化脓性链球菌。在注射之后 Zola 的身体止不住的颤抖，并开始恶心、呕吐，浑身疼痛，发热至 40℃。他的颈部、头部、面部开始出现红疹。而第二天，他的肿瘤便开始化脓，缩小。两周之后，Zola 颈部的肿瘤消失了，虽然扁桃体的肿瘤还在，但已经非常小了。

Zola 的成功使 Coley 备受鼓舞，他开始变得更加大胆。1891—1893 年，他总共治疗了 12 位患者，其中两人死于化脓性链球菌感染。为了提高注射细菌的安全性，他决定使用加热灭活的细菌。与此同时他开始与病理学家和细菌生物学家合作，寻找其他类型的细菌。最终他确定了最佳的方案：使用灭活的酿脓链球菌（Streptococcus.pyogenes）和黏质沙雷菌（Serratia marcescens）混合物，这就是著名的 Coley Toxin（科利毒素）。

之后他随导师 Bull 前往新成立的纽约癌症医院工作。在那里他获得了更多的支持和资源。直到 1933 年退休，Coley 一直在使用 Coley Toxin 治疗癌症患者。

在这 40 多年的时间里，Coley 一共治疗了超过 1000 名患者，其中约 500 人接近完全缓解（near complete regression）。Coley Toxin 的名气越来越大，包括美国、英国、比利时、中国在内的许多国家也开始使用该疗法。

Coley 当时并不知道毒素是如何起作用的，他只能慢慢摸索。但在治疗的过程中 Coley 总结了对于疗效非常关键的几个因素。

（1）产生疗效最关键的是能够模拟人体的急性感染状态，患者高热是产生疗效所必需的。

（2）在治疗的前一两个月患者必须每天注射或者隔天注射毒素。为了避免免疫耐受，注射的剂量必须依据患者的反应逐渐提高。

（3）最好对原发或者转移肿瘤进行瘤内注射（肿瘤可及的情况下）。

（4）为了防止复发，必须在肿瘤消失后依然每周注射并连续治疗 6 个月以上。

【故事四】问题的思考　虽然 Coley 医生治愈了为数众多的癌症患者，但其他医生却很难重复 Coley 医生的治疗效果。偶尔有一些医生报道了使用 Coley Toxin 后患者病情缓解，但多数医生发现在使用该毒素后患者的肿瘤并没有缩小。究竟是什么原因导致了这种差异呢？

产生疗效差异的一个重要原因是毒素生产过程中的质量控制问题。由于缺乏对于质量稳定性重要性的认识，而且由于缺乏微生物学领域的技能培训，Coley 只能依赖其他人来生产毒素，而且 Coley 一直没有公开发表 Coley Toxin 的详细制备方法。在 Coley 医生使用该毒素的几十年内，他至少使用了 13 种制备方法生产的毒素，其中多数毒素的毒性非常低。

很多医生以及制药公司（比如辉瑞旗下的 Parke Davis）也自行制备过该毒素，但由于制备的毒素毒性太弱，而且并没有产生预期的疗效，很多医生便得出 Coley Toxin 无效的结论。由于标准化生产流程的缺乏，使不同医生或药厂制造的毒素品质不同，因此疗效不一致也情有可原。

除此之外，毒素的使用方法对于其疗效也有非常大的影响。正如 Coley 医生自己总结的规律那样，注射的频率、部位以及毒素的治疗周期对疗效都有很大影响。比如尽管有些患者在 6 周之后就出现完全缓解，但此时并不能停止注射毒素。但其他医生在使用 Coley Toxin 的过程中并没有严格按照 Coley 总结的这些规则来进行。而且毒素通常需要隔天注射，持续使用数月甚至数年，很少有医生愿意在单个患者身上花费如此大的精力。

Coley 医生的治疗方式和理念毫无疑问是非常超前的，当时的人们对免疫系统的概念和功能缺乏认识，也并不知道免疫反应与肿瘤的关系。20 世纪初，癌症的放疗手段逐渐兴起，新仪器的出现可以使射线穿透力更强，杀灭身体内部的肿瘤细胞。到了 20 世纪 50 年代化疗的出现使很多患者的肿瘤能够在短时间内快速缩小。相对于 Coley Toxin 制备的复杂性和使用上的烦琐，使得追求"简单有效"的医生们更喜欢选择标准化放疗、化疗来治疗肿瘤患者。

不过，对于晚期肿瘤患者而言，快速缩小肿瘤体积并不能最终转化为患者的生存优势。那 Coley Toxin 对于患者的生存期延长是否值得进一步深思呢？遗憾的是当时并没有双盲的随机对照临床试验，无法比较毒素与其他治疗手段之间患者生存期的差异。

1963 年，由于"反应停"事件的影响，FDA 对新药的临床研究开始实施严格的监管。尽管 Coley Toxin 已经有 70 年的历史，但 FDA 认为 Coley Toxin 必须进行严格的临床试验，确定其疗效之后才能被批准上市。由于 Coley Toxin 本就不是主流（只对肉瘤等一部分类型的肿瘤有效），也很少有医生愿意花费精力研究它的有效性（20 世纪 60 年代至今仅有过一些小规模相关临床研究），所以 Coley Toxin 逐渐在医生的视野中消失了，以至于现在有些肿瘤科医生都没有听说过这个名字。

这就是肿瘤免疫治疗的发现者 Coley 医生的故事。我与读者分享这个故事，十分希望年轻的肿瘤医师们学习 Coley 医师对患者的那份用心，那种为了拯救患者生命认真探究和钻研的精神。

 札记 3-5　肿瘤免疫治疗的后续发展

　　虽然在 Coley 医生之后，肿瘤的免疫治疗曾经被淹没在新兴的放疗和化疗洪流之中，但从 20 世纪 80 年代起，又有一名美国的外科医生史蒂夫·罗森伯格（Steven Rosenberg）再次从自己的临床实践中悟到了机体免疫系统在肿瘤治疗中的重要性，并且在美国国立卫生院（NIH）开展了从细胞因子（白介素 -2）、淋巴因子活化的杀伤细胞（LAK）、肿瘤浸润淋巴细胞（TIL）到嵌合抗原受体 T 细胞（CAR-T）、T 细胞受体 T 细胞（TCR-T）、新生抗原（neo-antigen）疫苗等一系列里程碑式的肿瘤免疫治疗新技术研究，推动并掀起了现代肿瘤免疫治疗的研究热潮，并且正在改变肿瘤治疗的格局，肿瘤治疗的一个新的时代开始了。

　　在这个肿瘤免疫治疗漫长的发展过程中，无数的医生、患者，以及科研工作者为现代免疫学和肿瘤免疫治疗学的建立和发展付出了巨大的努力，做出了卓越的贡献，正是由于几代人的努力才有了今天的肿瘤免疫疗法。但我们首先应该感谢的，是这位在黑暗中探索的肿瘤免疫疗法之父——William Coley 医生。从他的故事里，我们应该感受到，一个医生对患者怀有的博大的爱心和对医学抱有的极大热情是多么的重要！由于 Coley 医生没有足够的医疗手段去救治 Bessie，一个花季少女被恶性肿瘤夺去了生命。Coley 不仅对 Bessie 的离世感到十分难过，并最终决定成为一名肿瘤科医生，同时克服重重困难发明了 Coley Toxin。更难能可贵的是即使在人们的质疑声中他仍然坚持几十年不懈地探索和努力，救治了 1000 多位患者，使 500 多患者得到缓解（缓解率 50%），这是后来许多化疗、靶向药物甚至今天更为先进的技术都未能企及的。

　　其实，Coley Toxin 的作用机制研究和那些失败病例的原因对于今天我们理解肿瘤免疫仍具有非常重要的意义。尽管学术界和美国 FDA 认为 Coley Toxin 作为一种药物缺乏现代药品生产的工艺流程和质控标准，并且缺乏现代循证医学方法的临床评价，所以不可避免地会退出历史舞台。但笔者认为，这里有一个重要的问题被忽略了，那就是 Coley Toxin 与许多现代药物不同，它不是直接针对某一靶点发挥作用，而是去启发和诱导机体产生炎症反应和免疫反应，调动机体的主观能动性去清除肿瘤。而人体是非常复杂的开放的巨型系统，其个体免疫反应的调动绝非确定一种生物制剂的工艺流程和生产标准，给予一定剂量后患者的病情就会按照医生的主观愿望去发展或被医生所控制的。后来一些类似的微生物来源制剂，如卡介苗、短小棒状杆菌疫苗、金黄色葡萄球菌、链球菌等产物的制剂均按照现代药品研发与生产规程走过，但在临床评价中均未能尽如人意，没有被临床接受且大规模应用。

直到今天，即使"抗癌神药"免疫检查点抑制剂、CAR-T 等也只不过对一部分患者有效，甚至有的还没有超过 Coley 医生的 50% 有效率。我一直以来坚持，无论免疫治疗有多少花样，首先要搞清楚肿瘤的免疫治疗要达到什么目的，它不应该是像化疗和放疗那样只是试图去打打杀杀，使肿瘤缩小甚至想将其斩尽杀绝，而应该帮助患者调整抗肿瘤免疫功能使之恢复到正常态，达到长治久安的终极目的。

这里涉及两个方面：一方面是患者一侧，从免疫治疗来讲，你要调动他的免疫功能，没有他的积极配合特别是心理调整是不可能奏效的，因为神经 – 免疫 – 内分泌（代谢）是一个轴或者说是一个精密的网络，相互之间的调控和反馈机制十分复杂；另一方面是医生一侧。同样的方法不同医生使用可以发生不同的效果，就像 Coley 医生使用 Coley Toxin 的疗效与其他医生使用 Coley Toxin 的疗效不同。除了其他医生在使用 Coley Toxin 的过程中有没有严格按照 Coley 总结的这些规则来进行以外，Coley Toxin 通常需要隔天注射，持续使用数月甚至数年，医生们是否愿意在单个患者身上花费如此大的精力是另一个重要原因。

一个医生是否对患者有 Coley 医生那样的博大爱心，是否能够得到患者发自内心的信赖，与医生之间保持良好互动并长期坚持，是决定免疫治疗近期和长期疗效的一个重要因素，也是容易被忽略的因素。回顾笔者近十几年来所从事的肿瘤免疫治疗的经历更令自己对这一点坚信不疑。

对肿瘤的免疫攻击与肿瘤诱导的免疫抑制是肿瘤患者体内持续存在的一种病理生理过程。肿瘤的免疫治疗能得到今天的发展，得益于免疫学的进步与发展。正是因为科学家们不断地探索和挖掘，逐渐将各种免疫细胞的功能、相互之间的协同、免疫攻击与免疫抑制、免疫抑制与反制等面纱逐一揭开，才使我们能够发现一些免疫治疗的新方法、新制剂并转化到临床，为癌症患者带来福音。

作为一名肿瘤相关科室的医生需要尽可能多地了解这方面的知识，现在许多肿瘤患者和家属也在通过各种渠道了解相关的新技术和新药物，以便判断是否加入相关的各种临床试验，或者在现有治疗方法山穷水尽之时进行最后一搏。下面我会根据自己多年跟踪学习肿瘤消长的相关知识，为大家一一介绍与治疗关系密切的一些免疫细胞的功能、免疫抑制与反制机制，以及我们应该如何利用这些免疫细胞和免疫相关药物进行治疗的体会。

札记 3-6　肿瘤免疫先遣队——NK 细胞

1. NK 细胞的识别机制 [①、②]　　NK 是肿瘤免疫编辑过程消除状态中的先遣部队，是人体出现突变肿瘤细胞后第一波对突变细胞进行攻击的部队。NK 细胞对靶细胞的识别机制有许多说法，其中几种值得提一下。

（1）NK 细胞需要识别靶细胞标识（ID）：NK 细胞在血流中巡逻时，会密切监视所有细胞的表面，并且寻找细胞表面的特殊分子 MHC，相当于正常细胞的"标识卡"（ID 卡），一旦发现失去自我标识（MHC）的外来细胞，病毒感染细胞或变异细胞（肿瘤细胞），就会立即冲到靶细胞上，向它释放颗粒毒素等，迅速将靶细胞融化。这就是所谓"丢失自我（Missing-self）"的识别方式，主要识别缺乏 MHC Ⅰ 类抗原或突变 MHC Ⅰ 的靶细胞，从而弥补了 CTL 细胞必须识别 MHC Ⅰ 类抗原阳性的靶细胞而无法杀伤 MHC Ⅰ 类阴性靶细胞的缺陷。也就是说，丢失了 MHC Ⅰ 受体的这类肿瘤细胞可以逃脱 T 细胞的杀伤，但因为丢掉了 NK 细胞抑制信号而成为 NK 细胞消灭的目标。

（2）NK 细胞识别的相关因子：NK 细胞的识别与淋巴细胞功能相关抗原 -1（LFA-1）及靶细胞表面的细胞间黏附分子 -1（ICAM-1）相互作用有关。抗 LFA-1 或抗 ICAM-1 McAb 可抑制 NK 细胞的杀伤活性。另外，CD2 与 LFA-3（CD58）结合及 CD56 也可能介导 NK 细胞与靶细胞的结合。

（3）NK 细胞还要识别战友：在识别本免疫系统的战友方面，NK 一方面需要识别细胞表面表达的 HLA 受体，另一方面要利用"干扰素斗篷"，即健康 CD8⁺T 细胞，来检测免疫物质 1 型干扰素，1 型干扰素通过与 CD8⁺T 细胞的特定表面受体结合，成为一种"伪装斗篷"让自己不被 NK 细胞看见。如果 T 细胞缺乏 1 型干扰素的停泊位点，那么它们就会被 NK 细胞追杀直至耗竭。

2. NK 细胞的杀伤作用　　总之，NK 细胞通过独特的识别技术，具有了广谱的抗肿瘤作用，特别是对淋巴瘤和白血病这一作用更加明显。这可能与 NK 大量存在于血流中，浸润到肿瘤组织中较少有关。NK 与靶细胞接触后杀伤作用出现早，数分钟内即可发生，在体外 1 小时、体内 4 小时即可显现其杀伤效应，且连续杀伤多个靶细胞却仍保持自身完好。它的主要杀伤介质有穿孔素、NK 细

---

① 金伯泉 . 自然杀伤细胞 . 百度文库 . ［2015-11-21］，https://wenku.baidu.com/view/1110fbcf1eb91a37f1115cf3.html

② Maelig G, Morvan and Lewis L, Lanier. NK cells and cancer: you can teach innate cells new tricks. Nature Review, VOLUME 16. JANUARY, 2016: 7 -19

胞毒因子和 TNF 等，能迅速溶解某些肿瘤细胞。

NK 细胞对肿瘤干细胞亦有杀伤作用。研究表明肿瘤干细胞（CSC）以其低增殖率、高 DNA 损伤修复机制，以及不断进化的药物外排能力来逃避杀伤，这可能是肿瘤化疗后复发的机制之一，也是许多化疗药物对肿瘤无可奈何之处。而 CSC 对 NK 细胞却高度敏感，这提示化疗后给予 NK 细胞，可以增加肿瘤免疫治疗的彻底性。研究还发现 DC 疫苗局部注射于 NK 细胞浸润的淋巴结 / 肿瘤组织更能诱导 T 细胞的活化及肿瘤减退。所以，NK 细胞可能通过活化 DC 细胞表型介导 T 细胞的 Th1 方向来提高 DC 疫苗疗效。其活化方式包括：调节 DC 疫苗的分化与成熟；提供抗原并呈递给 DC 细胞；NK 细胞潜在的中间介导作用可以调节免疫细胞间的相互作用。因此，有学者提出在肿瘤的 DC 疫苗免疫治疗中，让 NK 细胞和 T 细胞共同介入将能显著提高 DC 疫苗的疗效。

根据美国斯坦福大学医学院科学家在《美国科学院学报》上发表的野生（普通）小鼠与 NK 细胞敲除小鼠体内致瘤实验结果[①]，下面我们列出几个重要的实验。

【实验一】将放射性标记的淋巴瘤细胞（YAC-1）注射进小白鼠体内，4 小时后，肺部廓清率检测发现：野生（普通）小鼠肺部几乎测不到放射性，而体内缺乏 NK 细胞小鼠的肺部放射性比普通小鼠高 70 多倍。说明普通小鼠体内的 NK 细胞能迅速地清除癌细胞。

【实验二】将黑素瘤细胞（B16）注射到小白鼠皮下，每周检查 2 次成瘤情况。当每只小鼠注射 100 个肿瘤细胞后 40 天，普通小白鼠没有一只长出肿瘤；而 NK 细胞敲除小鼠才过 20 多天就全部长出了肿瘤。当每只小鼠注射的肿瘤细胞提高到 10 000 个时，即肿瘤细胞增加了 100 倍时，有 NK 细胞的普通小白鼠 20 多天时才全部长出了肿瘤。说明 NK 细胞对于防止肿瘤形成所起的作用。

【实验三】将黑素瘤细胞（B16）注入到小白鼠静脉内，2 周后解剖并计数肺部肉眼可见的转移肿瘤数量，结果显示 NK 细胞敲除小鼠肺部肿瘤转移个数比有 NK 细胞的普通小白鼠多 60 多倍。说明 NK 细胞对于防止肿瘤细胞通过血液转移起着重要作用。

要特别指出的是，NK 细胞与其他免疫细胞一样，在杀伤细胞方面需要自我平衡。NK 细胞的抑制型受体与相应配体结合参与免疫调节，该抑制型受体与杀伤型受体的平衡决定着 NK 细胞杀伤肿瘤的活性。通常 HLA 类蛋白和 KIRs（iKIRs）相结合就可以给 NK 细胞传递抑制性信号，进而使 NK 细胞的效应过

---

① 奇特杀手——NK 细胞. 豆丁网［2017-06-07］, https://www.docin.com/p-890589166.html

程被阻断。例如，胎盘滋养层细胞表达 HLA-E，可抑制 NK 细胞功能，防止被 NK 细胞杀伤导致胎盘的免疫耐受；而未成熟 DC 虽然是"本系统的战友"，但其不表达 HLA-E 所以容易被 NK 细胞杀伤（DC 质量控制机制）。

3. NK 杀伤下肿瘤细胞的自我保护　然而，上述这种 NK 细胞的筛选和保护自身细胞的机制却使得肿瘤细胞有空子可钻。许多肿瘤都有使自己避免被 NK 细胞杀伤的策略。尽管 NK 细胞可作为杀伤肿瘤细胞的免疫武器，但首先它需要找到肿瘤细胞才能发挥作用，而狡猾的肿瘤在进化中形成了逃避 NK 细胞监视、损害 NK 细胞识别的机制，从而使 NK 细胞经常晕头转向找不到肿瘤细胞。例如，一些白血病和淋巴瘤细胞像胎盘滋养层细胞那样维持 HLA 蛋白的高表达，从而避免他们被 NK 细胞识别和攻击；而胶质瘤细胞高表达的 LLT-1 也能逃避 NK 的杀伤。或者一些肿瘤细胞缺乏激活 NK 细胞受体的信号配体，致使 NK 细胞低能或无能，就像肿瘤细胞表面表达的应激蛋白是 NK 细胞的识别标记，但肿瘤细胞会通过蛋白脱落的方式躲避免疫系统的监视，所脱落的主要是 MICA 和 MICB 两类蛋白。

当然，肿瘤细胞还可以通过其他途径逃逸 NK 细胞攻击，例如：①血小板包被肿瘤细胞，并释放 TGF-β 等免疫抑制因子，表达 GITR 配体，与 KIR 结合或下调 KAR，从而抑制 NK 细胞激活；②肿瘤细胞分泌免疫调节分子，如 PGE2、IDO、TGF-β 和 IL-10 等；③肿瘤细胞分泌可溶性 NKG2DL，中和 NK 细胞表面受体；④肿瘤微环境中基质细胞等分泌免疫抑制因子，表达 NKG2DL，下调 NK 细胞表面受体等。

4. NK 细胞的免疫制备方法　近年来，许多研究团队正在通过各种手段，试图通过在体外操作，制备 NK 细胞制剂过继转移给癌症患者，对患者进行免疫治疗。比较成功的主要有以下几种：

（1）体外大规模培养扩增自体 NK 细胞：从患者外周静脉抽取 20～40ml 血，分离单个核细胞（PBMC），通过体外应用抗体和细胞因子等定向诱导、扩增、激活，最终获得高数量、高纯度和高活性的 NK 细胞，再回输进患者体内，提高患者免疫功能和对癌细胞的杀伤能力，达到治疗目的。

在该领域的临床转化方面，日本的科学家和医生们做了大量工作。他们经过 10 多年研发与临床应用，通过大量亚健康人群和肿瘤康复患者的临床验证，证明了 NK 细胞治疗的安全性及有效性。笔者曾经到日本考察与交流，访问了照沼裕博士和邓学文博士的日本生物治疗研究所，所里拥有符合 GMP 条件的大型免疫细胞制备中心，可规范化大规模培养扩增 NK 细胞，且每年都有患者数千人次到照沼裕博士的诊所或相关机构接受 NK 细胞回输治疗。由于在日本肿瘤的早期发现和早期治疗实施得比较好，许多肿瘤患者术后不做化疗，而是定期输入 NK 细胞来作为肿瘤康复的主要手段。这样不仅生活质量良好，甚至可以照常上班。不仅如此，部分工作压力较大的中年以上人群还选择定期输入 NK 细胞，以提高自身免疫能力达到防病的目的。因此，该项技术不仅广泛用于癌症患者的康复治疗，还适用于亚健康人群预防癌症的发生。

目前我国尚未正式在临床广泛开展 NK 细胞治疗。我们的团队六七年前开始建立体外大规模培养扩增自体 NK 细胞的技术平台，作为第三类医疗技术进行了几年小规模的临床研究，在此，我也感谢照沼裕博士和邓学文博士团队对我们的支持。由于 NK 细胞在体内的持续性时间短，这种性质一方面保证了 NK 细胞的安全性，但同时也限制了它的功效。根据 NK 细胞对靶细胞非特异性识别和非 MHC 限制性杀伤以及主要分布在血流中的的生物学特性，结合国际文献报道和本团队临床观察结果，笔者认为，自体 NK 细胞体外扩增并过继转移治疗更适合于亚健康（罹患肿瘤高风险）人群的肿瘤预防和肿瘤患者常规治疗后的康复治疗；可以利用 NK 分泌多种细胞因子对其他免疫细胞、造血细胞和干细胞的调节功能达到抗衰老的目的；在适当的免疫系统监测情况下，可成为针对亚健康人群的一项重要的治"未病"或治"欲病"的手段。

（2）同种异体 NK 过继转移治疗：同种异体 NK 细胞由于不会引起移植物抗宿主病（GVHD）而为免疫治疗提供了新的途径。这一点已经通过患有白血病（血癌）及实体肿瘤患者的单倍体和脐带血（CB）NK 细胞的融合得到了证明；在临床过继转移同种异体 NK 细胞治疗白血病和实体肿瘤的实践中也证明是安全的，当然临床治疗效应也比较温和。因此，NK 细胞的免疫治疗为临床提供了一种立即使用现成的同种异体产品的机会。研究比较多也比较著名的是 NK-92 细胞系。

NK-92 细胞是 Klingemann HG 实验室于 1992 年从一名恶性非霍奇金淋巴瘤患者外周血分离并成功建系的大颗粒淋巴细胞。NK-92 具有典型的激活性 NK 细胞的免疫表型：$CD2^+$、$CD3^-$、$CD4^-$、$CD8^-$、$CD56^{bright}$；但其表达的抑制性受体则大大少于 NK 细胞；它与 NK 细胞一样识别靶细胞无 MHC 限制性，不需要预先致敏即可杀伤肿瘤细胞，可以产生一系列细胞因子对获得性免疫系统进行免疫调节；但不表达 CD16（抗体 Fc 段受体），因此不能发挥抗体依赖细胞毒（antibody dependent cellmediated cytotoxicity，ADCC) 作用。体外和动物体内实验均证明了 NK-92 细胞的广谱抗肿瘤作用，表明 NK-92 细胞具有成为过继转移治疗的效应细胞的潜质。鉴于 NK-92 细胞是具有 NK 细胞生物学特性的永生化细胞系，可以依赖 IL-2 在体外有效扩增，因此，当今许多团队正在探索通过基因改造，进一步提高其抗肿瘤能力，以期更好地应用于临床。必须提醒的是，应用时必须考虑 NK-92 细胞固有的缺点；对临床应用而言最显著的缺点包括永生细胞系潜在的致瘤性，多种细胞遗传学异常和潜伏感染的 Epstein Barr 病毒（EBV）（NK-92 细胞来自 NHL 患者）。所以为安全起见，NK-92 细胞在进入临床使用之前应经过一定剂量的 X 线照射，不过这种处理可能对其在体内发挥抗肿瘤作用产生负面影响。

（3）NK 细胞与单克隆抗体联合治疗：目前肿瘤靶向治疗使用的一些单克隆抗体，如我们所熟悉的曲妥昔单抗（赫赛汀）、利妥昔单抗（美罗华）等，除了靶向某个信号分子阻断肿瘤细胞的代谢通路以抑制肿瘤细胞的生长以外，均有利用抗体依赖性细胞介导的细胞毒性来杀伤肿瘤细胞的作用。ADCC 是指抗体的 Fab 段结合病毒感染的细胞或肿瘤细胞的抗原表位，其 Fc 段与杀伤细胞（NK 细胞、巨噬细胞等）表面的 Fc 受体结合，从而介导杀伤细胞对靶细胞的杀伤。NK 细胞表面的 CD16 就是抗体 Fc 段的受体。目前应用 NK 细胞联合肿瘤靶向抗体药物的临床研究较多。例如 Adotevi 等最近发表了一项西妥昔单抗（Cetuximab）联合异体 NK 细胞治疗消化道肿瘤肝转移患者的 I 期临床试验[①]。共入组 9 名平均年龄 60 岁的患者，其中结肠癌 6 名，胰腺癌 3 名。在入组前胰腺癌患者曾接受过化疗（吉西他滨、氟尿嘧啶和奥沙利铂），结肠癌患者均接受过化疗加靶向治疗（氟尿嘧啶、奥沙利铂、伊立替康、贝伐单抗和西妥昔单抗）。其中 6 名患者检测为 EGFR 阳性，其余 3 名阴性。所有患者都存在影像学可测量的肝转移病灶。治疗方案如下：先给予化疗（氟达拉滨 + 环磷酰胺）进行免疫治疗预处理（耗竭患者自体淋巴细胞）；然后进行异体 NK 细胞的肝内注射（放射介入）。NK 细胞的输注剂量分为三组：分别为 3×10^6、8×10^6 和 12×10^6 个 NK 细胞 /kg 体重。随后使用白细胞介素 -2（IL-2）皮下注射；同时从治疗开始的第 1 天起，用西妥昔单抗（EGFR 单克隆抗体）治疗 7 周，每周静脉注射 $250mg/m^2$。从治疗的安全性方面观察（不良反应 / 耐受性）：进行氟达拉滨 / 环磷酰胺化疗和 NK 细胞输注 5～7 天后，发生了淋巴细胞计数减少，8～13 天可以恢复；所有患者都发生了短期的中性粒细胞减少，平均持续 6 天（1～9 天）。有 2 名患者出现了发热性再生障碍性贫血，需要进行短期的抗生素治疗。部分患者出现了 3/4 级的贫血和血小板减少，只有 1 名患者接受了红细胞

---

① Adotevi O, Godet Y, Galaint J, et al. In situ delivery of allogeneic natural killer cell （NK） combined with Cetuximab in liver metastases of gastrointestinal carcinoma: A phase I clinical trial. Oncoimmunology, 2018, 7（5）: p. e1424673

输注治疗。所有患者都没有发生与低残留同种异体 T 淋巴细胞相关的不良反应。在进行 NK 细胞肝动脉灌注时，没有发现 3/4 级的肝毒性反应。此外，没有发现其他与 IL-2、西妥昔单抗和 NK 细胞治疗有关的不良反应。结论是原位异体 NK 细胞肝内输注＋系统性西妥昔单抗治疗的耐受性良好，暂时没有发现任何剂量限制性毒性。从疗效方面观察：患者治疗 4 周后进行了 CT 检测，1 名使用 8×10^6/kg NK 细胞治疗的结肠癌患者出现了肝脏转移灶的局部疗效。在参加研究之前单纯西妥昔单抗治疗中，该患者并没有出现这样的变化。PET－CT 显示：NK 细胞局部注射后大多数肝内转移灶代谢活性降低。一位有 3 处肝转移灶的胰腺癌患者，右肝最小的病灶消失了；另外 2 名结肠癌患者病情得到稳定的控制。该研究还发现患者的 KIR 配体错配越多，NK 细胞治疗效果越好。在治疗 4 个月后，所有患者的病情都有不同程度的进展。笔者认为，如果尝试肿瘤特异性单克隆抗体联合原位输注自体 NK 细胞，并且之前的化疗预处理轻柔一点，之后继续序贯输注自体 NK 细胞，可能整体的不良作用将会更小，效果也许会更好。

在单克隆抗体联合 NK 细胞治疗肿瘤方面，也有学者认为 NK 细胞表达的 CD16 是不均匀或低亲和性的，这可能是目前使用这些单抗的患者大约只有 20% 能发生作用的原因。因此，有人试图修饰 NK 细胞，打算使其显示 CD16 的高亲和性，并以此联合靶向肿瘤的单克隆抗体治疗来提高抗肿瘤的疗效。

（4）基因修饰的工程化 NK 细胞[①]：众所周知，近年来 CAR-T 细胞治疗 B 淋巴细胞白血病取得了很大进展，对于某些急性 B 细胞白血病患者客观缓解率也可达 90%。但是在某些方面，CAR-T 细胞的临床应用也受到一些限制。例如，利用自体来源的 PBMC 制备 CAR-T 需要几周时间，不利于病情迅速进展的病例使用；通过化疗药物重度预处理的患者自体 T 细胞未必都能扩增成功；如果 T 细胞质量不好，会严重影响 CAR-T 的治疗效果。目前，科学家们已经采用模仿 CAR-T 的 CAR 技术，研发出了工程化 CAR-NK 细胞。其原理与 CAR-T 的构建类似：CAR 包括胞外的识别结构域（如 scFv），用于识别肿瘤特异性抗原；一个跨膜结构域和一个胞内信号结构域，可以诱导 NK 细胞的活化用来靶向识别并摧毁肿瘤细胞。体外实验展示了工程化 CAR-NK 细胞较 ADCC 具有更强的细胞毒作用，可能与 CAR 与肿瘤表面抗原结合较 IgG-CD16 展示出更强的亲和力有关。目前工程化 CAR-NK 细胞还处于研发阶段，我们期待着其在临床试验中的疗效。目前，也有学者采用了另外的工程化 NK 细胞策略，以

① Rezvani K, Rouce R, Liu E, et al. Engineering Natural Killer Cells for Cancer Immunotherapy. Mol Ther. 2017 Aug 2；25（8）:1769-1781

NK 细胞表面活化受体 CD16 和 NKG2D 为靶点的双特异性分子，可以靶向 NK 细胞识别并杀伤肿瘤细胞。

（5）NK 细胞与免疫检验点抑制剂[1]：像 T 细胞一样，某些激活的 NK 细胞也表达 PD-1 和 CTLA-4。研究者在多发性骨髓瘤患者体内检测到其 NK 细胞表达 PD-1，应用 PD-1 单抗（CT-011）治疗后能修复 NK 细胞介导的抗肿瘤效应；此外，应用 PDL-1 的 IgG1 单抗还可能激发 NK 细胞的 ADCC。NK 细胞表面的 KIR 类抑制性受体（KIR2DL1，KIR2DL2 和 KIR2DL3）可与 MHC Ⅰ 类分子结合，抑制 NK 细胞活化。体外实验表明，应用 IPH2102 单抗阻断 KIR2DL1-3，可以增加 NK 细胞的抗肿瘤活性。在 AML 和 MM 的临床 Ⅰ 期、Ⅱ 期研究已证实 anti-KIR 单抗的安全性，虽然目前 anti-KIR 单抗单独应用没有展示出显著的抗肿瘤效应，然而其与 CTLA4 或 PD-1 抑制剂的联合应用值得期待。

札记 3-7 关于树突状细胞（DC）的探索

在讲树突状细胞（DC）前，我们有必要回顾一下拉尔夫·斯坦曼为探索 DC 的奥秘所做的杰出贡献和他学习及科研的足迹，向这位发现了 DC 并以此为基础开拓的抗癌新疗法，以自己与癌症搏斗的亲身经历证明了 DC 与抗癌关系的伟大科学家致敬，向他学习！

1. 拉尔夫·斯坦曼的故事

（1）迟到的诺贝尔奖：7 年前的 2011 年 10 月 3 日，瑞典卡罗琳医学院诺贝尔奖评选委员会宣布，诺贝尔医学或生理学奖授予布鲁斯·巴特勒（Bruce A. Beutler）、朱尔斯·霍夫曼（Jules A. Hoffmann）和拉尔夫·斯坦曼（Ralph Steinman）这 3 位科学家。其中拉尔夫·斯坦曼的获奖理由是"发现树突状细胞及其在获得性免疫中的作用"。然而，委员会决定给他授奖后却打不通那个本该把他从睡梦中惊醒的电话。斯坦曼的女儿收到信后通知了洛克菲勒大学，人们才知道，斯坦曼在与胰腺癌搏斗了数年后，已于 2011 年 9 月 30 离开了这个世界。他的死讯让 2011 年诺贝尔奖显得有些尴尬。学校也发表声明说："这真是一个让人苦乐参半的消息。"但是最终诺贝尔奖评选委员会还是维持了授奖的决定，拉尔夫·斯坦曼也因此成为第一位在过世之后仍然获得诺贝尔奖的学者。诺

① Mealig G, Morvan and Lewis L. Lanier. NK cells and cancer: You can teach innate cells new tricks. Nature Reviews. 2016, 16: 7-19

贝尔奖评选委员会在一份声明中说，委员会于 2011 年 10 月 3 日上午 11 时 30 分宣布斯坦曼与另外两名科学家一同获得今年诺贝尔生理学或医学奖，当天下午 14 时 30 分才从斯坦曼生前工作的美国洛克菲勒大学方面获悉，斯坦曼已于 2011 年 9 月 30 日逝世。按照诺贝尔基金会章程，诺贝尔奖不授予已故人士。鉴于已故者获得诺贝尔奖的情况尚属首次发生，诺贝尔基金会委员会于 2011 年 10 月 3 日下午临时召开会议，决定不取消斯坦曼所获奖项。评选委员会在声明中说，根据诺贝尔基金会章程，如果获奖者在颁奖后去世，仍可保留其所获奖项。鉴于评选委员会事先不知晓斯坦曼逝世，误向已故者授奖，诺贝尔基金会认为这种情况类同于获奖者在颁奖后逝世，因此决定不取消斯坦曼所获奖项。该年度诺贝尔生理学或医学奖奖金共 1000 万瑞典克朗（约合 146 万美元），博伊特勒和霍夫曼将分享其中的一半奖金，斯坦曼则因他在"树突状细胞及其在适应性免疫系统方面作用的发现"独享了另外一半[①]。

　　（2）拉尔夫·斯坦曼的足迹：拉尔夫·斯坦曼出生于加拿大一个犹太人家庭。在就读的麦吉尔大学那所由苏格兰皮毛商人捐资建成的学校里，他发现了自己的兴趣所在。本科毕业后，他前往哈佛大学医学院，因为那里"既能获得良好的科学训练，又能有份不错的工作"。后来他没有成为著名的内科医生，而是将注意力转向免疫学。他在专业领域的幸与不幸，都源于一篇文献。文章作者是诺贝尔奖得主、当时的病毒与免疫学权威博纳特（Macfarlane Burnet）。博纳特认为，免疫系统是比病毒更值得探索的领域。人类体内原本就存在各种跟外来微生物打架的淋巴细胞，当这些细胞受到特定抗原入侵的刺激时，会针对抗原，特意进行克隆增殖。根据"克隆选择学说"，免疫系统功能的发挥依照的是早已有之的"现成"模板，而不是外来病原体。这个已被认为是细胞免疫学基石的理论让斯坦曼很不安，他考虑，如果模板天生就有，那为什么还需要疫苗？

　　1970 年，斯坦曼来到洛克菲勒大学攻读博士后，希望弄清一直困扰自己的难题。导师柯恩主要研究巨噬细胞，这种细胞能把侵入人体的细菌、病毒一口吞掉。斯坦曼在实验中发现，提纯过的巨噬细胞并不会自动攻击外来的病原体，于是他改用从小鼠肝脾中提取的混合物，它与病原体一接触，免疫反应就发生了。和导师一起，斯坦曼确定了"混合物"是一种全新的细胞，取名"树突状细胞"，两人还为此发表了论文，论文很快引起争议。同行们不愿意接受他的研究结果，有人质疑，认为"树突状细胞"只是一种新的白细胞，或者，那本来

---

　　① 刘一楠.瑞典诺贝尔基金会决定不取消斯坦曼奖项.新华网，[2011-10-04]，https://roll.sohu.com/20111004/n321297209.shtml

就是实验过程中带进去的。斯坦曼反击的方法是继续向前，就像平时学生因观点不同吵成一团时，斯坦曼会拉开他们说"去做个实验证明它"。

斯坦曼的第一个博士生学会了树突状细胞提取。随后，他实验室的一个实验员发现，提纯出的树突状细胞能让小鼠消灭外来病原的免疫反应增强 100 倍以上，这个结果令实验员吓了一跳。斯坦曼将实验在人类细胞上又做了一遍，结果是，树突状细胞像指挥官一样，到哪儿都能引发对外来微生物的强烈免疫反应。此时树突状细胞的存在仍不被学术界接受，原因是"那种细胞太难提取，一般科学家都不愿意费那个事儿，重复不了实验，他们就不肯接受这个结论"。

直到 20 世纪 80 年代末，树突状细胞才慢慢被免疫学界接受。1990 年，人们学会了在体外培养树突状细胞的方法，越来越多的免疫学科学家开始研究，它被写进了细胞生物学教科书。随着树突状细胞近几年在免疫学中的表现，它在世界上最难的两种疫苗——艾滋病疫苗和癌症疫苗相关研究中的潜力已经显现。2007 年，斯坦曼拿到了拉斯克奖。同行评价，斯坦曼发现树突状细胞用了 6 年，但为了让人们接受它，他用了 20 年。

（3）自己来当小白鼠：晚年，斯坦曼主要致力于利用树突状细胞进行癌症疫苗的应用研究，教会树突状细胞识别癌变的细胞，让它向免疫系统报信，免疫系统再把癌变细胞当作外来病原体消灭掉。2007 年获拉斯克奖时，他已经开始消瘦，不过还是兴致勃勃，他说"一切还只是刚刚开始，我们要有耐心……"事实上，斯坦曼于 2007 年 3 月被诊断为罹患胰腺癌晚期，他很自然地寄希望于他穷尽毕生精力研究的树突状细胞上。通过与全世界科学家合作，他基于树突状细胞设计了一系列的抗癌治疗方案。伊拉·梅尔曼（Ira Mellman）说："他将自己当作实验对象，并希望实验结果能为各种相关研究带来益处。他希望能拯救自己，也将这看作一个难得的学习机会。"梅尔曼是南旧金山基因泰克公司肿瘤研究部的副主席，他同时帮助斯坦曼设计治疗方案。女儿在斯坦曼的去世声明中说："父亲多年的辛勤工作得到诺贝尔奖的认可，我们都深感欣慰，他把一生贡献给了工作和家庭，值得我们爱戴。"事实上，除了本次获奖，在斯坦曼在世的 68 年中，大多数时候他都默默无闻，只是精力充沛、天生少觉、不休双休、仅在周五晚上提前下班而已。学术界有不少与他意见相左的人，即使后来他的学说几乎得到了普遍承认，但他生前一直未有幸让人注意并出版传记。

（4）个体化肿瘤疫苗：斯坦曼晚年致力研究的疫苗是个亮点。那是一种需要对每个患者量身定制的疫苗，"在有些人身上有效，有些人身上无效"。这种疫苗在斯坦曼身上至少显示出一定的作用，他患了胰腺癌，术后正常情况下生存时间不会超过一年，但靠着自己发明的免疫疗法，斯坦曼几乎撑到了获得诺贝尔奖的那一刻。去世前几天，他跟女儿开玩笑："为了获得诺贝尔奖我不得不坚持挺下来，因为他们不给逝世者授奖。"最终，授予斯坦曼的奖项宣告成立。有学者指出，这项决定与程序无关，斯坦曼确实是一位"有资格在死后被授予诺贝尔奖的科学家"[1]。当然，对于 DC 疫苗的研究和临床应用还有许多研究工作需要我们去做。

2. 树突状细胞（DC）与肿瘤的博弈　一个伟大的科学家走了，但是他留给人类的科学遗产指引并激励着更多的科学家在这条道路上探索，我认为自己就是其中的一员。在以下的内容中，我将把自己在癌症治疗研究领域不断进行文献学习后，对 DC 与肿瘤细胞相互关系的认识，以及科研医疗实践中领悟的一些体会呈献给大家。

（1）DC 的优势和不足：DC 是体内最强大的抗原递呈细胞，是启动肿瘤特异性免疫反应的关键环节。当 NK 等非特异性免疫细胞在体内巡逻中发现敌情，对突变的肿瘤细胞发动第一波攻击后，通过释放干扰素和其他趋化因子，将 DC 招募到现场。DC 吞噬肿瘤细胞碎片后进行消化加工，并将肿瘤多肽抗原和 MHC 复合物递呈给 T 细胞，引发 T 细胞应答，最后完成肿瘤细胞的清除。NK 细胞相当于公安部门的巡警或 110 接报案的警察，而 DC 则相当于公安部门的经侦或刑侦重案组，他们将深入调查取证，直至破案，将证据交给检察院和法院，最终将犯罪分子绳之于法。DC 在免疫监视过程中每时每刻都要识别，如果判断是正常的组织细胞就不给 T 细胞发送信号也不督促 T 细胞去战斗，从而表现为"耐受"，以防止发生自身免疫性疾病；只有当 DC 判断是遇到"非我"时，才被激活并启动特异性免疫应答程序。

当人体因为各种内外因素导致 DC 数量减少或"免疫监视"能力下降时，DC 可能就不那么忠于职守了，就会给突变的肿瘤细胞带来逃逸的机会；而肿瘤细胞如果要逃避被免疫系统清除的命运，也必须想办法诱导 DC 对自己发生耐受。已知肿瘤细胞具有基因不稳定的特性，在免疫压力下，一些肿瘤细胞可以不断地调变自己并进化出新的更利于掩护自己的表型，它会告诉免疫系统："我是自己人！别抓我！"就像西游记中的六耳猕猴，把自己伪装成孙悟空的样子来欺骗唐僧那样；同时其分泌的一些免疫抑制性因子也会抑制 DC 的功能。应该说所有的癌症患者其体内突变的癌细胞应该都进化出了这种能力。因此，深入研究肿瘤细胞诱导 DC 耐受的机制并有针对性地打破这种耐受，是肿瘤免疫治疗的重

---

① 小蓟（上海）.逝者：拉尔夫·斯坦曼：死后的荣耀.南方人物周刊（广州），[2011-10-24]，https://news.163.com/11/1024/15/7H52U50E00014AED.html

要方向。

（2）肿瘤细胞表面的抗原缺失和抗原调变：肿瘤细胞表达的抗原与正常蛋白的区别很小，临床上常检测的癌胚抗原（CEA）等肿瘤标志物尚不能称为肿瘤特异性抗原（TSA），只能称作肿瘤相关抗原（TAA）。TAA 是机体自身具有的蛋白，正常组织细胞有表达，但表达量较少，但在肿瘤细胞上大量表达，因此，患者对这些抗原可能早就有"中枢性免疫耐受"了。尽管在临床经常可以看到一部分肿瘤患者确实 CEA 升高，手术后可以降低，一旦肿瘤复发又会升高，与患者的疾病消长有一定的相关性。但是 DC 对这类抗原好像就是视而不见，无动于衷。说明这类肿瘤相关抗原还不是 DC 能够识别的真正的肿瘤特异性抗原。

通常肿瘤特异性抗原＜ 20 个氨基酸，往往特异性很高的抗原却免疫原性很弱，不足以刺激 DC 激活产生足够的免疫应答。经过不断的免疫编辑过程，肿瘤细胞表面的免疫原性还可以越来越弱，这显然不利于 DC 的识别和抗原的递呈，当然也不利于产生肿瘤抗原特异性细胞毒性 T 细胞（CTL）去清除肿瘤。

当临床上适度的应用放疗或化疗对某些敏感的肿瘤进行了一定程度的破坏后，可以释放一些肿瘤抗原，促进 DC 吞噬抗原启动特异性免疫应答。通常一部分免疫原性较强的肿瘤细胞在 DC 诱导了机体抗肿瘤特异性免疫应答后被清除，而免疫原性较弱的肿瘤细胞在逃脱机体免疫监视后可以继续增殖，并且这种免疫原性可以继续变得更弱。加之放疗、化疗对骨髓的抑制等不良反应，会进一步削弱 DC 的功能。当放疗、化疗风暴过后，机体必须依赖已经低能或无能的抗肿瘤免疫功能，如果仅靠自身休养，有时往往不能恢复与重建。此时 DC 无法识别和启动肿瘤特异性免疫应答，其结果就是肿瘤细胞不但不能被斩尽杀绝，反而会更加肆无忌惮地增殖。这就是许多癌症患者在经历了反复的放疗、化疗后，肿瘤继续进展甚至高歌猛进的原因之一。

同时，肿瘤细胞为了生存与发展，还可以调变自身表面的抗原。临床上常见到一些患者，根据手术或活检组织标本病理检测到某分子呈阳性结果，遂进行了靶向该分子的药物治疗。而一段时间后（6 ～ 10 个月）发生了靶向药物耐药，即肿瘤在被控制一段时间后，重新发生进展。这是因为肿瘤细胞非常聪明，它可以关闭药物靶向的这条信号通路，绕道而行；或减少甚至不表达曾经检测为细胞表达阳性的这类分子。这也从一个侧面证明了肿瘤表面分子的调变。因此，对癌症患者我们有必要采取一些干预措施，如寻找某一癌种的共性特异性抗原，或某一个体的高度个性化肿瘤特异性抗原；添加佐剂（激活剂）；在体外致敏 DC 以制作 DC 疫苗；通过主动免疫的方式，激发机体抗肿瘤免疫应答等，以达到治疗肿瘤和预防复发的目的。

3. **常用 DC 疫苗的免疫治疗及研究**　有学者说，成功的免疫治疗有三个要素：①最佳的肿瘤抗原；②能够正确诱导免疫细胞的平台；③联合切断免疫抑制机制[①]；④笔者再加上一条，促进或趋化肿瘤特异性细胞毒 T 细胞（CTL）浸润到肿瘤组织中去。能够做到这 4 点，从免疫治疗角度，应该是临床上比较理想的治疗手段。无论如何，肿瘤抗原的特异性和免疫原性都是机体防御肿瘤和肿瘤免疫疗法的首要因素。

目前，用于制备肿瘤治疗性 DC 疫苗的负载抗原包括来自肿瘤组织细胞不同结构层面的材料，如下所述。

（1）利用自体肿瘤组织裂解物抗原的免疫治疗：实体肿瘤是在各种致瘤因素的作用下，局部组织细胞异常增生形成的新生物，表现为局部肿块。在组织结构中，肿瘤的实质即主要成分为肿瘤细胞，决定肿瘤的性质和特性，也体现肿瘤的组织来源；其余是肿瘤的间质，即肿瘤细胞间的结缔组织和血管成分。

1）间质组织不容忽视：通常认为间质不具特异性，只对肿瘤细胞起支持和滋养作用。但我们认为不尽然。在临床工作的一般印象中，一些恶性程度比较高，放疗、化疗不敏感，预后很不好的肿瘤往往间质组织十分丰富。例如，在胰腺癌组织中，肿瘤实质细胞就较少，而间质组织细胞则很多；在胃癌中，令人望而生畏的低分化腺癌、部分印戒细胞癌也表现为间质细胞较多。肿瘤的间质能成为肿瘤生长和转移的帮凶，很可能与正常组织的间质不同，有其特殊的地方，也可能存在治疗的靶点，只是目前对肿瘤间质的研究还很不够。我个人认为，可以把肿瘤组织中的肿瘤细胞和肿瘤间质看作一个整体，即肿瘤细胞及其微环境。

2）自体肿瘤组织取材：患者的肿瘤组织是外科手术、局部微创手术、各种穿刺活检可以获得的宝贵医疗资源，一方面可以进行组织形态学和分子遗传学病理诊断，指导放疗、化疗或分子靶向药物治疗的方案制订；另一方面可以提取高度个体化、多靶点的肿瘤组织裂解物抗原，用于致敏 DC，制备 DC 疫苗并在体外诱导扩增肿瘤特异性细胞毒 T 细胞，最后用于肿瘤的免疫治疗。严格说这种抗原不仅仅来自肿瘤细胞，因为肿瘤组织在处理时并不专门去分离实质细胞和非实质细胞，这是符合体内病理生理过程的合理的免疫治疗取材。

---

① Sjoerd H, van der Burg, Ramon Arens, et al. Vaccines for established cancer: overcoming the challenges posed by immune evasion. Nature reviews Cancer, 2016, 16（4）: 219-233

　　这样取材的理由首先是自体肿瘤组织代表了该个体肿瘤组织的所有生物学特征，涵盖了肿瘤细胞异质性的多种靶点，体现了高度个性化和精准性的原则；其二是肿瘤裂解物抗原为大小分子混合型抗原，其免疫原性较强，虽然在体内环境下 DC 视而不见，但当把 DC 拿到体外，解除了抑制性环境因素，再接触这些处理过的肿瘤抗原，加上给予激活性免疫佐剂，可以打破 DC 免疫耐受，再回输体内，有利于促进体内抗肿瘤特异性免疫功能的恢复与重建。

　　3）相关的国内外研究：国内曹雪涛院士团队在 20 世纪 90 年代就开始进行肿瘤组织抗原致敏树突状细胞（DC）的抗肿瘤治疗研究。目前，该团队在国家药监局注册的抗原致敏的人树突状细胞（APDC）治疗转移性结直肠癌Ⅲ期研究正在进行中。笔者团队也于 2000 年起开始了有关自体肿瘤组织致敏 DC 及其诱导活化的细胞毒 T 细胞（CTL）的研究。经过两年的临床试验于 2006 年获得上级主管部门批准作为新医疗技术应用于临床。10 余年来我们对各种肿瘤进行了高度个性化的，与手术、放疗、化疗、中医、心理、营养等联合的综合性治疗，获得了良好疗效的确切证据。

　　今年发表在《Journal of Translational Medicine》杂志上报道了名为"DCVax–L 的 DC 疫苗治疗胶质母细胞瘤（GBM）的临床疗效"的一篇文章。该 DC 就是利用患者手术切除的脑肿瘤组织裂解物作为肿瘤抗原制备的自身肿瘤 DC 疫苗，用来帮助激活患者的特异性免疫系统，从而治疗恶性脑肿瘤的。该项研究是由加州大学洛杉矶分校（UCLA）和 Northwest Biotherapeutics 公司的研究人员共同领导的一项个性化胶质母细胞瘤 DC 疫苗的Ⅲ期临床试验。胶质母细胞瘤（GBM）是由中枢神经系统（CNS）内的神经胶质细胞或其前体产生的肿瘤，极具侵袭性，是星形细胞肿瘤中恶性程度最高且最常见的 CNS 恶性肿瘤，占该类肿瘤的 47%。其中位生存期仅有 15 ～ 17 个月，且接受标准治疗的胶质母细胞瘤患者中，只有不到 5% 的患者能够存活 5 年。而该项临床试验结果表明，个性化的胶质母细胞瘤疫苗可能会延长某些患者的生存期。

　　该项国际化的临床试验从 2007 年 7 月至 2015 年 11 月，在全球 80 个地点新诊断的胶质母细胞瘤患者中使用且所有患者在参加试验前都接受了标准治疗（手术切除肿瘤，然后进行放疗、化疗）。患者在标准治疗后，被随机分为两组。第一组（232 例患者）继续接受标准治疗和 DCVax–L；第二组（99 名患者）接受标准治疗和安慰剂治疗。在肿瘤进展或复发后，允许所有患者接受疫苗治疗。由于试验的交叉设计，最终接近 90% 的患者接受了疫苗治疗。研究人员发现，在分析所有两组患者的试验时，中位生存期为 23.1 个月，相比较于先前研究中单独使用标准放疗、化疗的统计数据，试验的中位生存时间延长了 8 个月。截至论文发表时，入组临床超过 3 年的患者中，67 例（30%）存活超过 30 个月，44 例（24.2%）存活超过 36 个月。预计这些患者的中位生存期为 46.5～88.2 个月。在分析结果时，参加试验的 331 名患者中有 108 名（32.6%）仍然保持存活。临床试验显示，患者的生存期要比预期的显著延长，近 30% 的患者从临床入组到现在，生存期已达到至少 3 年。因此，研究人员决定继续对患者进行监测，以评估长期生存率的最终差异[1]、[2]。

该项研究是迄今为止最大规模、前瞻性的利用患者自体肿瘤裂解物抗原致敏 DC，用以治疗恶性程度最高的脑内胶质母细胞瘤的国际化多中心临床试验，取得了超出预期的治疗效果。该研究结果证明了自体肿瘤裂解物抗原致敏 DC 疫苗能够教导机体免疫系统（主要是 T 细胞）与癌症作斗争。同时也证明了，虽然人体的血-脑屏障可以阻止许多大分子药物进入颅内使其不能用于颅内肿瘤的治疗，但是自体的免疫细胞可以在颅内产生免疫应答，去攻击肿瘤。

从这项研究的临床方案中可以看到，该治疗的特点：一是每一位患者入组前都接受了标准的外科手术切除和 6 周的放疗、化疗，免疫治疗同时也持续接受了抗肿瘤药物替莫唑胺治疗，每 28 天用 5 天。说明癌症还是需要多种手段综合治疗的，免疫治疗只是综合治疗中的一个环节。注意替莫唑胺作为抗癌的烷化剂本身也是致癌剂，在动物身上这种用法可以致癌，因此长期结果还有待观察，是否必须长期使用这种烷化剂，是否在术后和放疗、化疗后，采取 DC 疫苗联合免疫检查点抑制剂会更好，值得商榷；二是免疫治疗是需要长期进行的。一般每个患者需要 2 克肿瘤组织来制备抗原，以满足 10 个剂量 36 个月治疗用的 DC 疫苗治疗。

这个治疗技术与方案的主要观点与笔者的临床研究与治疗经验比较一致。根据本团队对进展期胃癌和结直肠癌的临床研究与治疗体会，我们实施自体肿瘤组织裂解物抗原致敏 DC 联合 CTL 治疗是在围术期或术后早期进行，且接受了 3 个疗程以上治疗的患者效果更好。其他肿瘤如肺癌也应在放疗、化疗后尽早进行免疫治疗。并且笔者认为，作为癌症幸存者，在结束了集中治疗后，还应该长期动态监测患者的免疫功能状态和心理状态，适时进行主动的干预，才

---

① Linda M, Liau1, Keyoumars Ashkan, et al. First results on survival from a large Phase3 clinical trial of an autologous dendritic cell vaccine in newly diagnosed glioblastoma. Journal of Translational Medicine.（2018） 16:142. https://doi.org/10.1186/s12967-018-1507-6

② 小博. 医麦客 eMedClub，［2018-6-1］，https://www.yidianzixun.com/article/OJCTfLib

可能使患者长期存活。正是基于这样的考量，笔者建立了癌症患者长期管理的服务平台，这对于癌症患者的康复甚至痊愈是非常必要的。

（2）利用肿瘤细胞裂解物抗原的免疫治疗：关于肿瘤细胞裂解物抗原荷载DC制备DC疫苗的研究较多。我们团队也做过这方面的研究[①]，并且不断在方法上进行改进。在肿瘤细胞抗原的处理上，郝希山院士团队曾经比较过以凋亡肿瘤细胞和肿瘤细胞裂解物制备疫苗的效果。结论是，凋亡的肿瘤细胞产生的杀伤能力以及 T 细胞分泌 IFN-γ 水平要高于肿瘤细胞裂解物，其中 137Cs 照射处理方法为较佳的肿瘤疫苗处理形式[②]。

（3）针对肿瘤细胞分泌的囊泡开展的免疫治疗：细胞外囊泡（Extracellular vesicles，EVs），是指在生理和病理状态下，机体内细胞通过胞吞作用形成多泡小体后，通过细胞膜融合分泌到细胞外环境中的微小囊泡，根据囊泡直径大小，可将 EVs 分为 3 类：即凋亡小体（＞1000nm）、微囊泡（100～1000nm）、外泌体（30～100nm）。

1）EVs 认识的发展：EVs 最初仅被视作细胞的"垃圾袋"，用于清除不必要的大分子，但现在 EVs 则被认为是细胞间信号的运载体，可用于细胞间通讯。EVs 表面蛋白信号分子可以识别靶细胞，并通过受体配体结合或胞吞作用摄入EVs，从而改变靶细胞的生理病理状态[③]。

通常在肿瘤细胞中研究较多的是直径为 30～100nm 的外泌体，这是肿瘤细胞以脂质双分子层（lipid bilayer）包覆活性分子分泌至细胞外的小囊泡，核酸、蛋白及脂质等重要生物分子皆包含其中。外泌体有如生物体内的微小"快递车"，虽然直径＜100nm，但里面可聚集许多种"货物"（RNA 和蛋白等带有生物信息的分子）并靶向性的运送至邻近或其他部位的细胞中去，进而影响相关细胞的"行为"。

目前认为，肿瘤 EVs 参与了多系统的病理生理过程，如凝血、血管渗漏和基质受体细胞的重新编程，以保证转移前微环境的形成和维持随后肿瘤细胞的转移过程。它在原发性肿瘤微环境中也发挥着重要作用，如可使成纤维细胞

---

① 贾鑫，李荣，徐迎新，等．肿瘤细胞裂解物致敏树突状细胞对小鼠乳腺癌作用的研究．中国康复理论与实践，2006，12（5）：381-382

② 苏延军，任秀宝，王长利，等．比较以凋亡肿瘤细胞和肿瘤细胞裂解物制备疫苗的效果．中华微生物学和免疫学杂志，2005，25（12）：1002

③ 张思盼综述，刘志红审校，细胞外囊泡：一类新的细胞间信使，肾脏病与透析肾移植杂志，2017，6（30）：257-262

分化成肌成纤维细胞，其释放 MMP 并导致细胞外基质（extracellular matrix，ECM）的重塑。ECM 的分解会导致 ECM 中的生长因子释放并促进实质细胞侵袭能力的增强。肿瘤 EVs 还可激活肿瘤相关巨噬细胞并分泌 G–CSF、VEGF、IL–6 和 TNF–α，这些因子一起促进血管生成并产生炎性细胞。此外，肿瘤 EVs 还能影响免疫系统稳态，主要是通过免疫抑制的变化来保护肿瘤，如肿瘤 EVs 激活和增加 Tregs 和 MDSCs，抑制 $CD8^+$ T 细胞介导的靶向肿瘤的免疫作用。肿瘤 EVs 还在其膜上表达 FasL 和 TRAIL，直接诱导了 $CD8^+$ T 细胞的凋亡。它亦可增加嗜中性粒细胞且证实与肿瘤进展相关。

在肿瘤免疫中起重要作用的 NK 细胞可以被肿瘤 EVs 激活或抑制，这取决于研究的肿瘤模型和 EVs 的内容物。DCs 可以被肿瘤 EVs 递送的肿瘤来源的抗原激活，并且参与 $CD8^+$ 介导的抗肿瘤反应。随着肿瘤的生长，其进展代谢需求会超过其血液供应，从而导致缺氧变得越来越严重。为了适应低氧，肿瘤会分泌能够促进血管募集的血管生成因子和 EVs。源自原发性肿瘤的 EVs 可以刺激上皮细胞释放与 EMT 相关的因子，促使肿瘤细胞黏附（纤连蛋白和波形蛋白）、ECM 重塑和血管生成（MMPs）丧失，促进肿瘤细胞释放到体循环中并将它们传播到远处。此外，肿瘤 EVs 在促进转移的远端位点转移前龛（Pre–metastatic Niche，PMN）的形成及转移过程的多个步骤中也显示有独特的作用。根据癌细胞来源的不同，EVs 可以通过血液和淋巴循环，以到达它们的 PMN 起始位置。通过某些未知的机制，肿瘤 EVs 可以诱导血管渗漏及与远端器官的驻留细胞相互作用。

根据其膜蛋白组成不同，特异性外泌体整合素会有所不同（外泌体整合素 avb5 与肝转移、外泌体整合素 α6b4 和 α6b1 与肺转移有关），EVs 会靶向特定器官内的特定常驻细胞类型。在它们被受体细胞摄取时，EVs 可以诱导几种炎症因子（如 S100 家族蛋白、TGF–b、IL–6、IL–8 和 TNF–α）的表达，导致基质细胞的激活重塑以及 BMDCs 在 PMN 的募集，这对肿瘤进展至关重要。在胰腺癌中，含有 MIF 的外泌体会被 Kupffer 细胞摄取，促进 TGF–β 分泌。TGF–β 进而诱导肝星形细胞分泌纤维连接蛋白。纤维连接蛋白的增加最终导致 BMDC 的募集，该变化对 PMN 的建立至关重要。如在黑素瘤中，外泌体可以通过上调 Met 来转化 BMDC，并在肺中建立 PMN。黑素瘤来源的外泌体还可以通过促进黑素瘤细胞的募集、细胞外基质的沉积和淋巴结中的血管增生来促进淋巴结

PMN 的形成[①]、[②]。

由于突变的肿瘤细胞分泌的囊泡表面和内部的多种分子有着肿瘤细胞突变带来的各种相关生物学特征，加之其广泛存在于体内血液和各种体液中，因此肿瘤外泌体在临床上，可以作为肿瘤进展的一种新型的诊断用生物标志物，特别是可以用于预测和预防后续的肿瘤转移。

除此之外，肿瘤外泌体也可以作为新的免疫治疗靶标，比如作为肿瘤抗原致敏 DC 而制作肿瘤疫苗。我们团队就做过这方面的实验研究，结果显示肿瘤细胞外泌体可以很好地致敏并扩增出成熟度很高的 DC 来，进而诱导和激活 CTL 杀伤肿瘤细胞。还有其他团队也有过类似的工作报道。

2）EVs 的相关研究：2016 年 12 月 12 日，来自美国威尔康奈尔医学院的研究人员在 Cancer Cell 上发表了一篇题为 "Extracellular Vesicles in Cancer: Cell-to-Cell Mediators of Metastasis" 的 Perspective 文章，介绍了肿瘤细胞外泌体 EVs 及其在肿瘤转移过程中的作用。这些机制涉及了肿瘤外泌体与基质细胞的相互关系，以及与免疫细胞之间的博弈。该文指出，肿瘤 EVs 是介导在肿瘤局部和远处微环境中肿瘤细胞与基质细胞之间细胞间通信的关键介质。因此，外泌体在原发性肿瘤的生长和转移进展中扮演了非常重要的角色。

2018 年以来，科学家又发现了肿瘤细胞外囊泡中的物质可能有助于癌症从免疫检查点逃脱的新证据。布莱根妇女医院的研究人员通过一项新研究发现，某些类型的胶质母细胞瘤可以产生细胞外泌体（EVs），继而帮助它们抑制体内针对肿瘤的免疫应答能力。研究人员发现来源于胶质母细胞瘤干细胞样细胞的囊泡中包含有 PDL-1，这是癌细胞用来使 T 细胞失活，保护自己免受检测的关键组件。随后研究人员分析了从健康人和胶质母细胞瘤患者身上采集的血液样本。他们发现，21 例患者中有 14 例的细胞外囊泡中存在丰富的 PDL-1 DNA。他们还将 DNA 丰度与胶质母细胞瘤肿瘤体积相关联，发现 PDL-1 DNA 丰度与肿瘤大小之间存在显著相关性。不过由于目前样本量较小，因此需要进行后续研究以确定其结果是否可重复，此外，也需要验证细胞外囊泡中的 PDL-1 DNA 是否能成为检测胶质母细胞瘤可行的生物标志物。该文章的共同通讯作者 Sean

① 外泌体之家.细胞外囊泡是肿瘤转移中的通信介质, Cancer Cell, ［2016-12-30］, https://www.medsci.cn/article/show_article.do?id=cell8618675#replybox

② Becker A, Thakur BK, Weiss JM, Kim HS, Peinado H, Lyden D. Extracellular Vesicles in Cancer: Cell-to-Cell Mediators of Metastasis. Cancer Cell 30, December 12, 2016, 836-848

Lawler 博士说："这是第一次有人观察到免疫检查点会受到细胞外囊泡的影响，而不是细胞表面的作用。这是一个新的概念，表明这些囊泡可能会在远离癌细胞的地方发挥作用。"[①、②] 这一研究成果是发表在 Science Advances 杂志上的。

　　后来 Gang Chen 等在 Nature 杂志上又发表了相关文章，报告转移性黑素瘤释放的外泌体携带程序性死亡配体 1（PD-L1），γ- 干扰素刺激增加外泌体的 PD-L1 表达，可抑制 CD8$^+$T 细胞的功能，促进肿瘤生长。众所周知，肿瘤细胞表面表达的 PD-L1 与 T 细胞表达的 PD-1 相互作用引发了免疫检查点反应，而利用 PD-1 抗体治疗肿瘤展示了新的前景，但是临床上许多肿瘤患者包括转移性黑素瘤患者对 PD-1 抗体的反应性却较低。更好地认识 PD-L1 介导的免疫逃逸对于预测患者的治疗反应以及提高疗效十分必要。该报告显示，在转移性黑素瘤患者中，外周血内外泌体 PD-L1 的变化与 γ- 干扰素呈正相关，并可在 PD-1 抗体治疗过程中发生变化；揭示了肿瘤细胞系统性抑制免疫系统的相关机制，为肿瘤外泌体 PD-L1 作为抗 PD-1 治疗的预测因子提供了理论依据。

　　（4）根据肿瘤细胞表面蛋白、膜蛋白、胞内蛋白抗原实施的免疫治疗：2010 年 4 月 29 日美国 FDA 批准了一种晚期前列腺癌疫苗——Povenge（sipuleucel-T）上市，用于治疗已无症状或症状轻微的转移性趋势的拮抗性前列腺癌。这是全球第一个获批的癌症治疗疫苗，因此被称为历史性突破。该产品的基本原理是前列腺酸性磷酸酶（PAP）表达于绝大多数的前列腺肿瘤细胞中，而在其他正常组织中表达极低，是一个较好的前列腺癌相关的蛋白类抗原。

　　Provenge 产品将前列腺癌相关抗原 PAP 融合于作为佐剂的粒细胞 – 巨噬细胞集落刺激因子（GM-CSF）中，与外周血提取的单个核细胞共培养，其中 DC 将 PAP 蛋白处理为多肽而呈现于其表面，当处理过的 DC 被重新回输入患者体内后，可被免疫系统中 T 细胞识别，而接触过该抗原后的 T 细胞能找到并杀灭表达 PAP 抗原的癌细胞。该产品上市前的Ⅲ期临床试验，其中两次结果显示：中位生存期较安慰剂组分别延长 4.5 个月（25.9 vs 21.4）和 4.1 个月（25.8 vs 21.7）；3 年生存率分别提高 50%（32.3% vs 21.2%）、38%（31.7% vs 23.0%）；不良反应发生率为 98.3%，主要包括畏寒、乏力、发热、背痛、恶心等；1 ～ 2 级不良反应为 67.4%；3 级不良反应 24.0%，4 级不良反应 4.0%，5 级（死亡）

　　① 万纹 . 生物通，［2018-03-09］，https://www.ebiotrade.com/newsf/2018-3/201838123727330.htm
　　② Ricklefs F L, Alayo Quazim, Krenzlin Harald, et al. Immune evasion mediated by PD-L1 on glioblastoma-derived extracellular vesicles, Science Advances DOI: 10.1126/sciadv.aar2766

为 3.3%，因此安全性是临床可接受的[①]、[②]。

遗憾的是，Provenge 产品上市后的销售量远未达到预期。2015 年 2 月生产商 Dendreon 公司宣布破产。分析其原因，有学者质疑该产品Ⅲ期试验中使用的安慰剂可能对患者有害；其次认为审批 Provenge 时可选择的前列腺癌治疗药物很少，促使了 FDA 的批准；另外，该产品制作流程复杂、成本较高、价格昂贵（93 297 美元）、医保不支持等，以及与前列腺癌新药（阿比特龙、恩杂鲁胺）的冲击都可能有关。2017 年 6 月该产品已被我国某集团收购。

（5）肿瘤特异性多肽抗原的免疫治疗：肿瘤特异性多肽抗原是指肿瘤细胞中所特有的并且只存在于某一种肿瘤细胞，而不表达于正常细胞或其他种类肿瘤细胞的特异性的抗原决定簇（TSA）。其由肿瘤细胞本身产生，是反映肿瘤存在和生长的一类物质，也往往是只有 20 个以下氨基酸序列的小分子物质，比那些大的蛋白具有更多特异性。

肿瘤患者血清中存在多种肿瘤特异性抗原，种类和数量因人而异。只有找到患者特异性的集群抗原，实施多靶点个体化 DC 疫苗治疗，才是提高肿瘤特异性免疫治疗疗效的有效途径。我国河北某公司经过十几年的基础研究，利用蛋白质组学平台和肿瘤组织标本库（含近 3 万例符合临床病理诊断标准的肿瘤活检组织）制备的组织芯片，通过 3000 多种单克隆抗体筛选肿瘤特异性靶点，确定了 26 种实体瘤的近 300 多种高特异性集群靶点，每一种肿瘤至少 10 个以上特异性靶点，并制备了高通量肿瘤特异性液相芯片。以此开发出的"肿瘤集群靶标检测"技术很受好评，它可高通量筛查 26 种实体瘤的近 300 多种高特异性集群抗原，每一种肿瘤至少 10 个以上特异性靶点。利用该技术检测患者外周血循环肿瘤多肽，可有针对性地订制多靶点肿瘤特异性集群化多肽抗原，再进一步制备个体化 DC 疫苗。我们认为，该技术路线与后文描述的通过基因测序、生物信息学分析预测的肿瘤新抗原有着异曲同工之处，但从多肽层面的检测比 DNA 和 RNA 层面更接近生理状态，因此在临床更加实用，更便于大规模推广。

（6）关于肿瘤新抗原（neo-antigen）：在 DC 疫苗领域，随着基因测序技术的进步，肿瘤新抗原逐步浮出水面，并日益引起科学家的重视。肿瘤新抗原由肿瘤细胞基因组突变产生，仅存在肿瘤细胞，所以又称为肿瘤特异性抗原

---

① Philip W. Kantoff, Celestia S. Higano, Neal D. Shore, et al. Sipuleucel-T Immunotherapy for Castration-Resistant Prostate Cancer. N Eng J Med. 2010, 363:411-422

②唐晓义，张斌，陈虎. 美国FDA批准的首个自体细胞免疫治疗药物 sipuleucel—T 的转化之旅. 中国肿瘤生物治疗杂志，2011，18（6）：672-677

（TSA）。理论上由于正常细胞不会产生和表达 TSA，所以能更精准的激发机体抗肿瘤特异性免疫反应。有学者认为，基于新抗原的肿瘤疫苗与传统肿瘤疫苗的区别在于前者更加个性化。其实不然，不能说利用自体肿瘤裂解物抗原，或分离自体肿瘤细胞提取细胞裂解物，相关蛋白、多肽抗原不是高度个性化的。肿瘤新抗原致敏的 DC 疫苗主要是基于基因测序技术和生物信息学分析及预测技术的发展，使筛选肿瘤特异性抗原在技术上实现了突破，从而使突变抗原的序列测定更加清楚，靶向性更加精准罢了。但是，抗原的特异性强（精准），并不等于免疫原性强，能否在临床上获益，还要看能否有效地引起机体的免疫问答。因此，有了精准的特异性抗原，后面也还有许多环节的突破才能真正使更多的患者受益。

（7）DC 免疫治疗探索的不断升温

1）寻找肿瘤新抗原：2013 年，美国国立卫生院（NIH）的罗森博格（Rosenberg）团队率先利用外显子检测技术，在肿瘤细胞系上发现了新抗原，并验证了其免疫反应。通过使用 NGS 技术和构建算法模型，外显子测序和转录组测序能准确表征肿瘤细胞的 DNA 和 RNA，找出可能引起免疫细胞识别的肿瘤突变分子，生物信息学工具的发展大大提高了肿瘤新生抗原的筛选能力，基因组大数据和计算机算法加速了肿瘤表位预测以及 MHC（主要组织相容性复合体）亲和力的预测，推动了个体化肿瘤疫苗的发展。2014—2015 年，Rosenberg、Schreiber、Delamarre、Sahin 等团队陆续应用该技术在患者肿瘤上成功找到肿瘤新抗原，并在转移性胆管癌、晚期黑素瘤等患者身上实现了针对这些新抗原的有效靶向治疗。

2016 年 1 月 12 日，美国的"癌症登月计划 2020"（Cancer MoonShot 2020）正式启动，目标在 2020 年之前开发出以疫苗为基础的有效抗癌免疫疗法。2016 年 2 月 4 日，Nature Medicine 杂志针对新抗原做了专题新闻报道。我国政府科研基金也在向该领域加大投入力度。从 2017 年起，不论是 AACR 年会，还是 ASCO 大会，都有不少关于肿瘤新抗原的报道。目前在美国临床医学实验官方网站 clinicaltrials.gov 上可查询大量与新抗原相关的在线备案临床试验，涉及范围包括黑素瘤、胶质母细胞瘤、三阴性乳腺癌、滤泡癌和非小细胞肺癌等领域。目前基于肿瘤新抗原的精准免疫治疗技术开展研发的临床试验热度不断高涨，是继 CAR-T、免疫检测点抑制剂后人们追捧的又一个肿瘤免疫治疗热点。

2）构建个性化的肿瘤疫苗：2017 年 Nature 杂志同期发表了两项独立的临

床 I 期试验结果 [1]、[2]，都是通过对肿瘤细胞进行 DNA 和 RNA 测序，寻找肿瘤细胞因基因突变而特异表达的新抗原，然后构建个性化的肿瘤疫苗，注射到体内激活 T 细胞，靶向性清除表达上述抗原的肿瘤细胞。这是首次在临床试验中取得成功的癌症疫苗研究。Patrick A. Ott 等的研究显示：应用新抗原免疫机体后，患者确实能够产生多功能的 $CD4^+T$ 细胞和 $CD8^+T$ 细胞。所有患者产生了超过 30% 以上的多功能新抗原反应性 T 细胞，可直接识别自体肿瘤；同时分泌 IFN-γ，TNF-α，IL-2；而 $CD4^+T$ 细胞表型在疫苗接种前后发生了从幼稚细胞到效应和记忆细胞的转变；4 名黑素瘤患者在接种疫苗后 25 个月没有复发，2 名患者疾病进展；进展患者联用 PD-1 抗体治疗后肿瘤完全消退，同时扩增出新抗原特异性 T 细胞库。Ugur Sahin 等的研究基于 RNA 的多个新表位构建了个体化突变组学肿瘤疫苗；全面鉴定了个体突变，进行了新表位的计算预测，并为每位患者设计和制造了独特的疫苗。所有患者均出现了针对多种疫苗新表位的 T 细胞应答，转移发生率显著降低，持续性无疾病进展存活；5 名转移性患者中有两名患者出现了与疫苗相关的客观反应。

3) 存在的问题：新抗原的准确预测依旧是构建个性化肿瘤疫苗的最主要挑战。在基因测序已经比较普及的今天，生物信息学分析中的算法是研究的核心。预测哪些癌症突变会导致能被免疫系统识别的新抗原，从而刺激免疫系统发现和杀死相关的癌细胞，每个实验室都有自己的算法和流程，标准不一，而且由于分析复杂度的问题，国外科学家认为目前的算法准确性预测 < 40%。笔者认为，即使算法所预测的准确性大大提高，从 DNA、RNA 到多肽和蛋白质的翻译过程也不能保证完全不出错。每一个患者的体细胞突变都是随机的，也可能发生多个突变。要筛选出个性化的肿瘤新抗原涉及对每一个个体的基因预处理、突变检测、HLA 分型鉴定、表达定量、neo-peptide 预测、蛋白裂解、TAP 转运、MHC 亲和力预测、克隆状态分析以及新抗原筛选等一系列复杂的技术操作，花费自然巨大。虽然笔者团队也在做这方面的研究，但对于该方法在临床大规模的应用仍持保留态度。

4) 克服 DC 对于肿瘤抗原的加工和递呈障碍：尽管前面已经反复强调了肿

① Patrick A. Ott, Zhuting Hu, Derin B. Keskin, et al. An Immunogenic Personal Neoantigen Vaccine for Melanoma Patients, Nature, 2017 July 13, 547 (7662): 217-221

② Ugur Sahin, Evelyna Derhovanessian, Matthias Miller, Personalized RNA mutanome vaccines mobilize poly-specific therapeutic immunity against cancer. Nature, 2017 July 13, 547 (7662): 222-226

瘤抗原的重要性，况且科学家们对于寻找肿瘤特异性抗原也费尽了九牛二虎之力，但掌握 DC 本身的功能也十分重要。除了肿瘤细胞为了逃避免疫系统识别和追杀而改变自己和伪装自己以外，DC 自身的低能和无能造成了对肿瘤抗原的加工和递呈障碍也是抗癌战争失利的一个重要方面。肿瘤患者机体的整体内环境和肿瘤微环境有诸多因素可以造成 DC 的低能和无能。从整体来讲，精神心理因素、内分泌与代谢因素、进入血液中的各种毒化因素、肿瘤微环境中肿瘤细胞产生的各种抑制因素和来自其他免疫细胞的抑制因素，都可能使 DC 从干细胞到 DC 前体以致成熟的过程受到干扰，从而削弱了它对肿瘤抗原的吞噬、消化和递呈能力。过度化疗显然是人为减少 DC 数量和损害其功能的常见因素。

于是研究者们想出了办法，既然患者体内环境出了问题，可以在体外制备以 DC 为载体的肿瘤疫苗，包括肿瘤抗原致敏的 DC 疫苗和基因修饰的 DC 疫苗。肿瘤抗原致敏的 DC 疫苗其制备的基本流程是取患者自体外周血单个核细胞（DC 前体细胞）在体外用白介素 –4（IL–4）和粒细胞 / 巨噬细胞集落刺激因子（GM–CSF 定向诱导并培养扩增 DC，然后用肿瘤抗原和肿瘤坏死因子 – α（TNF– α）等激活剂致敏和活化 DC，再回输到患者体内，这样能有效改善 DC 的抗原加工、提呈功能以及诱导 T 细胞应答。这就是前面提到的一系列 DC 疫苗制备的基础。

 ## 札记 3–8　T 淋巴细胞的抗癌作用

T 细胞是由胸腺内的淋巴干细胞分化而成，是淋巴细胞的主要成分之一，相较于 B 细胞在肿瘤免疫中的分量更重，是肿瘤免疫的主要效应细胞，其职能相当于法院，可以对犯罪分子判罪和执法。T 细胞在淋巴细胞中数量最多，功能最复杂。按其功能主要可分为 3 个主要亚群：辅助性 T 细胞（CD4$^+$，Th）、细胞毒性 T 细胞（CD8$^+$，Tc 或 CTL）和抑制性 T 细胞（CD4$^+$ 和 CD8$^+$ 群体内均具有抑制功能的细胞），还可以根据表面标志和功能再细分下去。

1. T 细胞的优势和不足　T 细胞，特别是 CD4$^+$ 和 CD8$^+$T 细胞在执行功能的过程中，与 NK 细胞一样，需要对靶细胞进行识别，并且有自己的识别方式。它们在与抗原递呈细胞相互作用和与靶细胞相互作用时，都必须同时识别外来抗原（如病毒抗原）和突变抗原（肿瘤细胞抗原）与靶细胞上 MHC 类抗原形成复合物。T 细胞能否忠于职守，完成好自己的任务，一方面取决于友邻部队的铺垫，比如 NK 细胞、DC 及 B 细胞的辅助；另一方面，其自身能否拿捏好尺度也很重要。T 细胞既要按照 DC 指引的方向清除突变的肿瘤细胞或病毒感染的细胞，另一方面也要防止伤害无辜的自身组织细胞。通常临床见到的类风湿关节炎、红斑狼疮、银屑病（牛皮癣）等就属于免疫细胞打击了不该打击的自家兄弟。造成自我损伤就是自身免疫性疾病。为了避免这种误伤，T 细胞也具有一系列防控机制，包括各种抑制性 T 细胞亚群、分泌抑制性细胞因子、免疫检查点"踩刹车"机制等。不过在 T 细胞与肿瘤细胞博弈的过程中，这些免疫抑制因素也给了肿瘤细胞免疫逃逸的机会。

2. T 细胞体外处理的出现　一般来说，癌症患者的免疫系统功能通常都是低下的。本团队检测过的许多患者都表现出细胞毒 T 细胞降低，而抑制性 T 细胞亚群增高，特别是晚期癌症，这一现象在预后不好的癌症患者中更为突出。到底是什么原因导致这种状态呢？目前还不甚清楚。但是有一点在临床上的表现十分明显，那就是这些患者的负面心理因素非常突出（后面章节将专门讨论）。

当患者无论是整体还是肿瘤局部的免疫抑制因素占了上风，肿瘤免疫系统无法正常工作时，人们想到再加以处理，输回体内，试图恢复它们的功能或增加它们的数量，这就是过继转移 T 细胞治疗技术。

3. 过继转移 T 细胞技术的研究　当我们将 T 细胞的前体细胞（单个核细胞，PBMC）拿到体外，定向诱导为所需表型的 T 细胞（细胞毒 T 细胞），并在优化培养的条件下处理和扩增，就可绕过体内肿瘤免疫抑制的种种机制，从而选择性地发挥其抗肿瘤免疫反应。我们可以在体外培养 T 细胞时应用某些刺激 T 细胞活化或增殖的细胞因子如：IL-2、IL-7、IL-12、IL-15 及 CD3 抗体、CD28 抗体等。但这些制剂由于其复杂的多重生物效应，如果在体内大量应用，可导致严重的甚至致死性不良反应；而在体外操作，则只利用该制剂对 T 细胞的正面作用，而规避了在体内应用时对其他组织细胞的不良反应。目前的 T 细胞过继转移治疗技术包括以下不同种类：

（1）细胞因子诱导的杀伤细胞（Cytokine induced killer cells，CIK）：CIK 是 1991 年美国斯坦福大学 Robert Negrin 团队率先开展研究的。他们发现用 CD3 单抗、IL2、γ- 干扰素（IFN-γ）和 IL-1α 培养正常人外周血淋巴细胞，其增殖活性及动物体内外抗肿瘤活性比淋巴因子激活的杀伤细胞（LAK）好，称为细胞因子诱导的杀伤细胞（CIK）[①]。

---

① Lu PH & Robert Negrin. A novel population of expanded human CD3+CD56+ cells derived from T cells with potent in vivo anti tumor activity in mice with SCID. J Immunol, 1994, 1687:1696

国内则是由陆道培及童春容团队在 20 世纪 90 年代率先开始研究 CIK，并向国家药监局正式申报进行临床研究。他们的研究显示白血病患者自体 CIK 中以 T 淋巴细胞为主（占 90% 以上），主要为 CD3/CD8+ 细胞，CD3+/CD8+/CD56+ 细胞增加倍数最高，其中也含有对自身白血病细胞特异性反应的 CTL。慢性髓性白血病（CML）患者的自体 CIK 清除染色体异常白血病细胞的作用明显比 LAK 细胞及单纯的 IL-2 强；患者树突细胞（DC）与自体 PBL 共培养（DC-CIK）可分泌一些细胞因子，增加 T 细胞的能力及对自体白血病细胞的反应。至今该团队用自体 CIK 或 DC-CIK 联合化疗治疗了近 300 例中低危化疗后完全缓解（CR）的急性白血病患者，5 年持续完全（CCR）缓解率明显高于本单位仅接受化疗的患者，可使部分残留白血病标志转阴。供者来源 CIK/DC-CIK 防治 allo-HSCT 后白血病复发有效，多数为 DLI 无效者，比 DLI 更安全，无严重 GVHD 发生[1]。童春容教授在该领域一直坚持临床一线的认真研究与应用，取得了丰富的经验，是我十分敬佩的白血病领域免疫治疗专家。一旦有白血病患者找到我咨询或求治，我会坦白告知，我是搞实体肿瘤的，在白血病治疗方面我不是专家。因为术有专攻，我会毫不犹豫地推荐患者和家属去童医师那里就诊，并亲自打电话跟她联系。当我知道一位十分年轻的女性白血病患者在她那里治疗后痊愈，心里别提有多高兴了。

这样的一个技术如果持续认认真真去做，我相信在针对白血病的强有力化疗后，联合应用 CIK/DC-CIK，提高机体的免疫功能，无论如何患者会获益的。因为理论上是符合逻辑的，而且童医师团队已经在临床取得了疗效。但是，遗憾的是这项技术后来在中国的大地上被某些人滥用了，甚至使得全国正常的肿瘤生物免疫治疗也深受影响。

（2）肿瘤抗原致敏 DC 诱导扩增的 CTL（TAA/TSA-DC-CTL）：虽然我们能够体外制备 DC 疫苗，并通过主动免疫来诱导体内的抗肿瘤效应 T 细胞，但部分患者有可能出现 T 细胞不应答。因为我们不知道每一个患者的免疫系统到底在哪个环节出了问题，是 DC 耐受，还是 T 细胞系统不应答？还是两者兼而有之？另一方面在体内诱导的 CTL 可能到一定程度达平台期后也不会再增加。这主要是由于癌症患者体内存在免疫抑制环境，或特异性及非特异性免疫调节网络限制了 CTL 克隆的扩增。而体外培养则可以规避免疫抑制环境或突破此调节网络，大量扩增免疫效应的 T 细胞。目前科学家们已能利用细胞工程技术在

① 童春容，百度贴吧：童春容吧，[2015-05-28 20:35]. https://tieba.baidu.com/f?ie=utf-8&kw=%E7%AB%A5%E6%98%A5%E5%AE%B9&fr=search

体外大量扩增自体或异基因的抗肿瘤效应 T 细胞，其数量会大大高于注射肿瘤疫苗在体内激活的效应 T 细胞数量。就我个人的观点来说，本人倾向于体外制备肿瘤抗原致敏 DC 疫苗主动免疫联合过继转移 DC 疫苗体外诱导扩增的自体 CTL（TAA/TSA–DC–CTL）来治疗癌症患者，这样多种细胞联合使用的成功率会高于单独使用一种细胞制剂。

由于外科通常是实体肿瘤的首诊科室，大部分实体肿瘤患者首先考虑手术治疗，所以外科更容易获得足够的肿瘤组织标本制备肿瘤抗原致敏的 DC 疫苗，同时也就有机会在体外诱导扩增肿瘤特异性 CTL。因此，我们的团队自 2004 年起就在临床前研究的基础上，正式申报主管部门批准进行了两年的临床研究，证明了以自体肿瘤组织裂解物抗原致敏 DC 以及该 DC 诱导活化扩增的 CTL（TAA–DC、TAA–DC–CTL）治疗消化道肿瘤的安全性较好，并且看到了近期疗效。从 2006 年开始经主管部门批准，已获批作为新医疗技术在临床应用于术后、放疗化疗后的肿瘤患者，取得了良好的疗效。与手术 + 化疗相比，手术 + 化疗 + 免疫细胞治疗（TAA–DC、TAA–DC–CTL）明显延长了 III、IV 期胃癌的中位生存期。在结直肠癌和其他癌症患者中亦看到了生存期的延长和生存质量的改善。利用 TCR Vβ 基因谱系和克隆性分析，我们发现数年后每个个体仍存在多个 $CD4^+$ 和 $CD8^+$ 细胞单克隆或寡克隆，其表现与正常人和化疗后患者不同。本疗法的特点是高度个体化、多靶点、自体肿瘤抗原致敏 DC 疫苗主动免疫联合过继转移 CTL，相对比较安全（主要不良反应为一过性中低度发热），医疗成本也是许多患者能够承受的。

回顾国内几年前针对实体肿瘤的 DC-CIK，应该说仍存在一些问题需要纠正，如未用肿瘤抗原去致敏 DC，或未检测 DC 的成熟度就进行了免疫诱导，这样用在患者身上效果很可能就不理想。试问从外周血单个核细胞定向诱导扩增 DC，但不给予肿瘤抗原和激活剂，怎么能算作真正意义上肿瘤的治疗性 DC 疫苗呢？我们的团队多年来一直致力于 TAA/TSA–DC–CTL 的临床研究与应用，目的就是在手术后或放疗、化疗后，帮助患者提高体内肿瘤特异性 CTL 的数量和功能，以达到长治久安的目的。我们的出发点是帮助肿瘤患者的抗肿瘤免疫功能恢复到正常状态，这应该是免疫治疗的根本目的。

国际上亦有用单一肿瘤特异性抗原致敏 DC 获得的 Melan-A 特异 $CD8^+CTL$ 治疗黑素瘤的临床试验（I 期临床试验）的报道。该试验使用的 CTL 来自体外纯化外周血 $CD8^+T$ 细胞，经自身 DC 负载 HLA-A2，结合 Melan-A 抗原刺激获得。平均每次注射细胞量为 2.1×10^8 个 Melan-A 特异 $CD8^+CTL$，每 2 周 1 次，CTL 静脉注射至少 3 次，每次注射协同应用 6 天低剂量 I 白介素 –2（IL-2）。入组患者共 11 例（HLA-A2+），7/11 例患者有轻度临床不良反应，表现为轻度发热。3 例患者出现细胞免疫和体液免疫效应，其中达到完全缓解（CR）和部分缓解（PR）者各 1 例。循环中 Melan-A 特异 CD8$^+$CTL 含量在所有患者中最高达到总 CD8$^+$ 细胞的 2%，输注 2 周后仍可检测到 Melan-A 特异 CD8$^+$CTL，嗜酸性粒细胞升高达到 50%（7/11），2 例患者黑素瘤转移到淋巴结细胞中 Melan-A 表达消失[1]。

我们认为，多靶点的自体肿瘤抗原特异性 CTL 用于肿瘤患者的免疫治疗可能是最符合体内肿瘤免疫的病理生理状态的，也是最符合帮助患者抗肿瘤免疫系统恢复到正常状态的理想治疗。

（3）肿瘤浸润性淋巴细胞（tumor infiltrating lymphocyte，TIL）：记得很早以前，一些病理学方面的文章就描述过肿瘤组织中浸润的淋巴细胞与癌症患者的生存期呈正相关，即肿瘤组织中浸润的淋巴细胞（TIL）越多，患者预后越好，生存期越长，这说明 TIL 在肿瘤免疫中扮演着重要的正派角色。但许多肿瘤患者肿瘤组织中 TIL 很少，这一现象在癌中之王——胰腺癌等恶性程度高的癌症中比较突出。肿瘤组织中的 TIL 由于在肿瘤微环境中浸染多时，受该环境内肿瘤营造的抑制性因素影响较大，缺乏与肿瘤细胞博弈的斗志与能力，如行话所说即缺乏抗肿瘤效应。于是，以罗森伯格（Rosenberger）为代表的科学家们就想出了办法，将 TIL 从肿瘤组织中分离出来，在体外一定条件下培养一段时间并激活它们，恢复其特异性抗肿瘤作用；实验证明在体外培养条件下，肿瘤抗原特异性耐受的免疫细胞可被逆转，并且可以恢复其抗肿瘤作用。这是一种高度个体化的肿瘤特异性免疫细胞治疗手段，当然在操作上也比较耗时费力。1988 年，罗森伯格首次将 TIL 技术应用于临床研究，治疗晚期黑素瘤，客观缓解率为 55%（11/20）。目前 TIL 还处于临床研究阶段，绝大多数处于 1 期、2 期，总体显示是安全的[2]。

最近罗森伯格团队再创佳绩。2018 年 6 月他们在 Nature Medicine 杂志上报道了 TIL 疗法首次成功治疗晚期乳腺癌患者[3]。一位 49 岁的女性，2003 年被诊

---

① 李扬秋，林晨，李菡 . T 细胞受体的研究和应用 . 北京：人民卫生出版社，2009：109

② Restifo N P, Dudley M E, Rosenberg S A. Adoptive immunotherapy for cancer: harnessing the T cell response. Nature Reviews Immunology, 2012, 12（4）：269-281

③ Nikolaos Zacharakis, Harshini Chinnasamy, Mary Black, et al. Immune recognition of somatic mutations leading to complete durable regression in metastatic breast cancer. Nature Medicine Letters. ［2018-06-04］, https://doi.org/10.1038/s41591-018-0040-8

断为非常早期的乳腺癌后接受了乳房切除术。然而不幸的是，10 年后，她的癌症扩散了。她接受了多种治疗包括化疗、激素治疗但最终都以失败告终。2015年，她和顶级 NCI 科学家罗森伯格的见面促使她参与了一项临床试验。

首先，研究人员们对她的肿瘤进行了测序，并在乳腺癌细胞里找到了 62 种不同的突变。然后，研究人员们在她的肿瘤里寻找肿瘤浸润性 T 细胞（TILs）。此类免疫细胞有望能识别肿瘤特异的抗原。随后，研究人员测试了患者不同的 TIL，发现那些能识别这些突变蛋白中的一种或多种的蛋白，最终选择了能够识别其中 4 种突变的 TIL。他们将筛选出来的靶向突变的自体肿瘤浸润 T 淋巴细胞（TIL）在体外实施了大规模扩增，再回输到患者体内。

从该案例的临床治疗方案中（图 5）可以看出几个特点：① TIL 过继转移治疗前患者做了化疗预处理；②使用了经过筛选的具有肿瘤特异性的 TIL，且治疗的剂量比较大，达到 82×10^9 TILs，并联合应用 IL-2；③免疫细胞治疗后继续应用 PD-1 抗体治疗。该患者在前期多种传统方法治疗无效的情况下，经过上述综合性的免疫治疗数月后，扫描结果清晰可见肿瘤的消退。她欣喜的将治疗细胞称之为"我的 TILs 军队"。该病例追踪肿瘤完全消退，且观察 22 个月未见复发。从影像学资料（图 6）可以看出，治疗后 22 个月与治疗前相比，胸壁肿块和肝内的多发转移灶已完全消退。这个结果对实体肿瘤的免疫治疗具有重大影响。不过从罗森伯格（Rosenberg）团队的整个临床数据来看，采用同样的方法，有的患者效果很好，但有的患者效果仍然不行。到我撰稿时为止，尚缺乏更多临床案例的报道。

（4）嵌合型抗原受体 T 细胞（Chimeric Antigen Receptor T-Cell，CAR-T）[1]、[2]：我们先来了解一下 CAR-T 治疗成功的典型案例：

世界上第一位接受 CAR-T 治疗的是 Emily Whitehead（图 7）。Emily 出生于 2005 年，2010 年罹患急性 B 淋巴细胞性白血病，在接受了 16 个月化疗后复发，小女孩当时 6 岁。在无药可医的情况下，于 2012 年 4 月尝试了 Carl June 实验室的研究性 CAR-T 细胞治疗，结果奇迹发生了。Emily 在接受 CAR-T 治疗后不仅神奇地康复了，而且一直健康地生存至今，还成为 CAR-T 治疗的最佳代

---

[1] June, Carl H. and Michel Sadelain. "Chimeric Antigen Receptor Therapy." New England Journal of Medicine 2018, 379.1: 64-73

[2] Kochenderfer, J.N. and S.A. Rosenberg, Treating B-cell cancer with T cells expressing anti-CD19 chimeric antigen receptors. Nat Rev Clin Oncol, 2013, 10（5）: 267-276

言人。Emily 还建立了自己的个人网站：http://emilywhitehead.com/，记录治疗前后的情况以及 CAR–T 的进展等。此后，CD19 CAR–T 细胞治疗进入了公众视野和临床实践。2017 年 8 月 31 日，美国 FDA 批准诺华公司靶向 CD19 CAR–T 疗法 Kyrimah 上市，用于治疗难治性 B 细胞前体急性淋巴性白血病。

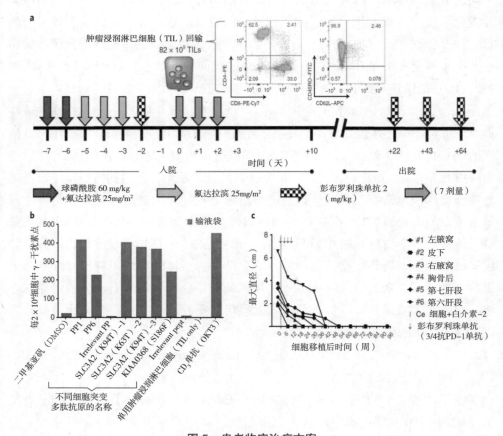

图 5　患者临床治疗方案

　　实际上，CAR–T 是一个已出现了多年，经过不断改良和几代技术的演化后，近几年才被应用到临床并在血液系统癌症治疗中获得良好效果的免疫细胞疗法。CAR–T 的实质是一种基因工程化的 T 细胞，其核心要素是构建嵌合抗原受体（CAR），也就是把能够识别某种肿瘤抗原的抗体找到，将其抗原结合部与 CD3–ζ 链或 FcεRIγ 的胞内部分在体外偶联为一个嵌合蛋白，再通过基因转导的方式转染给患者的 T 细胞，使该 T 细胞表达出嵌合抗原受体（CAR），就此赋予了 T 细胞 HLA 非依赖方式识别肿瘤抗原的能力，使它成为肿瘤特异

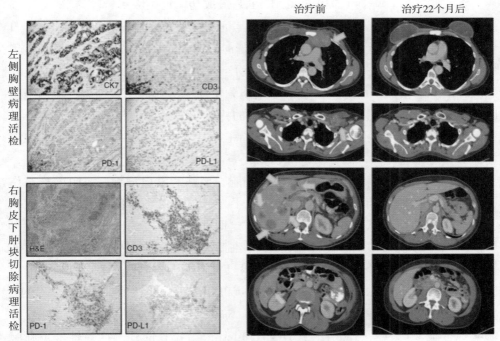

图 6 患者治疗前后病理和影像学比较

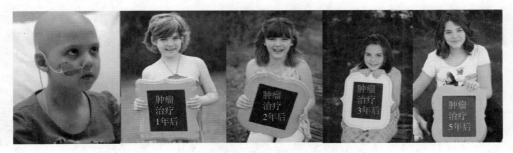

图 7 治疗中及康复后的 Emily

性的 CAR-T 细胞；在此基础上，可以再串联添加共刺激分子如 CD28、OX40、4-1BB，以及其他细胞因子等，更加有效地促进 T 细胞的活化增殖。经过这样基因修饰过的 T 细胞可通过胞外抗原结合域特异性识别肿瘤抗原后，杀伤肿瘤靶细胞。通俗地讲，就是在具有杀伤肿瘤细胞能力的 T 细胞表面安装一个制导装置，换句话说就是将针对某一肿瘤相关抗原的抗体识别部件和活化细胞的因子通过基因修饰技术移花接木到 T 细胞表面，使 T 细胞按照医生的旨意更精准且更强有力地去攻击既定的靶细胞。

　　到目前为止，靶向 CD19 的 CAR-T 是最成功，也是应用最多的 CAR-T 细胞疗法。在前期研究中，入组的 63 位患者，3 个月内总体缓解率达到 83%，1 年复发率为 64%，存活率为 79%。目前靶向 CD19 的 CAR-T 费用为 47.5 万美元，治疗后 1 个月如果无效将不用支付费用。必须指出的是，CD19 并不是真正意义上的肿瘤抗原，而是正常 B 淋巴细胞分化抗原，只不过 B 细胞白血病细胞既然是 B 细胞，当然也具有表达 B 细胞的标志。之所以选择 CD19 作为靶点，是因其频繁表达于 B 细胞白血病和淋巴瘤中，且表达程度和水平远高于其他潜在的 B 淋巴细胞靶点，如 CD20 和 CD22。

　　靶向 CD19 的 CAR-T 不仅杀伤 B 细胞白血病和淋巴瘤细胞，也同样杀伤正常 B 淋巴细胞，因此可致 B 细胞增生不良，这是可预测的不良反应，临床上可通过输注免疫球蛋白减轻因 B 细胞减少对体液免疫的影响；还可以进行骨髓干细胞移植来拮抗。此外，CAR-T 细胞治疗时，部分患者出现发热、低氧血症、低血压和神经系统改变，伴明显细胞因子增高，上述改变称作细胞因子释放综合征（CRS），其发生与 CD19 和 B 细胞成熟抗原（BCMA）CARs 相关。CRS 的严重程度与肿瘤负荷相关，有的可发展为威胁生命的毛细血管渗漏综合征，严重者可致死。2016 年，Juno 公司在 6 位 B 细胞急性淋巴细胞白血病的患者死亡后（脑水肿）终止了 CAR-T 试验。而就在诺华的 Kyrimah 疗法获批的 4 天后，2017 年 9 月 4 日美国 FDA 由于发现一例母细胞性浆细胞样树突状细胞肿瘤患者（罕见病）因细胞因子释放综合征及毛细血管渗漏综合征死亡，叫停了法国生物医药公司 Celletis 正在进行的同种异体 CAR-T I 期临床研究。

　　对 CAR-T 治疗无反应的患者大多数有 CRS 发作。CRS 的发生与 T 细胞活化和高水平细胞因子有关，如 γ 干扰素和 IL-6。美国 FDA 在批准诺华公司靶向 CD19 CAR-T 疗法上市的次日，即 2017 年 9 月 1 日批准了罗氏旗下雅美罗的托珠单抗（IL-6 单抗）上市。托珠单抗为 IL-6 受体拮抗剂，用以治疗 CAR-T 疗法产生的严重细胞因子释放综合征。在 CAR-T 的临床试验中，69% 的患者使用 1～2 剂量的托珠单抗 2 周内 CRS 完全缓解。如阻滞 IL-6 受体仍不能快速缓解症状，就应立即使用糖皮质激素治疗，以便及时控制严重的不良反应。尽管随着科研人员对该不良反应的重视，其产生概率已大大降低。但目前应用 CAR-T 疗法仍需特别谨慎，并需要继续开发更安全的新型 CAR-T。

　　如今，科学家们已将 CAR-T 疗法的研究从治疗白血病扩展到实体肿瘤，全球已经有数百个 CAR-T 临床试验项目正在在进行中，我国也有数十家单位向国家药监局申报进行 CAR-T 的临床试验，但绝大多数是靶向 CD19 的 CAR-T 疗法。现阶段常用的靶点除 CD19 以外，也有其他有关报道，如以 ERRB2 （HER-2/neu）治疗肺癌和前列腺癌的，瞄定 CAIX 治疗肾细胞癌，瞄定 Lewis Y 以治疗肺癌和卵巢癌等。美国宾西法尼亚大学的研究人员则利用间皮素作为靶点构建 CAR-T 用于胰腺癌的治疗。也有学者开始探讨治疗多发性骨髓瘤的 CAR 靶点，如 Kappa 轻链、CD138、Lewis Y 抗原、BCMA、CS1、CD38 和整合素 β，其中靶向 BCMA 的研究结果很好。急性髓系白血病的 CAR 靶点也在探讨中，包括 CD33、CLEC12A、CD44v6、EMR2、Tim3、CD70、LewisY 抗原、CD123 和叶酸受体 β。这里需要指出的是其中 CD123 CAR-T 细胞可导致致死性并发症，因此需要谨慎评估此靶点。对缺少类似 CD19 这样优质靶点的疾病，同时靶向 ≥ 2 个抗原，对减少抗原逃逸、同时不加重毒性也有一定作用。

目前 CAR-T 治疗实体瘤资料中最突出的例子就是颅内使用 IL13Rα CAR-T 细胞治疗多发脑恶性胶质瘤，结果肿瘤显著缩小。接受治疗的是一名 50 岁的男性患者，他患的是复发性多灶胶质母细胞瘤，在接受了肿瘤切除、化疗还有放疗之后，肿瘤依然没有离他而去，于是"走投无路"的他加入了希望之城的 I 期临床研究（临床注册号：NCT02208362）。研究人员通过磁共振成像（MRI）确定了患者脑内共有 5 个肿瘤灶，最大的一个位于右颞枕区域（tumor1，简称 t1，后同），剩下的两个位于右额叶（t2、t3），两个位于左颞叶（t4、t5）。其中 t2、t3 在之前接受过不完全切除，在这次治疗开始后，它们的附近又出现了两个肿瘤（t6、t7）。

研究人员靶定的抗原是 IL13Rα2，这是脑瘤中的一种常见受体，但同时这个靶点是首次在 CAR-T 研究中出现。他们采用的方法是脑室内注射，注射点位于 t1 附近，第一次的治疗持续了 6 周时间，但是情况并不乐观，t1 虽然没有变大，但是仍然顽固地占据着位置，而 t4 ~ t7 四个肿瘤灶却都有了小幅的增长。更糟糕的是，患者出现了腿麻的症状，经 MRI 检查，研究人员发现了脊柱出现了一个 18mm 大的肿瘤和几个不到 4mm 的小肿瘤转移！这让研究人员有些担心，他们做了分析，认为 CAR-T 治疗是起到了阻止肿瘤生长作用的，但只局限在了局部（t1 注射点），对较远位置的肿瘤没有起到有效的控制。

在此基础上，第二次治疗开始后研究人员在右侧脑室进行了 10 次注射。注射进行了 3 次（实验的第 133 天）后，研究人员被一个喜讯"唤醒"——患者脑内和脊柱内的所有肿瘤都变小了！紧接着，在进行第 5 次注射（第 190 天）后，部分肿瘤消失了，剩下一部分减小了 77%。在最后剩下的 5 次注射结束后，研究人员发现，患者体内的肿瘤全部消失。不过不太幸运的是，当试验往前推进至了 7.5 个月（228 天）的时候，研究人员在 4 个新的位置发现了复发[①、②]。这个试验的过程跌宕起伏，先是治疗 6 周不但不起效，反而肿瘤有进展，但他们坚持了下来，终于发现肿瘤消退了。然而，当人们为肿瘤完全消退而欢呼后的半年多时间，肿瘤又复发。

　　不过我认为，无论如何，终于有一例实体肿瘤在 CAR-T 的治疗下取得了完全消退的结果。但是，只有 1 例还不具有普遍性，我们期待有更多一些的病例出现这样的效果。其实在 CD19CAR-T 治疗 B 细胞白血病一年后也曾有 60% 以上的患者出现复发。我们也经常遇到过同样的问题。有患者免疫治疗后呈无瘤状态，但经过几年又会复发。因为人体的免疫功能状态是动态变化的，特别是在出现较大的心理刺激或压力事件以及过劳致免疫低下时就会复发。当然我们也总结经验，制订了一套防止复发的策略。

　　事实上，目标抗原的选择对于 CAR 的特异性、有效性以及基因改造 T 细胞自身的安全性来讲都是关键的决定因素。现已发现实体肿瘤细胞一些相关抗原表位与正常组织细胞相比只是表达量的高低不同。CAR-T 对具有低表达量靶点正常组织细胞的攻击会产生"脱靶效应"，从而导致严重不良反应。CD19 这个靶点有其特殊性，因为它就表达在 B 细胞上，尽管 B 淋巴细胞白血病细胞和正常 B 淋巴细胞都表达 CD19，都可以被 CD19CAR-T 杀伤，但是可以有补救措施，如 B 细胞主要功能是产生免疫球蛋白，当 B 淋巴细胞被打击而增生不良时可以补充血液制品免疫球蛋白，甚至可以做骨髓干细胞移植，而其他实体肿瘤可就不那么幸运了。

　　此外，肿瘤特异性靶点的效率性问题也是值得注意的。实体肿瘤组织细胞具有高度异质性（具有不同干性或不同分化程度的肿瘤细胞，支持肿瘤生长可能异化的间质细胞和血管内皮细胞）、多基因改变、在免疫压力下的自我调变等生物学特性，使得抗单一靶点的治疗在实体肿瘤的临床上很难大范围奏效。尽管近来已经有人进行双靶点 CAR-T 临床研究（多发性骨髓瘤），但在外科常见的实体肿瘤中至今未见到满意的样版。

　　影响 CAR-T 发挥效率的因素还有 CAR-T 细胞回输体内后细胞的衰减问

---

①应雨妍，NEJM重磅: CAR-T首次消灭实体瘤，意义非凡!.奇点猛科技公众号: [2016-12-30]，
https://www.geekheal.com/car.r/

② Christine E. Brown, D. Alizadeh, R. Starr, et al. Regression of Glioblastoma after Chimeric Antigen Receptor T-Cell Therapy. N Engl J Med, 2016, 375:2561-2569

题。研究发现肿瘤细胞一旦在局部构建起适宜自己生长的环境，会释放一系列免疫抑制因素，从而阻止 T 细胞进入肿瘤区域或诱导 T 细胞凋亡，最终使得包括 CAR-T 在内的 T 细胞免疫疗法抑瘤效率大打折扣。因此，无论各种媒体如何宣传，事实是 CAR-T 并非是针对所有癌症的"神药"。CAR-T 对实体肿瘤治疗面临的主要问题是寻找到理想的肿瘤特异性抗原，而且解决如何适应个体化和对付多靶点的问题。

（5）T 细胞受体基因修饰 T 细胞（TCR-T）[1]、[2]：T 细胞对 APC 提呈的抗原肽产生的免疫应答主要通过 T 细胞受体（T cell receptor，TCR）的抗原识别和不同的信号转导蛋白（CD3 和 ζ 链等）而完成。TCR 为所有 T 细胞表面的特征性标志，以非共价键与 CD3 结合，形成 TCR-CD3 复合物。TCR 是由两条不同肽链构成的异二聚体，由 α、β 两条肽链组成，每条肽链又可分为可变区（V 区）、恒定区（C 区）、跨膜区和胞质区等几部分；其特点是胞质区很短。TCR 分子的抗原特异性存在于 V 区；V 区（Vα、Vβ）又各有三个高变区 CDR1、CDR2、CDR3，其中以 CDR3 变异最大，直接决定了 TCR 的抗原结合特异性。在 TCR 识别 MHC- 抗原肽复合体时，CDR1、CDR2 识别和结合 MHC 分子抗原结合槽的侧壁，而 CDR3 直接与抗原肽相结合。TCR 分为两类：TCR1 和 TCR2；TCR1 由 γ 和 δ 两条链组成，TCR2 由 α 和 β 两条链组成。外周血中，90% ～ 95% 的 T 细胞表达 TCR2；而且任一 T 细胞只表达 TCR2 和 TCR1 之一。

由于肿瘤细胞是人体自身突变的细胞，表面的抗原基本是人体自身的抗原，T 细胞针对这些抗原的 T 细胞受体（TCR）的亲和力都较低，因此往往无法识别和杀伤肿瘤细胞。TCR-T 就是人工设计高亲和力的 TCR，通过转基因技术转染给体外培养的 T 细胞，增强 T 细胞对肿瘤细胞的特异性识别能力，再回输到患者体内，使原来无肿瘤识别能力的 T 细胞能够有效地识别并杀伤肿瘤细胞。

2006 年，Rosenberger 领导的团队首次开展了 TCR-T 治疗黑素瘤患者的 I 期临床试验，其客观缓解率为 11.8%（2/17）。目前已完成的 9 项 TCR-T 临床试验中，人数均在 40 以下；客观缓解率为 25.6%（40/156）；其中共计 4 名患者死亡，死亡率为 2.6%。死亡原因为脱靶效应，即 TCR-T 攻击了自身正常组织（颅脑及心脏）。2017 年 8 月前沿细胞疗法新锐公司 Kite Pharma 公布了其创新

---

① 李扬秋 . T 细胞受体的研究和应用，北京：人民卫生出版社，2009：2-18.

② Restifo N P, Dudley M E, Rosenberg S A. Adoptive immunotherapy for cancer: harnessing the T cell response. Nature Reviews Immunology, 2012, 12（4）：269-281

TCR-T 细胞疗法的最新进展。这项与美国癌症研究所（NCI）合作的研究表明，TCR-T 疗法有潜力为常见的实体瘤带来治疗的希望。收获积极数据的 TCR-T 疗法，靶向的是 MAGE A3 抗原。这种癌症抗原在膀胱癌、食管癌、宫颈癌、头颈癌、肺癌、卵巢癌及其他癌症中普遍存在。按设想，这一疗法有望对多种实体瘤进行治疗。在一项剂量递增的研究中，17 名患有转移性实体瘤的患者在化疗后，接受了 MHC II 类限定（MHC class II restricted），针对 MAGE A3 的 TCR-T 疗法。其中，4 名患者出现了缓解，1 名转移性宫颈癌患者出现了完全缓解，并持续了 29 个月。此外，3 名患者出现了肿瘤尺寸的缩小，他们体内的 TCR-T 细胞水平在治疗的 1 个月后也有显著上升。这 3 名患者中，一名患有尿路上皮癌的患者在治疗后的第 19 个月时还处于部分缓解中。该研究中没有出现预料外的脱靶毒性，也没有出现和治疗相关的死亡事件[①]。

　　总的来说，细胞毒性 T 细胞（CTL）是体内清除肿瘤细胞的正规部队或者说是主要武装力量，而引起患者体内肿瘤缩小或消失的主要因素就是靶向肿瘤特异性抗原的克隆化 T 细胞受体。基于 TCR 基因重排分析技术，可以从癌症患者外周血或肿瘤浸润淋巴细胞（TIL）的多克隆 T 细胞群中检测和分离出肿瘤抗原特异性单克隆或寡克隆增殖的 T 细胞，也可以分析出特异性识别肿瘤。由于癌症患者体内产生的 CTL 数量有限，以及机体系统内或局部微环境中存在的各种免疫抑制因素，手术后、放疗、化疗后仅仅依靠患者自身免疫恢复或重建有时无法达到预期。因此，利用细胞工程技术，在体外培养、扩增和修饰靶向肿瘤的细胞毒 T 细胞，再过继转移到患者体内，是治疗癌症很有前途的方法。

🌱 札记 3-9　肿瘤相关巨噬细胞的"唤醒"或"再教育"

　　既往认为巨噬细胞作为固有免疫的重要组成部分，通常扮演的角色是抵御病原体入侵的"排头兵"和激活适应性免疫的"通讯兵"。在肿瘤免疫中作为抗原递呈细胞，巨噬细胞可以处理并向淋巴细胞呈递肿瘤抗原，激活 T 细胞以产生特异性抗肿瘤细胞免疫应答；活化的巨噬细胞不仅可直接与肿瘤细胞结合，通过释放溶解细胞酶杀伤肿瘤细胞，其细胞表面还有 Fc 受体，可通过特异性抗体介导 ADCC 效应和分泌肿瘤坏死因子（TNF）等细胞毒性因子间接杀伤肿瘤细胞。

---

① 入住新浪医药新闻作者 . Kite TCR-T 疗法有望今年上市，药明康德，[2017-08-18]，https://med.sina.com/article_detail_103_2_31964.html

但是，近年来的研究发现，在肿瘤环境中，巨噬细胞却经常背叛机体的免疫系统。它不但不与同一战壕里的战友并肩作战、完成自身的任务并协同其他免疫细胞完成任务，相反，这些肿瘤相关的巨噬细胞（Tumor-associated macrophage，TAM）还会阻止 T 细胞攻击肿瘤，且分泌生长因子滋养肿瘤细胞，促进肿瘤血管的生成，导致肿瘤细胞扩散转移[1]。TAM 的这一背叛和帮凶行为，使科学家们在利用免疫检查点以及 CAR-T 等加强 T 细胞抗肿瘤作用方面的努力打了折扣。因此，近年来关于 TAM 如何行使免疫抑制功能的机制研究、如何才能阻止 TAM 负面效应的研究，还有唤醒并恢复其对肿瘤本能的杀伤作用及重新与 T 细胞协同合作的研究，一直方兴未艾，成为临床新医疗技术的热点研究课题。

TAM 在肿瘤免疫中的负面效应机制以及针对性"唤醒"或"再教育" TAM 的治疗技术研究主要表现在如下几个方面。

1. Ⅱa 类组蛋白去乙酰化酶（Class Ⅱa HDAC）及其抑制剂 TMP195[2]、[3]　在肿瘤环境中，肿瘤细胞借助Ⅱa 类 HDAC 来调节巨噬细胞的增殖与分化。通常情况下，这种酶会使巨噬细胞走上有利于肿瘤细胞生长的"邪路"。那么是否可以使用Ⅱa 类 HDAC 抑制剂来阻止 TAM 的"背叛"呢？Jennifer Guerriero 和其他研究人员发明了一种方法，利用一种名叫 TMP195 的Ⅱa 类 HDAC 的抑制剂去与该酶结合，阻断肿瘤细胞对 TAM 的"误导"途径，使巨噬细胞"改邪归正"，走上抑癌的正确道路。

他们选取了一种晚期癌变且肺转移是由巨噬细胞控制的乳腺癌小鼠模型。研究人员给这种小鼠连续 5 天注射 TMP195，看看小鼠肿瘤中的巨噬细胞能否接受 TMP195 的"再教育"。结果发现小鼠的肿瘤部位确实发生了一系列免疫反应：其中促癌的巨噬细胞数量减少了，而新的抑癌巨噬细胞增多了，并激活了杀伤癌细胞的 T 细胞。此外，TMP195 还减少了肿瘤中血管的异常分支、增加了肿瘤的凋亡数量、减少了肿瘤的增殖。随后，研究人员又根据小鼠肿瘤的大

① Talmadge, J.E. and D.I. Gabrilovich, History of myeloid-derived suppressor cells. Nat Rev Cancer, 2013, 13（10）: 739-752

② 迷途的巨噬细胞终于被科学家拯救，成为癌症免疫治疗悍将，奇点网，[2017-05-09]，https://www.sohu.com/a/139300592_115384

③ Guerriero, L. J. Alaba Sotayo, Holly E. Ponichtera, et al. Class IIa HDAC inhibition reduces breast tumours and metastases through anti-tumour macrophages. Nat, 2017, 543: 428-432

小，分别给予了 13 ~ 24 天的 TMP195 治疗。当治疗到 13 天时，小鼠的肿瘤增长速度明显放缓了；治疗到 24 天时，小鼠肺部的癌细胞转移灶数量和大小都明显减小。研究人员又分别采用缺乏某一类免疫细胞的小鼠进行了这种 TMP195 的治疗，用以了解 TMP195 的抗肿瘤活性与什么细胞相关联。结果发现缺乏巨噬细胞和缺乏 CD8+T 细胞（杀伤性 CTL）的小鼠，其 TMP195 抗肿瘤活性降低了。这说明 TMP195 的抗肿瘤效果是由巨噬细胞和 CD8+T 细胞共同产生的。

为了进一步了解被"唤醒"的巨噬细胞还能做些什么，他们将 TMP195 治疗同化疗药物（卡铂和紫杉醇）以及 PD-1 抑制剂一起使用，最终观察显示 TMP195 诱导的巨噬细胞能够提高化疗或 PD-1 抑制剂的疗效和耐受性。这些试验告诉我们，在该乳腺癌小鼠模型中，TMP195 能够帮助巨噬细胞"改邪归正"，使肿瘤缩小并阻止肺转移；当 TMP195 与化疗药物或 PD-1 抑制剂联合使用时，疗效和治疗的耐受性有所提高。因此，科学家们认为，Ⅱ a 类 HDAC 抑制剂可以成为癌症治疗中激活潜在的抗癌巨噬细胞的有效途径。

2.CD47-SIRPα 信号通路与 CD47 抑制剂　肿瘤细胞为了诱导肿瘤微环境中的巨噬细胞充当它们的帮凶，通过高表达 CD47 分子并让其与巨噬细胞表面的 SIRPα 分子结合，直接导致巨噬细胞不仅同肿瘤细胞和平共处，而且还通过促进肿瘤内血管增殖，抑制了效应 T 细胞作用的发挥，促进肿瘤细胞持续性扩增和生长。

早在 10 多年前，美国斯坦福大学医学院的 Irving Weissman 就发现，白血病细胞比起正常细胞来，会生成更多的 CD47 蛋白。随后他发现，CD47 蛋白同样存在于很多健康细胞的表面，通过与巨噬细胞表面的 CD47 配体 SIRPα（Signal regulatory protein-α）结合来告诉巨噬细胞不要去"吞吃"（don't-eat-me）它们，从而保护健康细胞不被清除。当细胞老化或病变时，细胞表面的 CD47 分子会逐渐丧失，巨噬细胞就会识别并清除掉那些老化或病变细胞。然而，遗憾的是，这个维持机体内环境稳定的免疫平衡机制却被癌症细胞利用了。

Weissman 团队报道，几乎每种类型的癌症细胞表面都存在着大量的 CD47 蛋白。它们靠 CD47 分子与巨噬细胞表面的 SIRPα 结合来欺骗巨噬细胞，以逃逸免疫细胞的追杀。那么，如果用抗 CD47 抗体去封闭 CD47 分子会发生什么呢？研究人员接着在小鼠身上做实验，用抗 CD47 的抗体阻断 CD47 蛋白，刺激免疫细胞识别出癌症细胞，于是成功地治愈了一些淋巴瘤和白血病。Weissman 研究团队坚信，anti-CD47 抗体还可以治疗更多的癌症，并不仅仅限于血液癌症。

同为斯坦福大学医学院的 Sharareh Gholamin 一直致力于儿童脑瘤的免疫治

疗。她采用的是一种名叫 Hu5F9–G4 的抗 CD47 抗体，在 5 种儿童脑瘤异种移植的小鼠模型中测试了这种抗体的疗效。Hu5F9–G4 成功地抑制了肿瘤生长及脑髓、骨髓癌细胞的转移，并通过增强巨噬细胞的募集作用延长了小鼠的生存时间，同时没有显示对正常组织有毒性[①]。这意味着 Hu5F9–G4 是多种儿童中枢神经恶性肿瘤的潜在性治疗药物。目前，Hu5F9–G4 这个抗体也是该项研究的联合通讯作者、另一位斯坦福大学教授 Irving L. Weissman 创办的 Forty Seven 公司的重要产品之一。不过我们也应该指出，该药物如果要真正用到临床，必须考虑其潜在的不良反应。例如红细胞上有 CD47 的高表达，因此它会更容易优先和 CD47 抗体药物结合，因此把药物富集在红细胞表面，起到了"储水池"作用。一旦打破红细胞表面的这种"don't-eat-me"信号，可能导致巨噬细胞清除红细胞，从而诱发贫血症状。

3. CSF1R 蛋白及其抑制剂[②] 既然肿瘤相关巨噬细胞在肿瘤环境中更多的是发挥免疫抑制功能，起到促进肿瘤生长和转移的推波助澜作用，科学家就要想出办法去清除这些"帮凶"。要清除这些负面的巨噬细胞首先要寻找靶分子。科学家们锁定了巨噬细胞表面的 CSF1R 蛋白，制订了应用 CSF1R 的抑制剂作为消除巨噬细胞的治疗策略。然而，奇迹并没有发生，清除这些叛变的肿瘤相关巨噬细胞没有获得预期的结果，在大多数肿瘤模型中给予 CSF1R 的抑制剂后，都未控制住肿瘤进展，肿瘤细胞继续生长，免疫系统继续被抑制。进一步分析才发现，原来在使用 CSF–1R 抑制剂"清理"肿瘤相关巨噬细胞的同时，竟然会意外地招募了大量有着强大免疫抑制活性的多核型髓源抑制性细胞（PMN–MDSC）在肿瘤局部的聚集。这一类细胞的存在会抑制免疫系统的功能，是肿瘤对于化疗、靶向疗法和免疫疗法等产生抗性的一个重要因素。

目前，已报道有多种病理类型的肿瘤患者体内可以检测到 MDSCs，如肾癌、肺癌、黑素瘤、肝癌、前列腺癌等。多核型髓源抑制性细胞（PMN–MDSC）就是其中最主要的一类。为了搞清楚这其中的机制，研究人员分析了使用 CSF1R 抑制剂治疗的肺癌小鼠肿瘤细胞裂解物中各种趋化因子的表达。结果

---

① Gholamin, S. Mitra S. Siddhartha, Feroze H. Abdullah, et al. Disrupting the CD47SIRPα anti-phagocytic axis by a humanized antiCD47 antibody is an efficacious treatment for malignant pediatric brain tumors. Sci. Transl. Med.9, eaaf29689（2017），Downloaded from http://stm.sciencemag.org/ on March 15, 2017

②《细胞》子刊：那些促进肿瘤生长，还吃 PD–1 抗体的巨噬细胞，科学家终于找到消灭你的好办法了，科学大发现．奇点网，[2017–12–04]，https://www.sohu.com/a/208422523_115384

发现与对照组相比，使用 CSF1R 抑制剂后会使肿瘤相关的成纤维细胞产生趋化因子（CXCL1）数量显著增加，而这种趋化因子对招募免疫抑制细胞（PMN-MDSC）到达肿瘤部位具有重要作用。

原来介导巨噬细胞功能和存活的 CSF1 的存在，是能够减少 CXCL1 趋化因子，从而避免免疫抑制细胞（PMN-MDSC）聚集的。而使用 CSF1R 受体抑制剂时，就意外地消除了这种抑制，导致了 CXCL1 趋化因子的增加，从而引起免疫抑制细胞（PMN-MDSC）在肿瘤部位大量累积。也就是说，仅仅应用 CSF-1R 抑制剂"清理"肿瘤相关巨噬细胞是不够的，还要想办法抑制 CXCL1 的数量。于是研究人员又想出新招，在肺癌和黑素瘤小鼠模型中，同时加入消除肿瘤相关巨噬细胞的 CSF1R 抑制剂，以及降低大多数趋化因子的药物（选择性 CXCR2 抑制剂），结果正如预期的一样，既减少了肿瘤相关巨噬细胞，也没有招募"抑制性细胞"的聚集，而且显著抑制了肿瘤进展。当研究人员将 CSF1R 抑制剂和降低趋化因子的药物（选择性 CXCR2 抑制剂）及 PD-1 抗体三药联合治疗，他们发现与单独使用各种抑制剂的抗肿瘤作用相比，其抗肿瘤作用更加显著，并且能够显著增强 PD-1 抗体免疫治疗的效果，这可能为肿瘤的免疫治疗创造新的机会。

4. 期待新的突破 当前，围绕肿瘤组织中浸润巨噬细胞或称肿瘤相关巨噬细胞的工作还在不断深入，新的研究成果层出不穷，在此只是列举几例。总而言之，巨噬细胞作为机体免疫系统的重要成分，也是一把双刃剑，既可以是肿瘤支持性的 M2 样细胞，在肿瘤细胞与免疫细胞博弈过程中成为肿瘤的帮凶；也可以是肿瘤杀伤性 M1 样细胞，直接或协同其他免疫细胞清除肿瘤。之前的研究中，人们都是以耗竭 M2 样细胞为治疗策略，结果并不尽人意。现在，科学家们更倾向于对巨噬细胞进行"再教育"，激活其吞噬作用直接产生治疗效果，还可以促使它去激发其细胞以增强抗癌效果。因此，在人们聚焦于获得性免疫中 T 细胞治疗作用的同时，充分利用固有免疫将能够改善多种类型肿瘤的治疗效果。特别是在应对大量髓源抑制性细胞（MDSCs）的免疫抑制作用时，我们期待更多肿瘤免疫治疗的新突破。

🌱 札记 3-10　中性粒细胞在抗癌中的角色与作用

在实体肿瘤终末期，通常见到患者会持续发热，白细胞增高，以中性粒细胞增高为主，淋巴细胞只有百分之几，而且无法用感染解释，抗生素治疗无效，医生们一般束手无策。实际上这是机体启动了全身性的炎症反应，是一种免疫系统失去平衡的表现。

　　一直以来，人们都知道炎症反应与肿瘤的发生发展有着密切的关系。在化疗普遍应用的今天，医生们也一直关注白细胞总数，一旦白细胞数太低，就会应用粒细胞生长因子，迅速提升外周血白细胞，当然主要是粒细胞。中性粒细胞占外周血白细胞总数的 50% ~ 70%，是血液循环中数量最多的免疫细胞，主要表现为抗细菌感染的非特异性细胞免疫功能。中性粒细胞与淋巴细胞的关系一直是我感兴趣的问题。尽管若干年前，美国学者崔征发表文章说发现了"超级中性粒细胞"具有强大的抗癌作用，但很可惜，后来并未见到临床研究的更多数据。

　　一些癌症的发生确实与长期的慢性炎有关，但其中的机制并不是十分清楚。临床上可以很明确地看到，肿瘤患者往往外周血白细胞中的中性粒细胞升高，而淋巴细胞比率减少；粒细胞/淋靶细胞比值增高。笔者经常在临床上以该指标判断癌症生存者的预后和康复情况，以及是否需要进行免疫干预。也许作为炎症反应的主要效应细胞——中性粒细胞也像巨噬细胞一样，在肿瘤免疫中扮演着双重角色？这需要更多深入的研究来揭示其中的规律。

　　最近，美国的研究人员发现了关于中性粒细胞与肿瘤关系的最新证据。他们使用最新的质谱流式细胞技术（CyTOF）同时分析已知的 39 个细胞表面生物标志物，以确定造血干细胞、祖细胞、髓样前体细胞和终末分化细胞，尤其是中性粒细胞。他们发现了前所未知的具有中性粒细胞特征的祖细胞群。通过体内过继转移证实，这些祖细胞仅产生中性粒细胞。研究人员们在确定了小鼠中性粒细胞祖细胞群后，立即以同样的方法追踪到了健康人体骨髓中的中性粒细胞祖细胞。但是，当研究人员把人体或小鼠的这些祖细胞转移至小鼠肿瘤模型中却发现，人类和小鼠的中性粒细胞祖细胞均能促进肿瘤的生长。当他们比较了健康人群与近期被诊断为黑素瘤患者人群的血液时发现，黑素瘤患者血液循环中的中性粒细胞祖细胞水平更高。目前研究人员正在努力确认其他类型癌症是否也存在这种情况[①]。

　　这个研究结果，让我联想到临床经常遇到的一些肿瘤患者的治疗情况，当化疗后白细胞降低时，某些医生连续给患者用上"升白针"（粒细胞刺激因子）3天，或者一次注射 2 支，使白细胞迅速蹿升至（20 ~ 30）×10^9/L。对此我一直持反对态度，因为从骨髓里一下子动员那么多幼稚的白细胞并不能取得很好的抗感染效果，也没有必要，反而可能会带来一些不利因素。现在看来，动员出

---

① Yanfang Pelpel Zhu, Lindsey Padgett and Huy Q. Dinh.Identification of an Early Unipotent Neutrophil Progenitor with Pro-Tumoral Activity in Mouse and Human Bone Marrow. Cell Reports, 2018, 24, 2329-2341

来的这些细胞中很可能有相当比例的中性粒细胞祖细胞群，它们可能会促进肿瘤生长。应该对这些癌症患者进行中性粒细胞祖细胞群的检测。

札记3-11 怎么选择免疫治疗才能精准

1. 免疫应答开关及其平衡 上述所有与肿瘤免疫相关的免疫细胞在发挥免疫功能时都有一个共同特点，那就是首先要识别外源性或内源性抗原，再决定是否应答（活化、增殖、分化、攻击等），即"开"或"关"。

"开"就是启动应答并产生足够的效应细胞和效应分子以及记忆细胞，并将抗原破坏和（或）清除；"关"就是关门谢客，对外来刺激不予理会，不启动前述的一系列反应。其核心就是免疫系统试图使自己保持于攻击外来生物体及清除自身变异细胞与保护自身正常组织不受伤害之间的平衡状态，而维持这种平衡状态有一个重要机制就是通过自检装置来识别和控制免疫攻击与否，以及攻击的强度和时间。相当于司机驾驶汽车要"加油门"或"踩刹车"，既要向前行驶又要防范误撞行人或障碍物这样一对操作。这是一个精密而又智能化的免疫调控系统，许多不同的细胞和不同的分子参与其中。

2. 免疫检查点或免疫哨所概念 当前，人们喜欢用免疫检查点或免疫哨所（immune checkpoint）这个概念概括这个庞大的网络系统及复杂的运行机制。2006年Korman，Peggs和Allison的一篇综述文章里第一次提出免疫检查点这个词[1]，Allison认为CTLA-4是第一个免疫检查点（immune checkpoint），而其他有免疫抑制作用的分子包括PD-1/PD-L1，都属于免疫检查点分子。以前发现的一些抑制性分子没有提，以后发现的其他免疫细胞上的抑制分子也被叫作免疫检查点分子，例如前述的与巨噬细胞相关的CD47分子，现在不知不觉囊括了所有新发现的免疫抑制功能的分子。笔者认为，作为一个有重要生理功能和潜在治疗前景的免疫分子，把它们的机制搞清楚是科学家应该去做的工作，但作为一个科学的学说或理论，要用来指导临床治疗的理念甚至临床治疗的方案，这样简单化、机械化的描述或概括是不够的。

3. 确定肿瘤免疫治疗的目的是第一位目标 我曾经在国内各种学术会议上讲过，我们做肿瘤免疫治疗的目的是什么？难道是像以前开发化疗药物、分子靶向药物那样开发出新一代的"盾牌""炸弹"吗？难道不论给患者带来多大的

① Korman AJ, Peggs KS, Allison JP. Checkpoint blockade in cancer immunotherapy. Adv Immunol, 2006, 90:297-339. Review

痛苦，只要杀敌一千，自损八百就是好药，甚至杀敌一百，自损一千也在所不惜吗？难道不顾肿瘤的千变万化，锚定一个分子，花费巨资只是少数患者获益，大部分患者陪绑吗？我认为都不是！免疫治疗的最高境界就是帮助患者抗肿瘤的免疫功能恢复正常，使患者自身能够正确的运用免疫应答开关，唤醒哪些胡吃海睡不干活的免疫细胞，开拔到应该战斗的地方去；而对正常组织细胞能够保护无损，使紊乱的免疫功能重新趋于平衡。要实现这样一个目标谈何容易！

　　首先，我们要分清楚整个机体的免疫系统异常与肿瘤免疫微环境的异常，系统与局部的相互关系如何？不同的免疫细胞之间的协同发生了什么改变？就某个体来说，在免疫应答的一系列生理过程中哪个节点出了问题？是一个信号分子通路出现了问题，还是多个信号分子通路出现了问题？肿瘤细胞采取了什么样手段掩藏了自己的突变标志？能否有更敏感的方法筛查出来？怎样给免疫细胞装上制导装置靶向肿瘤？怎样在系统或病灶局部降低那些抑制性细胞亚群，例如调节性 T 细胞（Treg）、髓源抑制性细胞（MDSC）、肿瘤相关巨噬细胞等？在封闭免疫抑制性分子时如何针对靶向肿瘤的特异性 T 细胞，而不是全面封闭免疫细胞的抑制性分子。像目前应用 CTLA-4 抗体全身性阻断免疫抑制分子，不但没有起到抗肿瘤作用，还造成很大的不良反应。总之，我们还有很多工作要做。看到很多患者求生心切，以为抓住一个免疫治疗方法，倾其所有，就可以改变自己的命运，我感到很无奈也很痛心。所以，有必要把道理讲清楚，让临床一线的医生、患者及家属有一个客观的判断和明智的选择。

 札记 3-12　免疫检查点抑制剂应用现状

　　1. PD1/PD-Ls 抑制剂　既然免疫检查点与免疫检查点抑制剂已通过媒体风靡了全球，而且确实新的药物在临床使一部分患者获益，因此我们有必要复习一下文献，了解目前最火的 PD1/PD-Ls 信号通路和 CTLA-4 通路及其阻断剂在肿瘤治疗方面的作用与机制。

　　（1）简介 PD1/PD-Ls 信号通路：众所周知，程序性死亡受体 -1（Programmed death-1，PD-1/CD279）是 T 细胞上的一种抑制性受体，也是体内重要的免疫检查点。然而却不一定知道 PD-1 是一种诱导表达的蛋白，即 T 细胞在未被激活的时候几乎是没有 PD-1 表达的，只有在 T 细胞活化之后，PD-1 才会被诱导表达。笔者曾在临床上检测过许多正常人群和肿瘤患者 T 细胞表面 PD-1 表达情况，正常人群外周血 T 细胞（CD4$^+$ 和 CD8$^+$T 细胞）表达 PD-1 的 T 细胞很少，肿瘤患者总体高于正常人，但高得有限，并非想象的那么高。除了在活化成熟的 T 细胞上有表达，PD-1 还在胸腺的双阴性（CD4⁻CD8⁻）T 细胞、活化的 NK 细胞、单核细胞和未成熟的朗格汉斯细胞上呈低表达。

程序性死亡受体-1 的配体（Programmed death-1 ligand，PD-Ls）包括 PD-L1（B7-H1/CD274）和 PD-L2（B7-DC/CD273），两者表现为不同的表达模式。PD-L1 组成性的低表达于抗原递呈细胞（APCs），以及非造血细胞如血管内皮细胞、胰岛细胞及免疫豁免部位（如胎盘、睾丸和眼睛）。炎性细胞因子如 I 型和 II 型干扰素、TNF-α 和 VEGF 等均可以诱导 PD-L1 的表达。PD-L2 只在被激活的巨噬细胞和树突细胞中有表达。PD-1 通过与 PD-L1 和 PD-L2 这两个配体作用而抑制 T 细胞的活化及细胞因子的产生，在维持机体的外周免疫耐受上发挥重要作用。

（2）肿瘤细胞 PD-L1 表达上调及其机制：人们早已知道肿瘤细胞及肿瘤微环境通过上调 PD-L1 表达并与肿瘤特异的 CD8⁺T 细胞表面的 PD-1 结合，来限制宿主的免疫反应。

肿瘤细胞主要通过以下途径上调 PD-L1 表达：① EGFR、MAPK 或 PI3K-Akt 通路的激活，STAT3 蛋白高表达和 HIF-1 转录因子等均可以上调 PD-L1 的表达；②编码 PD-L1 的基因扩增（9p24.1）；③ EB 病毒的诱导（EB 病毒阳性的胃癌和鼻咽癌，没有 9p24.1 基因扩增，也可以表现为 PD-L1 的高表达）；④表观遗传学的机制等。

在肿瘤微环境中，免疫细胞分泌的细胞因子的刺激同样可以诱导 PD-L1 和 PD-L2 的表达，其中 γ- 干扰素是最重要的刺激因子，除作用于肿瘤细胞，还可以诱导肿瘤微环境中其他细胞，包括巨噬细胞、树突状细胞和基质细胞表达 PD-L1 和 PD-L2；而能够识别肿瘤抗原的，活化肿瘤浸润性 T 淋巴细胞则是 γ- 干扰素的重要产生者，这一过程被称为"适应性免疫抵抗"，通过这一机制，使肿瘤细胞实现自我保护。由此可以看出，免疫激活本身就启动了免疫抑制，就像左脚踩油门，右脚放在刹车上随时准备踩下去一样。

当细胞突变并且建立了自己的根据地，形成了肿瘤组织微环境时，通过前述的 NK-DC-T 细胞一系列的免疫活化过程，肿瘤特异性 T 细胞浸润到肿瘤组织中去，试图清除癌细胞。但不论是 NK 还是 T 细胞在肿瘤微环境中一旦分泌 γ- 干扰素，就给了肿瘤细胞一个报警信号，"我们要来攻击你了"！也就会立即刺激肿瘤细胞上调 PD-L1 表达并与肿瘤特异的 CD8⁺T 细胞表面的 PD-1 结合。

当 PD-1 与 PD-L1 结合后，PD-1 胞质区 ITSM 结构域中的酪氨酸发生磷酸化，募集 SHP-2 磷酸酶，使 TCR-CD3 分子和下游的 ZAP70 发生去磷酸化；此外，通过阻断细胞抗凋亡因子 Bcl-XL 的表达，进一步阻断 PI3K 的活化，下调 IL-2 表达和葡萄糖代谢；而 IL-2 的表达下调又进一步诱导 CD8$^+$T 细胞和 CD4$^+$T 细胞处于功能失活状态，起到免疫负调控作用，来压制 T 细胞的激活。

这一系列生化反应的结果会帮助肿瘤细胞逃脱免疫系统的围剿，起到促进肿瘤细胞生长的作用。

（3）PD1/PD-Ls 抑制剂的问世：为了拮抗免疫检查点对免疫系统的负调控作用，开辟新的抗癌治疗途径，科学家们以 PD1/PD-L1 抑制性信号通路为靶标，研发了针对 PD-1/PD-L1 通路的阻断剂，解除肿瘤细胞对免疫系统的抑制，重新激活抗肿瘤 T 细胞，增强 T 细胞对肿瘤细胞的杀伤。而 PD1/PD-L1 阻断剂因其可批量化生产，质控较简便；部分肿瘤疗效较好；适应证较广；相关检测试剂盒可指导个体化用药等优势，已经成为近年来在肿瘤免疫治疗领域的一大热点。

2014 年，默沙东公司的 Keytruda（pembrolizumab，派姆单抗，又称 K 药）成为首个在美国获 FDA 批准上市的治疗黑素瘤的抗 PD-1 单抗药物。2017 年 5 月 10 日，美国 FDA 又加速批准了 Pembrolizumab 联合培美曲塞 + 卡铂用于既往未经治疗的无突变的晚期 NSCLC 患者（非鳞癌）的治疗。

除了默沙东公司的派姆单抗以外，还有多个国际知名大药厂，如百时美、施贵宝、罗氏、阿斯利康等，特别是国内企业如君实生物、百济神州、恒瑞医药等针对 PD-1 或 PD-L1 免疫检查点阻断的新药在进行临床试验。尽管人们对 PD-1/ PD-L1 免疫检查点阻断药物寄予厚望，但从已获得的临床数据总体来看，总有效率不超过 30%，而且总生存期和无进展生存期只延长数月，离临床医生和患者及其家属的期望还是相差太远了。

（4）PD1/PD-Ls 抑制剂的应用情况：经过几年的临床实践，2018 年以来国际顶级医学杂志相继发表了几篇关于该药的临床数据。

1）Pembrolizumab（派姆单抗）与安慰剂对照治疗切除的Ⅲ期黑素瘤——这是 2018 年 5 月发表在《新英格兰医学杂志》上的一项关于派姆单抗治疗黑素瘤的临床试验结果[1]。该试验将完全切除的Ⅲ期黑素瘤患者随机分为两组，试验组接受（根据肿瘤分期和地理区域分层）每 3 周静脉注射 200mg 派姆单抗（514 例），对照组接受安慰剂（505 例），共 18 个剂量（约 1 年）或直到疾病复发或不可接受的毒性效应发生。总的意向治疗人群和 PD-1 配体（PD-L1）阳性癌症患者的亚组无复发生存是主要终点，同时也进行了安全性评价。

结果显示：在 15 个月的中位随访中，派姆单抗在总体意向治疗人群中

[1] Eggermont AMM, et al. Adjuvant Pembrolizumab versus Placebo in Resected Stage III Melanoma. N Engl J Med, 2018 May 10, 378 (19):1789-1801

的无复发生存率显著高于安慰剂组（1 年无复发生存率 75.4% vs 61.0%，$P <$ 0.001）；在肿瘤 PD–L1 阳性亚组（853 例）的 1 年无复发生存率，派姆单抗治疗组为 77.1%，安慰剂组 62.6%（$P < 0.001$）。在派姆单抗治疗组中 14.7% 的患者和安慰剂组中 3.4% 的患者报告了与试验方案相关的 3 ~ 5 级不良事件；在派姆单抗治疗组中，有 1 例患者因肌炎而死亡。

结论：派姆单抗作为高危Ⅲ期黑素瘤的辅助治疗，每 3 周使用 200 mg，为期 1 年，与安慰剂相比，明显延长了无复发生存期，没有发现新的毒副作用。

2）Pembrolizumab（派姆单抗）联合化疗治疗转移性非小细胞肺癌（NSCLC）——这是 2018 年 5 月在《新英格兰医学杂志》上发表的另一项临床试验结果[①]。在这个双盲三期临床试验中，按 2：1 的比例，随机将 616 例转移性非鳞状非小细胞肺癌患者分组。这些患者无敏感表皮生长因子（EGFR）或 ALK 突变，之前也没有接受过转移性疾病的系统治疗。两组均接受培美曲塞和铂类药物治疗，试验组为化疗联合派姆单抗，对照组为化疗加安慰剂，200mg 固定剂量每 3 周方案，总计联合治疗 4 个周期，随后在培美曲塞维持治疗的同时，继续使用派姆单抗或安慰剂，共计 35 个周期。在安慰剂联合治疗组中，已证实疾病进展的患者，允许交叉使用派姆单抗单药治疗。主要终点是总体生存率和无进展生存率，通过盲的、独立的中心进行放射学评估做出结论。

结果发现，在 10.5 个月的中位随访后，派姆单抗联合治疗组 12 个月的总生存率估计为 69.2%，安慰剂联合治疗组为 49.4%（$P < 0.001$）。随着 410 例出现进展或死亡，派姆单抗联合治疗组中位无进展生存期为 8.8 个月，安慰剂联合组无进展生存期中位数为 4.9 个月（$P < 0.001$），派姆单抗联合治疗组中 3 级以上不良事件发生率为 67.2%，安慰剂联合组中不良事件发生率为 65.8%。

结论：对于没有 EGFR 或 ALK 突变的转移性非鳞状细胞非小细胞肺癌患者，在标准化疗和基于铂类的药物中加入 pembrolizumab，与单独化疗相比，显著延长了患者总体生存期和无进展生存期。

3）Pembrolizumab 对比紫杉醇治疗进展期胃癌或胃 – 食管交界癌——这是 2018 年 7 月发表在《柳叶刀》杂志上的一项关于派姆单抗治疗已治疗过的

① Gandhi L, et al. Pembrolizumab plus Chemotherapy in Metastatic Non–Small–Cell Lung Cancer. N Engl J Med, 2018 May 31, 378（22）：2078–2092

进展期胃癌或胃－食管交界癌的临床试验报告①。该临床研究是在 30 个国家的 148 个医疗中心进行的随机化、开放标签的Ⅲ期临床研究。采用交互式语音应答和综合网络应答系统，将符合条件的患者随机分组（1∶1），每层 4 块。试验组每 3 周接受派姆单抗 200mg 治疗，对照组接受标准剂量的紫杉醇治疗，长达 2 年。主要终点是程序性细胞死亡配体 1（PD-L1）联合阳性评分（CPS）为 1 或更高的患者的总体生存期和无进展生存期。在所有患者中评估安全性，而不考虑 CPS。总生存率的显著性阈值为 $P = 0.0135$（单侧）。该试验注册在 ClinicalTrials.gov，编号 NCT0370498。

2015 年 6 月 4 日至 2016 年 7 月 26 日，共收治 592 例患者。在 395 例 PD-L1 CPS 大于等于 1 的患者中，196 例患者被分配接受派姆单抗治疗，199 例患者被分配接受紫杉醇治疗。截至 2017 年 10 月 26 日，PD-L1 CPS 大于等于 1 的患者中 326 例患者已经死亡，派姆单抗治疗组 196 例患者死亡 151（占 77%），紫杉醇治疗组 199 例患者死亡 175（占 88%）。派姆单抗治疗组的总体生存期中位数为 9.1 个月，紫杉醇治疗组为 8.3 个月（单侧 $P=0.0421$）；派姆单抗组中位无进展生存期为 1.5 个月，紫杉醇组中位无进展生存期为 4.1 个月。在人群中，294 例派姆单抗治疗患者中 42 例（14%）发生 3～5 级治疗相关不良事件，276 例紫杉醇治疗患者中 96 例（35%）发生紫杉醇治疗相关不良事件。

结论：与紫杉醇相比，派姆单抗并没有显著提高晚期胃癌或胃－食管交界癌 PD-L1 CPS 大于或等于 1 的二线治疗的总体生存率。派姆单抗的安全性评价优于紫杉醇。派姆单抗用于胃癌和胃食管癌的进一步研究正在进行中。

2. CTLA-4 通路抑制剂及其应用　目前研究较多的与肿瘤免疫逃逸相关的免疫检查点通路有两条，除了 T 细胞表面蛋白（PD-1）和靶细胞表面蛋白（PD-L1）之间的相互作用以外，还有另一条 CTLA-4 通路。

（1）简介 CTLA-4 通路：CTLA-4（cytotoxic T-lymphocyte-associated protein 4，也叫 CD152）由 CTLA-4 基因编码，位于人的 2 号染色体（2q33.2），小鼠的 1 号染色体，是免疫球蛋白超家族的成员，一种白细胞分化抗原，也是 T 细胞上的一种跨膜受体，其表达在活化的 $CD4^+$ 和 $CD8^+$T 细胞表面，与 CD28（T 细胞共激活因子）共同享有 B7 分子配体，二者均可与抗原提呈细胞（APC）表面的 CD80 和 CD86（也称 B7-1 和 B7-2）结合。CD28 负责传递激活信号，活

① Shitara K, et al. Pembrolizumab versus paclitaxel for previously treated, advanced gastric or gastro-oesophageal junction cancer（KEYNOTE-061）: a randomised, open-label, controlled, phase 3 trial. Lancet, 2018 Jul 14, 392（10142）: 123-133

化 T 细胞；而 CTLA-4 负责传递抑制信号给 T 细胞，让 T 细胞不会杀伤其他细胞，包括肿瘤细胞。并且 CTLA-4 与 CD80 和 CD86 的亲和力要高得多，因此会竞争和阻断 CD28 的激活作用。

　　在静息的幼稚 T 细胞中，CTLA-4 主要位于胞内，TCR 和 CD28 与 B7 结合产生的刺激信号通过含有 CTLA-4 的囊泡的胞吐作用诱导 CTLA-4 异位到细胞表面。通过 CTLA-4 与 B7 竞争结合产生负调控信号，通过抑制 IL-2 产生和细胞周期进展来防止 T 细胞的完全活化。CTLA-4 还参与其他的免疫控制途径。如调节性 T 细胞（Tregs）组成型表达 CTLA-4，CTLA-4 KO 小鼠模型中 Tregs 控制效应 T 细胞的功能被削弱，说明 CTLA-4 对 Tregs 功能也很重要。有研究认为 Tregs 控制效应 T 细胞的一种机制是 APC 上 B7 配体的下调，导致 CD28 共刺激减少。CTLA-4 的免疫抑制作用对移植排斥反应及各种自身免疫性疾病有显著的治疗作用，是目前被认为较有希望的新的免疫抑制药物。

　　（2）CTLA-4 与 PD-1 单抗制剂的比较：CTLA-4 与 PD-1 的不同主要在免疫致敏阶段发挥作用，以避免过度的免疫应答。而 PD-1 分子则表达在外周组织中的活化免疫细胞（T 细胞、NK 细胞）、血管内皮细胞和上皮细胞，主要在免疫效应阶段发挥作用，以避免过度的免疫损伤。二者师出同门却各成一派，走的不是一条路，作用机制也不重叠。

　　CTLA-4 通路比 PD-L1/PD-1 通路更复杂。PD-L1 是激活 PD-1 通路的唯一蛋白质，CTLA-4 却不是结合 B7 蛋白的唯一 T 细胞分子。B7 蛋白与 CTLA-4 结合，可以关闭 T 细胞，而与 CD28 结合可以辅助激活 T 细胞。阻断 CTLA-4 与 B7 蛋白的结合，促进 B7 与 CD28 之间的相互作用，就可以打破 CTLA-4 对 CD28 的竞争性抑制，活化 T 细胞，起到抗肿瘤免疫治疗的作用。但阻断 CTLA-4 免疫检查点抑制通路的药物必须靶向 CTLA-4，而不是 B7 蛋白，因此只能用 CTLA-4 抗体。而阻断 PD-L1/PD-1 通路的药物则既可以靶向 PD-1 也可以靶向 PD-L1。因此，目前已在临床应用的免疫检查点抑制药物有抗 PD-1 单抗、抗 PD-L1 单抗和抗 CTLA-4 单抗。

　　抗 PD-1 主要诱导特定肿瘤浸润的耗竭 CD8 T 细胞亚群的扩增，虽然加强了这些 T 细胞的作用，但是它们仍然保持 T 细胞耗竭表型，一旦 PD-1 抗体被撤回时这些细胞可能就会失去作用，因此 PD-1 抗体治疗需要长时间给药，至今尚没有停药标准；而抗 CTLA-4 在此基础上还诱导了 ICOS+ Th1-like CD4 T 细胞扩增，因此，CTLA-4 抗体只需要用 4 次。虽然两种药物都会使 $CD8^+$ T 细胞增加，但其实是各自通过不同的细胞机制来实现的：抗 PD-1 主要是通过触发线粒体氧化磷酸化途径，而抗 -CTLA-4 则能触发胞内大多数信号途径，其中还包括细胞周期调控途径。

在临床应用方面，CTLA-4 单抗实际上是先于 PD-1 单抗被用于抗癌治疗的。2011 年 4 月美国食品药品监督管理局（FDA）批准 CTLA-4 特异性抗体 ipilimumab 治疗晚期黑素瘤，使其成为第一个上市的免疫检查点抑制药，但时至今日也只批了治疗晚期黑素瘤，说明其临床应用的有限性。2014 年，日本和美国相继批准 PD-1 特异性抗体 nivolumab 和 pembrolizumab（派姆）上市，2016 年 6 月之后，美国又陆续批准程序性死亡受体配体 -1（PD-L1）特异性抗体 atezolizumab、avelumab 和 durvalumab 上市。迄今为止，PD-1 和 PD-L1 抗体获批的适应证包括晚期黑素瘤、头颈鳞癌、非小细胞肺癌（NSCLC）、尿路上皮癌、霍奇金淋巴瘤、默克尔细胞癌（Merkel's cell carcinoma）和微卫星不稳定（MSI-H）实体瘤，而 CTLA-4 抗体 ipilimumab 的适应证仅限于晚期黑素瘤和高危复发黑素瘤。另外，与 PD-1 抗体相比，ipilimumab 治疗晚期黑素瘤的有效率低，免疫相关不良反应发生率却更高 [1]。然而，一些 CTLA-4 抗体与 PD-1 抗体联合应用，或者应用 PD-1 抗体治疗失败之后 CTLA-4 抗体与 PD-1 抗体联合使用的临床数据，则可以看到患者有更好的获益。但两药联合应用的不良反应也随之增加。

3. PD1/PD-Ls 和 CTLA-4 抑制剂的临床应用及反思　实际上，在肿瘤的免疫治疗中，肿瘤特异性细胞毒 T 细胞是主力战斗部队，是杀伤肿瘤的士兵，而 CTLA-4 抗体和 PD-1 抗体的作用是鼓舞士气和给士兵佩戴盔甲，也就是增强士兵战斗力，减少伤亡，它们是相辅相成的。

众所周知，使用肿瘤浸润淋巴细胞（TIL）进行过继细胞治疗对转移性黑素瘤患者是有临床疗效的。那么，在此基础上再加上 CTLA-4 抗体，封闭免疫检查点（免疫抑制分子 CTLA-4）也就是给部队鼓劲并加强防护，激发士兵的战斗力，理论上应该该疗效更好，但是临床研究数据却不尽然。

最近 CLIN CANCER RES 杂志发表了一篇文章《抗 CTLA-4 治疗对过继 TIL 疗法治疗转移性黑素瘤患者的影响》，该文报道了将肿瘤特异性 T 细胞（TIL）与抗 CTLA-4 抗体和 PD-1 抗体联合治疗的临床效果。该项目共有 74 例 III 期和 IV 期转移性黑素瘤患者接受了自体肿瘤浸润淋巴细胞治疗，并根据肿瘤免疫治疗的疗效判断新标准——免疫相关反应标准（Immune-Related Response Criteria，irRC）、总生存率、无进展生存情况和与应答相关的免疫因素来评估临床反应。结果显示：整个队列的最佳综合反应率或最佳总疗效（BOR）为 42%；

---

① 李婧婧，张晓实. 谜一样的 CTLA-4 特异性抗体—— 来自张晓实教授的"读书笔记"，中国医学论坛报今日肿瘤，2017-08-30

8 例患者（11%）达到完全缓解（CR），23 例患者（31%）达到部分缓解（PR）。中位随访时间为 74 个月，中位总生存期（OS）为 17.3 个月，中位无进展生存期（PFS）为 4 个月。一年 PFS 率和 OS 率分别为 23% 和 58%；在 CR 患者（8例）中 2 年的 OS 和 PFS 分别为 88% 和 75%。

关于 CTLA-4 抗体和 PD-1 抗体对 TIL 过继转移治疗的影响，这也是我非常感兴趣的部分。结果显示：未接受过免疫检查点抑制药治疗的患者（43例）最佳综合反应率（BOR）为 47%，仅接受过抗 CTLA4 治疗的患者（21例）BOR 为 38%，联合接受过抗 CTLA4 治疗和抗 PD-1 治疗的患者（9 例）为 33%，仅接受抗 PD-1 治疗的患者（1 例）未评价。本组病例中位总生存时间（OS）为 17.3 个月，未接受过 CTLA-4 治疗的患者为 24.6 个月，预先接受过 CTLA-4 阻断治疗的患者为 8.6 个月。在输注产品（TIL 的数量、CD8+TIL 比率和 BTLA 表达）方面，输注 CD8 细胞占优势并且表达 BTLA 的较高数量的 TIL 与未预先接受抗 CTLA4 治疗患者的治疗反应增强相关。血浆基线 IL-9 水平可以预测过继细胞治疗反应。结论：在肿瘤浸润淋巴细胞过继治疗前接受抗 CTLA4 治疗有负面效果，基线 IL-9 水平可以作为预测工具以选择合适的免疫治疗顺序。

综上所述我们认为，既然作为战士的免疫细胞和作为辅助的抗体是那样一种关系，很显然，从免疫治疗顺序上应该先给细胞后给抗体。至少要把外周血淋巴细胞比率提升起来，再给活化 T 细胞的抗 CTLA-4 抗体和抗 PD-1 抗体，特别是在放疗、化疗已经把淋巴细胞数量降到很低的时候，给再多抗体去活化 T 细胞也会收效甚微，因为是无源之水。

从相关数据来看，临床在处理肿瘤特异性 T 细胞治疗与 CTLA-4 抗体和 PD-1 抗体的关系上，并非理论上说的那么简单，这其中必然另有隐情。如何增强抗 CTLA-4 抗体在肿瘤免疫治疗中的效果，并减少其诱发的免疫不良反应，一直是癌症免疫治疗中的一个难题。

2018 年，《Cell Research》杂志发表了来自美国马里兰大学医学院刘阳和郑盼教授联合实验室在该领域的最新研究成果。这两篇研究论文分别报道了抗 CTLA-4 抗体（Ipilimumab）在肿瘤免疫治疗中新的治疗机制和新模型，文章质疑了一直以来流行的抗 CTLA-4 抗体在肿瘤免疫治疗中的免疫检查点阻断假说，即 Ipilimumab 并非通过阻断 CTLA-4/B7 相互作用而发挥抗肿瘤效果，而清除 Fc 受体介导的高表达 CTLA-4 肿瘤局部调节性 T 细胞（Treg）才对免疫治疗提高有效性至关重要。作者利用 CTLA-4 人源化的新生小鼠模型，模拟临床上 Ipilimumab 单用以及联合用药造成的各个脏器的免疫不良作用，阐明了失调的自身反应性 Treg 及全身 T 细胞的活化是造成免疫不良作用的根本原因。

根据我们的临床研究实践，发现来自患者 T 肿瘤微环境的 TIL 与同一个体的外周血扩增的 T 细胞相比，Tregs 往往很高，如何降低肿瘤微环境中起负面影响的 Tregs 是我们面临的首要问题。而应用抗 CTLA-4 抗体去激活全身的 T 细胞，改变自我反应性 T 细胞中调节性 T 细胞（Treg）和效应 T 细胞（Teff）的比例，好像不是个好主意，这样必然会带来全身性不良反应。

目前关于 PD-L1/PD-1 通路和 CTLA-4 通路在肿瘤治疗方面的机制研究仍在继续。我们需要认真分析已经发现的一些免疫抑制机制，并且从临床应用后反馈回来的信息中进一步再研究，以期发现更好的解决办法。当然，发现新的免疫检查点分子并研制调节这些分子的表达或功能的药物可能会为临床应用提供新的手段。实际上，肿瘤和肿瘤免疫机制比我们想象的要复杂得多。但无论如何，我们毕竟是在抗癌机制和手段上前进了一步。

 ## 札记 3-13　从 2018 年的诺贝尔生理学或医学奖说开去

十分凑巧，就在我奋笔疾书撰写 PD1/PD-Ls 信号通路和 CTLA-4 通路的内容之时，手机的微信上传来一系列报道：北京时间 2018 年 10 月 1 日 17 时 30 分许，瑞典卡罗琳斯卡医学院在斯德哥尔摩宣布，将 2018 年诺贝尔生理学或医学奖授予詹姆斯·艾利森（James P Allison）和京都大学教授本庶佑（Tasuku Honjo）（图 8），以表彰他们在癌症免疫负调控机制的研究中取得的成就。

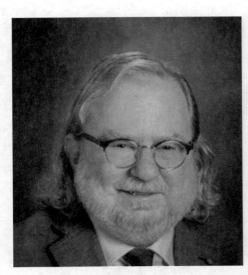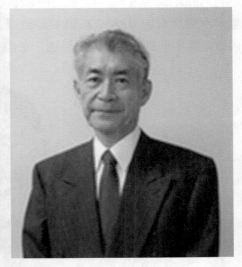

图 8　2018 年诺贝尔奖物理学或医学得主美国的詹姆斯·艾利森（James P Allison，左）和日本的本庶佑（Tasuku Honjo，右）

此时此刻，正值进口的第一个 PD-1 抗体在中国上市，这个诺贝尔奖此时的颁布，在许多人看来，真可谓恰逢其时并且实至名归。

艾利森和本庶佑在免疫负调控机制的研究方面确实做出了重要贡献，例如本庶佑率先克隆了 PD-1 基因，艾利森首先在动物实验中证明用 CTLA-4 抗体可增强免疫并治疗动物肿瘤，我们向这两位科学家表示祝贺。但十分遗憾的是，还有一位华人学者陈列平教授在该领域也做出了非常重要的贡献（图 9），他却没有获奖。

还有一位美国国立卫生院的史蒂夫·罗森伯格（Steve A. Rosenberg）教授（图 10），他是我非常尊敬的外科医生和科学工作者，也是我经常在国内的外科学术会议上以及在培养年轻的外科学研究生时屡屡向外科医生们推荐的学习榜样。从他最早参与鉴定 IL-2，到后来用 IL-2 治疗肿瘤，以及后续一系列免疫细胞过继转移治疗肿瘤方面的大量开创性工作（前面已述），使他成为当代癌症免疫治疗的先驱和主要推动者。因此，虽然这两位科学家并没有获得诺贝尔奖，但他们对癌症免疫治疗的贡献有目共睹。

不过，借 2018 年诺贝尔奖颁布之机，我觉得有必要回顾一下该领域的科学发现史，一方面向获奖的这些杰出的科学家致敬和学习，另一方面也要让公众了解没有获奖的科学家所做出的贡献，这样我们才能够对整个科学问题有一个完整的认识。

鉴于当前该领域的临床研究结果和新的实验研究结果正在不断提出新的问题和挑战，我个人认为，对"免疫检查点及其阻断剂"这个概念相关人等应该有一个更全面的审视和深入的思考，起码面对目前还不能完全解释的一些临床问题，既期待更多的研究去验证，也需要经历临床时间的考验。

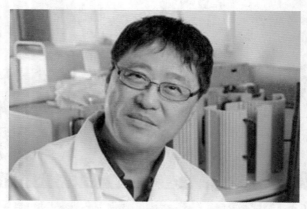

图 9　耶鲁大学肿瘤中心免疫学主任陈列平，图片来自 yale.edu

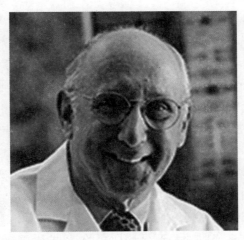

图 10　美国 NCI 罗森伯格教授（Steven A. Rosenberg，MD，PhD）图片引自美国癌症
研究协会（American Association for Cancer Research，AACR）网站

　　1. 发现 PD-1/PD-L1 通路的来龙去脉　　T 细胞抑制受体 PD-1 分子是日本
京都大学的本庶佑教授课题组于 1992 年发现的。当时他的课题组正在研究细胞
的程序性死亡（programmed cell death）。一位叫作石田靖雄的研究生接过了这个
项目。他们获得了两种在特殊条件下会发生程序性死亡的细胞系，并做出了合
理的假设：细胞启动程序性死亡时就会启动相应的 RNA 与蛋白合成。如果能找
到这些 RNA 或蛋白质，也许就能发现在其中起到关键作用的基因。

　　顺着这个思路，研究人员们筛选出了一系列可能参与程序性细胞死亡的
cDNA，其中的第一个基因被命名为 PD-1（programmed cell death protein 1）。研
究人员随后做了一系列的分析，确认了 PD-1 基因的表达模式。通过这些数据，
他们在论文中指出"PD-1 基因的激活，可能参与到了经典的程序性细胞死亡过
程中"。由于 PD-1 分子在后来癌症免疫疗法中的重要地位，这篇论文至今已被
引用超过 1600 次。但是在当时，他们并没有发现 PD-1 与肿瘤免疫的关联。

　　直到 1999 年，也就是华人科学家陈列平团队率先发现了 PD-1 的配体
PD-L1（当时被称为 B7-H1）的那一年，本庶佑教授的课题组决定在小鼠中敲
除 PD-1 基因，看看它究竟有什么功能。有趣的是，缺乏 PD-1 的小鼠，有一半
出现了红斑狼疮般的症状，这是一种严重的自身免疫疾病。研究人员们据此推
断，这些小鼠体内的免疫系统受到了异常激活。也就是说，PD-1 在小鼠体内，
起到了抑制免疫系统的作用。

　　在与本庶佑教授的合作之下，Arlene Sharpe 教授与 Gordon Freeman 教授随
后找到了 PD-1 的两个配体 PD-L1 与 PD-L2，并阐明了 PD-1 参与的信号通路。

他们的研究表明，PD-1 的确能抑制 T 细胞的功能，这也证实了本庶佑教授课题组的猜测。这些都属于本庶佑团队在基础免疫学和自身免疫性疾病方面的贡献。后来他们在一篇《Nature Immunology》的论文中指出，"在许多肿瘤细胞系中，PD-L1 与 PD-L2 的 mRNA 水平都有所上调"，但这只是暗示了这条通路与癌症有着某种关联。本庶佑是在发现了 PD-1 分子 10 年以后才开始了解到 10 年前克隆的 PD-1 能和肿瘤扯上关系，而且之后发表的文章也是与 Clive Wood 作为共同通讯作者发表的，认为 B7-H1 可以作为 PD-1 的受体。

恰恰也是在 1992 年，陈列平博士作为第一作者在《Cell》杂志上发表了全球首份关于 CD28/CTLA-4 通路的概念性验证成果，特别提到将 B7-H1 分子引入肿瘤细胞能够加强肿瘤免疫反应，因此，调节 B7-CD28 家族分子可被用于癌症免疫治疗。这篇文章当时的摘要是这样写的："抗原呈递细胞上的 B7 分子与 T 细胞上的其受体 CD28 和 CTLA-4 T 细胞相互作用，为 T 细胞活化提供了共刺激信号。我们研究了 B7 对小鼠黑素瘤的抗肿瘤免疫效应，该肿瘤表达人乳头瘤病毒 16 的 E7 基因产物相关的排斥抗原。当 $E7^+$ 肿瘤在有免疫活性的宿主中进行性生长时，将其细胞与 B7 共转染，并通过 $CD8^+$ 细胞毒性 T 淋巴细胞介导的 B7 依赖性免疫应答导致肿瘤消退。$E7^+B7^+$ 肿瘤细胞诱导的免疫应答也导致远处 $E7^+B7^-$ 肿瘤消退，并对已建立的 $E7^+B7^-$ 微转移有疗效。我们的研究结果提示，通过 CD28 和 CTLA-4 受体增加 T 细胞共刺激，可能对表达病毒抗原的肿瘤具有免疫治疗作用"[1]。

此后，陈列平一直关注肿瘤生长过程中出现局部免疫反应抑制这种现象[2]，坚定了寻找肿瘤部位出现的免疫抑制分子的决心，并假设这类分子不仅是造成肿瘤免疫逃逸，也是造成肿瘤免疫治疗失败的主要原因。

到了 1999 年，陈列平在梅奥诊所的课题组首次报道了从人的正常细胞和肿瘤细胞里克隆并鉴定出了第一个这样的分子，并证明这个分子有免疫抑制功能，命名为 B7-H1（后来称 PD-L1）。他们发现，这个蛋白在体外可刺激人淋巴细胞分裂，但会伴随大量的 IL-10 的产生以及淋巴细胞凋亡。因为 IL-10 有明确的免疫抑制作用，而且加速淋巴细胞凋亡，他们当时得出的结论是，B7-H1 结

---

① Chen L, Ashe S, Brady W A, Hellström I, et al, Costimulation of antitumor immunity by the B7 counterreceptor for the T lymphocyte molecules CD28 and CTLA-4. Cell, 1992 Dec 24, 71 (7): 93-102

② 叶水送.科学评价不应是任人打扮的小姑娘, 专访陈列平, 知识分子, [2017-01-05], https://zhishifenzi.com/depth/character/1867.html

合 T 细胞上一个未知受体产生了免疫抑制功能①。后来知道了这个未知受体就是 PD-1 分子。所以，应该说是陈列平团队率先发现了 B7-H1（后来称 PD-L1）。

在接下来的几年时间里，陈列平团队花了很多时间探讨和寻找 B7-H1 抑制肿瘤免疫反应的机制。3 年后，也就是 2002 年，他们发表了另一篇文章，证明 B7-H1 蛋白在许多人的肿瘤里（肺癌、黑素瘤、卵巢癌、结肠癌等）大量地表达，而在正常组织里罕见，而且 B7-H1 蛋白的表达主要是由 γ- 干扰素诱导出来②。

这个发现提示他们，T 淋巴细胞一旦和肿瘤接触，释放 γ- 干扰素，就显示出了局部的免疫抑制作用，换句话说就是能够促进肿瘤特异 T 细胞的凋亡，让它们无法对癌细胞展开攻击。他们以无可辩驳的证据，表明了 PD-L1 对肿瘤的生存至关重要。这也是陈列平现在说的适应性抵抗（adaptive resistance）理论的由来③。

根据这个发现，他们设计用抗 B7-H1 单克隆抗体阻断 B7-H1（PD-L1）和 PD-1 的结合，不仅在人肿瘤细胞和淋巴细胞的培养系统中可以消除局部免疫抑制，还在小鼠肿瘤模型中取得了不错的治疗效果。也就是说，靶向 PD-L1 的抗体能逆转 T 细胞的这种凋亡！陈列平教授课题组在论文的摘要中富有前瞻性地写道："这些发现可能带来基于 T 细胞的癌症免疫疗法。"④ 此后，陈列平还成为 PD-1 抑制剂关键的临床试验发起者及参与人，正是因为这个临床试验的成功，才让 PD-1 抑制剂成为明星药物，获得了极大的关注。因此，真正将 PD-1 与癌症和癌症的治疗关联起来的关键人物是华裔科学家陈列平教授。

① Dong H, Zhu G, Tamada K, Chen L. B7-H1. A third member of the B7 family, co-stimulates T-cell proliferation and interleukin-10 secretion. Nature Med, 1999 Dec, 5 (12):1365-1369

② Dong H, Strome SE, Salomao DR, Tamura H, Hirano F, Flies DB, Roche PC, Lu J, Zhu G, Tamada K, Lennon VA, Celis E, Chen L. Tumor-associated B7-H1 promotes T-cell apoptosis: A potential mechanism of immune evasion. Nature Med, 2002 Aug, 8 (8):793-800

③ Taube JM, Anders RA, Young GD, Xu H, Sharma R, McMiller TL, Chen S, Klein AP, Pardoll DM, Topalian SL, Chen L. Colocalization of inflammatory response with B7-H1 expression in human melanocytic lesions supports an adaptive resistance mechanism of immune escape. Sci Transl Med, 2012 Mar 28, 4 (127):127ra37

④ 药明康德. 众望所归！免疫疗法先驱获 2018 年诺贝尔生理学或医学奖，搜狐网，[2018-10-01]，https://www.sohu.com/a/257333462_282570

2. 发现 CTLA-4 通路的前因后果 ①　　CTLA-4 的基因早在 1987 年就已被法国 Pierre Golstein 实验室克隆 ②。1991 年，Peter Linsley 首先鉴定出 CTLA-4 的配体是 CD80③。1994 年，Jeffrey Bluestone 用抗体阻断 CTLA-4 和配体的结合，发现免疫反应有显著增强，于是首次提出 CTLA-4 有免疫抑制功能的认识 ④。1995 年，加拿大 Tak Mak 和美国 Arlene Sharpe 的实验室报道 CTLA-4 基因敲除小鼠会自发出现严重的自身免疫性疾病并迅速死亡 ⑤、⑥。这些结果都支持 CTLA-4 有免疫抑制功能的说法。

2019 年诺贝尔奖获得者 Allison 的主要工作均运用了这些概念。1996 年，他在动物实验中证明用 CTLA-4 抗体可增强免疫并治疗动物肿瘤 ⑦。毋庸置疑这是与肿瘤免疫治疗相关的一项重要的研究工作。但是前期所有的基础研究和发现，都是别人做出来的，因此，这项工作的原创性就值得推敲了。后续的临床工作证明 CTLA-4 抗体与 PD-1 单抗相比，在治疗晚期转移性黑素瘤的疗效方面略逊一筹。结果显示，治疗 6 个月后，PD-1 单抗组的无进展生存（PFS）为 47.3%（2 周方案）和 46.4（3 周方案），CTLA-4 单抗组为 26.5%（$P < 0.001$）。估计的 12 个月 OS 在 PD-1 单抗组分别为 74.1%（2 周方案）和 68.4%（3 周方案），而 CTLA-4 单抗组为 58.2%（P 值分别为 0.0005 和 0.0036）。在总缓解率上，PD-1 单抗组也显著优于 CTLA-4 单抗组。此外，PD-1 单抗组的药物相关不

① 叶水送.科学评价不应是任人打扮的小姑娘,专访陈列平,访谈:知识分子,[2017-01-05], https://zhishifenzi.com/depth/character/1867.html

② Brunet JF, Denizot F, Luciani MF, et al. A new member of the immunoglobulin superfamily--CTLA-4. Nature, 1987 Jul 16-22, 328（6127）: 267-270

③ Linsley PS, Brady W, Urnes M, et al. CTLA-4 is a second receptor for the B cell activation antigen B7. J Exp Med, 1991（9）

④ Walunas TL, Lenschow DJ, Bakker CY, Let al. CTLA-4 can function as a negative regulator of T cell activation. Immunity, 1994 Aug, 1（5）: 405-413

⑤ Waterhouse P, Penninger JM, Timms E, et al. Lymphoproliferative disorders with early lethality in mice deficient in CTLA-4. Science, 1995 Nov 10, 270（5238）: 985-988

⑥ Tivol EA, Borriello F, Schweitzer AN, et al. Loss of CTLA-4 leads to massive lymphoproliferation and fatal multiorgan tissue destruction. Revealing a critical negative regulatory role of CTLA-4. Immunity, 1995 Nov, 3（5）:541-547

⑦ Leach DR, Krummel MF, Allison JP. Enhancement of antitumor immunity by CTLA-4 blockade. Science, 1996 Mar 22, 271（5256）: 1734-1736

良事件发生率也较 CTLA-4 单抗组低（13.3% 和 10.1% 对比 19.9%）[1]，但因其对人体产生严重的不良反应，在后续其他肿瘤（包括肺癌、前列腺癌、卵巢癌等）的临床试验中均以失败告终[2]。截至目前为止，FDA 也仅于 2011 年批准该药用于黑素瘤的治疗。在这之前，白细胞介素 2（IL-2）也曾在晚期恶性黑素瘤中取得过相似的治疗效果[3]，并被美国 FDA 在 1998 年批准上市。因此，从肿瘤免疫治疗历史的角度来看，CTLA-4 抗体并不是第一个有效的肿瘤免疫治疗药物，也没有广泛应用价值，因此并不是一个突破性的肿瘤免疫治疗药物。应该说，相较于具有突破性治疗意义的 PD-1/PD-L1 抗体治疗，无论从疗效、不良反应，还是应用范围，CTLA-4 抗体都相差甚远。

如果与 PD-1 来对比，本庶佑是第一个克隆出 PD-1 分子的，而法国 Pierre Golstein 实验室是第一个克隆出 CTLA-4 的。Peter Linsley 首先鉴定了 CTLA-4 的配体是 CD80。Jeffrey Bluestone 用抗体阻断 CTLA-4 和配体的结合，发现免疫反应有显著增强，首次提出 CTLA-4 有免疫抑制功能。这些工作都属于 CTLA-4 分子的原创性研究工作，或者说是初始贡献。而 Allison 基于 CTLA-4 方面工作创造的最著名的"免疫检查点"学说，目前尚待实验研究和临床试验结果的证实。

这里我想发表一点个人看法：由于 2013 年 Science 杂志介绍肿瘤免疫治疗为"十大年度科学突破"的封面文章[4]，以及在 2015 年和 2016 年的 New York Time 上的文章[5]，在描述科学家在肿瘤免疫治疗的成果时，只提及了 Allison 的名字，使一些人认为只要用 CTLA-4 抗体封闭该免疫检查点就可以了，这种认识其实是将问题简单化了。

我个人认为，陈列平教授提出的"肿瘤的适应性抵抗"这一学说，无论从

---

[1] Robert C, Schachter J, Long GV, et al. Pembrolizumab versus Ipilimumab in Advanced Melanoma. N Engl J Med, 2015, 373（26）: 2521-2532

[2] 张荐辕. 深度专访："免疫治疗泰斗"陈列平: 我们的终极目标是彻底治愈癌症. 中国生物技术信息网，[2016-04-28]，http://www.biotech.org.cn/information/141117

[3] Rosenberg SA. IL-2: the first effective immunotherapy for human cancer. J Immunol. 2014 Jun 15, 192（12）:5451-5458

[4] 科学. Science's Top 10 Breakthroughs of 2013. 科学网，[2013-12-27]，Science's Top 10 Breakthroughs of 2013, https://news.sciencemag.org/breakthrough-of-the-year-2013

[5] 叶水送，科学评价不应是任人打扮的小姑娘，专访陈列平，知识分子，[2017-01-05]，http://zhishifenzi.com/depth/character/1867.html

基础实验结果还是对临床问题的解释来讲，可能都比 Allison 提出的"免疫检查点"学说更全面。

　　因为到目前为止，临床应用 CTLA-4 抗体治疗癌症，并没有获得预期的疗效，而且自身免疫性损伤的不良作用较大。前述马里兰大学刘阳和郑盼教授的最新研究成果也表明，Allison 提出的抗 CTLA-4 抗体在癌症免疫治疗中的免疫检查点假说并不成立，即 Ipilimumab 并没有通过阻断 CTLA-4/B7 相互作用而发挥抗肿瘤效果，而清除 Fc 受体介导的高表达 CTLA-4 肿瘤局部调节性 T 细胞（Treg）则在有效的免疫治疗中表现得至关重要。所以我认为，长期在该领域耕耘的科学工作者和临床医生们一定与我有同感，目前 CTLA-4 抗体的这种用法存在一定问题，我们正在设计实验拟开辟新的应用途径和方案。

　　3. 再说几句话　继 2011 年度诺贝尔生理学或医学奖授予了发现树突状细胞（DC）并研发了 DC 疫苗治疗癌症的拉尔夫·斯坦曼以来，2018 年的诺贝尔生理学或医学奖再次授予了与肿瘤免疫治疗相关的两位科学家，这证明免疫治疗在人类攻克癌症方面有着非比寻常的重要意义。肿瘤细胞与免疫细胞的博弈贯穿于肿瘤发生、发展、消退的全过程，决定着其最后的转归。

　　为了探索肿瘤免疫治疗之路，无数科学工作者、医生付出巨大。约翰·霍普金斯大学 Drew Pardoll 教授曾写过一篇题为 "Immunotherapy: It Takes a Village" 的文章[①]，比较公正地描述了肿瘤免疫治疗领域许多科学家的工作。因此，我也想借此文向所有在肿瘤免疫治疗领域做出贡献的科学家和医生们致敬，也向支持这些新治疗技术和新药物临床研究的癌症患者们致敬！

　　我坚信帮助癌症患者恢复和重建免疫系统的平衡态是癌症患者走向康复的必由之路。不论有多艰难，作为医生和医学科学研究工作者，我们都要不忘初心，怀着对癌症患者的博大爱心，保持着对医学科学极大的热情，脚踏实地，前赴后继，向科学的一个又一个高峰攀爬前进。

---

① Drew Pardoll. Immunotherapy: It takes a village. Science, 2014 Apr 11; 344（6180）: 149. Letters

主题4

远离癌症重在预防和早诊早治

札记 4-1　数据说话

　　据国家癌症中心 2018 年 2 月发布的最新一期中国癌症数据统计显示：2014 年全国恶性肿瘤估计新发病例数 380.4 万例（男性 211.4 万例，女性 169.0 万例），平均每天超过 1 万人，每分钟有 7 个人被确诊为癌症。按发病病例数排位，肺癌位居全国发病首位，每年发病约 78.1 万，其后依次为胃癌、结直肠癌、肝癌和乳腺癌。就在前不久，杭州举办了第四届"西湖对弈"癌症早期筛查与防治跨界高峰论坛，中国癌症基金会理事长、中国医学科学院肿瘤医院原院长赵平教授在会上作了《中国癌症态势及防控策略》的主题演讲。他谈到，从 1998—2018 年公布的数据可以看到，中国癌症发病率呈缓慢上升的态势，并且提到我国与欧美国家及日本在恶性肿瘤防治上还存在着相当的差距。

 札记 4-2　癌症的工作重心应放在预防和早诊上

　　癌症是威胁我国人民健康的重大疾病，远离癌症重在预防。但我们这样一个人口大国如何预防癌症却是一大难题，这是政府相关管理机构要思考和解决的问题，也是广大医务工作者和每一个公民都要思考和面对的问题。根据世界卫生组织统计：

　　（1）人类 1/3 的疾病通过预防保健可以避免（一级预防），即中医所讲"上医治未病"。

　　（2）人类 1/3 的疾病通过早期发现可以得到有效控制（二级预防），即中医说讲"中医治欲病"。

　　（3）人类 1/3 的疾病通过信息的有效沟通可以提高治疗效果（三级预防），即中医所讲"下医治已病"。

 札记 4-3　何谓癌症的三级预防

　　1. 癌症的一级预防　疾病的一级预防是指无病预防，又称病因预防，是指在疾病（或伤害）尚未发生时针对病因或危险因素采取措施。一方面要降低有害因素的暴露强度，另一方面要增强人体抵抗有害暴露的能力，用以预防疾病

（或伤害）的发生或至少推迟疾病的发生。在癌症的一级预防里，首先应该加强全民健康教育和防癌知识教育，让大家有意识地降低有害的致癌因素（化学、物理、病原微生物）。比如：

- 国家与地方政府加大环境污染的监管力度，严格监管转基因作物和食品安全。
- 农业生产中减少化肥和农药的使用。
- 买房子选择亲近自然、远离闹市、环境友好和没有污染的地方。
- 戒烟或劝导家人及同事戒烟，节制饮酒。
- 装修房屋和购买家具时选用环保产品。
- 购买符合食用安全标准的食品，减少食品添加剂的使用。
- 长时间通话采用固定电话而不要用手机"煲电话粥"。
- 不在计算机和电视机前久坐。
- 避免职业暴露，防止职业肿瘤。
- 尽早筛查并及时控制一些明确为致癌因素的病原微生物感染，如与肝癌发病有关的乙肝病毒和丙肝病毒的感染，与胃癌相关的胃幽门螺杆菌感染，与宫颈癌相关的宫颈乳头瘤病毒感染等。

另一种努力就是提高人体抗肿瘤的免疫能力。人体内环境的平衡与稳定是预防癌症，维持健康的基础。采取健康的工作态度和生活方式，顺应人体健康生存的客观规律，是保持人体抗肿瘤免疫功能的基本条件。从西医角度讲，就是使神经－免疫－内分泌网络系统平衡节律地运行，维持各脏器系统的正常功能。从中医角度讲，则是要气血运行通畅，维持阴阳平衡。"上古之人，其知道者，法于阴阳，和于术数，食饮有节，起居有常，不妄作劳，故能形与神俱，而尽终其天年，度百岁乃去"，也就是所谓的"恬淡虚无，真气从之，精神内守，病安从来"。具体的体现如下：

- 规律地作息，睡"子午觉"。
- 平衡膳食，荤素合理搭配，选择绿色有机食品，注意饮水。
- 工作有节律，适时放松。
- 坚持运动，选择合适的运动形式。
- 调整心态，避免过度紧张，能够拿得起放得下，有宽容、知足、感恩及利他之心。
- 经常注意疏通经络，排毒养生，适时进行中医调理。

再拿乳腺癌的预防做个例子，我们应该注意的预防体现在以下方面：

- 控脂减肥：研究发现，癌细胞最初仅仅处于"起始"状态，只有当其受到"刺激"之后，才能迅速增殖而发病。高脂肪饮食是乳腺癌的促发"刺激"剂，长期大量摄取脂肪，可使机体产生大量类雌激素及前列腺素样物质，这类物质过量可刺激癌肿的增长。大量摄取脂肪，还可使机体发胖和免疫功能降低，就使癌症有了可乘之机。因此，控制脂肪的摄取，减轻肥胖，可提高机体免疫机制和抗病能力，能有效地预防和减少乳腺癌的发生。

● 少喝咖啡：咖啡、可可、巧克力，这类食物中含有大量的黄嘌呤，黄嘌呤可促使良性乳腺增生，而良性乳腺增生又与乳腺癌发生有关。女性特别是绝经前妇女，如果过多地摄取这类食物，随着黄嘌呤的大量摄入，乳腺癌发生的危险性就会大大地增加。因此，女性尤其是中年以上的女性，应少饮咖啡，少吃巧克力。

● 积极治疗乳房的良性疾病：如乳腺增生病、乳腺导管内乳头状瘤、乳腺纤维腺瘤。

● 合理饮食：常吃蔬菜水果、五谷杂粮等含丰富纤维，或低脂肪，或低动物蛋白的食物；少吃甜食，或高脂肪，或高动物蛋白的食物。

● 年轻女性有计划地生育，不能把做人工流产不当回事儿。

● 采取适当的婚育方式：不独身，不高龄生育，最好计划生育和自己哺乳。

● 调节心情，要有乐观情绪，避免压力过大，生活起居要规律。

● 基因缺陷或乳腺癌遗传风险较大者，更应加强筛查，提高抗肿瘤免疫功能。不过也未必要学美国影星朱莉那样提前将乳腺切除。

● 保持大便通畅，保证每天排便 1 次。

● 定期去正规医院乳腺科门诊检查乳房：一般有乳腺增生病及乳腺癌家族史的女性，每隔 3 ～ 6 个月检查 1 次，正常人群每年检查 1 次。一般最好让专科医师做触诊检查，有问题时可做乳腺超声或 X 线钼靶片检查，选择哪种检查，医师要根据患者的具体情况来决定。

2. 癌症的二级预防　疾病的二级预防是指疾病的早发现和早治疗，又称临床前期（或症候前期）预防，以避免或减少并发症，后遗症和残疾的发生，或缩短致残的时间。而所谓癌症的二级预防，是指实施"三早"措施，即早期筛查、早期诊断、早期治疗。应建立确切的高危人群组，包括年龄、性别、家族患病情况、接触危险因素、有相关症状变化等。应用对某些肿瘤特异性和灵敏度高的简便、有效、经济、易行的检查方法对癌症高危人群进行筛查。一些癌症如果发现得早，不仅治疗相对简单，遭受痛苦少，花费少，预后也好。比如通过胃镜筛查出来的食管或胃的癌前病变或早癌，可以进行胃镜下黏膜切除术，这就避免了手术切除器官和化疗、放疗。此外，宫颈癌如果发现得早，如对宫颈刮片多次癌细胞检查呈阳性，但活检未能发现病变者，可能仅做一个宫颈局部的锥形切除即可，同样可避免手术切除器官和其后的化疗、放疗。

3. 癌症的三级预防　疾病的三级预防即治病防残，又称临床期预防和康复期预防，可以防止伤残和促进功能恢复，提高生存质量，延长生命，降低病死率。而癌症的三级预防，是指对确诊的癌症患者采取一系列合理的医疗技术和手段进行治疗以消除肿瘤，防止病情恶化，减少并发症，防止致残；并积极进行诊疗后的康复，防止复发转移，尽力恢复功能，提高生存质量，提高生存率和康复率；对晚期患者施行姑息治疗，减轻痛苦，延长生命及临终关怀。

 ## 札记 4-4　我想为癌症预防做点事

事实上，目前我们的医疗机构更多的注意力被放在癌症的手术、化疗、放疗这些近期治疗计划的执行上。无论是医疗机构还是医务人员往往只关注肿瘤，而缺乏对肿瘤预防和康复的投入和对癌症患者整体的关怀。笔者在长期的科研与临床实践中，一直在思考和探索着如何建立高度个体化、身心并重、肿瘤与免疫双侧干预、预防－治疗－康复一体化的问题，将很大的精力放在延长患者生存期和改善生存质量的目标上，坚持走绿色防癌抗癌之路。因此，当我到了服役最高年限离开 301 医院后，立即在北大医疗康复医院建立了我国第一个肿瘤预防与康复中心，尝试去实现长久以来的理想，准备为广大癌症患者提供一个新的医疗模式和长期的获益途径。虽然后来因北大医疗集团和医院领导的更换而终止了这个项目，但这短暂的探索所取得的效果，进一步增强了我的信心。因为在工作实践中不断有患者从中获益是对我及我们团队最大的鼓励。我感恩所有支持和帮助我的医院管理者、老专家、中国健康促进基金会以及慈善捐赠者们。我努力写这本书的目的也正是想将自己多年来在这方面的思考与探索与众人分享，希望更多的专业人士从理论上和实践中探索并采取更有效的措施，科学防癌；对于癌症患者从三级预防的角度去体恤他们的痛苦，尽心尽力地去帮助他们获得一个更好的生存状态，在我的工作历程里没有什么比关爱生命更重要的了。

 ## 札记 4-5　推动年度健康体检很有必要

应该说，为了早期和及时发现癌症，每年度的常规健康体检是十分重要的。特别是 40 岁以上的成年人，经历了许多化学、物理和微生物污染的事件，也就是受到过多种引起细胞突变因素的影响，加之社会的竞争和生存压力给免疫系统带来的的抑制因素，因此，癌症发生的高危因素不断增加。一旦个体承受到了一定程度时，就可能发生突变细胞与免疫系统博弈的失衡，最终出现临床所见的癌症。

事实上，我国在政府层面已经主导并推动了一系列有关癌症筛查及早诊早治的项目。例如：2003 年 12 月，我国原卫生和计划生育委员会（原卫生部）颁布了《中国癌症预防与控制规划纲要（2004—2010）》，明确提出"制定主要癌症早期发现、早期诊断及早期治疗计划并组织实施"。为促进该项工作的落实，在原卫生部疾控司的领导下，由中国癌症基金会（CFC）牵头，以宫颈癌为范本制订了我国 9 种主要恶性肿瘤的筛查指南。经广泛讨论和修订，CFC 于 2004 年出版了《中国主要癌症的筛查及早诊早治》，紧接着又于 2005 年出版发行了《中国癌症筛查及早诊早治指南（试行）》[后简称《指南（试行）》]，作为我国癌症筛查及早诊早治工作的重要依据。在此基础上，2009 年《中国癌症筛查及早诊早治技术方案（试行）》出版、2011 年《癌症早诊早治项目技术方案》出版，这些文件均从临床技术规范入手，补充和完善了《指南（试行）》，其中都提到提倡健康体检，实现癌症早筛早诊的问题。后来随着国家一些重大公共卫生项目的逐步开展，如农村妇女"两癌"（乳腺癌和宫颈癌）筛查项目，在我国农村基层的医疗卫生工作中也慢慢有一些相应的人群开始树立起癌症早筛的概念并初步加以实施，不过至今尚未见到大规模筛查的数据。然而，我们已经发现，由于我国的改革开放不断走向深入，经济状况不断改善，越来越多的企业和事业单位开始为本单位的员工安排每年一度的健康体检，这一进步在城市中表现得更加突出。

 札记 4-6　常规年度体检的内容

我们提倡的常规年度体检应该包括如下内容。

1. 临床科室体检项目　含有内科、外科、眼科、耳鼻喉科、口腔科、肛肠科、妇科等临床各科室医师的常规问诊，听诊、触诊、叩诊及配合简单仪器的现场物理检查。这些检查凭借医师个人的医疗技术基本功和经验进行体检，要求医师有丰富的临床经验。除了了解并记录现病史、既往史和家族史以外，还要从防癌角度，注意筛查出罹患癌症的高风险因素并告知体检者本人，这也是一个个性化传播防癌知识和注意事项的机会。

2. 辅助诊断科室影像学体检项目　主要是借助仪器设备来进行辅助检查，

通常由技师通过操作设备来辅助医师检查身体状况。例如 X 线胸部透视或胸部低剂量 CT 检查肺部，B 超检查甲状腺、乳腺、肝、胆、胰、脾、肾、颈部和下肢血管，还可以有头部磁共振、心电图、胃肠镜检查等项目。

3. 实验室体检项目　主要是对血、尿、便等样品进行实验室检查。如三大常规，粪便隐血，血生化（血糖、血脂、肝肾功能、尿酸等），凝血功能，传染病（病毒）4 项或 5 项，肿瘤标志物，二氧化碳呼气（幽门螺杆菌）试验，宫颈脱落细胞及乳头状病毒检查等。

目前，还有一些专家建议要检测体内氧化压力平衡情况，以便提早进行防控，所测的项目包括 C 反应蛋白、同型半胱氨酸、叶酸、铁蛋白等，但目前是否这样做业界存在争议，技术条件也不够成熟。

札记 4-7　避免体检中的误诊漏诊

通常进入体检程序时，根据客户选择的套餐不同，其检验检查项目有很大的差别。有的套餐检查得比较仔细，但是价格较高，客户会觉得性价比不高而放弃；但如果套餐项目比较简单，虽然价格较低，但因项目过少可能仅靠套餐内常规检查不足以筛查出一些癌症来，即有些器官的占位性病变无法被及时发现。不过，无论哪种套餐，体检医师是否认真负责十分关键。医师除了最后根据一堆检验和检查报告写出体检报告以外，在查体时应从临床角度，搜集患者是否有患癌的高风险因素，及时发现一些早期症状而引起警惕，提示体检者做进一步的检查，这对弥补一些简单体检套餐的不足至关重要。比如，客户有反复出现的胃部不适或胃痛症状，或既往有慢性胃炎史最近症状加重或疼痛性质改变，或有家族胃癌病史以及其他患癌高风险因素。此时如果体检套餐里不包括二氧化碳呼气试验（幽门螺杆菌检查）和胃镜检查，体检医师若没有仔细询问或对上述因素没有引起重视，又没有提醒患者去做进一步胃镜检查，就有可能漏诊，不能及时发现胃癌。对于大便习惯和规律有改变，大便时有带血或痔的患者，如果体检套餐里没有粪便隐血和肠镜检查，医师又不认真进行肛门指检做鉴别诊断，也不提醒患者做进一步的肠镜检查，就有可能使结、直肠癌漏诊。还有有的客户仅仅出现消瘦、体重下降、乏力这样非特异性的症状，有的客户只是有时出现腹胀，并没有其他不适或哪个部位的明显疼痛，而恰恰这些正是某些致命性癌症，如胰腺癌的临床表现，此时如果超声科医师检查不仔细或经验不足也可能导致漏诊。另外，对于有长期吸烟史的 50 岁以上男性，已有咳嗽、咳痰症状，如果医师没有详细追问是否进行抗炎治疗及治疗是否有效，体检套餐中又没有做低剂量 CT 检查，也容易漏诊肺癌。对有些中年女性在外科触诊检查时发现有乳房内结节，那么医师就需要提醒客户做进一步 B 超、钼靶检查。所以，临床医师的问诊、经验以及对客户负责任的态度举足轻重。我们常看到，有些单位组织的体检主要是完成最基本的各项仪器检查和检验，但常常因为项目不全、各科室医师坐在那儿未认真问诊和仔细诊察，便成了走过场，结果不能很好地完成体检任务，出现了漏诊误诊的现象，没有达到体检的早筛早诊的目的。

 ## 札记 4-8　早筛早诊医疗实践中的经验教训

尽管在全国性的防癌和早诊早治方面政府层面采取了一些措施，但目前有关肿瘤防治相关知识的宣传教育和普及还很不够。不仅是普通百姓缺乏防癌的意识，甚至一些医师居然也对一些癌症的早期表现或明显的癌症临床症状熟视无睹，后者的问题更为重要。我曾在临床见到一些癌症患者，当仔细询问病史时往往发现，他（她）们早在 6 个月或一年前就已经出现与所患癌症相关的早期表现或诱发因素了，甚至数月前临床症状已表现得十分明显，就诊时却被当作一般性问题对症处理了事，以至于失去了最佳的治疗时机。

我在门诊接诊癌症患者时，一般面对的是在全国各地医院已经明确诊断的癌症患者，他们来北京是为了到名牌三甲大医院寻求更好的治疗。实际上如果疾病到了晚期，再大的医院再有名的专家可能也已回天无力。

下面我通过亲身经历的几个临床案例加深大家对早筛早诊重要性的认识。为了保护隐私，除了不公开姓名以外，我介绍时在一些细节上略有修改。

【案例一】男性，65 岁，6 个月前间断便血，伴右下腹间歇性疼痛不适，曾找过一家著名的三级甲等医院里自己比较熟悉的医师咨询。因其既往有痔病史，故便血被用痔来解释后给予对症处理；而右下腹疼痛，经检查没有急性炎的征象，遂考虑为慢性阑尾炎，故被告知按照该病处理，3 个月后复诊。不幸的是，3 个月后复诊时发现问题严重了，确诊为结肠癌肝内广泛转移，已无法进行切除了。该患者的病情进展很快，请我会诊时患者肝脏已经被癌肿占据多半，大量腹水，极度消瘦，虽然给予了积极的支持治疗，终因肝肿瘤破裂出血（诱因：患者因下地活动不慎摔倒，右上腹撞上桌角，腹腔穿刺见血性腹水），很快进入肝性脑病状态。

下面做一下案例分析：

（1）该病例如果定期认真体检，被列为高危人群而做过肠镜检查，可能会被及时发现，早做手术切除肿瘤，预后会较好。

（2）在 6 个月前出现右下腹间歇性疼痛不适症状时，如果立即做肠镜检查和 B 超检查，就能够发现结肠癌，即使有肝转移，经磁共振检查等进一步评估后，或许肝转移灶是可切除的。

（3）即使观察 3 个月后发现了结肠癌并肝转移，已无法切除，也还有机会，那就是通过活检组织的深度检测（如基因检测），制订化疗 + 靶向抗体药物治疗方案，或化疗 + 免疫治疗 2 ～ 3 个周期后评估肿瘤退缩情况，也许还有转化手术的机会，术后再给予综合治疗，也许可以延长生命，改善生存质量。

（4）平时临床上遇见更多的是直肠癌的便血症状被当成痔来治疗，这样贻误战机的病例屡见不鲜，估计很多医师都遇到过好几例了。可能还有更多的患者甚至医师由于没有防癌的意识，对一些常见癌症的非特异性症状缺乏警惕，因此没有及时告诫患者做进一步的检查而使肿瘤未及时得到确诊。其实，如果认真进行常规查体，一些低位直肠癌做直肠指检就会被发现，或者被怀疑有问题再去做进一步的肠镜检查就能被及时发现。虽然肠镜不一定年年检查，然而通过一些问卷调查和粪便隐血初筛可以发现高危人群，再对他们进行肠镜检查既不用撒大网，也能减少肿瘤的误诊漏诊。随着技术的进步，无创性的粪便DNA 检测等新技术的开展将为早期发现肠癌提供新的手段。

（5）我们建议从 50 岁开始，不分男女均应进行常规体检，并注意筛查结、直肠癌，哪怕做个粪便隐血试验或直肠指检检查，如果发现有排便习惯或规律的改变，以及下腹部疼痛不适的客户要及时劝其做肠镜检查。对那些自己或者直系亲属有过息肉或者是结、直肠癌，患有炎性肠道疾病，比如溃疡性肠炎、克罗恩病 APC 或者遗传性非息肉病性结直肠癌（HNPCC 综合征）的个体则需要更早期就进行定期筛查。

【案例二】女性，50 岁，左乳腺包块 1 年，全身疼痛，乏力进行性加重 1个月入院。患者无法站立行走，坐轮椅推入病房。她已经在其他三甲医院做过PET–CT，从全身放射性浓聚的影像分布来看，左乳房内、全脊柱、双侧髂骨、股骨头及股骨颈，双侧锁骨上下及腋下淋巴结内均布满了肿瘤。这么晚期的乳腺癌并出现全身性淋巴结和骨转移，手术和放疗已无法实施；肿瘤负荷太大，全身情况极差，长程化疗能否耐受也堪忧，且随时可能发生骨折引起其他并发症。好在乳腺癌属于化疗比较敏感的癌种，我们立即实施了化疗联合肿瘤特异性免疫细胞治疗（二者交替进行）的强有力"祛邪 + 扶正"策略。2 个联合治疗周期后，患者已能够自行走到门诊来复诊了。6 个周期后复查 PET–CT，肿大淋巴结显著退缩，骨转移病灶修复，代谢明显减低，于是成功转化为手术切除原发病灶，从而大大延长了生存期，改善了生存质量。

下面做一下案例分析：

（1）患者如果正常进行一年一度的体检，外科医师认真做好乳腺触诊就可能及时发现乳腺包块，进而行乳腺超声、磁共振检查就基本可以诊断并尽早得到治疗了。当然，有的单位可能直接应用数字化乳腺 X 线摄影系统（钼靶），这样也是可以的。但我个人一般更倾向于超声检查，以减少放射线剂量的摄入。

（2）患者如果预先有了防控乳腺癌的意识和相关知识，平时洗澡时就会注意检查并及早发现乳房内的结节或肿块，然后及时就诊做进一步追踪，这可能会使乳腺癌更早被发现。

（3）该晚期乳腺癌病例实施的化疗联合肿瘤特异性免疫细胞治疗获得的良好疗效，为我们后来的乳腺癌综合治疗提供了新的治疗手段。

（4）建议 40 岁以上女性每年例行查体做乳腺检查，然后综合考虑家族史、个人风险因素与医师讨论除做临床乳腺触诊检查外，是否采取超声等进一步检查手段。

【案例三】男性，65 岁，咳嗽、咳痰伴痰中带血 1 周余入院，虽然病史很短，神志清楚，自动体位，步态正常，全身情况尚可，但是头、胸、腹部增强 CT 显示：左肺下叶背段及外侧段肿瘤占位性病变（多中心型），合并肺内及纵隔淋巴结转移，右肺上叶亦见多个大小不等结节影；肝脏体积增大，并见多发低密度结节影及团块影；肝门区、肝胃间隙、主动脉旁多枚淋巴结肿大考虑转移；双肾上腺区域分别见软组织密度结节影；颅内左脑室前角占位性病变。该患者是在外地医院胸外科住院，因家属请求会诊而找了我。我了解病情后第一感觉是他的诊断很像小细胞肺癌，已经迅速全身转移，来势汹汹，且失去了手术和放疗机会。于是建议立即行穿刺活检进一步确诊（病理报告确为小细胞肺癌），并请肿瘤内科尽快化疗，不能耽误。为此，我还找了中国医学科学院肿瘤医院肺癌方面的专家咨询，他们也同意我的判断，并给予了化疗的建议方案。但遗憾的是，患者从 9 月初就诊起花费了 1 个月的时间还没有进行治疗，总是在纠结是否化疗，是在当地治疗还是到北京来治疗等问题中。后来经我再三催促，虽然终于住进了当地的肿瘤内科，然而患者此时的肝功能已经很不好，胆红素迅速上升，完全丧失了化疗机会，很快就进入了昏迷期。

下面做一下案例分析：

（1）该患者工作压力大，有不良生活方式和习惯，属于患癌高风险人群，但并没有常规进行年度体检，病后也未被及时发现。当出现肺癌典型症状就诊时已属癌症晚期，癌细胞全身扩散至淋巴结、腹腔内、肝脏、肾脏、颅内。如果患者有防癌的意识和知识,是完全可以更早一点发现的。

(2)与非小细胞肺癌(NSCLC)相比,小细胞肺癌(SCLC)具有肿瘤倍增速度快,恶性程度高,较早发生广泛转移的特点。通常小细胞肺癌确诊时,肿瘤处于局限期的患者仅占 30%,其余均处于广泛转移期,即确诊时肿瘤已经广泛扩散,故很难治愈。但是该病好的一面是相较于非小细胞肺癌,它对化疗和放疗高度敏感。因此,首诊若根据临床表现考虑为小细胞肺癌,如果抓紧时间穿刺确诊后应立即开始全身化疗,即使就诊晚了,已发生了转移,也还是有机会延长生命的。这就跟打仗一样,不能贻误战机。此外,对该病的化疗一般都是按照 NCCN 指南来执行的,不在于哪家医院化疗水平一定高多少,用的一般都是同样药厂的药。就该案例而言,当时如尽早开始化疗是能抓住生存机遇的关键的。若争取到了生存时间和空间,再寻求进一步综合治疗可能会有更好的治疗效果。

(3)推测该患者精神压力较大,对癌症恐惧,对病情和治疗缺乏了解和信心,比较纠结和焦虑。这种精神状态会对免疫系统起到强烈的负面作用。一旦免疫系统崩溃,加之疾病本身特点,肿瘤细胞就会势如破竹地攻陷全身。在此关键时刻,如果医师和家人能帮助患者迅速了解病情和治疗的有效方案,使患者树立起战胜疾病的信心,就会争取更多的生存时间和空间。

(4)对于小细胞肺癌,全身化疗能肯定地延长生存期,改善症状,但由于耐药问题,通常缓解期不足 1 年。因此,综合治疗是达到根治的关键[1]。

(5)增加防癌知识很重要。我所见过的类似的患者不只一个。有一位朋友的父亲,75 岁,与这个病例很相似,虽然年轻时运动员出身,身体很棒,但后来缺乏健康的生活方式,吸烟、喝酒很厉害,平时不注意定期查体。当儿子发现父亲生病且已经很虚弱时,癌细胞已经占领了几乎整个肝脏,治疗是来不及了。而另外一位 60 多岁退休的男性患者,由于本人在医院搞过药剂工作,有防癌的意识和相关知识,在出现咳嗽、咳痰用抗生素治疗不见效果时,虽然医师还没意识到肺癌的可能性,自己却主动要求医师做胸部 CT 检查,结果不出所料,发现肺部占位性病变。然后,一刻也没有耽误就做了穿刺活检,报告为小细胞肺癌,就立即进行化疗,2 个周期后复查评估,肿瘤约缩小了 50%。这就给后续的综合治疗开辟了道路,赢得了时间。

---

① 冯继锋 . 肿瘤内科临床医嘱手册 . 南京:江苏科学技术出版社,2007

札记 4-9　呼吁大众提高对癌症重在早诊的认识

　　我们在临床见到过很多晚期癌症患者，因为发现得太晚了，有的治疗手段已无法用上去，有的手段虽然还能用，但治疗效果就不理想了。其实他们中大多数是有条件每年进行体检，或出现癌症相关症状及时就诊的。医师如果根据患者有否患癌的高风险因素能提高认识并及时采取进一步检查，也是可以及时发现并进行积极治疗的。

　　我们确实见到一些案例，询问病史时没有任何癌症相关症状，仅仅是每年一度的健康体检偶然发现某一器官的占位性病变，而又进一步检查被确诊为癌症的。遇到这种情况，我会告诉他："您很幸运，幸亏您坚持年度体检，才能够及早进行规范化的治疗。"相信读者们也时常听到某单位某年度体检发现了几例癌症患者的信息。应该说癌症就是这样的一种疾病，它发病隐匿，可以悄悄地走进你的身体，所以每年的健康查体至少可以及时发现一部分患者的问题。

　　为了防癌和早诊早治，目前在城市中，各大医院基本上都设有专门的体检中心，加上民办的健康体检连锁机构，已经使国民的年度健康体检较从前更加方便了；效益稳定的企事业单位职工也往往主动将组织每年的健康体检作为一种福利待遇；加上各种媒体也不断进行着一些防癌方面的教育，进步是不言而喻的。如今信息技术如此发达，互联网和移动通信手段可以将防癌信息迅速传遍世界的各个角落，只要每个人对防癌有足够的认识或重视，获取这方面的信息也并不难。关键是人们必须认识到癌症并非遥不可及，它就在我们的身边，正威胁着我们每一个人或家人的安全。

　　我们呼吁每一个公民对自己的健康负起责任，充分重视自己的健康。我们经常会遇到一些晚期癌症患者，一询问是否每年进行一次体检，多半回答的是"没有"；有的人回答是检查过，但不是每年都做；有的人说单位每年都给安排体检，只是自己因为别的事忙没有去；还有人说以前都参加过体检，因为每次都没事所以这两年没有去；甚至还有人说，每年都参加体检，恰巧就是今年没有参加，怎么就这么"寸"，偏偏就是今年得了癌症。一般单位安排的体检都是规定某一时段的集体行动，可能恰恰那时有工作上的事情或家庭私事要处理，忙这忙那就阴差阳错过去了。这就像违章停车一样，每次违章停车都没被抓到，于是就以为自己这一次也不会被抓到，结果偏偏就贴了条；或者从来没有违章停车，就这一次违章停车就被抓住了；教训就是"违反交通规则的事一次都不能做"。我们的常规体检也要遵循这个原则。

　　现在我国的农村，很多地区连简单的年度体检都远远没有广泛实施。这些地区怎么办？我个人认为至少应该对该地区一些常见和高发的癌症加强定期普查，一直以来某些医疗科研团队在做相关癌症的筛查。比如，农村女性的乳腺癌和宫颈癌筛查，一些高发地区的食管癌拉网细胞学筛查等还应继续推进。一个中晚期癌症患者不但自己痛苦，甚至失去生命，也给家人带来很大麻烦和痛苦，还可能使一个家庭从小康状态返回贫困。

当然，也有的患者几个月前还参加过体检，没有发现什么问题，而数月后出现症状就诊时发现罹患癌症，且并非早期，这种现象也时有发生，原因比较复杂，我们将在后面的专题中继续加以讨论。

 ## 札记 4-10 健康体检和健康管理

虽然我国目前各种健康体检中心如雨后春笋般建立了起来，一些人基于单位福利也开始进行健康体检了，这是一个很大的进步。可毕竟还有许多单位没有建立员工健康体检制度，有些单位有体检制度，也并非监管每个人都去参加年度体检。而且体检中，大部分检查与检验仅仅是根据一个参考范围来界定正常与不正常。摆在我们面前需要解决的问题仍然很多，比如对体检结果如何进一步解读，今后应该做什么、怎么做、如何改善大众健康状态等。在体检报告中虽然有几句结论性的提醒，但这是远远不够的。

大部分客户体检后只要没有诊断出癌症或其他严重的疾病，那就是明年体检再见。然而，常见的几大疾病（癌症、糖尿病、心脑血管病）与个体的性别、年龄、家族史、疾病史、生活方式、工作方式、工作和生活环境，以及突发事件对个体的压力息息相关，一次体检并不能完全反映客户的患病风险。一部分人群体检指标介于正常与异常之间，在临界值前后一定范围内其实也应该预警甚至干预了，但大多数人尚不能得到体检机构的有效咨询、跟踪和管理。同时，由于社会发展的不平衡，人们的收入有很大的差别，加上受教育程度不同，对健康重要性的认识不同，理念不同，个人财富在健康方面的投入也不同。不过应该看到，随着我国经济的发展，人们生活水平普遍的提高，对健康方面的需求也在逐步提高。健康管理的概念和服务已悄然走进我们的生活了。

需要指出的是，健康体检不等于健康管理。健康管理是指一种对个人或人群的健康危险因素进行全面管理的过程。其宗旨是调动个人及集体的积极性，有效地利用有限的资源来达到最大的健康获益。在一些发达国家，健康管理的核心内容是医疗保险机构通过对其医疗保险客户（包括疾病患者或高危人群）推行和开展系统的健康管理。他们将客户依据健康分类，将那些可能成为高血压、冠心病、糖尿病等慢性疾病患者群，分别交给不同专业的疾病或健康管理中心，管理中心再通过健康评估手段，指导不同类型的客户进行自我保健，并对其日常生活进行连续干预，在达到有效控制疾病发生或发展，增进健康的同时，显著降低出险概率并大幅度降低医疗费用的实际支出，从而达到减少医疗保险赔付损失的目的。这方面的工作十分重要，但目前尚在发展之中，实施的力度和健全程度均不完善。

当前我国大健康产业的概念通过各种媒体的宣传已经耳熟能详。当人们吃穿住行的基本要求得到满足后，对健康的需求给予了更多的关注，许多投资也正在向这一领域倾斜或移动。但是，怎样进行健康管理，提高人民的健康服务水平，还有很长的路要走。就连许多知名的专家学者也正在不断地学习中。以下我将自己获取的一些学习资料与大家分享一下。

札记 4-11　西方健康管理产业的建立与发展

20 世纪 50 年代，美国最先提出了健康管理（Managed Care）的概念[1]。由于健康管理能有效降低医疗赔付费用，美国蓝十字和蓝盾保险公司在对教师和工人提供基本的医疗诊费的同时，也提供进行健康管理的费用，由此产生了健康管理的商业行为。

1969 年，美国联邦政府出台了将健康管理纳入国家医疗保健计划的政策。尼克松政府更是将健康管理服务推向市场，从而迫使全美保险公司由原来单一的健康保险赔付担保，向较全面的健康保障体系转变。

1973 年，美国政府正式通过了《健康维护法案》，特许健康管理组织设立关卡，限制医疗服务，以控制不断上升的医疗支出。如今，健康管理组织也统称为"健康管理医疗模式（Managed Care）保险制度"，目前已经取代了美国部分的医疗保险。

1978 年，美国密执安大学成立了健康管理研究中心，旨在研究生活方式行为及其对人一生健康、生活质量、生命活力和医疗卫生使用情况的影响。

美国最初的健康管理概念还包括医疗保险机构和医疗机构之间签订最经济适用处方的协议，以保证医疗保险客户可以享受到较低的医疗费用，从而减轻医疗保险公司的赔付负担。随着实际业务内容的不断充实和发展，健康管理逐

---

① 百度百科词条 . 健康管理产业 . 百度百科，https://baike.baidu.com/item/%E5%81%A5%E5%BA%B7%E7%AE%A1%E7%90%86%E4%BA%A7%E4%B8%9A/2085453?fr=aladdin

步发展成为一套专门的系统方案和营运业务，并开始出现区别于医院等传统医疗机构的专业健康管理公司。它们作为第三方服务机构与医疗保险机构一起或自己直接面向个体需求，提供系统专业的健康管理服务。

美国健康管理经过几十年的蓬勃发展，已成为美国医疗服务体系中重要的组成部分，实践也证明健康管理能够有效地改善人们的健康状况，并明显降低医疗保险的开支。目前，有 7700 万美国人在约 650 个健康管理组织中享受医疗服务，超过 9000 万的美国人成为 PPO 计划的享用者（Preferred Provider Organization，即"优先医疗组织"，医疗限制较少，会费略高，一般身体情况较好、不差钱的青壮年会选择）。这意味着每 10 个美国人就有 7 个享有健康管理服务。近乎完善的市场化医疗保健体制是美国健康管理市场化的必然。尽管美国各州不同程度上都有商业必须为健康管理买单的立法，但分工细致的健康保险和独立的医疗卫生商业服务实体，仍需要在立法之外通过特别的保险项目来兑现健康管理资源。

美国健康管理研究中心的资料显示：90% 的个人和企业通过健康管理后，医疗费用降到原来的 10%，而 10% 的个人和企业没有进行健康管理，医疗费用上升 10%。

随后，日本 20 世纪 80 年代颁布了《健康管理法规》；德国、芬兰、英国等也建立形式各异的健康管理组织。因此，在发达国家健康管理计划已经成为健康医疗体系中非常重要的一部分，并已证明能有效地降低个人的患病风险，同时降低医疗开支。

日本早在 1959 年就开始针对卫生状况和潜在公共卫生问题实施健康管理。通过"有病早治，无病早防"有效地控制了医疗费用的增长，提高了国民的健康水平，使国家人口平均寿命从 1947 年的 50 岁上升到 1992 年的男性 76.09 岁、女性 82.22 岁，且近年平均寿命已经接近 90 岁，居世界第一位。究其原因是日本人一生都在进行健康投资。日本家庭普遍享有健康管理机构及保健医师的长期跟踪服务，包括为家庭建立健康档案，负责家庭的健康管理，卫生行政部门和保健所会共同开展健康促进活动。

英国医疗健康管理服务主要由国家健康保障体系（National Health Service，NHS）主导。以国家税收和国家保障体系为来源的公共基金为所有国民提供全套系的医疗服务。服务按需提供，与支付能力没有关系。商业健康保险主要客户为收入较高人群，包括收入损失险、重大疾病险、长期护理保险、私人医疗保险、健康基金计划和牙医保险等。英国私营的 BUPA（英国有远见者联合会）是国际性的医疗及保健、保险组织。旗下辖 42 个健康体检中心，负责对客户进行全面体检、咨询医师数据分析、预测疾病。客户可在当天收到包括疾病预防行动方案的体检结果。目前该机构会员遍布 190 多个国家，为全球超过 800 万机构的 4 万多位雇员提供全球性医疗保险及保健服务。其医疗医保结合的健康保险模式备受世人瞩目。

德国 1883 年颁布《企业工人疾病保险法》，是世界上最早实施并建立相对健全社会医疗保障的国家。2002 年统一后的德国政府把劳动和社会政策部的社会保障职能与卫生部合并组建"卫生和社会保障部"。该部细分为药品监管、卫生保护、卫生保健服务、强制性社会保险和长期照顾等职能。按职能分别形成预防服务、控制传染病，社会保险，退休保险和社会补偿，残疾人和社会福利等项目来满足健康管理的需求。

总之，目前以美国为代表的发达国家健康管理服务产业开始进入成熟期，市场需求趋于稳定和饱和，买方市场已经形成，行业盈利能力下降，新产品开发更为困难，行业进入壁垒很高。

但从全球范围来看，作为健康管理产业基础的生物科技不断发展，为该产业提供了技术支撑、老龄化社会为其提供了庞大的消费群体、政府福利支出加大则提供了大笔买单，这些构成了健康管理产业发展的新动力。

 ## 札记 4-12　中国健康管理产业发展历程

改革开放 40 年来，与快速发展的国民经济相比，我国的健康管理产业发展严重滞后。从我国第一家健康管理公司于 2001 年注册开始，国内的健康管理行业的发展只有短短十几年的历史。然而，虽然我国健康管理相关服务机构的建立起步较晚却发展迅速[①]。

2000 年之后，北京市健康管理服务机构的数量以每年超过 25% 的速度增长。到 2008 年上半年，全国健康管理相关服务机构已有 5000 多家，北京市占其中的 1/10。2002 年，"慈铭"公司开展健康体检管理行业的先河，将健康管理从理念探讨引入实际运行实践中来。2004 年，韩启德教授在给健康管理的定义中说"健康管理是对个人及人群的各种健康危险因素进行全面监测、分析、评估、预测以及预防的全过程"。2005 年，中国医师协会成立医师健康管理和医师健康保险专业委员会。同年国家劳动和社会保障部在三季度发布的新职业中确

① 百度百科词条．健康管理产业．百度百科，https://baike.baidu.com/item/%E5%81%A5%E5%BA%B7%E7%AE%A1%E7%90%86%E4%BA%A7%E4%B8%9A/2085453?fr=aladdin

认"健康管理师"职业。2006 年，中华预防医学会成立健康风险评估和控制专业委员会。2007 年，中华医学会成立健康管理学分会。同年，原卫生部会同劳动和社会保障部在中华预防医学会健康风险评估与控制专业委员会协助下，委托有关专家，制定了《健康管理师国家职业标准》，为我国健康管理奠定了政策基础。2008 年，原卫生部正式提出了实施"健康中国 2020"战略规划，勾画和推进了健康管理的发展。2008 年，由原卫生部陈竺部长提出并实施的"治未病"健康工程（2008—2010 年），现已在全国开展多年，正有待进一步总结和提高。

目前在中国大陆地区健康管理机构正如雨后春笋般建立和发展，从一开始主要为医院及体检中心的附属部门到健康管理公司的涌现。这些机构同时存在独立运营与融合兼并两种趋势。健康管理的从业人数没有准确的数据，估计全国在 10 万人以上，而享受科学、专业健康管理服务的人数只占总人数的万分之二，与美国 70% 居民能够在健康管理公司或企业接受完善的服务相差甚远。

健康管理产业在我国目前正处于成长初期。这一时期的特点是：市场增长率很高，需求高速增长；技术渐趋定型；行业特点、行业竞争状况及用户特点逐渐明朗；企业进入壁垒提高；产品品种及竞争者数量逐渐增多。目前中国健康管理产业发展进入了一个拐点期：国家对医疗体制的改革、鼓励和支持社会资本进入医疗健康行业的政策利好、健康管理消费市场巨大的增长潜力等因素使健康管理产业成为投资机构竞逐的重点领域；当然另一方面也同时因泥沙俱下、鱼龙混杂等问题会引发新的问题。

 ## 札记 4-13　促进健康管理任重道远

纵观我国目前的健康管理机构，主要发展的是健康体检业务，因为体检是目前健康管理服务领域最成熟的营利模式，也是客户接受度最高的健康管理服务品种。由于其客户基数大、利润率高、现金流稳定而被投资人认可。而综合性的健康管理业务还在探索中。

相对狭义的健康管理（Health Management），是指基于健康体检结果，建立专属健康档案，给出健康状况评估，并有针对性地提出个性化健康管理方案（处方）。据此再由专业人士提供一对一咨询指导和跟踪辅导服务，使客户从社会、心理、环境、营养、运动等多个角度得到全面的健康维护和保障服务。

而广义的健康管理则能够更好地体现一、二、三级预防并举的理念。要达到这样的服务我们还有很长的路要走。目前这种健康管理还只是集中在大城市中高端收入的人群中；且一些这样的综合性健康管理服务经常表现为引导高收入人群去国外医疗机构体检或诊疗，以及美容整形等获利快、风险小的项目上；惠及千家万户的健康管理民生工程亟待开发或引导开发。

在社会上，我们往往可以看到一些不可思议的现象。有些人短期内财富积累得很多，宁肯去买几万元、十几万元的包包，百万元级的豪车，或者花几十万、几百万元将身体的各个部位整形个遍；还有人花很多钱被健康导游领到日本、欧洲等国外机构进行健康体检或干预，却并不想认真地在国内进行长期的健康管理。这种现象与我国健康管理行业起步较晚，缺乏优质的健康管理机构和优质的服务有关。因为公有制医疗机构（大医院）虽然积聚着优质的医疗资源，但由于每天面对人山人海的患者，疲于治疗"已病"已经忙得喘不过气来，所以没有人愿意去做健康管理；况且目前从事健康管理产业的医师学术地位和收入均低，这也制约了优秀人才向健康管理产业的流动。其实我们的健康管理师和医务人员应该深刻认识到，优质的医疗资源如果服务前移，会收到事半功倍的效果。而保险公司也还没有搞清楚商业保险如何与健康管理机构接轨，这与我国的整体医疗体制改革还不到位，特别是健康管理支付机制不健全有关。一切都还在探索之中。

笔者认为，中国的健康管理产业有很大的发展空间，特别在今天，我国有这么大的人口基数，面对癌症发病率节节上升的趋势，很有必要通过健康管理这种模式，将消费者与医疗机构、国家医保、商业保险公司联系起来，为消费者提供有关癌症预防、治疗和康复的一站式服务以及全程管理。我自己也正在尽个人所能投身这样的尝试，希望获得广大读者的理解和支持。

主题 5

癌症能否更早地
被发现和防控

札记 5-1　提出问题

前面我们已经提到，常规的年度体检可以及时发现不少癌症或癌症相关问题，但临床上也不止一次遇到有的患者 3 个月前还参加过体检，没有发现什么问题，3 个月后却被确诊为癌症，而且术后病理报告证实已不是早期，肿瘤已经浸润到周边组织或淋巴结发现了转移。尽管这样的病例术后进行了包括化疗在内的各种辅助性积极治疗，但生存期还是比较短的；况且这还可能是享受着国内顶级医疗保健服务的病例。更有一位自己的同行和战友，我们曾经一起共同协作救治过许多癌症患者，是位著名医学专家；半年前他接受过项目比较完全的体检，甚至自己还要求做了超出体检范围的腹部 CT 检查，并没有发现腹部脏器有任何占位性病变。然而数月后突然发生剧烈腹痛，一做 CT 发现胰腺癌合并肝内广泛转移，整个肝脏绝大部分已经被肿瘤所侵噬。这位看过无数 CT 片和切过无数个肝脏肿瘤的外科专家惊呼："这是我的肝脏吗？"虽然我们竭尽所能去救治，但他仍在两个多月后就离开了我们，完全不给我们有效救治的时间和空间。

不仅本人在临床上多次遇见过这种现象，而且你如果上百度去搜索这一命题，就会看到有许多人在询问这个问题。这说明什么？说明这种现象屡见不鲜。那为什么总会有这种现象出现呢？让我们思考一下。

 ## 札记 5-2　我对健康体检的经验之谈

各种临床所见，一个个鲜活的病例和残酷现实不能不催促我去思索，这是为什么？怎么办？肯定有人会问，那每年一度的健康体检还有用吗？应该说，临床上遇到的大多数晚期癌症患者还是没有认真进行定期体检的。每年一度的体检的确可查出一些没有什么临床特异性症状、本人尚未主动去就诊的癌症患者。就拿我所在的医院来说，每年医护人员查体完成后，大家都会议论今年又有几个人被查出了癌症。至少每年一度的体检确实使一些人被及时发现患了癌症并立即得到了治疗。

事实上，我们进行的年度常规体检套餐中，针对血脂，血压，血糖，病毒性感染（乙肝、艾滋病等）等简单的检查和检验指标，一般比较容易检查出一些常见病和慢性病，如高血脂、高血压、糖尿病、肝炎等。简便易行的心电图检查有时也恰巧能捕捉到一些心脏的异常。然而针对肿瘤的检查情况要复杂得多。比如 X 线胸部透视可能就发现不了早期肺癌，一般至少需要做低剂量螺旋CT（该检查辐射剂量显著低于常规 CT）才比较保险。无创而又经济实惠的超声检查应用比较广泛，可以检查许多器官的占位性病变。比如甲状腺癌、乳腺癌，甚至肝癌等。当然需要有经验的医师来做才行，且发现问题还需要进一步检查确诊。但对于位置较深的胰腺，如果医师经验不足或者检查的不够仔细就可能漏诊。目前临床常用的肿瘤标志物系列检查，如癌胚抗原（CEA）、甲胎蛋白（AFP）等有一定参考价值，但并不特异，即检验报告显示升高了也不能确定就是癌症，而不升高也不能完全排除癌症。因为有的肝癌患者直到去世 AFP 也没有升高过；只有 60% ~ 70% 的肝癌患者 AFP 可以升高。只有动态复查肿瘤标志物持续升高或者成倍升高，结合其他症状并做进一步检查才能最后确诊为癌症。

随着人们对癌症的重视，许多商业性体检套餐都增加了针对肿瘤的必查项目或自选检查项目，比如一些高端体检机构的豪华型体检套餐和一些出国旅游医疗保健项目就 PET-CT、磁共振、电子胃镜和肠镜等一应俱全。先不考虑绝大多数人在单位福利以外的经济承受能力，即使有经济能力大多数人也不一定愿意接受每年一次的胃肠镜检查，因为毕竟这种检查会带来相当的不适。如果做无痛性胃肠镜，要预先进行麻醉，长此以往对身体也不利。而 PET-CT 则需要往血管里注射放射性核素标记的指示剂，每年接受这些辐射肯定不是好的选择。

2012 年 12 月原国家卫生部办公厅发布了《关于规范健康体检应用放射检查技术的通知》。《通知》中写道："健康体检不得使用直接荧光屏透视；除非有明确的疾病风险指征（如年龄在 50 周岁以上并且长期大量吸烟、心血管疾病风险评估为中高风险等），否则不宜使用 CT（计算机断层扫描装置）；不得使用 PET（正电子发射断层显像装置）、PET/CT、SPECT（单光子发射计算机断层显像装置）和 SPECT/CT。"此部门在其后的该《通知》解读中，就健康体检中应用放射检查技术的判断原则强调如下："《通知》第三条强调了放射卫生防护的基本原则——正当性和防护最优化原则在健康体检中的应用。正当性原则是判断在健康体检中是否有必要使用放射检查技术，以及哪些人群有必要使用。防护最优化原则主要表现在，当一个人确实有必要进行放射检查时，在保证诊断影像质量的前提下，尽可能使用剂量低、辐射风险较小的放射检查技术。""一项放射检查技术能否用于普通公众的健康体检，能否用于特定人群的体检，要进行正当性判断，确保实施放射检查带来的利益大于其可能带来的经济代价和辐射风险代价。"这也说明像 PET-CT 这样的检查，不仅医学界不推荐在健康体检中常规应用，我国的卫生管理部门也对普通就诊人群有严格的使用限制。

所以，那些接受放射剂量比较多的检查是不会人人都去做或者每年都去做的，即使去做了也未必都会获益。我就亲历了一个很有代表性的案例：

有一个周五的上午，一位老同学找我，请我为他的一位朋友会诊，主要是因为该患者很年轻，30多岁，刚刚被诊断为"甲状腺癌"，已安排在下周一做手术。考虑到甲状腺癌术后没有什么化疗可做，又担心复发转移，希望我能够给他制订一个术后的免疫治疗方案。由于已经是周五上午，下周一就要手术，时间很紧。所以我立即查看了患者，询问了病史，也看了一下其甲状腺癌的诊断依据。该患者年纪轻轻，本人没有任何症状，本次是陪同领导来我院查体，自己只是顺便也做了一个 PET-CT 检查。因为缺乏专业知识的人们通常以为（或被社会上一些机构误导认为）PET-CT 一做，基本上可以看透全身，是一项全面而又省事的全身癌症筛查方法。果然在这项全身扫描中，发现了甲状腺部位有核素的浓聚，于是在 PET-CT 报告的诊断中豁然写着"甲状腺癌"。这个结论对这个年轻人和全家来说犹如一颗重磅炸弹，于是立即办理了住院手续准备手术。我综合考虑了一下，该患者十分年轻，平时身体健康，并没发现有什么患癌的高风险因素，也没有任何症状，只是甲状腺部位有核素的浓聚而已。这种浓聚仅仅说明该处组织有代谢增高，但并不能直接确定是癌症还是炎症，因为局部炎症也可以使该处代谢增高。我认为，在甲状腺结节的影像学检查中要分辨癌症还是炎症，PET-CT 其实不如 B 超检查。B 超不仅可以告诉我们有无占位性病变，还可以告诉我们该病灶的血流供应情况，一般恶性占位病灶都有明确的血流供应增加现象，因此可以帮助我们判断是否为恶性。更重要的是可以在 B 超指引下穿刺活检获得准确的病理诊断，而病理诊断应该是癌症确诊的"金标准"。

看着这位年轻人，事业和生活正在蓬勃向上，就这么把一个十分重要的内分泌器官甲状腺切掉了，对今后的生活和事业一定会有很大影响。众所周知，甲状腺功能低下对全身代谢影响很大，甚至会影响性功能。我建议患者对于切掉机体的重要器官要持慎重态度，并把 PET-CT 在分辨癌症还是炎症方面的局限性进行了解释，告诉他们手术前应该还有一些重要的工作要做。

征得患者和家属的同意后，我立即给本院超声诊断科的罗主任打了电话。不巧她正在国家会议中心开学术会议，而且下午还有需要参加的重要议程。我向她简要告知了该患者的情况，特别强调他已被安排了下周一手术，只有今天抓紧检查，才有可能"刀下留人"。询问她能否利用中午休会期间打车回医院给看一下，下午再去会议中心继续开会。罗主任是一位对患者非常负责的医师，在超声诊断方面亦有丰富的临床经验，且在微小病灶精准穿刺方面技艺高超。不出所料，医者仁心的罗主任答应中午回来一趟，还让我立即通知超声科的一位助手中午下班时不要关机（以免重新开机还要预热机器耽误时间），同时做好穿刺活检的准备。我估计当时罗主任中午可能都没有顾得上吃饭，就风风火火地赶回了医院，为这位素昧平生的患者做了检查。后来我们交流时，她说当她持探头上去一看，心里就有 70% 的把握不是癌症而像是一个良性病变。为了慎重起见，她还是在病灶中挑选了三点相对而言最有可能恶变的点进行了穿刺活检并立即送病理科检查，然后就匆忙又返回会场开会去了。

由于罗主任的介入，患者取消了周一的手术，穿刺活检的病理报告的确证实他没有甲状腺癌。一个年青小伙子就这样免挨了一刀，保住了一个重要的内分泌器官。当然，我也告诫他要有健康的生活和工作方式，减少压力，最好是找好的中医赶紧进行调理。其后这些年他调理得怎样，我不得而知，只祝愿他平平安安才好。

札记 5-3　健康体检误诊漏检的症结究因

关于常规健康体检报告正常却在几个月后被确诊为癌症这一现象，我浏览了许多报道和观点，也的确进行了一番分析，有一点自己的思考，想分几个问题试着做一下症结分析，与读者们分享，也欢迎共同探讨。

1. 健康体检过程中临床医师的检查是否到位　通常的健康体检第一道工序是与各科室医师见面进行问诊和一般性物理检查。我见到单位组织的体检中，这类检查往往是走过场。一方面体检医师三言两语，就在相应科室检查的栏目中签字了事；另一方面体检者认为体检主要是来抽血检查的，做各种仪器设备检查比较重要，所以忽视了这次就诊机会。实际上，对于那些保健意识淡薄，号称工作繁忙，有点小病就扛过去，常年不去医院看医师的人来说，这个一年一次与医师接触的机会十分难得。许多癌症的高风险因素和不被重视的早期症状在这个环节里如能通过跟医师认真交流，就有可能被有经验的医师发现，并获得是否进一步检查的指导。特别是一些比较简单的基础体检套餐（缺乏一些肿瘤特定筛查项目），更应该利用这一环节来及时识别癌症早期表现或者接受一次防癌知识教育。

比如，消化内科医师应仔细询问被检者有无上腹部不适、胃痛，有否慢性胃炎或溃疡史，或者有无平时胃痛史近期加重，有无幽门螺杆菌感染及治疗史，有无烟酒嗜好，有无胃癌家族史等。如有可疑征象应建议客户进一步做胃镜检查，以便及时发现胃癌。普通外科医师应该了解有无大便规律的改变，有无大便带血，具体的大便性状怎样，有无痔史，不要随便放弃直肠指检，因为直肠指检可以发现直肠的肿物，必要时建议进一步做结、直肠镜检查。有经验的外科医师应该询问平时洗澡有否发现乳房结节或包块，通过乳房触诊也可以发现乳腺包块，甚至可以初步判断其性质并建议做进一步的检查。呼吸科医师应询问近来有无咳嗽、咳痰，抗生素治疗效果怎样，有无迁延不愈的肺部慢性炎，有无长期吸烟史等。如果临床医师在各科问诊和一般物理检查的环节比较仔细和认真的话，很可能就在第一时间找到一些通常客户毫不在意的癌症早期临床表现，因此建议患者做一些有针对性的、特定器官的进一步检查，这样可大大提高常规体检的癌症检出率。

不过令人遗憾的是，我在临床见到的有的中晚期结、直肠癌案例，都是患者已经出现了症状去看医师，居然也被简单的对症处理了事。记得有两例60岁以上男性患者因大便时发现有出血就诊，都被医师当作痔做了处理，3个月后一例被诊断为结肠癌肝转移失去了手术机会；另一例被诊断为乙状结肠癌，虽然获得了手术切除机会，但肿瘤已浸润突破浆膜层并发生了淋巴结转移。所以，医师对患者时刻保持高度负责任的态度十分重要，当然精湛的医术和丰富的经验也很重要。

2. 医师是否清楚知晓不同检查手段的技术局限性　目前我国不同机构健康体检涵盖的检查项目不同，即使同一机构也有不同的体检套餐，其中采用的检查手段不尽相同。一般选择什么样的手段可以最小的损伤获得最好的结果必须仔细思考。由于检查不同器官有效的方式方法各有不同，所以至今人们对此仍在不断总结探索。即使在当前医学最发达的美国，癌症早期筛查的最优方案也仍在不断探索中，每年都在根据最新的研究证据不断对方案加以修改筛查（见后文）。下面我们就分别讨论不同肿瘤目前适宜采取的检查手段和方法：

（1）肺癌：在我国的癌症发病率和死亡率均名列前茅，目前大多数体检中筛查肺癌是拍X线片，且通常只拍正位胸片。由于相当一部分肺部面积与心脏和纵隔等组织重叠，加之X线胸片的分辨率比较低，一部分早期肺癌很容易被误认为是慢性炎。所以虽然不少上班族每年都参加单位体检，却漏诊了个别人的肺癌。而CT检查的分辨率比X线胸片高一些，肺部肿瘤直径在 1cm，甚至 0.8cm 时即可被查出。因此，一般 50 岁以上的中老年人，长期吸烟者及有肺癌家族史的人，建议采用中高端体检套餐所包含的低剂量螺旋 CT 来筛查肺癌，再加上血液检验几个肺癌的生物标志物，检出率可以大大提高。

（2）乳腺癌：对于乳腺癌，CT 检查就不是好的选择，其灵敏度不高，特异性也不强。目前针对乳腺的检查除了外科医师乳房触诊检查外，一般推荐通过乳腺钼靶照相来进行早期筛查，但我本人偏向推荐超声检查来初筛，必要时再进行磁共振检查效果会更好。当然这与检查者的经验有关，因为我所在的 301 医院有几位专家在这方面检查的经验就非常丰富，与医院乳腺疾病中心手术后的病理诊断符合率非常高。301 医院本院工作人员每年年度体检的乳腺癌筛查就是采用 B 超检查的。临床上 B 超检查出乳腺结节十分多见，告诉患者为乳腺增生，需要定期不断地复诊随访。凡遇到这样的患者，我会告诉她们，不要仅仅被动地反复检查，好像头顶悬挂一枚不定时炸弹，老惦记着不知什么时候会爆炸（恶变），应该采取积极的预防和治疗措施。比如改善生活和工作方式，调节心态和家庭氛围，找好的中医全身调理等，这样可以防微杜渐，事半功倍。

（3）食管癌：我国食管癌以食管鳞状细胞癌（简称食管鳞癌）为主，占食管癌的 90% 以上，其次为食管腺癌。由于早期食管鳞癌缺乏典型的临床症状，绝大多数患者都是因进行性吞咽困难或发生转移性症状后就诊被发现的，而此时肿瘤往往已达中晚期，所以对食管鳞癌的筛查，尤其是对高发地区食管鳞癌患者的筛查尤为要重视。

以往我国流行病学专家曾组织团队在食管鳞癌高发区进行大规模人群的食管癌筛查，主要应用食管拉网细胞学检查进行早期食管鳞癌及癌前病变的筛查。但目前推荐胃镜检查作为食管鳞癌及癌前病变精检筛查的常规手段，尤其对于高风险人群，胃镜检查是食管鳞癌和癌前病变早期诊断的有效手段之一，不仅可以早期发现还可以给予治疗。有反酸、胃灼热等上消化道症状者就诊时可予以机会性筛查。一般不推荐使用上消化道钡剂检查作为筛查的手段。专家认为对食管癌高危人群宜先做普通内镜检查，有条件者可同时进行食管黏膜碘染色或电子染色内镜等精查。如内镜下没有发现可疑病灶，则归入定期随访人群；一旦内镜下发现可疑病灶则最好进行活检病理，根据不同的病理结果再采取相应随访复查和处理方案。比如轻度异型增生建议 3 年随访一次。但实际在临床上，有反酸、胃灼热等上消化道症状者采用机会性筛查更常见。因为人们在一般性健康体检中不太愿意每年接受一次胃镜检查，所以临床上很多食管癌患者并没有做到早期发现。

（4）胃癌：有的年度体检项目将幽门螺杆菌的检查作为一种胃癌筛查，但那只是胃癌发生的一种风险因素而已。如检查阳性提示患者除应积极治疗胃幽门螺杆菌感染和胃炎外，需要注意进一步筛查胃癌。胃癌的筛查主要是胃镜检查，其他方法检出率都很低。专家建议对胃癌高危人群可考虑健康体检时直接进行胃镜筛查。如果胃镜检查发现可疑病灶，则取活检组织送病理学检验，后续根据活检病理结果采取相应的随访复查和处理方案。

尽管胃镜检查被公认为是发现胃癌最好的方法，但也不是没有例外。几天前有一位外地患者托人给我发来一系列病历资料，请求会诊。该患者因外伤入院检查后发现肿瘤标志物 CEA 很高（61.49ng/ml），进一步做结肠镜除发现乙状结肠有一个小的息肉外未见其他异常，胃镜检查的镜下描述是"可见胃体小弯侧黏膜变薄，黏膜下血管透见，中上部小弯侧偏前壁局部增生隆起，表面充血黏膜粗糙"。然而所取活检的病理报告却为："胃体黏膜中度慢性浅表性炎，肠上皮化生"。影像学检查则有"上腹网膜结构不规则增厚，腹、盆腔积液"。我看了以后认为患者很可能是胃癌，而且不是早期，遂建议复查胃镜，在可疑病灶处重新取活检送查，同时建议复查 CEA，甚至可以做 PET-CT 检查。该案例告诉我们，即使对于可疑胃癌患者做过了胃镜检查，但如果活检取样操作不到位，仍然可能造成误诊。

（5）结、直肠癌：结、直肠癌筛查主要有粪便隐血试验、粪便 DNA 检测和结肠镜检查。专家建议 45 ～ 75 岁：均应进行粪便隐血试验（每年）；多靶点粪便 DNA 检测（每 3 年）；结肠镜检查（每 10 年）；或 CT 结肠成像（每 5 年）；或软式乙状结肠镜检查（每 5 年）。上述检查中最有效的方法为结肠镜检查，而非结肠镜筛查试验的所有阳性结果的患者也都应及时进行结肠镜检查。通常健康体检中，很多人都不愿意做肠镜，因为检查之前的肠道准备非常麻烦，要吃泻药清理肠道，对此我深有体会。虽然每年单位给予的体检套餐均有胃肠镜检查项目，但本人做过一次后，几年也未再去做。古人讲"己所不欲，勿施于人"，连自己都不愿意每年去做的检查，怎么好建议别人几十年期间老去做呢？所以，我一直从科研角度努力探索和寻找一种更加简便易行的癌症早期筛查的方法，希望事遂我愿。

（6）肝癌：国内多数专家建议，对于乙肝病毒和（或）丙肝病毒感染、长期酗酒、非酒精脂肪性肝炎、食用被黄曲霉毒素污染食物、各种原因引起的肝硬化，以及有肝癌家族史等高风险人群，年龄在 40 岁以上者，应每 6 个月进行一次甲胎蛋白（AFP）检测联合肝脏超声检查的肝癌筛查，如发现异常则需进一步考虑 CT 或磁共振检查。其实每年一度的健康体检都会有腹部 B 超检查项目，涵盖肝、胆、胰、脾、肾。通常是可以及时发现肝脏占位性病变的，不过临床上也有漏诊的时候。

我就遇到过一位 2 个月前参加单位年度例行体检，做过肝脏超声检查未见异常的患者，2 个月后出现消化道症状时，再去检查则发现是肝癌晚期，肝内有多发转移灶，俗话说就是满肝都是肿瘤，已失去了手术机会。就该案来说，为什么出现漏诊可能有比较复杂的因素，比如当时查体做 B 超检查的医师正比较忙碌地处在批量查体工作中，肝脏检查是否每个部位都检查到了值得怀疑；也可能肝脏确有比较小的亚临床病灶，但 B 超的分辨率尚难分辨；加上患者个人的原因，比如劳累、压力大或遇到什么心理事件无法释怀导致免疫力急速下降，致使亚临床病灶暴发性生长和肝内转移；当然或者还有什么其他原因也未可知。不过，有一点必须承认，就是影像学检查肯定是有局限性的。

（7）前列腺癌：一般男性年度体检前列腺癌的筛查中，最常采用的是血液检测肿瘤标志物前列腺特异抗原（PSA）和经腹部的前列腺 B 超检查。实际上前列腺癌检查还包括直肠指检，经会阴和经直肠前列腺 B 超检查，虽然经腹部前列腺超声检查最常用，比较方便且易被客户接受，但更被临床认可的是经直肠超声检查。前列腺的影像学检查还包括 CT、MRI。但上述每一项检查都有其优点和一定的技术局限性。

长期以来 PSA 作为前列腺癌的早期筛查手段一直被推荐，该方法比较方便，价格低廉，也比较敏感，甚至近来有专家认为其过于敏感，因为发现有的人 PSA 持续增高，影像学却连年没有查出前列腺占位病变，反而给被检查者造成了很多精神负担。但总的来说一旦体检发现 PSA 升高，且升高相对比较明显，在排除了前列腺炎和老年性的前列腺肥大等疾病后，是应该想到前列腺癌可能的，必须结合其他的检查做进一步确诊。

典型的前列腺癌用 B 超是可以查出来的，但早期局灶微小的前列腺癌，超声检查就很难诊断。有些患者前列腺特异性抗原（PSA）数值稍高，但直肠指检和经直肠前列腺彩超均没有发现前列腺异常，这时一般要跟踪随访进行动态观察。当然有的医师主张要一探究竟，开展相关检查。

一般来说，对于早期前列腺癌的诊断，MRI 要优于 CT 检查，也优于经直肠前列腺超声检查。MRI 检查不仅能及早发现较小肿瘤，还可以显示前列腺包膜的完整性、是否侵犯前列腺周围组织及器官，并可显示盆腔淋巴结受侵犯的情况及骨转移的病灶，对前列腺癌的临床分期具有重要指导价值。但 MRI 检查也有局限性，它在鉴别较大的前列腺增生、前列腺瘢痕、钙化的前列腺和前列腺结核等疾病方面并无优势，有时很难做出明确诊断。而当前前列腺癌做CT检查的主要目的是帮助肿瘤的临床分期，发现肿瘤邻近组织和器官的侵犯及盆腔内有无转移性肿大淋巴结。这一点上CT诊断的敏感性与MRI相似。但无论怎样，在影像学检查无法确诊时最终还是建议做前列腺穿刺活检，病理报告才是确诊的"金标准"。

（8）宫颈癌：现在很多人都知道，年轻女性要去注射人乳头瘤病毒（HPV）疫苗以预防宫颈癌。所以一说到宫颈癌筛查，也首先想到的是HPV检查。其实HPV只是对宫颈癌病因的检查。更重要的是定期做妇科检查、宫颈检查、新柏氏液基细胞学检测（Thinprep cytologic Test，TCT）检查。

早年宫颈癌的筛查主要靠宫颈刮片巴氏涂片检查。由于巴氏涂片检查需要医师手工将采集器取得的细胞样本涂在显微片上，且该涂片最多只能收集20%的细胞，而80%以上的细胞样本则残留在采样器上并随采样器一起被丢弃了。此外，40%以上的涂片会因血液、黏液和炎症组织的影响致使样品模糊，加上固定不及时等因素，可能造成常规巴氏测试结果不准确，较多出现检测误差。而TCT检测则明显不同，它提高了宫颈细胞样本的检测质量及癌变细胞的检出率，所以目前临床普遍应用TCT检测作为宫颈癌的筛查手段。TCT宫颈防癌筛查对宫颈癌细胞的检出率能达到90%以上，同时还能发现癌前病变及微生物感染，如真菌、滴虫、衣原体等。不过TCT检测还不是宫颈癌筛查的全部，该项检查和诊断应包括下列3个步骤：

第一步：TCT薄层液基细胞学检测。首先采用TCT技术，在显微镜下观测宫颈细胞是否有异常。因为宫颈癌变最早是从宫颈细胞的变异开始的。同时也可以进行HPV检测，这样准确度会更高些。

第二步：电子阴道镜检查。经过TCT薄层液基细胞学检测后，如果发现宫颈细胞有异常，可以进一步进行阴道镜检查。在电子阴道镜放大40倍的条件下观察宫颈癌前病变，医师可以看到表层的细微变化，对于宫颈癌及癌前病变的早期发现、早期诊断具有重要价值。

第三步：组织病理学检测。如果阴道镜检查中发现异常，应在特殊染色指导下对可疑病变部位进行多点组织活检，分别进行组织病理学检查，这样就可以确诊宫颈病变。

3. 总有影像学检查不能分辨出来的微小肿瘤　只有当肿瘤长到一定大小时影像学检查才能分辨出来这是客观事实，所以目前肿瘤的诊断仍然依靠综合手段来实现。通常需要由临床检查、实验室检验（肿瘤标志物等）、影像学检查、内镜检查或穿刺活检，甚至手术探查加术中活检快速冷冻病理诊断等来综合判断，而获得组织标本的病理诊断一般被认为是肿瘤诊断的"金标准"。通常在临床能引起医师重视的组织器官占位性病变往往是影像学检查的结果，例如超声检查发现甲状腺、乳腺、肝脏、胆囊、胰腺、肾脏、卵巢等的占位；CT 检查发现肺部的占位；内镜（胃肠镜、膀胱镜）检查发现一些空腔脏器或管道性器官，如食管、胃或结直肠、膀胱和输尿管占位；头部磁共振或 CT 检查发现颅内占位等。不同的影像学检查手段适用于不同器官，且分辨率不同。一旦肉眼或通过影像学设备检查发现机体某一器官有占位性病变，医师会考虑进一步检查来综合判断是否为恶性肿瘤，是哪一种恶性肿瘤。

我们应该知道，不同的影像学检查手段对不同组织病灶的分辨率是不一样的，例如在实质性器官，CT 比超声检查分辨率高一些，> 1cm 的肿瘤发现率比较高；通过 PET-CT 全身显像进行检查，理论上只要肿瘤病灶> 5mm 就可以被发现，最先进的 PET-CT 能够发现 > 2.5mm 的病灶。实际上因设备精确度、医师经验等问题，可能诊断会有偏差。但必须指出的是 PET-CT 显像只能说明该病灶有代谢增高的情况，而炎症和增生反应代谢也可以增高，并不能诊断就是肿瘤。因此，一般不推荐将其作为早期肿瘤筛查的常规检查。

综上所述，可以看出最先进的影像设备最小也只能发现直径几毫米以上的肿瘤，显然，这么小的肿瘤想要获得组织活检也是很困难的。我们常说的活检，需要肿瘤生长到一定大小时再进行穿刺，必要时可以借助一些物理手段，如 CT 或超声引导下或在内镜下从局部组织取样切片做病理检查才能确诊为癌症。

4. 不该发生的影响因素　除了上述讨论的各种因素可能致使癌症不能早期发现以外，还有一些其他本不该发生的现象也要提一下，这就是人为的低素质因素。有些人为了挣钱不惜损人利己，如近来从网络和移动媒体上看到，有些不法人员在没有专业技术人员和资质的情况下，为了降低成本，以营利为目的，搞假的"健康体检"，比如，使用护士而不是训练有素的超声科医师为客户做 B 超检查，出具假的体检报告。这种现象即使在社会上为偶发，也应引起人们的足够重视。癌症的早筛早诊是关乎人民健康的大事，一定要以人民福祉为目的，尊重科学，规范管理。一方面监管部门要严格把关重点持续监管，严惩违法犯罪分子；另一方面本着为自己健康负责的态度，建议人们还是到体检质量比较高的机构去做体检。

札记 5-4　2018 年美国癌症筛查指南及存在的问题

　　美国癌症学会（American Cancer Society，ACS）每年都会根据该学会发布的癌症早期发现指南、来自《美国国家健康调查》的癌症筛查率及其趋势，以及与癌症筛查相关的特定问题为医务人员和公众提供一份简要综述[①、②]。这份总结性的报告包括当前的癌症筛查推荐意见、更新内容，还有在无法制定筛查直接建议时的早期癌症相关检测指导意见。由于 ACS 能够持续监测与各种癌症筛查相关的医学和科学文献的新证据，所以其年度报告具有相当学术价值。报告内容包括定期向临床医师和目标人群传播与癌症筛查相关的新信息，癌症筛查率的最新数据，癌症早发现相关时效性问题的讨论，以及对现有指南进行修订或制定新指南。从这些年度指南综述中我们可以更加详细的了解最近的 ACS 指南，用来更新那些仍处于制定过程中的指南。

　　在 2018 年 ACS 癌症筛查指南更新综述中，介绍了当前癌症筛查指南及影响乳腺癌、宫颈癌、结直肠癌（colorectal cancer，CRC）和前列腺癌筛查的相关问题；进一步阐释了关于使用低剂量计算机断层扫描（low-dosecomputed tomography，LDCT）进行肺癌筛查的推荐内容；并将 ACS 和其他学术组织的指南进行了比较；同时提供了来自《美国国家健康调查》（National Health Interview Survey，NHS）的最新癌症筛查相关数据。该报告给出的信息量很大，引用了许多相关文献作为其观点或推荐意见的证据支持。为了给临床医师和目标人群一个清晰、简明扼要的印象，我特别推荐该报告中表 2《美国癌症学会针对平均风险无症状成人的早期检测推荐》，我认为其内容比较实用，包括癌症部位、适用人群、检查或操作方法、推荐意见，我简述如下：

　　1. 乳腺癌　ACS 针对平均风险无症状女性人群的乳腺癌筛查指南推荐，女性从 45 岁开始定期接受乳腺 X 线摄影筛查；45 ～ 54 岁女性应每年接受筛查；女性应有机会从 40 ～ 44 岁开始每年接受筛查；≥ 55 岁女性可转换为每 2 年接受 1 次筛查，或有机会继续每年接受筛查；如总体健康状况良好且预期寿命

　　① Robert A. Smith, Kimberly S. Andrews, Durado Brooks, et al, Cancer screening in the United states, 2018: A review of current American cancer society guidelines and current issues in cancer screening. CA Cancer J Clin, 2018, 68: 297-316

　　② 莫森，郑莹. 2018 年美国癌症筛查：美国癌症学会现行指南及当前癌症筛查中存在问题综述，CA 中文版，2018，1:2, 54-69

≥ 10 年，均应继续接受乳腺 X 线摄影筛查。

ACS 乳腺癌筛查指南强调 40 ～ 54 岁女性应每年接受筛查，因为已有研究显示，与每 2 年接受 1 次筛查相比，绝经前女性每年接受乳腺 X 线摄影筛查可以显著降低诊断为晚期乳腺癌的风险。在这项研究中，每年接受 1 次筛查对于绝经后女性并未显示出相同的益处（正在接受更年期激素治疗的女性除外）。基于这些结果，ACS 推荐 ≥ 55 岁女性可改为每 2 年接受 1 次筛查，或继续每年接受筛查（取决于个人偏好）；ACS 并未设定停止接受乳腺癌筛查的具体年龄，但确认即使 ≥ 75 岁的女性，如果总体健康状况良好且预期寿命 ≥ 10 年，仍能够从持续接受乳腺 X 线摄影筛查中获益。

但笔者从自身利益考虑，宁肯每年接受一次乳腺 B 超检查，也不愿意从 40 岁开始每年接受一次乳腺 X 线摄影筛查，如果能活到 80 岁以上，岂不要在乳腺这个部位接受数十次 X 线照射？

2. 宫颈癌　ACS 针对平均风险无症状女性人群的宫颈癌筛查指南推荐：宫颈癌筛查应从 21 岁开始；对于 21 ～ 29 岁的女性，应每隔 3 年使用常规或液基巴氏涂片进行筛查；对于 30 ～ 65 岁的女性，应每隔 5 年同时使用 HPV 检测和巴氏液涂片进行筛查（首选），或每 3 年进行一次巴氏试验（可接受）；对于年龄 > 65 岁的女性，如在过去 10 年内巴氏试验连续 ≥ 3 次筛查结果为阴性，或 HPV 检测连续 ≥ 2 次阴性＋巴氏涂片筛查结果为阴性，且最近一次检测发生在最近 5 年内，应停止宫颈癌筛查。对于接受全子宫切除术的女性应停止接受宫颈癌筛查。

3. 结直肠癌 [①]　ACS 推荐年龄为 45 ～ 75 岁的男性和女性，可接受所有列出的检查，包括：每年粪便免疫化学试验（FIT）；或每年高灵敏度愈创木脂粪便隐血试验（HSgFOBT）；或每 3 年根据制造商推荐多靶点粪便 DNA 检测（mt-sDNA）；或每 10 年结肠镜检查；或每 5 年 CT 结肠成像检查（CTC）；或每 5 年软式乙状结肠镜检查（FS）。具体建议为年龄 ≥ 45 岁的成年人，应根据个人的偏好和检测的可及性进行定期筛查，包括高灵敏度粪便检测或结直肠结构（视觉）检查。所有非结肠镜筛查试验阳性的个体都应及时进行结肠镜检查，这应作为筛查过程的一部分。对于健康状况良好，且预期寿命超过 10 年的成年人，应在 75 岁前持续接受筛查。76 ～ 85 岁的男性和女性，应根据患者的偏好、预期寿命、健康状况和既往筛查史进行个体化的筛查决策。如决

① 张政，张澍田，李鹏 . 2018 年美国癌症协会结直肠癌筛查指南解读 . 中国实用内科杂志，2018, 38（9）: 8-14

定继续筛查，可按上述筛查方案进行。年龄＞85岁的男性和女性不建议继续进行筛查。

4. **子宫内膜癌** ACS对于绝经期女性建议：应向绝经期女性告知子宫内膜癌的风险和症状，并强烈鼓励这些女性一旦发生症状，应立即向医师报告，例如任何意外出血，包括少量的点状出血。

5. **肺癌** ACS对于肺癌筛查的建议：年龄在55～74岁当前或既往吸烟者，身体健康状况良好，至少有30包一年的吸烟史[每天吸烟量（包）×年数（年）≥30]，推荐低剂量螺旋CT检查；符合以下条件的成年人应每年筛查：①当前吸烟或戒烟年数不到15年；②至少有30包/年的吸烟史；③当前仍在吸烟，正接受循证戒烟咨询；④对低剂量CT筛查相关的潜在益处、局限性和危害的信息知情并理解；⑤有条件到进行过大量检查的高质量肺癌筛查和治疗中心接受筛查。

6. **前列腺癌** ACS对于前列腺癌筛查的建议：推荐年龄≥50岁男性进行前列腺特异性抗原（PSA）检测，同时联合进行或不进行直肠指检（DRE）；对于预期寿命≥10年的男性，应该有机会在获得前列腺癌筛查潜在益处、风险和不确定性的相关信息后，与医师共同做出充分知情同意后制订前列腺癌筛查决策；前列腺癌的筛查必须在患者充分知晓利弊的情况下进行，未经知情同意决策过程的患者不宜进行筛查。

尽管美国癌症学会（ACS）每年在癌症筛查的建议和指导方面做了大量工作，但在癌症的防控方面受到现有技术手段的限制，以及其他一些社会因素的制约仍然存在一些问题。以女性的乳腺癌为例："从20世纪80年代开始，黑人和白人女性患者中的年龄校正死亡率出现了很大差异，并且该差异在随后的数十年中持续增加（尽管这些差异近年来已稳定）。2011—2015年，黑人女性中死亡率仍比白人女性高42%。"

此外，ACS癌症筛查指南中也提到，除了考虑疾病负担和乳腺癌筛查的益处之外，系统综述还评估了筛查相关的不利影响，包括由于假阳性结果本身使得受检者被召回做进一步检查可能导致的焦虑、过度诊断和放射暴露问题。不过尽管如此，ACS指南制定小组仍认定，总体而言进行乳腺癌筛查的获益显著超过其危害。

目前两项新型筛查技术的试验正在进行中。其中"乳腺断层合成X线摄影筛查试验"（Tomosynthesis Mammographic Imaging Screening Trial，TMST）旨在比较常规全数字化乳腺摄影[full-field digital mammography，FFDM；可生成乳腺的平面、二维影像（2-dimensional，2D乳腺X线摄影）]和一种新型影像学检查技术——数字乳腺断层合成成像（digital breast tomosynthesis，DBT；可同时生成乳腺 2D 和 3D 影像）之间的差异。DBT 的独特之处在于可从不同角度获取乳腺影像用于生成 3D 图像，从而使放射科医师能够更全面地观察乳腺，消除乳腺组织多层重叠异性（可能导致难以观察癌症病灶，或在无异常时表现出异常的外观）的影响。尽管已有研究显示 DBT 的敏感度和特异度倾向优于 2D 乳腺 X 线摄影，但人们更感兴趣的是，DBT 是否在降低晚期乳腺癌发病率方面也优于 FFDM。TMIST 研究于 2017 年 7 月启动，纳入计划定期接受乳腺 X 线摄影筛查的为 45 ~ 74 岁女性。这项研究计划至 2020 年底将纳入 165 000 例女性。参加试验的女性将随机接受 4 轮 FFDM 或 DBT 定期筛查。就我个人的角度而言，坦率地说自己作为一名 45 ~ 74 岁年龄段的女性，更倾向于每年做 B 超检查来筛查乳腺癌，必要时再做磁共振检查，以减少放射性暴露剂量。

在 2018 年 ACS 癌症筛查指南中还提供了其他癌症筛查的许多研究资料供我们参考，大家可以去查询原文，且相关专业人员可以每年跟踪学习最新的数据。不管怎样，从上述资料可以看出，在癌症早期筛查方面，全世界的医学科学家和研发人员还需要继续努力，我们还有很长的路要走。

 札记 5-5　中国部分常见癌症早期筛查的专家共识

虽然 2018 年版美国癌症学会癌症筛查指南总结了大量的研究证据，为我们提供了乳腺癌、宫颈癌、结直肠癌、子宫内膜癌、肺癌和前列腺癌的早期筛查建议，但由于我国的国情不同，其癌症发病谱与美国有很大差异，有些癌症，如肝癌、胃癌、食管癌、鼻咽癌这些美国发病较少而我国高发癌症，其早期筛查必须要基于我国的一些研究数据。对于这些中国高发癌症的早期筛查，国内该领域专家也已形成同行共识，同时也正在不断地更新。

1. 原发性肝癌早期筛查的专家共识　2017 年 6 月 2 日，原国家卫生计生委办公厅发布了《原发性肝癌诊疗规范（2017 年版）》，其中针对高危人群的检测筛查中写道："在我国肝癌的高危人群主要包括：具有乙型肝炎病毒（Hepatitis B virus，HBV）和（或）丙型肝炎病毒（Hepatitis C virus，HCV）感染、长期酗酒、非酒精脂肪性肝炎、食用被黄曲霉毒素污染食物、各种原因引起的肝硬化，以及有肝癌家族史等的人群，尤其是年龄 40 岁以上的男性风险更大。""血清甲胎蛋白（Alpha-fetoprotein，AFP）和肝脏超声检查是早期筛查的主要手段，建议高危人群每隔 6 个月至少进行一次检查。"

2.胃癌早期筛查的专家共识[1]　2017 年由国家消化系统疾病临床医学研究中心（上海）牵头，联合中华医学会消化内镜学分会和健康管理学分会、中国医师协会内镜医师分会消化内镜专业委员会和消化内镜健康管理与体检专业委员会、国家消化内镜质控中心和中国抗癌协会肿瘤内镜专业委员会，组织我国消化、内镜、肿瘤和健康管理等多学科专家，在 2014 年制定的《中国早期胃癌筛查及内镜诊治共识意见（2014 年，长沙）》的基础上，进一步细化并确立了适合我国国情的早期胃癌筛查流程，联合制定出《中国早期胃癌筛查流程专家共识意见（草案）（2017 年，上海）》，主要内容如下。

筛查对象：我国胃癌筛查目标人群定义为年龄 ≥ 40 岁，且符合下列任意一条者建议其作为胃癌筛查对象人群：①胃癌高发地区人群；② Hp 感染者；③既往患有慢性萎缩性胃炎、胃溃疡、胃息肉、手术后残胃、肥厚性胃炎、恶性贫血等胃的癌前疾病；④胃癌患者一级亲属；⑤存在胃癌其他风险因素（如摄入高盐、腌制饮食、吸烟、重度饮酒等）。

筛查方法如下。

（1）血清学筛查：主要有以下几种。

1）血清胃蛋白酶原（pepsinogen，PG）检测：PG 是胃蛋白酶的无活性前体。根据生物化学和免疫活性特征，PG 可分为 PG Ⅰ 和 PG Ⅱ 两种亚型。PG Ⅰ主要由胃体和胃底腺的主细胞和颈黏液细胞分泌，而 PG Ⅱ 除了由胃底腺分泌外，胃窦幽门腺和近端十二指肠 Brunner 腺也可以分泌。

PG 是反映胃体胃窦黏膜外分泌功能的良好指标，常被称为"血清学活检"。当胃黏膜发生萎缩时，血清 PG Ⅰ 和（或）PGR（PG Ⅰ 与 PG Ⅱ 比值）水平降低。有研究认为，将"PG Ⅰ ≤ 70μg/L 且 PGR ≤ 3"（不同检测产品的参考值范围不同）作为针对无症状健康人群的胃癌筛查界限值，具有较好的筛查效果。

2）血清胃泌素 17（gastrin-17，G-17）检测：G-17 是由胃窦 G 细胞合成和分泌的酰胺化胃泌素，主要生理功能为刺激胃酸分泌、促进胃黏膜细胞增殖与分化，它在人体中的含量占有生物活性胃泌素总量的 90% 以上。

G-17 是反映胃窦内分泌功能的敏感指标之一，可以提示胃窦黏膜萎缩状况或是否存在异常增殖，血清 G-17 水平取决于胃内酸度及胃窦 G 细胞数量，G-17 本身在胃癌的发生、发展过程中也起促进作用。有研究表明，当血清

[1] 国家消化系统疾病临床医学研究中心等.中国早期胃癌筛查流程专家共识意见（草案），（2017 年，上海）.中华健康管理学杂志，2018，12（1）：8-14

G-17 水平升高，可以提示存在胃癌发生风险。有研究认为，血清 G-17 联合 PG 检测可以提高对胃癌的诊断价值。

3）Hp 感染检测：Hp 已于 1994 年被 WHO 的国际癌症研究机构（IACR）列为人类胃癌第 1 类致癌原。目前认为 Hp 感染是胃癌（占胃癌绝大多数）发生的必要条件，但不是唯一条件。胃癌的发生是 Hp 感染、遗传因素和环境因素共同作用的结果，环境因素在胃癌发生中的作用次于 Hp 感染。因此，在胃癌的筛查流程中，Hp 感染的检测应成为必要的筛查方法之一。

常用的 Hp 感染检测包括：①血清 Hp 抗体检测。通常检测的 Hp 抗体是针对尿素酶的 IgG，可反映一段时间内的 Hp 感染情况，部分试剂盒可同时检测 CagA 和 VacA 抗体（区分 Hp 毒力）。Hp 的血清学检测主要适用于流行病学调查，胃黏膜严重萎缩的患者存在 Hp 检测干扰因素或胃黏膜 Hp 菌量少，此时用其他方法检测（如快速尿素酶、病理活检染色等）可能会导致假阴性结果，而血清学检测则不受这些因素影响。血清学检测 Hp 可与 PG、G-17 检测同时进行，避免了留取粪便（Hp 粪便抗原检测）、胃黏膜活检等 Hp 检测方法带来的依从性下降，因而更适用于胃癌筛查。②尿素呼气试验（UBT）：UBT 包括 13C-UBT 和 14C-UBT，是临床最常应用的非侵入性试验，具有 Hp 检测准确性相对较高、操作方便和不受 Hp 在胃内灶性分布影响等优点。对于部分 Hp 抗体阳性者又不能确定是否有 Hp 现症感染时，UBT 是有效的补充检测方法，适用于有条件的地区开展。

4）血清肿瘤标志物检测：目前常用肿瘤标志物包括癌胚抗原（CEA）、CA19-9、CA72-4、CA125、CA242 等，但上述肿瘤标志物在进展期胃癌中的阳性率仅为 20%～30%，在早期胃癌中的阳性率＜10%，因此对于早期胃癌的筛查价值有限，不建议作为胃癌筛查的方法。

5）血清胃癌相关抗原（MG7-Ag）：是我国自主发现的胃癌肿瘤标志物，MG7 抗原表达在胃癌前疾病、胃癌前病变和胃癌的阳性率依次为 40.5%、61.0% 和 94.0%，且胃癌前病变 MG7 抗原的假阳性率仅为 12.8%，可以用来提示胃癌的高风险。MG7 抗原作为单一生物标志物在胃癌诊断的敏感性与特异性均较高，需要进一步开展临床研究，评价其在早期胃癌筛查中的价值。

（2）内镜筛查：主要有以下几种。

1）电子胃镜筛查：尽管胃镜及其活检是目前诊断胃癌的金标准，但是胃镜检查依赖设备和内镜医师资源，且检查费用相对较高，还具有一定的不适和痛苦，患者接受度较差，即便就日本等发达国家而言，也尚未能实现用内镜进行大规模胃癌筛查。

普通内镜适用于发现进展期胃癌，对早期胃癌的检出率较低，早期胃癌的发现更依赖于检查者的内镜操作经验、电子或化学染色和放大内镜设备。因此，首先采用非侵入性诊断方法筛选出胃癌高风险人群，继而进行有目的的内镜下精查是更为可行的筛查策略。上消化道钡剂筛查因其阳性率低，且 X 射线具有放射性而不推荐用于胃癌筛查。

2）磁控胶囊胃镜筛查：由于胃腔较大，常规的被动式小肠胶囊内镜不适合胃部疾病的诊断，目前应用成熟的技术是磁控胶囊胃镜（MCE），是将胶囊内镜（CE）技术和磁控技术成功结合的新一代主动式胶囊内镜，具有全程无痛苦、便捷、诊断准确度高的优点。目前在临床广泛应用的主要是我国自主研发的安翰磁控胶囊胃镜系统（国械注准 20173223192）。

通过有效的胃准备和磁控操作技术，MCE 对胃病变的诊断可实现与常规电子胃镜高度一致的准确性。因此 MCE 对于胃癌风险人群是一种可供选择的筛查方式，有助于发现胃癌前病变或状态，可用于自然人群的胃癌大规模筛查。

3）高清内镜精查：早期胃癌的内镜下精查应以普通白光内镜检查为基础，全面清晰地观察整个胃黏膜。医师要熟悉早期胃癌的黏膜特征，善于发现局部黏膜颜色、表面结构改变等可疑病灶。临床上可根据各医院设备状况和医师经验，灵活运用色素内镜、电子染色内镜、放大内镜、共聚焦激光显微内镜等特殊内镜检查技术，以强化早期胃癌的内镜下表现，这样做的结果不但可提高早期胃癌的检出率，而且还能提供病变深度、范围、组织病理学等信息。同时，充分的检查前准备（包括口服黏液祛除剂如链霉蛋白酶等、祛泡剂如西甲硅油等、局麻或镇静）也是提高早期胃癌检出率的基础。详尽的内镜精查方法和早期胃癌分型可参考《中国早期胃癌筛查及内镜诊治共识意见（2014，北京）》。

具体建议：推荐的早期胃癌筛查流程图见图 11。

3. 食管癌早期筛查的专家共识 [①]　2014 年由中华医学会消化内镜学分会和中国抗癌协会肿瘤内镜专业委员会组织编写了中国早期食管癌筛查及内镜诊治专家共识意见要点。对于食管肿瘤筛查，该共识写道：

符合第 1 项和第 2～6 项中任一项者应列为食管癌高危人群，建议作为筛查对象：①年龄＞40 岁；②来自食管癌高发区；③有上消化道症状；④有食管

---

① 马丹，杨帆，廖专，等. 中国早期食管癌筛查及内镜诊治专家共识意见. 中华消化杂志，2015，35（5）：294-299

癌家族史；⑤患有食管癌前疾病或癌前病变者；⑥具有食管癌的其他高危因素
（吸烟、重度饮酒、头颈部或呼吸道鳞癌等）。

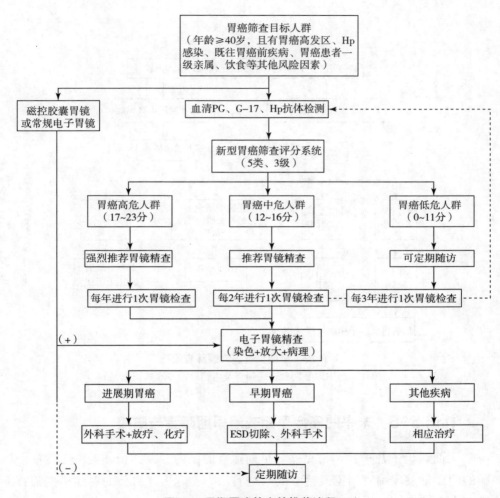

图 11　早期胃癌筛查的推荐流程
PG：胃蛋白酶原；G-17：血清胃泌素 17；Hp：幽门螺杆菌；ESD：内镜黏膜下剥离术
（图片引自中国早期胃癌筛查流程专家共识意见）

　　内镜下病理活组织检查（以下简称活检）是目前诊断早期食管癌的金标准。
内镜下可直观观察食管黏膜改变并可结合染色、放大等方法评估病灶性质、部
位、边界和范围，一步到位地完成筛查和早期诊断。
　　内镜下食管黏膜碘染色结合指示性活检已成为我国现阶段最实用有效的筛
查方法。电子染色内镜等内镜新技术在早期食管癌筛查中的应用价值尚处评估

阶段。具体建议的早期食管癌内镜筛查流程见图 12。

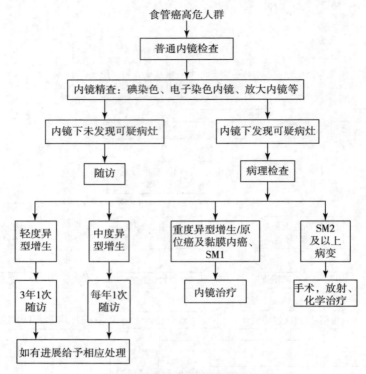

图 12 早期食管癌内镜筛查流程
（图片引自中国早期食管癌筛查及内镜诊治专家共识意见）

 札记 5-6 未来的癌症早期或超早期筛查与防控

上面讨论了几种我国常见癌症早期筛查的国内专家共识、美国癌症学会最新的癌症早发现筛查指南及笔者的一些看法。实际上，目前的癌症早期筛查手段和方案还很不尽人意。一方面癌症的发生和发展是一个漫长的过程，需要几年甚至十几年才达到现有临床影像学能够发现或诊断的程度。这个过程中机体突变的细胞经历着与免疫细胞的博弈，它要想在身体的某处安营扎寨也并非易事，但不管癌症怎样潜伏总还是会有蛛丝马迹可寻的。

从人们的需求来说，越来越多的人已经认识到防癌和早筛的重要性，他们希望找到更好的方法，比较便捷而又尽可能少的受到伤害来达到这一目的（也就是老百姓心中追求的性价比高的好办法）。以筛查我国常见的肺癌、食管癌、胃癌、结直肠癌为例，按照目前提倡的这些对全身各器官进行筛查，我想仅每年做一次肺部低剂量螺旋 CT 和胃肠镜检查，要一个人坚持十几年或几十年，绝大多数人可能接受不了或坚持不下去。

因此，我一直在思考、研究和寻找更好的癌症筛查与防控方法。我的团队已经在与第三方检测机构合作，建立了循环肿瘤 DNA（ctDNA）、循环肿瘤细胞（CTC）、高通量多肽靶标、免疫细胞多标志物集群检测等技术平台，从肿瘤细胞的不同层面，以及肿瘤和免疫双侧进行检测，探索癌症筛查的新技术。同时，根据这些检测的结果，结合心理、睡眠、生活方式、免疫调节等，从健康管理的角度制订早期干预方案。例如，当某客户普通体检未发现各器官占位性病变，但发现外周血循环肿瘤细胞达到 7 个 /3.2ml，远高于正常参考值（正常参考值 1~2 个 /3.2ml）；或高通量多肽靶标明确指向某一器官组织出现不止一个肿瘤特异性多肽靶标；同时发现被检测者的免疫系统检测显示免疫功能低下；加之生活与工作环境具有癌症高风险因素，或心理和睡眠出现了问题，就要建议客户开始进行心理、免疫、生活与工作方式矫治了。我们也可以通过中医调理等方面的干预，称之谓"治未病"和"治欲病"，在早期或超早期就对潜伏的癌症发起攻击，用自身免疫调节将癌症消灭于无形。

相信随着人们理念的更新和技术日新月异的进步，我们可以在癌症筛查与防控的健康管理服务方面做出更多的贡献。

主题 6

谁来为癌症患者进行医疗与康复方案的顶层设计

札记 6-1　　必须要做的事

　　众所周知，恶性肿瘤对于每一位患者和家庭来说都是一场灾难。当人们常规体检发现身体某一部位有"结节""占位性病变"，或者患者因出现某种症状就医时被查出身体某个部位有"肿瘤"，通常都会十分紧张。特别是当医师宣布临床诊断或病理诊断是"××癌"时，不论是患者本人还是家人，顿时会感到如五雷轰顶，一时不知所措，即所谓的"谈癌色变"。

　　尽管医师会在第一时间给出治疗建议，但多半很简单，比如"赶快去手术吧""转到肿瘤科再进一步检查一下""去放疗科看一下吧"，多半患者会感到茫然、痛苦和治疗上的难以抉择。因为，肿瘤的治疗比较复杂，涉及科室较多，有时医生缺少进一步的解释，患者只能走一步了解一步。

　　如果患者被确诊罹患癌症之时，医师能够较全面的告知癌症的治疗包括多种综合性的治疗手段，并且能够为其勾画出一个个体化的整体解决方案，患者及其家属心理上会获得很大的安慰。我自己多年的从医经历对这一点颇有感慨。

　　为癌症患者进行正确的医疗与康复方案的顶层设计，至少告诉患者及家属根据进一步的检查可能的综合治疗全貌，让患者有一个心理准备，是每一位肿瘤专业医师应该做的解释工作，是一件刻不容缓的事，也是一件需要有很强内功才能做好的事。

 札记 6-2　　从一例癌症治疗方案的顶层设计谈起

　　6年前的一天，一位中年男性患者来到我的诊室，向我讲述了他的病情和诉求。该患者因上腹部疼痛曾在肿瘤医院就诊，已做过胃镜下组织活检，病理报告为"低分化腺癌，部分印戒细胞癌"。众所周知，在胃癌中这种病理类型恶性程度高，化疗不敏感，预后不好。加之患者有胃癌的家族史，其母亲就是罹患胃癌去世的。患者亲眼目睹了母亲患病、治疗、所受痛苦以及离世的全过程，对胃癌的诊疗方案和诊治过程十分了解。实际上他已找好了胃癌外科治疗的顶级专家，准备住院手术治疗。之所以来我这里就诊，是因为担心术后的化疗对于他所患的这种胃癌类型效果并不好。于是，在朋友的推荐下来到我的门诊咨询，想进一步了解还有什么更好的方法能在术后有效地控制复发和转移。我能感受到患者有很大的心理压力，也十分理解他的担心。我概括地向他讲解了我所知道的肿瘤发生发展的机制，目前常规治疗的规则、原理与局限性，以及可能帮助他长期存活的、从围术期就开始的、以免疫治疗为核心的中西医整合的治疗与康复方案，并与他一起分析了他的病况，帮助他设计了术后的综合治疗与康复方案。该方案的要点如下。

1. 尽快手术切除肿瘤病灶，最大限度降低肿瘤负荷。

2. 围术期就开始实施免疫治疗，即术前抽血数十毫升分离单个核细胞，制备肿瘤特异性免疫治疗细胞制剂；术中留取自体肿瘤组织制备个体化多靶点肿瘤抗原；术后 9 ~ 14 天回输肿瘤抗原致敏 DC 疫苗及其诱导活化的细胞毒性 T 细胞，尽早进行免疫系统的康复。

3. 术后 21 ~ 30 天进行标准化疗，实际上我们并不知道这个患者的肿瘤细胞对常规化疗药物是否敏感，主要是遵循现行的 NCCN 指南（美国国立综合癌症网络制定的肿瘤学临床实践指南）去做。好在化疗还有一个作用，就是压制体内抑制性免疫细胞亚群（比如 Treg 等），适当的化疗从某种程度上有助于重建抗肿瘤免疫功能，而过度化疗则会严重打击免疫系统。所以，我反复强调，千万不要过度化疗，宁少勿多，要维护自身预存的免疫功能。

4. 化疗后继续进行上述免疫细胞过继转移治疗。目的是在化疗"杀敌一千，自损八百"的情况下，帮助患者恢复或重建抗肿瘤免疫功能。也可以在化疗间歇期增加一个疗程的免疫治疗，可根据患者对化疗的耐受程度，特别是注意观察外周血淋巴细胞的比率和计数。

5. 寻求中医辨证施治，除了使用中药方剂以外，还推荐他到我院针灸科，使用点燃艾绒在双侧足三里和脾胃俞穴的瘢痕灸，通过中医外治来扶正培本，疏通经络，排毒化瘀，健脾化湿。

6. 督促改善不良睡眠习惯（其以往惯于熬夜），心理疏导，消除恐惧，树立康复的信心。

7. 平衡营养膳食，口服双歧杆菌三联胶囊，改善消化系统微生态。

该患者依从性很好，认真实施了这项从围术期开始的综合治疗与康复计划，并且长期与本团队保持联系，通常一年两次复诊，动态监测外周血淋巴细胞比率、淋巴细胞计数和免疫细胞亚群。后来，我们还安排心理咨询师在潜意识层面进行了干预，双方均认为获得了满意的心理调节效果。尽管该患者胃癌的病理类型恶性程度高，临床分期也属中晚期，手术后外科医师预估的生存期最多不超过两年，但该患者至今已无病生存了 6 年。

事实上，手术、化疗、放疗这三项肿瘤治疗的主要手段，均为治标，而非治本，更不能治根。

手术是治疗实体肿瘤的主流方法，一旦发现肿瘤应尽早切除，可以最快且最大限度地减轻肿瘤负荷。但是手术仅仅切除了肉眼看到的肿块，并不能切除所有的肿瘤细胞，更不能改变肿瘤生长的微环境和全身内环境。因此，无法防止肿瘤的复发与转移。

化疗和放疗通常是实体肿瘤术后的辅助疗法。理论上人们期望化疗和放疗能杀灭手术未清除干净的肿瘤细胞，防止复发转移，但实际上其作用十分有限。例如大多数消化道肿瘤对化疗并不敏感。此外，化疗和放疗对于失去手术机会的肿瘤或手术后复发转移病灶可能可以起到一定的抑制作用，但仅仅是暂时的。特别要指出的是，全身化疗、放疗作为一把双刃剑，在杀伤肿瘤细胞的同时筛选出了耐受该治疗的细胞种群（肿瘤干细胞/祖细胞）；它作用于 DNA 可促使新的突变发生以及突变细胞的累积；同时还会杀伤免疫细胞，减弱免疫系统对细胞突变的监管。因此，传统治疗策略只注重了对肿瘤的直接清除或杀灭，以毒攻毒，忽视了机体自身抗肿瘤预存免疫状态的保存，以及低能/失能免疫功能的恢复与重建。

要想在肿瘤治疗上有所突破，应从处理肿瘤病灶和调整机体免疫状态两方面来重新考虑肿瘤综合治疗问题。肿瘤患者的最终结局是机体免疫细胞与突变/恶变细胞博弈的结果。肿瘤患者能否康复甚至痊愈，取决于患者抗肿瘤的免疫功能是否能够恢复到正常状态。

札记 6-3　目前我国肿瘤患者的就医现状

目前我国居民每年的常规体检尚未普及，肿瘤预防保健知识的传播或健康教育亦比较缺乏。在基层医疗机构，对肿瘤的早期筛查不足，对肿瘤的一些风险因素和早期表现往往未做到及时发现和诊断。患者本身也对一些肿瘤的明确信号没有警觉，常常当作一般慢性疾病去对待，不及时就诊或一般性对症治疗。因此，许多肿瘤患者的诊断是延迟的。

我就遇到过一些这样的患者。例如，一位肝癌患者半年前已经出现明显的症状，B 超检查已发现肝脏单一占位性病灶，但不去治疗，一直拖到肝内广泛多发病灶，失去了手术、介入、放疗等治疗机会。还有像胰腺癌这样恶性程度极高、生存期极短的患者半年前出现症状，并且出现进行性消瘦，拖着未去就诊，靠强力镇痛药处理，直到来我门诊时已是终末期。

诚然，大多数肿瘤患者即便早期疏忽了，一旦发现罹患肿瘤，还是会积极去治疗。根据一般常识，患者被发现患有实体肿瘤，都知道应该手术切除。他（她）们会首先去外科就诊，有些人还特别要奔大城市和大医院的外科专家那里就诊，由外科医师完善各项检验和检查并进行综合评估，分清是良性还是恶性，分析疾病的临床分期，判断是否适合手术治疗，以及制订手术方案。毕竟手术是要切除人体的部分器官组织，手术不可避免地会伴随着一系列风险，加之患者对诊断是否准确、术者的手术技术是否过硬、手术是否能将肿瘤清除干净，是否需要术后化疗或放疗，能否控制复发与转移等会存有一系列疑虑或困惑，所以他们往往还会到其他医院再次就诊。我在门诊时经常可以见到一些患者及家人拿着一大包各个医院检查的报告和影像学片子在医院里穿梭，一些人从县医院→地区医院→省医院→北京其他医院→ 301 医院等看遍各级医院的专家门诊。

之所以出现这种情况有各种原因。常见的有下列几种：

1. 我国医疗资源分布不均匀，不平衡　县级医院和省级医院与"北、上、广"等地的大型医院在设备条件和专家资源等方面有差距。

2. 我国肿瘤患者与年俱增而就医交流时间不足　各公立医院（特别是三级甲等医院）肿瘤相关科室人满为患，即使费了很大劲、等了很长时间挂上了专家号，也往往是简单问诊、开检查或检验申请单、阅片、看检验结果、开住院单。

纵观整个诊断过程可以看到，由于各项检查的预约等候，各相关科室的专家门诊往往都无谓地耗费了较长的时间。我的一位就诊患者，他经历了一系列检查和各科专家门诊后来到我这里时，已在北京的旅馆里住了快 1 个月的时间。然而，尽管用了这么长时间，他们与医师见面的时间却很短。患者和家属带着一肚子的问题没有机会与医师进行充分的交流来获得有效的答疑解惑。

这些患者的问题不外乎是：我确实得了癌症吗？必须做手术吗？做手术对我的终身有何影响？还有哪些治疗方法？哪种治疗方法最好、最适合我？治这个病最好的医院和医师在哪里？完成了这些治疗是否会复发，是否会转移？我能少受一点痛苦吗？我能活多久？我要花多少钱？等等。

这些患者想要了解的情况，医师们常常没有时间满足他们，哪怕是多聊一聊，给一些安慰。这里面当然有客观原因，例如我在网上看到过一位患者家属陈述她陪老公看病的经历。当她到处打听，在上海找到一位公认能为她老公做脊椎肿瘤手术最好的专家，并且终于挂上了他下午第 63 号时，她写道："我认真地在门口做起了数学题，一个患者看 5 分钟，63 号就 315 分钟（我不是最后一个），就是 5 个半小时，从下午一点半开始看，就是晚上 7 点。而且医师不能喝水、不能上洗手间，简直是铁人的节奏。但是 5 分钟，对一个陷入绝境，从外地跑去上海看病的人来说就是残忍的三言两语。"① 后来他们果真只得到了 5 分钟就诊时间。

患者在完成了大医院门诊的一系列检查流程被诊断为恶性肿瘤后，还要经历漫长的住院等床。有些人为了找到一张床位，尽早住进医院，或找到一位值得信赖的主任做主刀医师，还要想方设法托关系"走后门"。就这样，患者及其家属常常是带着一系列茫然、困惑及门诊候诊、检查、等床的疲惫住进了医院。此时，医患双方关注的是尽快完成针对肿瘤的近期治疗计划，通常就是家喻户晓的三大法宝：手术、化疗、放疗。近些年来则增加了一些介入或消融等微创技术和针对某一肿瘤相关分子的靶向药物。

医院里各肿瘤相关科室是"铁路警察，各管一段"。外科一般是实体肿瘤的首先诊治科室。医患双方都希望能够完成根治性的肿瘤切除，这是最好的一种结果。但是，由于我国目前的前述现状，恶性肿瘤的早期诊断率还很低，不少人就诊时已是中晚期，所以往往无法获得"根治性切除"，甚至失去了手术机会，即使进行了切除也增加了手术和康复的难度。当发现肿瘤有淋巴结转移或远处器官转移时，医师的对策是对其中部分患者进行术前的新辅助化疗，试图降期后（肿瘤负荷或范围减少）再进行手术，同时探明术后化疗是否有效；而对另外一部分适合的患者可能采取局部放疗或其他的微创技术去消融肿瘤。

当患者终于顺利地完成了手术，过了第一关后，相当一部分患者及其家属会被告知，根据最后的大病理报告，肿瘤不是早期，已有淋巴结转移，需要术后辅助化疗，以清除残留肿瘤细胞，防止复发和远处的转移。于是患者被要求术后恢复一段时间（通常为 3～4 周）后进入到该流水线的第二道工序，到肿瘤内科住院进行化疗或到放疗科进行放疗，甚至同步进行放疗和化疗。这个过程往往是数个月甚至 6 个月以上。

这些治疗方案或措施都是肿瘤相关科室医师根据现行 NCCN 指南或国家卫计委发布的相关操作规程来制订和执行的。因此，在人们心目中，患了癌症，就必须要进入手术、化疗（靶向药）、放疗这样一个法定治疗程序，完成这些程序就意味着肿瘤治疗结束，然后是定期随访。如果患者被发现时已经太晚，就诊时失去了手术、放疗和化疗机会，通常会被告知可以去寻求中医或其他姑息性疗法。

---

① 倾心 2007. 一个杭州人在美国治疗癌症的经历走红，背后故事令人唏嘘！，医脉通 [2018-05-05]，http://news.medlive.cn/all/info-news/show-142247_97.html

札记 6-4　抗癌 "流水线" 完成后的一般结果

我在工作中接触过的一部分癌症患者及其家属，他们不断地打听和上网查询，搜集相关的医学知识以及国际上癌症治疗和研究方面的最新进展，甚至久病成医可以自己对号入座进行思考。有人会问我，为什么有的医师说我的病适合手术治疗，而有的医师说适合放化疗？我的回答是 "仁者见仁，智者见智"。实际上这些医师说的可能都有根据，但每个患者的具体问题都需要具体分析，并且从获益和风险控制两方面来平衡和抉择。还有的患者问，为什么有的医师说这个药效果好？有的医师说那个药物效果好，到底我选择哪个药物更适合？我只能回答说，虽然抗癌药物上市之前都在临床经过一系列的循证医学研究，证明是安全有效的，其不良反应是可以耐受的。但实际上，任何抗肿瘤药物都不是对所有的患者有效。就连当下最热门的抗癌 "神药" PD-1 抗体，其总体有效率也不超过 30%。因为每个人患癌症的部位和种类不同，病理特点和临床分期不同，依据新药临床试验结果制订的现有临床治疗方案并没有充分考虑每个患者的个体化因素。究其原因主要包括：

1. 肿瘤本身具有的高度异质性。

2. 自身抗肿瘤的预存免疫功能状态不同。

3. 个人对药物的反应（肿瘤的敏感性和人体对药物的耐受性）不同。

应该承认，我们很多医院里肿瘤的术后化疗可能只是 "完成流程"，有一定的盲目性，也可能是过度的。更为遗憾的是，很多患者采取了相关的一系列治疗后并不能都如我们认为应该的那样阻止肿瘤的术后复发和转移。

当患者如期完成了这些规范的（根据各种肿瘤的 NCCN 指南）治疗流程，接下来就是定期的门诊随访，目的是监测肿瘤何时复发或转移。从医院回家后，患者及其家属往往心里持续的忐忑不安仍然挥之不去，好像头顶悬挂着一颗不定时的炸弹，不知何时爆炸，也就是不知哪一次复查结果会显示肿瘤复发了。有些癌症患者很幸运，通过手术及术后化疗，获得了 5 年以上的生存。但是有相当一部分患者经过规范化的治疗后在某次复查时，被告知肿瘤复发甚至是转移了。

对于这些患者来说，进一步的干预手段和效果实际上是很有限的。一般再次手术的机会不多，多半是更换二线或三线的化疗方案，或者选择尝试不同的靶向药物。而靶向药物也只是对部分患者有效，而且极易发生耐药，其不良反应也不容小觑。像格列卫针对某些白血病和恶性胃肠道间质瘤，易瑞沙针对某些肺癌那样有效的靶向药，都常有耐药的情况发生。而对于已经接受过足够放射剂量治疗的患者来说，如果一旦发现复发，医师们也多半不会给患者再次进行放疗了。当然，他们还有机会去参加一系列抗肿瘤新药的临床试验，也有少部分人获得了病情逆转的机会。一些患者多多少少都见过或听到过身边熟悉的人，如同事、亲人、朋友等患癌和抗癌治疗的经历。特别对他们历经手术、化疗、放疗，甚至是反复化疗的磨难和痛苦，花费了大量钱财，最终走上不归路的结果感到无奈、恐惧和无助。

札记 6-5　肿瘤治疗存在问题

1. 重瘤不重人　一般从肿瘤患者确诊后进入规范化治疗流程起，各相关治疗科室医师们的目标就是将肿瘤彻底清除，但治疗方案中往往放在第一位的总是"瘤"，或"怎么对付肿瘤"。人呢？怎样让人摆脱肿瘤打击恢复正常呢？

（1）手术：首先，对肿瘤外科医师来说，他们追求根治性切除，希望病理报告切缘是阴性（未发现肿瘤细胞），淋巴结清扫干净。在胃肠癌手术，常常可以看到腹腔内清扫了二十几个淋巴结，但有时病理报告这二十几个淋巴结中只有一个淋巴结是阳性（淋巴结内可见到肿瘤细胞）。总之，宁可错杀一千，不可放过一个。我就想不通了，除了一个发现有肿瘤细胞的淋巴结外，其余二十几个淋巴结正是机体为了防止肿瘤细胞向全身扩散所设置的关卡或哨所，把它们都清扫掉了，该区域如果有肿瘤细胞残存（种植），或者术后再产生新的肿瘤细胞克隆，机体靠什么去阻止肿瘤细胞的增殖和转移呢？

临床常常可以看到，手术切除了肉眼看到的肿块，并且切得很干净，病理科医师在显微镜下观察后报告切缘是阴性（没有见到肿瘤细胞）。但过一段时间以后，患者仍然出现吻合口处的肿瘤复发。最典型的要数胰腺癌。众所周知，胰腺癌是癌中之王，外科手术是治疗胰腺癌的主要手段。由于 80% 胰腺癌患者确诊时已属中晚期，所以手术切除率很低。必须经过严格的术前评估，患者才能获得所谓的"根治性切除"手术机会。即使这样，肿瘤的术后复发转移率也很高。已有数据表明，仅有 15% ～ 20% 的患者通过手术可达到 RO 切除（根治性切除，肿瘤切缘阴性），这些患者 5 年生存率仍很低，报道数据为 15% ～ 20%[1]。总之，胰腺癌的总体生存时间在半年到 1 年，术后 5 年生存率低于 5%。所以，外科如果仅着眼于肿瘤病灶局部，不考虑全身整体情况，不考虑

① 曹喆，张太平，赵玉沛 . "可能切除的胰腺癌"新辅助治疗已经进展，中华外科杂志，2014，52（6）：464-466

患者自身抗肿瘤免疫系统能否恢复到正常态，不论下多大功夫，最终结果还是不尽人意。

这些就是我作为外科研究人员要去做肿瘤免疫治疗研究的初衷，大概也是现代肿瘤免疫治疗学的开拓者和推动者，美国国家癌症中心（NCI）和美国国立卫生院（NIH）著名外科学家罗森伯格（Steven Rosenberg）团队近几十年在该领域孜孜不倦耕耘的原因吧。

（2）化疗：正因为外科怀疑自己没有将肿瘤细胞斩尽杀绝，所以在完成了份内的工作后，通常只要病理科报告肿瘤侵及脏器的浆膜层，有一个淋巴结转移，术后多将患者介绍到肿瘤科做全身静脉化疗。在没有检测血液中是否有循环的肿瘤细胞（CTC），或者有多少肿瘤细胞，也没有做过肿瘤细胞的药敏试验，更没有对比过对淋巴结转移患者，到底是从全身血液中应用化疗药物好，还是从淋巴道应用化疗药物好的情况下，人们就笃信静脉化疗可以清除残留的肿瘤细胞了，也就是可以防止或控制肿瘤的复发和转移。

当然 NCCN 指南给出了一定的证据，但那也只能证明化疗对一部分人可以减少复发转移。但近几十年，全国各省市相继成立了不少肿瘤医院，各综合医院也纷纷成立肿瘤科，其主要的任务之一就是化疗。一旦化疗开始，4～6 个疗程是基本的要求，一般要"化"个小半年，有的患者"化"了十几个疗程。我见过最坚强的卵巢癌患者咬牙坚持了 21 个疗程；我也见过一个乳腺癌患者为化疗和靶向药物治疗共花了 480 万元人民币，还是没有把肿瘤细胞清除掉，反而让机体的免疫系统被化疗所摧毁，最后肿瘤细胞在全身广泛转移。有的患者边化疗，边进展，一个化疗方案不行，再换一个方案。因为医师们实际上并不知道已经写进 NCCN 指南的化疗药物对哪一个具体的患者有效，只能到临床上去尝试。

我曾经会诊过的一位结肠癌患者在北京手术后，回到当地肿瘤医院进行化疗。第一个方案用了两个周期就发现肿瘤复发，于是更换化疗方案。一年时间已经换了三四个化疗及化疗外加靶向药物的方案，直到不仅腹腔内广泛转移，而且远处又发生了肺转移，家属再次北上求医。经过一番多学科会诊（MDT），肿瘤科专家仍然建议更换一个新的化疗方案，或者尝试一种还未上市的新靶向药。就这样，一个手术后还是高大强壮的男子汉已经变得十分虚弱，我估计再"化"下去，真的是前景不妙。从治疗过程看，这个患者手术后一年中就没有过过好日子，不仅没有阻止肿瘤的复发转移，病情不断进展，而且生活质量极差。此时，这位一向依从性比较好的患者痛定思痛后认为，术后这一切治疗都是错误的，是不合理的，于是又走向了另一个极端。

　　我对这位患者的家属解释说，肿瘤科医师们从执行医疗操作规程来说并没有错。目前肿瘤治疗主流的理念和医疗模式就是这样，医师们的操作原则是在遵循总体指导原则的基础上，尽可能地对这个患者进行了个体化处理，比如一个化疗方案上去不敏感，就换一个方案，说实话他们也不知道哪个方案对这个患者能够有效。肿瘤科医师们所掌握的武器就是各个药厂所提供出来的化疗药物和靶向药物，这就是医师每天的常规工作，而且都是有循证医学证据支持的。他们也非常希望这些药物能够控制住肿瘤的恶性生长，能够延长患者的生命。但现实有时候往往不以人的意志为转移。这是化疗这种治疗手段与生俱来的局限性所决定的。

　　（3）放疗：抗肿瘤治疗的另一法宝——放疗也是同样。放疗医师常常在给肿瘤患者制订方案时会告诉患者，这是一个根治性治疗方案。我遇到一位鼻咽癌患者，已经有颈部淋巴结转移，曾在北京和上海寻求治疗方案，最后在一家条件很好的医院确定使用 TOMO 技术进行放疗 30 ～ 35 次。我询问为何要做那么多次（此前已经做了两周期化疗）？医师的解释是因为是根治性治疗。我又向另外一家医院放疗科医师咨询应该做多少次，在同样的剂量下，她说 20 ～ 25次。为什么有这么大的差别呢？我质疑该患者在接受两个周期化疗，免疫功能已经低下的情况下，仅靠放疗是否可以根治已经转移了的鼻咽癌。后来该患者放疗 14 次后，出现了咽部肿胀、口腔溃烂、贫血、白细胞下降，外周血淋巴细胞比率降到 11%。这个患者虽然是我推荐去做放疗的，但此时我立即提醒患者，你既然不能耐受那么多次的放疗就不要硬扛了，机体的免疫系统一旦被打垮，就完全没有前途了。

　　后来这位患者勉强坚持放疗到 20 次，外周血淋巴细胞比率已降至 6%，抽血培养 T 淋巴细胞 3 天无增殖反应（增殖反应延迟）。最后患者自己要求停止了放疗。于是，我们立即启动了以免疫治疗为核心的中西医整合绿色康复治疗方案。处理后患者全身状态逐渐好转，外周血淋巴细胞比率逐渐恢复到 27%，影像学复查肿瘤明显缩小。目前该患者已经无进展生存了一年多时间，而且生活质量很好，还在继续观察。

　　事实上放疗对某些敏感的肿瘤有很好的治疗作用，但肿瘤的完全消退并非仅靠放疗，最终是要靠患者自身的免疫系统来完成。因此，与术后尽早开始肿瘤特异性免疫细胞治疗一样，我们认为放疗后立即启动免疫治疗同样十分重要。而一旦由于医疗干预过度而造成机体免疫系统的崩溃，患者可就没有任何康复甚至痊愈的机会了。

　　2. 遵循 NCCN 指南实施的抗肿瘤治疗仍有局限且缺乏个体化　美国国立综合癌症网络（National Comprehensive Cancer Network，NCCN）作为美国 21 家顶尖肿瘤中心组成的非营利性学术组织，每年吸收并精炼大量肿瘤方面的研究信息和循证医学证据来制订并发布《NCCN 肿瘤学临床实践指南》，其不仅是美国肿瘤领域临床决策的标准，也已成为全球肿瘤临床实践中应用最为广泛的指南，得到了全球临床医师的认可。

中国肿瘤学家与 NCCN 进行了密切的合作，从中了解到肿瘤治疗国际上最新进展并借鉴其他国家肿瘤学医师的治疗经验。中国的专家们通过翻译和学习，制订了 NCCN 指南中国版，并对 NCCN 指南进行解释。虽然适当考虑了一些中国患者的特点、医疗水平与体制等方面的差异，但实质上中国专家基本都是遵循美国 NCCN 指南来指导中国各种恶性肿瘤患者的临床治疗的。纵观历年来的美国 NCCN 指南，基本上沿袭手术、化疗、放疗、靶向药这个主线。尽管最近加入了一点免疫治疗，比如非小细胞肺癌中文版（2018.v2）增加了 PD-1 抗体治疗[①]，体现了免疫治疗在非小细胞肺癌治疗中的应用，但总体来看仍然比较局限。

事实上，使用任何一种通过人为设计筛选病例进行的临床试验，并以该循证医学数据获得的结论来指导所有这一类患者的治疗均有局限性和一定的非合理性，最终只能使一部分患者获益。在恶性肿瘤的新药研究和应用中，许多新药上市时被医师和患者寄予厚望，因为在临床试验中获得了与对照组相比具有统计学显著差异的效果，比如试验组比对照组患者中位生存期延长了几个月等。但是，当大规模应用于临床后，发现其疗效还是不尽如人意。这种现象屡见不鲜，如 2015 年发表在国际顶尖学术杂志 *Nature* 的一篇文章中写道"排在美国药物销售收入前十名的药物临床有效率，好的药物是 4 个人中 1 个有效，差的则是 25 个人中 1 个有效。"[②] 我个人认为，这其中的主要原因是缺乏个性化治疗以及临床治疗的综合性不够的后续效应。

应该说，恶性肿瘤的治疗是十分复杂的，除了手术、化疗、放疗以外，还有免疫治疗、心理治疗、中医内治与外治、营养与代谢的平衡、肠道微生态调整、恰当的康复运动等。前三种主流的治疗方法只能治标，后几种疗法才是治本和治根，是真正引导患者走向康复甚至痊愈的必由之路，然而这些恰恰被主流的肿瘤相关学科医师和患者所忽视的。绝大多数患者甚至相关科室医师均把肿瘤治疗手段限定在手术、化疗、放疗这三板斧上，注重短期效应，忽略了患者自身抗肿瘤免疫系统的恢复与重建。仅从观察血常规结果这一点上，许多医

---

① 非小细胞肺癌 NCCN 指南中文版（2018.v2），医脉通，［2018-12-21］，https://guide. medlive.cn/guideline/14667

② Schork N. J. Time for one-persontrials. Nature, 2015, 520:609－611

师只看白细胞总数,不关心淋巴细胞比率和绝对计数,而淋巴细胞恰恰是体内抗肿瘤的主力军。其实任何一种疾病都要"标本兼治"才能取得好的效果。

3. 肿瘤学界尚未建立起肿瘤术后系统康复的理念和医疗平台 既然实体肿瘤具有高度异质性,患者治疗也应高度个性化,那么目前通常针对肿瘤的近期治疗计划(手术、化疗)就不够完整。尽管多学科参与肿瘤诊疗的模式早已成为肿瘤学界的共识,但目前的多学科会诊大多局限于外科、肿瘤内科、放疗科和介入科。

当患者在医院完成了外科和内科的常规治疗出院时,患者只是被告知要定期复查,缺乏康复引导和防止复发的主动干预。实际上患者出院后还面临着许多现实问题,例如,有些患者仍然存在对疾病的焦虑和不安;有些患者误以为进行了所谓的根治性放疗,或根治性手术,术后又进行了那么多周期的化疗,癌症就会被治好了,殊不知目前许多癌症经过这些常规治疗后的 5 年生存率并不高;一些患者常被肿瘤本身或肿瘤治疗过程中出现的相关并发症所困扰;异地治疗的患者术后往往失去了与原诊疗医师的长期联系;而负责初级健康保健的全科医师对患者的后续康复医学服务并不熟悉。一旦随访复查中发现肿瘤复发和转移,进一步干预的手段和效果十分有限。因此,重视对癌症生存者的康复医学干预与服务是特别要大声呼吁的。

札记 6-6　肿瘤治疗与康复的全貌

1. 选择最适手段尽早处理肿瘤原发病灶 恶性实体肿瘤的治疗与康复是集手术(包括各种微创术)、化疗、放疗、免疫治疗、中医药治疗、心理治疗、营养代谢平衡、肠道微生态调整、适当的运动于一体的综合治疗。笔者认为,现行肿瘤治疗的任何一种手段都不能将肿瘤彻底根除,无论是"根治性手术"还是"根治性放疗"都不可能将肿瘤细胞斩尽杀绝,再多周期的化疗也不能完全防止肿瘤的复发、再发与转移。因为肿瘤是一种慢性疾病、全身性疾病、心因性疾病。肿瘤患者的最终结局或转归取决于其体内突变 / 恶变细胞与免疫细胞的博弈,以及体内代谢环境是否恢复动态平衡。要使肿瘤患者通过治疗,在延长生存期和改善生存质量两方面获益,首先在每一位肿瘤患者就诊时,就应该让他或她知道肿瘤治疗与康复的全貌,重视对总体治疗与康复方案的顶层设计。

首先要做的就是尽早处理肿瘤原发病灶。一般通过认真检查与评估后要选择恰当的手段(手术、各种微创术、放疗)处理肿瘤原发病灶,目的是以最小的伤害，最大限度地减少肿瘤负荷，这是后续综合治疗的基础。

（1）以一种癌症治疗为例：我们以肝癌为例讲解。

肝癌可以手术切除，也可以用微波消融、射频消融、动脉栓塞、冷冻治疗等微创术处理病灶。在某些肝癌病例中，目前这些微创术已经取得了与手术切除同样的治疗效果。在胃癌、食管癌的某些早期病例，内科医师在内镜下进行黏膜下病灶切除亦取得了很好的效果。在鼻咽癌，精准的放疗可以使病灶消退或缩小。这就避免了患者身受大刀阔斧的伤害。而在胰腺癌，众所周知手术是相对来说最有效的治疗手段。但通常外科仅选择临床分期较早（Ⅱ期以下）的胰腺癌施行手术，对局部进展侵犯门静脉、肠系膜上静脉甚至腹腔内动脉等重要血管的较大肿块，则放弃手术治疗，这使很多患者失去了有效减瘤负荷的机会。所幸的是现在北京朝阳医院肝胆胰外科团队尝试联合血管移植重建并与笔者团队合作进行术后早期免疫治疗，则使这些患者重新获得了手术机会，延长了生命，改善了生存质量。

由于患者及其家属是获得信息的非对称群体，大多数是缺乏相关专业知识的。他们除少数精于调研以外，往往只知其一，不知其二。作为一名医师，有责任根据每一个肿瘤患者的具体情况，从患者最大获益的角度，为他们出谋划策。在临床实践中，我对于每一个来求医的患者，均基于对不同肿瘤局部病灶处理的上述理解，为患者介绍这些情况，甚至推荐这方面技术最好的专家，让患者前去会诊评估。至少让他们在采取手术或其他治疗前，对不同治疗方法的适应证及优缺点多了解一些，最终做出自己的选择。

（2）以一个亲历病例为例：在这里我讲一个亲身经历的病例。

一位进展期胃癌的高龄（85 岁）男性患者，因上消化道梗阻 20 余天未进食，胃镜及病理检查确诊为胃癌，影像学显示腹腔内有转移，无法进行根治性切除。因年龄太大，又有心、肾方面的基础病，加之全身情况较差，首诊医院的外科倾向于放弃手术，亦无法进行化疗。这等于基本放弃了抗肿瘤治疗。但患者家属还是希望尽一切努力救治，延长生命，改善生存质量。

怎么办呢？我接诊后首先认真分析了患者病况，已经 20 多天未进食，要延长生命，首先还是要打通消化道（处理梗阻），减瘤负荷，遂推荐我院普通外科杜晓辉副主任会诊。在心血管内科专家保驾护航和麻醉科的全力配合下，杜主任以精湛的腹腔镜下微创手术，成功切除了肿瘤（非根治性），恢复了消化道功能，为进一步综合治疗奠定了基础。术后我们在围术期随即开始实施肿瘤特异性免疫细胞过继转移治疗（自身肿瘤组织裂解物抗原致敏 DC 疫苗及其诱导扩增的细胞毒性 T 细胞序贯治疗），使患者获得了生存机会，且明显改善了生存质量。该患者术后与家人欢聚了新一年的春节,在春暖花开之时在北京的郊外与子女们再次尽享春意盎然的美好时光,这不仅对患者,对于家人来说也是一种极大的安慰。这个患者最后因脑血管意外去世,但他的生命得以延长了10个月。

应该说,肿瘤的外科治疗不仅仅考验其手术技术,也在很大程度上考验一个医院的综合技术实力。对待这样晚期且有主要器官(心、肾)基础病的高龄患者,除了具有熟练的微创手术技术,还得有心血管内科和麻醉医师的功底,以及协同作战的默契。

2. 围术期开始就要实施以免疫治疗为核心的综合整合康复方案

(1)重视肿瘤微环境和全身内环境的改善:手术虽然是治疗实体肿瘤的主流方法,一旦发现肿瘤尽早切除可以最快且最大限度地减轻肿瘤负荷。但是手术仅仅切除了肉眼看到的肿块,并不能切除所有的肿瘤细胞,患者也很难在不加干预的情况下自主地改善肿瘤生长的微环境和全身内环境。特别是手术后局部创伤组织的修复本身就会释放许多有助于肿瘤复发的因素。

例如,创伤局部不可避免的炎症反应、巨噬细胞的特定亚群以及一些间质细胞分泌的表皮生长因子(EGF)、血管内皮生长因子(VEGF)、转化生长因子(TGF-β)等均可以促进肿瘤细胞生长。此外,手术后瘤床的组织干细胞或来自血液的干细胞(种子)为组织再生修复而进行分化时,如果局部微环境(土壤)缺乏免疫效应细胞,或者免疫细胞失能,不能很好地执行免疫监视和免疫清除任务,那么不仅残存的肿瘤细胞可以死灰复燃,也很难保证执行修复功能的干细胞在这样的微环境中的分化到位,而不是形成新的肿瘤克隆。

因此,不仅应该研究肿瘤生成和发展的组织微环境,也应该研究肿瘤术后局部组织再生修复过程的微环境,而该微环境中非常重要的一个因素就是免疫细胞的浸润。大量的病理学研究数据显示,肿瘤组织中浸润的免疫细胞数量与生存期呈正相关,即浸润的免疫细胞越多,患者生存期越长。

(2)围术期和术后早期是实施整合康复治疗的最佳窗口:笔者认为,围术期和术后早期是实施以免疫治疗为核心的中西医整合康复治疗的最佳窗口期。

笔者团队于2004年申报上级主管部门率先开展了围术期免疫细胞过继转移治疗消化道肿瘤的临床研究,结果证明了其安全性和近期有效性。于是我们在2006年经批准开展了临床应用。具体来讲,就是术前一天或当天采集外周抗凝血,分离单个核细胞并分别培养DC和T细胞,术中留取自体肿瘤组织制备裂解物抗原并致敏DC,获得个体化、多靶点的DC疫苗(TAA/TSA-DC)用于皮内注射;并以此诱导活化细胞毒性T细胞(TAA/TSA-DC-CTL),在术后第

9～14天分别将不同免疫细胞经皮内、腹腔内及静脉内不同途径输入体内，通过主动免疫和过继免疫治疗迅速补充免疫效应细胞，使其快速作用到病灶部位。

在消化道肿瘤术后和化疗前（一般术后3～4周才开始化疗）这一阶段的肿瘤负荷最小，在术后全身炎症反应后代偿性免疫抑制及大量促组织细胞再生因子释放之时，采取强化免疫细胞治疗比较合适。可以维护并增强患者预存的抗肿瘤免疫能力，为抵抗后续化疗的不良反应提供有力的免疫功能支持。对那些术后不行化疗的病例，则采取序贯抽血制备 TAA/TSA–DC 联合 TAA/TSA–DC–CTL 连续进行免疫治疗，就像上文提到的高龄胃癌患者那样。而我们在实践中发现，恰恰是这些由于年龄太大没有进行化疗的患者，采取围术期肿瘤特异性免疫治疗反倒是获得了意想不到的好疗效。

（3）心理调适的积极意义：我们在长期的临床实践中发现一种现象，在同样疾病程度的同种肿瘤患者中，即使采用了同样的免疫治疗，也会出现疗效差异，如有的效果非常好，有的效果却不尽人意。分析的结果让我们大为惊讶，其中最重要的影响因素竟然是患者的心理状态。

众所周知，压力是体内最大的"毒"，也是最强的"免疫抑制剂"。临床经验告诉我们，大多数肿瘤患者均有明显的负面情绪，特别是对癌症的恐惧心理。有些患者确诊肿瘤之前就患有抑郁症或有抑郁倾向，以及睡眠障碍等问题，有些患者甚至长期存在负面情绪。最常见的是家庭成员之间的矛盾长期不能消解，家庭关系不和谐。表面上是一些不足挂齿的家庭琐事，但患者不能正确对待，就形成了一种持续的恶性精神刺激和压力；这些不良心理因素和睡眠障碍对免疫系统均具有强烈的抑制作用，不利于患者抗肿瘤免疫功能的恢复与重建（其他章节将详述）。

因此，我们聘请了专业的心理咨询师，尽早开始对患者进行强有力的心理干预，同时设法改善患者睡眠。记得有一位担任领导的肝癌术后患者，心理压力很大，长期失眠。虽然已经对他开始进行了肿瘤特异性免疫治疗，但我们意识到，如果不纠正他的睡眠障碍和调节其心理压力，免疫治疗很难收到好的效果。所以，一方面在我与患者的交流中耐心地对他进行心理疏导，另外推荐患者去北大第六医院（著名的精神卫生研究所）看专家门诊。经过该院专家精心调药和疏导，患者只用了较小剂量的药物，很快就纠正了睡眠障碍，精神面貌有了很大改观，在我们的综合康复措施作用下，很快就回到了领导岗位上重新工作了。

经常有肿瘤患者问我一个问题，免疫治疗能治好我的病吗？或者患者家属问我免疫治疗能延长患者多长时间的生命？我告诉他们，我们只是试图帮助患者的免疫系统或者自愈能力恢复到正常状态，但能否实现这个目标，要靠我们医患双方的共同努力。更主要的一定是依靠患者本人及家属的努力，去解决家庭内部矛盾，营造和谐的家庭氛围，调动正能量，驱除负能量，尽可能的消除负面情绪，从精神层面解除对免疫系统的压抑，提高生活的快乐指数。

事实上，许多肿瘤相关学科的医师都会有同样的上述经验，但在临床上这一点也往往正是被一些医师所忽略的地方。实际上，神经－免疫－内分泌网络的失衡是许多疾病的根源。传统中医告诉我们"百病由心生"，现代医学也有关于心理与免疫或神经递质与免疫方面研究的文献报道。我们团队的研究生也做过这方面的研究（详见其他章节）科学地证实了这一结论。今后，我们还需要借鉴更多该领域的研究成果来指导临床工作。

（4）中医"扶正"绝不可忽略：与此同时，我们的经验提示要注意引导患者在整个肿瘤术后康复的过程中接受中医治疗，以至于有的患者问我到底是西医治癌还是中医治癌，为什么有的外科医师告诉他们中医治疗没有用，而我却让他们去看中医？

我告诉他们，我是地道的西医，但是我尊重我们老祖宗留下来的宝贵遗产。中医有几千年的历史，是中医护佑着我们中华民族繁衍至今，成为世界人口第一大国。不是中医没有用，而是你是否在正确的时间看对了正确的医师、吃对了药，或者说找准了到底是哪位中医适合治疗你这样的患者。

当然，中医不是"药神"，当患者经过手术、化疗、放疗、靶向药物等一系列治疗无效，或者一经发现就是很晚期的患者，机体免疫系统已经崩溃，其他系统也几近衰竭时，别说中医无力回天，西医不是也一样无奈吗？除了中医的内治，中医的外治也很重要。我十分感激我院针灸科的关玲主任，每次我介绍的肿瘤患者去针灸科，她都亲自为患者定穴位，做瘢痕灸，并且告诉患者用什么样的艾绒最好，教给患者家属回家后每天坚持为患者做艾灸，并定期复诊进行进一步的指导。事实证明，中医辨证内治和外治，对机体进行气血和脏腑的调理，如舒经活络、排毒、祛湿、化瘀及扶正培本，对患者术后恢复及调节全身内环境的平衡与稳定显然是十分重要的。

（5）营养平衡和肠内微生态的调整：在综合康复中还有一点容易被忽视，那就是营养平衡和肠内微生态的调整。不仅是围术期，术后相当长的时间里我对我的患者都要交代，怎样注意肠内营养的平衡以及肠内益生菌的补充。特别是消化道肿瘤的患者，其中许多患者患病前其实就存在不良的饮食习惯及排便不畅。

肠道是体内很大的免疫器官，肠内的微环境或微生态不仅对机体的代谢，也对免疫功能有极大的影响，甚至对中枢神经系统或精神心理状态亦有影响。因此，建议患者少吃油腻和大鱼大肉，多吃清淡富含纤维素的食物、植物蛋白、新鲜蔬菜水果都是必要的。我在门诊开的处方很多就是双歧杆菌三联胶囊或者四联胶囊，或叮嘱患者喝些酸奶。

3. 术后化疗一定要注重适度　化疗（化学药物治疗的简称）作为与手术、放疗一起并称癌症的三大治疗手段，是一种全身治疗的手段，无论采用什么途径给药（口服、静脉和体腔给药等），化疗药物都会随着血液循环遍布全身的绝大部分器官和组织，目的是达到消灭或控制潜伏在体内微小肿瘤转移病灶。

（1）关于化疗的业界共识：根据目前肿瘤学界的共识和业内遵循的各种肿瘤治疗的 NCCN 指南，很早期的肿瘤手术后不需要化疗；但在部分中晚期肿瘤，手术时肿瘤可能已经或多或少发生了微小的转移灶，或许众多肿瘤细胞已经脱落进入血液和淋巴循环，而这些微转移灶通过现有临床检查手段是无法发现的。现在一般认为，这种潜在的微转移灶会使一部分患者存在术后肿瘤复发转移的可能性，因此，一些肿瘤需要在术后进行化疗。

（2）化疗带来的问题：化疗药物在杀灭肿瘤细胞的同时，不可避免地对正常组织细胞也有一定伤害，如胃肠道、肝脏、肾脏、神经系统、心肌、骨髓造血系统等，特别是过度的化疗对于人体抗肿瘤的免疫系统会有很大伤害，这就是人们所担心的化疗不良反应。根据我们的经验，在临床所遇到的许多术后或放化疗后复发转移到了无可救药的患者，恰恰是放疗、化疗前身体强壮或年轻的患者。深入了解才知道，正因为他们对化疗的耐受性较好，有的人本来4～6个化疗周期足矣，为了追求将肿瘤细胞斩尽杀绝，硬扛着要做8～12个周期化疗，直至将自身的抗肿瘤免疫系统彻底打垮，其结局可想而知。

下面我把今年以来世界上一系列大宗病例的回顾性临床研究罗列一下，看看这些为我们提供辅助化疗或辅助放疗、化疗治疗肿瘤的真实证据，主要列选如下。

【研究一】《III期结肠癌辅助化疗持续的时间》[①]：这是2018年3月发表在国际著名医学期刊《新英格兰杂志》上一篇重要的临床研究文章。该研究数据来自美国梅奥临床医学中心等著名癌症机构，共纳入12个国家的一万多名结肠癌患者，可以说是全世界的医师一起努力得出的结论。

该研究显示：在6年的观察中，化疗3个月与化疗6个月两组比较，无疾

---

① A Grothey Sobrero, Alberto F, et al. Duration of adjuvant chemotherapy for stage III colon cancer. The New England Journal of Medicine, 2018, 378:13

病生存率（Disease-free Survival）没有差异；进一步进行亚组的分析，无论是结肠癌常用的辅助化疗 FOLFOX 方案（包括氟尿嘧啶、亚叶酸钙、奥沙利铂三种药物）或者 CAPOX 方案（包括卡培他滨、奥沙利铂两种药物），还是处于各个不同肿瘤进展期的患者，化疗时间为 3 个月组其 3 年生存率与化疗 6 个月组也没有显著差异。这意味着将化疗时间减半并不会影响患者的生存率，并且减少化疗时间可以显著降低不良反应。该研究结果提示我们，通常按照 NCCN 指南做 6 个周期的化疗时间是过多了。

【研究二】《NCCN 指南推荐的疗法对 50 岁以下直肠癌 II 期、III 期患者缺乏生存获益》[1]：这是最近国际著名医学杂志《癌症》刊登的一篇观察基于 NCCN 指南治疗直肠癌疗效的大型队列研究文章。是一项由美国佛罗里达大学 Atif Iqbal 团队，利用美国国家肿瘤数据库（NCDB）数据进行的大型回顾性研究。该研究涵盖了 2004—2014 年确诊的 43 106 名患者，其中 9126 名为 50 岁以下的患者。在肿瘤学界众所周知，对于直肠癌患者，美国国立综合癌症网络（NCCN）指南推荐的疗法是对 I 期直肠癌仅行手术切除，而对 II 期、III 期的直肠癌使用全肠系膜切除术联合放疗和化疗。

该项研究显示，直肠癌 II 期、III 期 50 岁以下的患者治疗更为积极，接受放疗、化疗的多于 50 岁以上患者（93.6% vs 88.1%；$P<0.001$）。最重要的结论是 NCCN 指南推荐的疗法对 50 岁以下直肠癌患者在生存方面没有益处；而对 I 期直肠癌患者和 50 岁以上的 II 期、III 期直肠癌患者，按 NCCN 指南治疗的患者生存率要高于没有按指南治疗的患者，也就是说这一类患者是获益的。但深入来看，这些获益的 50 岁以上的 II 期、III 期患者，指南推荐的疗法仅使他们的生存率提高了 14%，也不令人满意。文章通讯作者 Atif Iqbal 认为："这些研究结果可能有助于刺激未来重点关注年轻患者群体的研究，取消或选择性对年轻患者使用化疗可能有助于降低治疗毒性。"

最新的（2018 年 7 月）国际顶级医学期刊《柳叶刀肿瘤学杂志》也就此刊登了一篇消息，题目豁然醒目：《基于指南对直肠癌的治疗无益处》(*No benefit*

[1] Andrew Kolarich, George TJ Jr, Hughes SJ, et al. Rectal cancer patients younger than 50 years lack a survival benefit from NCCN guideline-directed treatment for stage II and III disease.Cancer, 2018, 124（17）：3510-3519

of guideline-based therapy for rectal cancer）[①]。

【研究三】《HR+/HER2-/ 腋窝淋巴结无转移 /21- 基因复发评分中等乳腺癌患者中，化疗联合内分泌和单纯内分泌治疗的Ⅲ期对比研究》[②]（摘要号 LBA1）：这是 2018 年 6 月 3 日，在芝加哥举行的一年一度的美国临床肿瘤学会（American Society of Clinical Oncology，ASCO）全体大会上公布的最受瞩目的 4 项研究之一——TAILORx 研究 [Trial Assigning IndividuaLized Options for Treatment（Rx）]。

众所周知，乳腺癌 21 基因检测广泛被应用，能为 10 年内乳腺癌复发风险提供预后信息，并预测哪些患者最有可能从化疗中获益。利用乳腺癌 21 基因检测，低分数（0 ～ 10）女性通常只接受激素治疗，高分数（26 ～ 100）乳腺癌患者接受激素治疗联合化疗。而对于乳腺癌复发评分试验在中等分数（11 ～ 25）的女性患者来说，没有最好的治疗方案，TAILORx 研究旨在解决这个问题。

该研究纳入了 10 273 例激素受体阳性、HER2 阴性、腋窝淋巴结阴性乳腺癌患者，是最常见的乳腺癌类型。其中，6711 例患者的中位复发评分为 11 ～ 25 分，随机分配接受激素治疗或激素治疗联合化疗。主要研究终点为无病生存期。当中位随访 7.5 年时，研究达到了主要研究终点。

结果发现：在复发评分 11 ～ 25 的乳腺癌患者中，激素治疗的疗效并不差于化疗联合激素治疗。两组患者的 9 年无病生存率相似（83.3% vs. 84.3%）、远处转移率（94.5% vs.95%）、总生存率（93.9% vs.93.8%），结果显示化疗加入到激素治疗并没有增加患者获益。该研究的主要作者阿尔伯特·爱因斯坦癌症中心和蒙蒂菲奥里健康系统临床研究副总监，ECOG-ACRIN 癌症研究组副主席 Joseph A. Sparano 博士表示："50% 的乳腺癌患者表现激素受体阳性、HER2 阴性和腋窝淋巴结阴性。该研究表明，约 70% 的女性可以避免化疗，仅 30% 的患者可以从化疗中获益。"而 ASCO 专家 Harold Burstein 博士指出，该研究数据为医师和患者提供了关键证据，他们可以利用基因组信息做出利于早期乳腺癌患者更好的治疗决策。实际上，这意味着数以千计的女性能够避免化疗和其带来的不良反应，同时仍能有较好的长期获益。

---

① Manjulika Das, No benefit of guideline-based therapy for rectal cancer .Lancet Oncol 2018, published Online July 19, 2018. http://dx.doi.org/10.1016/S1470-2045（18）30539-4

② 2018 ASCO 会议现场报道, 医脉通肿瘤科, ［2018-06-04］, http://www.sohu.com/a/233336284_698107

（3）思考与结论：综上所述，从最近不断发表的数万病例临床观察的真实世界证据中可以看出，以往根据循证医学证据所制订的 NCCN 指南有一定的局限性，循证医学研究虽然依据统计理论经过严格的设计，尽可能地消除偏倚，但研究样本还是有限，只具有理论上的代表性，与真实世界证据有很大差别。因此在肿瘤的临床治疗中，医师既要遵循业内公认的那些《指南》推荐的化疗规则，更要结合患者的个体情况，权衡利弊，即患者是否从肿瘤化疗中所获益处（如生存时间延长、生活质量改善等）明显超过化疗本身带来的各种不良反应。经过认真思考后再决定给患者做什么样的化疗，以帮助患者争取最大的获益，即更长的生存时间和更好的生存质量。在化疗过程中，也要密切观察患者的正面和负面的反应，及时终止无效的化疗，更换适宜的方案。特别是对可化疗可不化疗的患者，笔者认为最好不化疗；可多化疗几个疗程，也可少化疗几个疗程的患者，应尽可能的少化疗。

实践证明，根据肿瘤治疗 NCCN 指南施行的肿瘤辅助化疗对部分肿瘤患者提高生存率是有益处的，尤其对于恶性程度高的肿瘤或中晚期肿瘤患者。毕竟肿瘤恶性程度越高、发现越晚，发生转移的概率越高，因此对于该类患者，建议及时进行全身化疗。对于某些患者则根据具体情况建议进行局部动脉化疗，或腹腔内热化疗。有时即使患者的肿瘤细胞对该化疗药并不敏感，但化疗药物可以压制体内抑制性免疫细胞亚群，降低白细胞总数，腾留空间，为其后的免疫细胞过继转移奠定基础，即所谓的免疫细胞治疗前的预处理，这也是应该做的。

但需要强调的是，即使经过循证医学研究证据支持的 NCCN 指南所述的化疗方案，也并非对所有该类患者有效。切记肿瘤人群具有高度个性化，肿瘤组织具有高度异质性，且目前患者化疗前并不做化疗敏感性试验，大多数还只能是盲用。再说 NCCN 指南所述的化疗方案也不是一成不变的，当出现新的循证医学证据时，或出现大量回顾性的真实世界证据时，那些《指南》也会很快做出相应的改变或更新。患者应该了解事实的真相，积极参与治疗方案的制订，向医师提供自己的全面情况和身体对各种治疗的反应，以帮助医师做出正确的继续治疗的决策。而医师也必须不忘初心，一切从患者的利益出发。

4. 放疗仅是肿瘤综合治疗的一个环节　肿瘤放射治疗是利用放射线治疗肿瘤的一种局部治疗方法。放射线包括放射性核素产生的 α 射线、β 射线、γ 射线和各类 X 射线治疗机或加速器产生的 X 射线、电子线、质子束及其他粒子束等。放射治疗是治疗恶性肿瘤的主要手段之一。

（1）现在的放疗技术：目前放疗技术在 CT 影像技术和计算机技术的辅助下，已由二维放疗发展到三维放疗、四维放疗技术，放疗剂量分配也由点剂量发展到体积剂量分配，以及体积剂量分配中的剂量调强。现在的放疗技术主流包括立体定向放射治疗（SRT）和立体定向放射外科（SRS）。立体定向放射治疗（SRT）包括三维适形放疗（3DCRT）、三维适形调强放疗（IMRT）；立体定向放射外科（SRS）包括 X 刀（X-knife）、伽马刀（Y 刀）和射波刀（Cyber Knife），其特征是三维、小野、集束、分次、大剂量照射，它要求定位的精度更高和靶区之外剂量衰减得更快[①]。当前还有更先进的质子、重离子加速器放射治疗，并且设备也在向小型化发展。

（2）放射治疗的疗效：取决于组织的放射敏感性，不同组织器官及各种肿瘤组织在受到照射后出现变化的反应程度各不相同。通常增殖越活跃和分化程度越低的肿瘤细胞对放射性治疗越敏感。此外，肿瘤组织的氧含量直接影响放射敏感性，例如早期肿瘤体积小，血供好，乏氧细胞少时疗效好；晚期肿瘤体积大，瘤内血供差，甚至中心有坏死，则放射敏感性低。临床上根据肿瘤对不同放射剂量的反应，将肿瘤对放射线的敏感性分为高度敏感肿瘤（淋巴类肿瘤、精原细胞瘤、肾母细胞瘤等）、中度敏感肿瘤（大多数鳞癌、脑瘤、乳腺癌等）、低度敏感肿瘤（大多数腺癌）、不敏感（抗拒）的肿瘤（维肉瘤、骨肉瘤、黑素瘤等）。不同肿瘤对放射治疗的敏感性不同是临床医师制订治疗方案的重要考量之一。

（3）放疗适应证的选择：肿瘤患者是否进行放疗经常面临选择。有些肿瘤患者由于肿瘤生长部位或考虑肿瘤与周围组织的关系，器官原有疾病基础等原因不适合手术，而放射治疗则可以起到减瘤负荷的作用；也有的患者既可以选择手术，也可以选择放疗；还有的患者的肿瘤可能手术切不干净，需要术后进行瘤床局部的照射。

尽管对于放疗适应证的选择，放疗方案的制订既有 NCCN 指南的指引，亦有放射治疗专家们通常遵循的临床规律或临床经验。但就具体患者，涉及不同年龄，不同肿瘤分期，病灶数量（单发或多发），病灶大小，原发肿瘤所在器官的基础状况，以及是否与其他治疗有机结合等，包括在放疗次数和放射剂量上仍然要具体问题具体分析。

（4）讲讲我们的放疗联合免疫细胞治疗方案：我曾经遇到一位中年男性患者，有长期吸烟史。患者因咳嗽伴胸痛而做 CT 检查，发现左下肺占位性病变，病灶约 3.5cm×4cm，右肺有肺大疱，经支气管镜检查和组织活检，病理报告疑

---

① 胜照杰，赵福军. 国家卫健委权威医学科普项目传播网络平台 / 百科名医网，https://baike.baidu.com/item/%E6%94%BE%E5%B0%84%E6%B2%BB%E7%96%97/10336227?fr=aladdin

似肺癌。在医科院肿瘤医院和 301 医院看专家门诊，临床诊断考虑肿瘤，均建议手术切除。

但在患者住院后，医师们经进一步评估后告知患者及家属，鉴于患者左侧肺部病灶较大，其位置靠近心脏，右侧肺大疱比较严重，担心肺癌切除术后影响呼吸功能，认为不太适合进行肺部手术。患者又到几个北京大型三级甲等医院就诊，专家对手术与否意见不一。

患者来到我的门诊寻求诊疗意见。我当时考虑患者肿块较大，余肺代偿能力不够，手术风险确实较大，而支气管镜检查和组织活检的病理报告为疑似肺癌，未能给出具体病理分型的明确诊断（肺腺癌、肺鳞癌，小细胞肺癌等），不好确定化疗和靶向治疗方案，故建议患者去 γ 刀治疗中心会诊，并与该中心主任共同制订了下面的放疗联合免疫细胞治疗的综合治疗方案。

1）首先放疗专家评估并确定使用 γ 刀治疗技术处理肺的局部病灶，遂进行定位；我根据免疫细胞治疗的要求，建议在剂量允许范围内可适当选择每次治疗时的较高剂量，但要减少放疗次数，最后确定放疗 9 次的具体放疗方案。

2）在放疗当天治疗开始前，我们采集外周抗凝血 45ml，分离单个核细胞并分别培养 DC 和 T 细胞；以肺腺鳞癌细胞共性抗原（TAA/TSA）致敏 DC，获得 DC 疫苗（TAA/TSA-DC），并以此诱导活化特异性 T 细胞（TAA/TSA-DC-CTL）；放疗停止当天起，即细胞培养后第 9～14 天，分别顺序将制备的免疫细胞经皮内及静脉内不同途径输入体内，迅速补充免疫效应细胞，使其快速作用到放疗病灶部位。

3）低温破壁灵芝孢子粉（中科泰昌）口服，维持免疫治疗效果。

4）联合心理疏导及持续的中医辨证施治，全身心调理，特别是缓解放疗的不良反应，帮助放疗后灼伤组织的修复。

5）指导平衡膳食，益生菌补充，鼓励适当运动。

当患者及家属理解了以免疫治疗为核心的中西医整合绿色治疗理念并与我们取得共识后，依从性很好。患者在接受 9 次放疗后立即开始回输肺腺鳞癌抗原致敏 DC 及其诱导扩增的 CTL，序贯 3 个疗程。由于放疗后的不良反应，患者有食管烧灼感，胃部不适，纳差，遂推荐其找京城名中医怀凤祥先生进行中医辨证施治，症状缓解，1 个多月后咳出多个小的白色豆腐块状物。3 个月后复查 CT 肺部病灶明显缩小。

放疗科医师考虑依据放疗常规，其剂量还不够，建议再做一个疗程放疗，患者未接受。而我认为放疗不用做到极致，适当轰击一下目标即可，后面跟进的免疫细胞治疗相当于地面部队，去夺取最后的胜利。患者以后每 3 个月至 6

个月复查随访，肺部病灶继续缩小。治疗后一年时肺部病灶仅存点状影。患者全身状况很好，并成为滑板爱好者，经常从事滑板运动。虽然由于未手术切除而没有获得大病理的肺癌及病理分型诊断。但从临床表现和治疗过程中局部病灶消退的规律来看，与当初临床诊断相符。

迄今该患者已经无病生存 3 年了，患者及其家属最大的特点就是能够正确看待癌症，他们最常说的一句话是"我没有病""不把自己当患者"。至今我们与患者保持着联系。

这个病例的整个治疗过程显示，患者未进行手术，仅接受了 9 次放疗，没有做任何化疗和靶向治疗，但在适度放疗后采取了包括免疫细胞治疗在内的一系列中西医整合的综合治疗措施。对于患者来说，从治疗初始就了解了为他设计的个体化综合治疗方案的全貌；明确了"祛邪扶正""全身心调理以改善内环境"和"调动自身抗肿瘤能力和自愈能力"的治疗理念和原则；认识到传统肿瘤治疗的三大法宝之一放疗只是整个治疗方案中的一个环节，且并未给予通常给予的足够的剂量。然而，患者和家属对治疗过程和最终的疗效非常满意，用他们的话来说"没有遭太大罪"，却达到了延长生存期和改善生存质量的目的。

 ## 札记 6-7 癌症幸存者需要专业化的康复与管理

2013 年 3 月 13 ～ 17 日第 18 届美国国立综合癌症网络（NCCN）年会在美国佛罗里达州好莱坞市召开，会议首次颁布了《NCCN 肿瘤临床实践的生存指南》(*NCCN Clinical Practice Guidelines for Survivorship*)，并且在后几年中不断地进行更新。该指南提出了癌症生存者的定义，即患者从确立癌症诊断之日起，无论是否治愈、正接受或已经接受任何治疗，都归属于癌症生存者这一群体。简言之，癌症生存者就是指"曾有癌症确诊史"的所有个体。

研究数据显示，50% 以上的癌症生存者合并肿瘤治疗相关并发症，以抑郁、疼痛和疲劳最常见。生存指南认为延长患者生存期和提高生活质量是肿瘤整体治疗不可分割的两个重要组成部分。《NCCN 生存指南》的主要任务是对肿瘤诊断、肿瘤本身潜在的远期并发症或抗肿瘤治疗的迟发不良反应等给予积极的医学干预，并据此提出具体可行的随访、筛查、评估、诊断和治疗建议。

《NCCN 生存指南》重点介绍了八项核心问题的医学干预措施。这八项核心问题是：焦虑/抑郁、认知功能、体能锻炼、疲劳、免疫与感染、疼痛、性功能、睡眠障碍。其中焦虑/抑郁、疲劳和睡眠障碍的部分内容在已有的 NCCN 指南中有所涉及，而其余 5 项在其他各 NCCN 指南中均未曾涉及。生存指南还指出，肿瘤的治疗不仅仅与外科、肿瘤内科和放疗科相关，还涉及心理、精神、神经、康复、免疫和生殖等多学科，提示肿瘤医学工作者在医疗决策时应全面考虑患者的情况[1]。这明显已超出了现有肿瘤多学科诊疗（MDT）的范围，也拓宽了传统肿瘤相关学科医师的眼界。

该《NCCN 生存指南》在循证医学证据的基础上提供了靶向上述核心问题的治疗、干预措施及专科会诊指征，被认为是肿瘤治疗学上的一大进步。当前，在医学发达的美国，这一先进的治疗模式虽然还没有惠及每一位肿瘤患者，但毕竟已经启动，并开始形成肿瘤康复医学的雏形。

在中国，我们的团队从 2005 年开始建立的从围术期开始并在术后持续的肿瘤康复治疗及长期管理理念已经成形，我们建立的具有中国特色的以免疫治疗为核心的中西医整合的肿瘤绿色治疗与康复平台已经使一些肿瘤患者获益，相信这种理念和工作模式符合事物的发展规律并在将来会为更多患者带来利好福音。

札记 6-8　怎样进一步开展肿瘤的康复医疗工作

一般肿瘤患者的常规治疗——手术、化疗或放疗通常在 6 个月内可以完成，但肿瘤的康复则是一个漫长的过程。有的患者在完成治疗后很快就复发了；有的甚至化疗的全部疗程尚未完成肿瘤就进展了；即使一种肿瘤痊愈了，也不能排除另一种肿瘤会发生。本人就遇到过罹患乳腺癌的患者 13 年后再发生结肠癌；肝癌患者术后 6 年复发，以及胃癌术后 8 年又出现吻合口复发的病例。

我经常告诉患者，既然肿瘤是一个慢性病、全身性疾病和心因性疾病，那就像糖尿病、高血压病一样，在很长一段时间里要坚持对其进行康复治疗。首先医患双方要了解，肿瘤的治疗不是手术加化疗完成后就万事大吉了，除了治标还要治本和治根；其次，这些"癌症幸存者"需要有相应机构和专业人士进行长期管理，包括长期跟踪随访，以及利用超早筛查手段，在发现有复发的蛛丝马迹时，及时进行干预。

鉴于我国大型三甲医院各科室设置已成定局，各肿瘤相关科室有明确的分工和工作流程，主要就是从事手术、化疗、放疗这三大治疗。尽管近些年有的医院也新建立了一些与新技术相关的科室，比如介入治疗科室和生物治疗科室，但仍然没有跳出一条生产线上不同车间完成各自治疗手段的医疗模式。当然，

---

① 李小梅，刘端祺. 首部《NCCN 肿瘤临床实践的生存指南》揽要，医脉通，［2013-04-14］，http://group.medlive.cn/topic/66147

如果在我们的医疗体制下，患者居住的社区医院能够担负起癌症幸存者的康复与管理这项任务是再好不过了，然而至少在当前是不现实的。因此，有必要强调必须做好下列工作。

1. **建立中国特色的肿瘤康复医疗平台**   我一直都在考虑如何为癌症幸存者建立具有中国特色的肿瘤康复医疗平台。为此，笔者在301医院退休之后就尝试与相关的医疗机构合作建立肿瘤康复中心，与健康管理机构合作建立肿瘤康复工作室，并均付诸了实践取得了一定进展。

笔者团队近十几年来，一直积极从外科的围术期开始尝试免疫细胞治疗，与肿瘤生物学、生物信息学以及病理学专家多层次合作，现已经建立起了一系列肿瘤液体活检和免疫系统检测平台。我们除了影像学检查随访以外，还从外周血循环肿瘤细胞（CTC）、常规肿瘤蛋白类标志物和覆盖25种器官组织300多种肿瘤特异性多肽的动态监测，联合免疫状态的检测，对肿瘤的复发与转移进行超早期预警和早期干预；并且逐渐拓展工作联系，与中医师、心理咨询师、营养师、健康管理者通力合作。通过不断的经验积累，目前逐步探索并形成了一套新的肿瘤治疗与康复的理念，包括医疗模式、康复医疗技术、临床路径、服务内容等。

这项工作涉及肿瘤康复的理论与技术研究，专门的肿瘤康复住院病房和日间病房的设立，专业化肿瘤康复医疗护理团队的组建与培训，中西医不同体系和学科的衔接与整合，传统医学的精华和现代医学中的康复医疗技术的继承和发扬，如何促进肿瘤患者从治疗性医院流向肿瘤康复医院，肿瘤康复相关的健康教育与知识的推广等。我们从事该项工作从零起步，正在不断深入和发展完善。当然在这个领域里，还有大量的工作急待各方面的有识之士共同去做。

2. **肿瘤康复与常规肿瘤治疗的衔接**   如何将现有的肿瘤治疗与肿瘤康复有机的整合是应该思考和探索的重要问题。该问题的要点是要为不同实体肿瘤患者制订个性化治疗与康复的整体方案，即顶层设计。该设计基于"祛邪扶正"的指导原则，将减瘤后围术期作为免疫治疗最佳窗口进行切入。根据我们的经验，免疫细胞过继转移不仅应从围术期开始，还应贯穿术后康复的全过程，同时还要不断进行免疫功能监测随访，以便在必要时再行免疫治疗干预。这是防止肿瘤复发与转移，以及获得长期生存的必要手段。

经过肿瘤康复相关的健康知识教育，我们治疗过的一些患者们都知道要定期监测血常规，并且注意观察淋巴细胞比率和淋巴细胞计数。有的患者即使在国外长期居住，当他们由于某些诱因（劳累、休息不好、遇到一些心理刺激因素等）的时候，一旦发现血常规显示淋巴细胞比率和淋巴细胞计数下降，哪怕在正常范围内的低限，他们就会来复诊，做进一步的检查，看是否需要再次进行免疫治疗干预。我常常告诉患者，肿瘤的康复可能是终身的任务，就像高血压病和糖尿病一样，健康的钥匙要掌握在自己的手里。

此外，对于需要化疗的患者，需要制订免疫治疗与适度化疗有机结合的医疗技术方案。同时，中医辨证施治，疏通经络，引邪外行（中医外治），营养均衡补充与肠道菌群的微生态调整，以及强有力的心理学干预手段，包括催眠技术，都应该在医师的指导下在恰当的时机有步骤地进行。

这里还要特别强调的是，现有肿瘤治疗相关科室的医师们是否意识到综合性肿瘤康复治疗与管理的重要性，能否告知肿瘤患者并非在术后、化疗后、放疗后、出院后就万事大吉了，只有患者抗肿瘤免疫功能恢复到正常状态，全身代谢环境恢复到平衡状态，他才有康复甚至痊愈的希望。遗憾的是，目前大多数肿瘤患者甚至肿瘤相关学科的医师们还没有意识到肿瘤康复的重要性，更没有在肿瘤确诊之时制订综合治疗与康复的整体解决方案。笔者衷心希望上述这些探索经历和与许多患者一起共同努力所获得的一点经验，能够为后来者提供有益的参考与借鉴，也希望更多的研究工作者针对我们这些临床工作经历进行思考，发现新的问题进行深入的研究。

3. 从医疗体制改革中获益　肿瘤康复医疗工作的开展无疑需要政府主管部门的高度重视。令人欣慰的是，2016 年国务院根据《中华人民共和国国民经济和社会发展第十三个五年规划纲要》和《"健康中国 2030"规划纲要》编制的"十三五"卫生与健康规划[①]中已经提出，要大力发展社会办医，鼓励社会力量发展康复等资源稀缺及满足多元需求的服务，积极发展健康服务新业态，提高健康管理与促进服务水平。这样惠及民生的计划需要现有公立和私立以治疗为主的医疗机构和康复医学机构、医护专业人员、健康管理人员、科研人员以及社会有识之士共同努力。

我们期待着。

---

① 国务院关于印发"十三五"卫生与健康规划的通知，国发〔2016〕77 号，www.gov.cn

失去了手术机会
仍有生的希望

札记 7-1　手术仍是实体瘤首选治疗

　　每当患者被确诊肿瘤时，首先想到的就是手术治疗。因为手术是治疗肿瘤最古老、最有效和临床应用最广泛的方法。即使在科学技术发展日新月异的今天，新抗癌手段和药物层出不穷的年代，手术仍然是实体肿瘤首选的治疗方法。

　　由于肿瘤的性质和分期不同，手术治疗的预后也不同。良性肿瘤即使长得很大，但包膜完整，除了对周围组织的压迫外没有对周围组织的浸润，完整的将其切除后，一般就可以完全康复了。而恶性肿瘤则不同，由于癌细胞是侵袭性的，容易向周围组织浸润，并通过血管和淋巴系统向远处转移，是否可以切除或能否切干净要具体问题具体分析。对于分期较早尚未扩散的肿瘤，一般来说都可以手术切除，暂且不说能否彻底将肿瘤细胞清除干净，至少手术是一种最快、最大限度地在短期内减少肿瘤负荷，控制肿瘤生长的方式。

　　已知手术可以提高癌症患者的生存率和延长生存期，其治疗效果已经被长期的临床实践所证实。但注意：不是所有的癌症都适合手术治疗，或者说单纯的手术并不能治好所有的癌症。通常癌症发现得越早，越容易被彻底切除。那么怎样判断早晚呢？临床上主要根据原发肿瘤的位置、大小、区域淋巴结是否受到侵犯累及，以及肿瘤的数目（也就是是否发生转移）这几个因素来决定癌症所处的不同发展时期。癌症患者手术后，其病历上的最后诊断往往会根据病理报告写明肿瘤的分期。为了能够使一些患者和家属看得懂，下面"科普"一下。

 ## 札记 7-2　TNM 分期系统

　　TNM 分期系统是目前国际上最为通用的肿瘤分期系统[①]。首先由法国人 Pierre Denoix 于 1943—1952 年提出，后来美国癌症联合委员会（AJCC，American Joint Committee on Cancer）和国际抗癌联盟（UICC，Union for International Cancer Control）逐步开始建立国际性的分期标准，于 1968 年正式出版了第 1 版《恶性肿瘤 INM 分类法》手册，其后不断进行版本的更新。目前该分类法已成为临床医师

[①] 百度百科词条 .TNM 分期系统 .百度百科，[2018-08-14]，https://baike.baidu.com/item/TNM%E5%88%86%E6%9C%9F%E7%B3%BB%E7%BB%9F/10700513?fr=aladdin

和医学科学工作者对多种恶性肿瘤进行分期的标准方法。

TNM 分期系统中:"T"是肿瘤一词英文"Tumor"的首字母,指肿瘤原发灶的情况,随着肿瘤体积的增加和邻近组织受累范围的增加,依次用 T1 ~ T4 来表示。"N"是淋巴结一词英文"Node"的首字母,指淋巴结受累情况。淋巴结未受累时,用"N0"表示,如淋巴结有受累则随着受累程度和范围的增加,依次用 N1 ~ N3 表示:N1 指区域淋巴转移,N2 指有远处淋巴结转移。"M"是转移一词英文"metastasis"的首字母,指远处器官转移(通常是血道转移),比如原发灶是结肠癌,可以有肝或肺的转移。没有远处转移者用"M0"表示,有远处转移者用 M1 表示。在此基础上,用 TNM 三个指标的组合(grouping)划出特定的分期(stage)。也就是说在 T,N,M 确定后就可以得出相应的总分期,即 I 期,II 期,III 期,IV 期等。I 期肿瘤属于早期的肿瘤,有着较好的预后。分期越高意味着肿瘤进展程度越高。每一种肿瘤的 TNM 分期系统各不相同,因此 TNM 分期中字母和数字的含义在不同肿瘤所代表的意思也有所不同,有时候也会与字母组合细分为 II a 或III b 等,下面以结直肠癌 TNM 分期为例 [①]:

结直肠癌 TNM 分期(美国癌症联合委员会(AJCC)/ 国际抗癌联盟(UICC)结直肠癌 TNM 分期系统,2017 年第 8 版)。

● 原发肿瘤(T)

Tx,原发肿瘤无法评价。

T0,无原发肿瘤证据。

Tis,原位癌:黏膜内癌(侵犯固有层,未侵透黏膜肌层)。

T1,肿瘤侵犯黏膜下(侵透黏膜肌层但未侵入固有肌层)。

T2,肿瘤侵犯固有肌层。

T3,肿瘤穿透固有肌层未穿透腹膜脏层到达结直肠旁组织。

T4,肿瘤侵犯腹膜脏层或侵犯或粘连于附近器官或结构。

T4a,肿瘤穿透腹膜脏层(包括大体肠管通过肿瘤穿孔和肿瘤通过炎性区域连续浸润腹膜脏层表面)。

T4b,肿瘤直接侵犯或粘连于其他器官或结构。

● 区域淋巴结(N)

Nx,区域淋巴结无法评价。

N0,无区域淋巴结转移。

---

① 中华人民共和国卫生和计划生育委员会医政医管局,中华医学会肿瘤学分会. 中国结直肠癌诊疗规范(2017 年版). 中华外科杂志,2018,56(4):241-258

N1，有 1～3 枚区域淋巴结转移（淋巴结内肿瘤≥0.2mm），或存在任何数量的肿瘤结节，并且所有可辨识的淋巴结无转移。

N1a，有 1 枚区域淋巴结转移。

N1b，有 2～3 枚区域淋巴结转移。

N1c，无区域淋巴结转移，但有肿瘤结节存在：浆膜下、肠系膜或无腹膜覆盖的结肠旁，或直肠旁／直肠系膜组织。

N2，有 4 枚或以上区域淋巴结转移。

N2a，有 4～6 枚区域淋巴结转移。

N2b，有 7 枚或以上区域淋巴结转移。

● 远处转移（M）

M0，无远处转移。

M1，转移至一个或更多远处部位或器官，或腹膜转移被证实。

M1a，转移至一个部位或器官，无腹膜转移。

M1b，转移至两个或更多部位或器官，无腹膜转移。

M1c，仅转移至腹膜表面或伴其他部位或器官的转移。

● 解剖分期／预后组别

注：cTNM 是临床分期，pTNM 是病理分期；前缀 y 用于接受新辅助（术前）治疗后的肿瘤分期（如 ypTNM），病理学完全缓解的患者分期为 ypT0N0cM0，可能类似于 0 期或 1 期。前缀 r 用于经治疗获得一段无瘤间期后复发的患者（rTNM）。

不同的癌种有具体的 TNM 分期系统，在我国卫健委发布的不同癌症诊疗规范中均有描述，医师在与癌症患者和家属谈话，交代病情和制订治疗方案时均会涉及这些概念。

按照一般规律，早期恶性肿瘤手术治疗后的 5 年生存率可达 80% 以上，Ⅰ期食管癌或胃癌手术后 5 年生存率甚至可达 90% 以上；Ⅱ期肿瘤也应积极进行手术治疗；Ⅲ期肿瘤应积极争取手术治疗，但一般要加上化疗；Ⅳ期由于有远处转移，单纯手术很难控制肿瘤的进展。

目前国内的大多数癌症患者是出现症状后就医的患者，较多为Ⅲ、Ⅳ期，通常已丧失了最佳的手术时机。

 札记 7-3　罹患癌症能否手术需要评估

对于一个具体的癌症患者来说，虽然最准确的癌症分期要等待手术后的大病理报告才能最终确定。但是手术前各种临床检查、影像学检查等已经能够给医师一个大概的印象，即做出临床诊断了。至于能否手术治疗、什么时间手术、是否需要与其他治疗手段进行联合治疗、是不是先进行其他治疗尔后进行手术，这些是需要外科医师进行评估的。有时甚至还需要进行多学科专家会诊（MDT）。医师们通常根据 NCCN 指南和中国卫生主管部门发布的各种癌症的诊疗规范来制订手术和术后综合治疗方案。当然最终要与患者及家属共同讨论后决策。

如果患者能够进行肿瘤根治手术，医师必须遵循的基本手术原则如下：

1. 不切割原则　手术中不直接切割肿瘤组织，从肿瘤的四周向中央分离解剖，一切操作应在肿瘤以外一定距离的正常组织中进行。

2. 整块切除原则　将原发癌灶和所属区域淋巴结做连续性的整块切除，而不应将其分别切除。

3. 无瘤技术原则　无瘤技术的目的是防止肿瘤的残留、种植和转移。

所有这些原则在术前的评估时都必须仔细考虑，看看患者是否具备一定的、可以完成肿瘤根治性切除所遵循的条件，只有这样的人才适合进行手术，否则"硬上"很可能会事与愿违。所以人们经常可以看到外科医师在术前要反复看 CT、磁共振或 PET-CT 片子做仔细评估。记得我有一次去我国著名的胆道外科学专家黄志强院士办公室与他讨论一个科研问题，正好碰上一位外院医师找他会诊胆道肿瘤患者。黄老站在一个大的阅片灯箱前面，正在观看一排 CT 和磁共振片子。他看得非常仔细，时间很长。我第一次看到一个外科医师竟然花这么长时间看片子。在这个过程中，我想他可能不仅对能否手术、甚至手术的每一步怎么做、在哪个环节会有什么问题都考虑清楚了。我和那位医师默默地站在他身后静静等候，生怕打扰了他的思考。不知过了多久，黄老说出了三个字——"可以做"。那位医师顿时如释重负地呼了口气，我也同样为那位素不相识的患者感到庆幸。因为黄老评估后认为这个手术可以做，就意味着这个患者就有机会进行肿瘤的根治性切除了。当然我们所说的根治是指从解剖组织学上而并非生物学上的彻底根除。

 札记 7-4　手术不等于获益

临床上常会遇到不同的患者和家属，绝大部分患者依从性好，对接受过正规训练的外科医师是信赖的，愿意听从医师（一般为副主任医师以上）的意见和安排。但也有少数患者或家属怕做手术，担心动了手术之后伤了元气，肿瘤会转移，或者对医师交代的各种手术风险和并发症有所顾忌。相反，还有的患者或家属对手术的态度特别积极，他们恳求医师手术，认为只有做了肿瘤的手术切除才有生的指望，甚至不惜冒开、关腹手术（开腹探查无法切除而关腹下台）的风险。

众所周知，肿瘤的手术治疗对人体是一个较大创伤，医师往往不仅要切除一个肿瘤，还要切除部分人体组织器官甚至一个完整的器官，而且可能还会导致并发症。所有这些都是需要慎重对待的，要在患者获益与风险之间进行权衡。当然在决策上医师占了主导地位，医师需要对病情进行全面的了解和分析，其认知水平和临床经验对决策有很大影响。特别是主诊的外科医师，他不仅需要有良好的手术技巧，同时要对肿瘤的生物学行为、相关的其他综合治疗方法（化疗、放疗、靶向治疗、免疫治疗、中西医综合康复治疗等）、包括肿瘤治疗领域最新的进展有全面的了解，才可能为患者制订出最适合或最大获益的治疗方案。

毋容置疑，首次手术的质量是提高疗效的关键，首次治疗的正确与彻底常能使一部分患者获得根治的机会。反之，若首次手术不彻底，则复发机会增多，大大减少了根治的机会。近年来，由于手术器械设备，如腹腔镜、手术机器人等的迅速发展，外科手术技术也在不断提高和完善，同时越来越趋向于微创化。

尽管如此，目前也已有越来越多的外科专家意识到，大多数癌症患者单靠手术刀是难以彻底治愈的。建立在以解剖学、肿瘤生物学、分子遗传学、免疫学、营养学和社会心理学基础上的现代肿瘤外科学已代替了单纯以解剖学为基础的传统肿瘤外科学，手术作为肿瘤单一治疗方法的时代已经过去了。外科医师认识到，必须根据肿瘤的性质、病理类型、恶性程度、播散情况、生物学特性以及免疫学状态制订综合治疗方案，正确估计外科治疗在肿瘤综合治疗中的地位[1]。因为手术治疗仅仅是一种局部治疗，只是切除了肉眼所见的肿块。即使病理报告为手术切缘阴性（未发现肿瘤细胞），也不能说明体内没有残留的肿瘤细胞。

因此手术和治愈之间不能画等号，理由有下列几点。

1. 首先不能完全排除手术中对肿瘤的挤压造成的肿瘤细胞扩散。

2. 即使肿瘤切除后对手术区域进行了充分的冲洗，也不能完全排除肿瘤细胞的残留和种植。

3. 肿瘤虽然切除了，但局部微环境尚未彻底改善，仍然存在肿瘤生长的土壤。一般当淋巴结远处转移或通过血道转移到其他器官后，仅靠手术，或通过

---

① 薛原（记者），癌症要不要动手术，医学科普，好大夫在线，顾晋大夫的个人网站，［2009-08-06］，https://www.haodf.com/zhuanjiaguandian/gujin_54170.htm

扩大手术范围是很难达到清除肿瘤目的的。手术中和术后如何保护和提高机体的免疫功能，如何保护和恢复器官功能，如何进行围术期快速康复和术后系统康复，已经成为外科医师急需思考的问题。随着科学技术的进步，特别是肿瘤免疫学和免疫治疗的进步，一些新的理念正在悄然影响或改变外科的传统理念和处理方式。

 ## 札记 7-5　晚期癌症患者还要不要手术

在肿瘤的不同发展阶段（分期），手术的决策难度不同，分期越早越好办。在有些学科的早期癌症治疗中，甚至内科医师借助内镜做一个黏膜下的切除即可替代外科医师的手术工作了。

临床实际上处理比较困难的是中晚期患者，而我国的癌症患者中有相当数量被发现时就已经是中晚期了。当然，对于癌症的外科治疗来说，首要任务是判断肿瘤可切除还是不可切除，以及采取根治性切除还是姑息性切除术。通常外科医师追求的是对可切除的肿瘤进行根治性切除，他们最希望看到的就是术后病理报告显示手术切缘为阴性，所切的淋巴结为阴性，也就是没有发现肿瘤转移。

而中晚期癌症患者能否进行手术主要基于下面一些考虑了：对于一些局部晚期的癌症，即使还没有发现远处器官转移，但肿块较大或肿瘤与局部组织融合、邻近或包绕大血管、技术上很难切除时，外科医师可能会放弃手术这一选项。但是不同的医疗机构和不同的医师还有可能建议不同的后续治疗，如采取药物、中医、放射、辅助等其他治疗手段，促进肿瘤转化缩小以达到可以进行手术切除的目的。而对于已有远处器官转移，单靠手术解决不了问题的病例有的外科医师也会干脆放弃手术治疗。此外，也有其他因素可能要考虑在内，比如患者的基础疾病和器官功能是否能耐受手术等。近些年来兴起的一些新辅助化疗，报道有可能使一些患者的肿瘤"降期"，也就是有可能使不可切除的肿瘤转化为可以切除的，从而使患者获得手术减瘤的机会，这让中晚期患者很关注。

总而言之，中晚期肿瘤患者未尝就没有手术机会，能否手术虽然仍要根据TNM 分期的结果，但庆幸的是这种分期是可以双向变化的，最后的决定主要取决于是否通过努力使得肿瘤得到"降期"。

 ## 札记 7-6　新辅助化疗介绍

新辅助化疗是指手术前进行的全身化疗，主要目的是为了缩小肿块，改善肿块周围状况，提高手术切除率，保留完整血管，抑制体内可能已经转移的肿瘤细胞或微小转移灶。不同的癌症，其新辅助化疗的适应证和方案不同。

1. 非小细胞肺癌（NSCLC）化疗　目前新辅助化疗应用最多的是非小细胞肺癌（NSCLC）。NSCLC 是肺癌中最主要的组织类型，约占 85%。NSCLC 的化疗是通过使用化学治疗药物杀灭癌细胞来达到治疗肿瘤的目的。对于驱动基因阴性的非小细胞肺癌患者，以铂类为基础的联合化疗方案是最常用的化疗方案，其有效率为 25% ～ 30%，中位生存期为 8 ～ 12 个月，1 年生存率为 40%。目前认为，与最佳的支持治疗相比，联合化疗方案可以更好地控制并改善晚期 NSCLC 患者的症状，延长其生存期。局部晚期 NSCLC 患者由于肿瘤负荷较重，单纯手术治疗难度较大，经过术前新辅助化疗后有可能缩小瘤体，使部分不能手术切除的肿瘤变为可切除。目前国内 2017 版 CSCO 指南中明确指出，新辅助化疗的适用人群为 II b 期患者以及可手术的III a 期患者。包括：

- T1–2N1。
- T3–4N1 或 T4N0 非肺上沟瘤（侵犯胸壁、主支气管或纵隔）。
- T3–4 临床 N2 单站纵隔淋巴结非巨块型转移、预期可完全切除。
- T3–4 临床 N2 多站纵隔淋巴结转移、预期可能完全切除。
- T3–4N1 肺上沟瘤。

新辅助化疗方案中涉及的药物是不同的，在制订方案和实施过程中，既要遵循不断更新的 NCCN 指南和我国医疗主管部门发布的有关规范（根据循证医学证据所制定），也要根据不同患者的具体情况，注意观察患者对于化疗的反应，包括肿瘤对于化疗方案的反应性和患者对药物不良反应的耐受情况。如顺铂具有较明显的肾毒性和胃肠道反应；卡铂的骨髓抑制毒性是铂类化疗药中最强的。因此，老年患者由于肾脏功能弱，肌酐清除率下降，多选择卡铂进行治疗；而对于骨髓功能低下的患者可选择顺铂，若顺铂不耐受，则可选择毒性更小的洛铂进行化疗。而培美曲塞则只能用于非鳞的 NSCLC 患者。

对于那些有驱动基因突变的不可切除的 NSCL 患者，选择靶向药物作为一线治疗比较合适。其中某些患者用靶向药物后可使肿瘤缩小，但也很容易发生耐药。不过由于基因检测目前还没有列入医保范围，靶向药的价格高昂，使得我国许多驱动基因突变的患者因为经济负担而放弃靶向治疗选择了化疗。值得注意的是，新近 PD-1 抗体已经在我国上市，相信随着 PD-1 抗体联合化疗方案的临床研究数据出炉，今后它有可能成为非小细胞肺癌患者新的辅助治疗选项。

2. 乳腺癌化疗　乳腺癌的新辅助化疗作为乳腺癌的术前治疗开始于 20 世纪

末。其主要目的首先是缩小肿瘤的体积，使不可切除的肿瘤变为可切除；其次可以增加保乳的机会；对于局部晚期且远处转移发生风险高的患者，术前全身治疗被期望可以改善患者的生存时间。此外，新辅助化疗后可以通过临床检查肿瘤大小和影像学检查来观察肿瘤的变化，直接对临床疗效进行快速评价，有助于检验化疗药物在该个体内的有效性，用以判断这些药物是否能被用作术后的辅助化疗。

由于新辅助化疗可以使乳腺癌患者获得快速的病理缓解，其在世界范围内的应用呈现逐年增加的趋势。然而，已有越来越多的证据表明，新辅助化疗与较高的局部复发率密切相关，并且没有明确证据表明肯定能给患者带来生存获益，这也使得专家们开始重新考虑新辅助化疗在乳腺癌治疗中的地位。

有一项多中心调查研究显示，有 7%～27% 新发乳腺癌患者会接受新辅助化疗。对比术前新辅助化疗和术后辅助化疗的临床试验后发现，二者对于患者生存获益情况的改善上并无明显差异。接受新辅助化疗后仅有 16.6% 的乳腺癌患者可以最终从乳房切除术转变为保乳手术，但这些患者的局部复发率却更高。这一结果在 2018 年《柳叶刀》杂志发表的一项纳入 4756 例乳腺癌患者的荟萃（Meta）分析中也得到证实[1]。另外，即使是在高强度化疗（紫杉醇和蒽环类药物）的情况下，保乳率也仅仅提高了 29%。在目前最好的新辅助化疗药物治疗的情况下，病理上的完全缓解率仅为 39%，部分缓解和疾病稳定的人数可达 48%，而 12% 的患者对治疗无反应。另外在最佳治疗的情况下，继续存活的患者中仍有 60% 会携带有高度恶性的化疗耐药细胞。即使是最终病理完全缓解的患者，较大的瘤体也会在完全缓解之前继续在体内存留数月，从而导致额外的手术延迟。

此外，新辅助化疗后，软组织和弥漫的残余肿瘤之间缺乏清晰的边界，这样会降低局部手术切除的精确度，这也可能是导致局部复发率增高的原因之一。从另一方面看，如果患者首先接受手术治疗的话，多数情况下肿瘤可以立即被

---

① Pritchard K.I. Early Breast Cancer Trialists' Collaborative Group (EBCTCG). Long-term outcomes for neoadjuvant versus adjuvant chemotherapy in early breast cancer: Meta-analysis of individual patient data from ten randomised trials. Lancet Oncol, 2018, 19: 27-39

切除，由于医师可以触及瘤体边缘，使得手术变得相对简单[①、②]。

我个人认为，如果是为了使大的肿瘤缩小，以便使肿瘤切除得更干净来做新辅助化疗是一回事；而把保乳的因素加入到新辅助化疗和手术决策中去，用来评价该化疗方案对患者生存获益情况的改善则是另一回事。两种考虑的结果可能相去甚远，因为所考虑的影响因素增加了。尽管保乳手术前做了新辅助化疗，而且可能分期也较早，但是为了保乳只切除肿瘤与将肿瘤和乳房一起切除的手术是不一样的。需要指明的是，根据癌前转移学说，仅靠手术加化疗治疗乳腺癌是不够的。因为无论是手术还是化疗都有其局限性，都只能在特定的条件下起到一定的治疗作用。因此，此处我们所讨论的晚期乳腺癌使用新辅助化疗的目的，主要是为了"降期"，为无法手术的患者争取获得手术机会，以便最大程度减少肿瘤负荷，为后续的综合治疗创造机会。但是，如果该患者对化疗不敏感则无法达到这个目的，这一风险是要被充分考虑的。

3. 结直肠癌化疗　关于结直肠癌的术前治疗[③]，我们先看一下直肠癌的新辅助放疗、化疗。注意这种患者进行新辅助治疗的目的在于提高手术切除率，提高保肛率，延长患者无病生存期。推荐使用新辅助放疗、化疗的患者因肿瘤具体情况而定。

（1）肿瘤距肛门 < 12 cm 的直肠癌，意见如下：

1）直肠癌术前治疗推荐以氟尿嘧啶类药物为基础的新辅助放疗、化疗。

2）T1–2N0M0 或有放疗、化疗禁忌的患者推荐直接手术，不推荐新辅助治疗。

3）T3 和（或）N+ 的可切除直肠癌患者，推荐术前新辅助放疗、化疗。

4）T4 或局部晚期不可切除的直肠癌患者，必须行新辅助放疗、化疗。治疗后须重新做出评价并经多学科讨论是否可行手术。他们的新辅助放疗、化疗方案，推荐首选卡培他滨单药或持续灌注 5–FU 或者 5–FU/LV，可在长程放疗期间同步进行化疗。放疗方案请参见放射治疗原则。

5）对于不适合放疗的患者，推荐在多学科讨论下决定是否行单纯的新辅助

① 曹守波 . 乳腺癌新辅助化疗的前世与今生，梅斯 . 肿瘤资讯，［2018-1-27］，http://www.medsci.cn/article/show_article.do?id=a67012800ec2

② Vaidya JS, Massarut S, Vaidya HJ, et al. Rethinking neoadjuvant chemotherapy for breast cancer. http://www.bmj.com/content/360/bmj.j5913

③ 中华人民共和国卫生和计划生育委员会医政医管局，中华医学会肿瘤学分会 . 中国结直肠癌诊疗规范（2017 年版）. 中华外科杂志，2018，56（4）：241-258

化疗。

（2）对于 T4b 结肠癌患者的术前治疗推荐意见如下：

1）对于初始局部不可切除的 T4b 结肠癌，推荐选择客观上效率高的化疗方案或化疗联合靶向治疗方案（具体方案参见结直肠癌肝转移术前治疗）。必要时，在多学科讨论下决定是否增加局部放疗。

2）对于初始局部可切除的 T4b 结肠癌，推荐在多学科讨论下决定是否行术前化疗或直接手术治疗。

（3）对于结直肠癌已经伴有肝和（或）肺转移的患者，推荐使用的术前治疗意见如下：

如果多学科讨论推荐术前化疗或化疗联合靶向药物治疗，给予西妥昔单抗（推荐用于 *K-ras*、*N-ras*、*BRAF* 基因野生型患者），或联合贝伐珠单抗。化疗方案推荐 CapeOx（卡培他滨＋奥沙利铂），或者 FOLFOX（奥沙利铂＋氟尿嘧啶＋醛氢叶酸），或者 FOLFIRI（伊立替康＋氟尿嘧啶＋醛氢叶酸），或者 FOLFOXIRI（奥沙利铂＋伊立替康＋氟尿嘧啶＋醛氢叶酸）。建议治疗时限为 2～3 个月。治疗后必须重新评价，并考虑是否可行局部毁损性治疗，包括手术、射频和立体定向放疗。

以上只是例举几种常见癌症的治疗推荐意见，目的是在手术之前进行新辅助化疗或新辅助放疗、化疗，以期缩小肿瘤，降低肿瘤分期，使肿瘤从不可切除转化为可切除，让更多患者有可能获得肿瘤切除的机会。当然除上述肿瘤之外还有其他一些癌症也可以如此对待。

由于不同癌症情况不同，我们可以参看不断更新版本的我国医疗主管部门（国家卫健委医政医管局）颁布的各种癌症诊疗规范和美国 NCCN 指南。应该指出的是，术前新辅助化疗仅适用于对新辅助化疗能产生疗效的肿瘤患者。但目前我们的检测手段还不足以预测每一个患者对新辅助化疗的敏感性。因此，临床通常术前先使用 2～3 个周期的新辅助化疗，尔后进行评估。但对于中晚期癌症患者还是建议进行多学科会诊，并且医师要向患者交代清楚所有优缺点以及不确定性，包括有否生存获益以及局部复发风险，由医患双方共同决策。

4. 胰腺癌化疗　　胰腺癌号称"癌中之王"，很难早期发现，约 80% 以上患者发现时就是晚期。因此，只有一小部分（15%～20%）被评估为可切除的患者，有机会接受手术后序贯辅助化疗的标准治疗方案。如有远处器官，如肝、肺的转移、非区域性淋巴结转移则失去了手术机会；对于肿瘤局部进展期，指肿瘤包绕或侵及了大的血管，手术中肿瘤可能无法与大血管剥离或无法进行血管重建，或与邻近组织靠得很紧或融合的患者，被评估为不可切除。这些患者被告知可以去尝试放疗、化疗、靶向治疗或其他姑息性治疗方法。还有一部分患者可能被评估为交界（潜在）可切除的胰腺癌（BRPC），这是指患者有切除在临床上很难和局部晚期胰腺癌相区别的那一大部分"灰区"肿瘤的可能。如果能将 BRPC 转化为可切除病灶，进行手术治疗无疑可使患者明显获益。因此，BRPC 的治疗必须经多学科的团队合作，尽量使患者可以接受到安全、成功的切除手术。

中国抗癌协会胰腺癌专业委员会发布的《2018 年版胰腺癌综合诊治指南》[①] 指出，新辅助治疗是目前交界可切除胰腺癌患者的首选治疗方式。部分交界可切除胰腺癌患者可从新辅助治疗中获益。具体新辅助化疗方案及用药见表 1：

表 1　胰腺癌新辅助化疗常用方案及用药

方案	具体用药	可调整用药方案
FOLFIRINOX	每周期第 1 天奥沙利铂 85mg/m², 伊立替康 180mg/m²、LV 400mg/m²、氟尿嘧啶 400mg/m²，静脉滴注；之后持续静脉滴注氟尿嘧啶 2400mg/m²，46 小时，每 2 周重复	每周期第 1 天奥沙利铂 68mg/m²，伊立替康 130mg/m²，LV 400mg/m²，静脉滴注；之后持续静脉滴注氟尿嘧啶 2400mg/m²，46 小时，每 2 周重复
吉西他滨 + 清蛋白结合型紫杉醇	每周期第 1、8、15 天给予清蛋白结合型紫杉醇 125mg/m²，吉西他滨 1000mg/m²，每 4 周重复	每周期第 1、8 天给予清蛋白结合型紫杉醇 125mg/m²，吉西他滨 100mg/m²，每 3 周复重
吉西他滨 + 替吉奥	每周期第 1、8 天吉西他滨 1000mg/m²，静脉滴注；第 1～14 天替吉奥每日 60～100mg，口服，每日 2 次，每 3 周重复	每周期第 1、8 天吉西他滨 1000mg/m²，静脉滴注；第 1～14 天替吉奥每日 40～60mg，口服，每日 2 次，每 3 周重复
吉西他滨	每周第 1、8、15 天吉西他滨 1000mg/m²，静脉滴注，每 4 周重复	每周期第 1、8 天吉西他滨 1000mg/m²，静脉滴注，每 3 周重复

注：LV 示甲酰四氢叶酸钙；依据患者的体力评分及肿瘤分期选择合适的辅助治疗方案

众所周知，吉西他滨是不可切除的局部晚期或转移性胰腺癌的标准一线治疗方案。对于接受吉西他滨治疗的转移性胰腺癌患者，5 年生存率仅为 2%，1

年生存率为 17% ~ 23%。一些针对晚期胰腺癌患者的 II 期研究显示出不错的结局，然而接下来的大部分 III 期研究并未发现生存有明显改善。尽管如此，吉西他滨作为胰腺癌的一线治疗药物主宰了胰腺癌化疗许多年。近些年对于未经治疗的转移性胰腺癌的一线辅助化疗方案，有些较大的临床队列研究展示了他们的研究成果。我给大家列在下面：

（1）清蛋白结合型紫杉醇联合吉西他滨治疗转移性胰腺癌：2013 年 10 月国际权威杂志 NEJM 发表了来自美国弗吉尼亚 G. Piper 癌症中心的研究者 Von Hoff 等开展的一项 III 期临床试验结果。该项研究旨在确定清蛋白结合型紫杉醇联合吉西他滨较吉西他滨单药治疗转移性胰腺癌的有效性和安全性。

该项目（IMPACT）共有 861 例患者纳入研究，其中清蛋白结合型紫杉醇加吉西他滨组 431 例患者，吉西他滨单药组 430 例。这些患者的中位年龄为 63 岁，其中近半数有 ≥ 3 处转移（84% 为肝转移）。结果显示清蛋白结合型紫杉醇 – 吉西他滨组中位总生存期为 8.5 个月，与之相比吉西他滨单药组为 6.7 个月。清蛋白结合型紫杉醇 – 吉西他滨组和吉西他滨单药组第一年的生存率分别为 35% vs 22%，第二年分别为 9% vs 4%。研究发现，清蛋白结合型紫杉醇 – 吉西他滨组和吉西他滨单药组中位无进展生存期分别为 5.5 个月 vs 3.7 个月。结论：对于转移性胰腺癌患者，清蛋白结合型紫杉醇联合吉西他滨可明显改善总生存、无进展生存及反应率，但不良反应的周围神经病变和骨髓抑制率也增加。基于该项研究，美国食品药品监督管理局（FDA）于 2015 年批准了 Abraxane（清蛋白结合型紫杉醇）联合 Gemcitabine（吉西他滨）用于转移性胰腺癌的一线治疗。FDA 药品评价与研究中心在声明中说，"多数胰腺癌患者在确诊时已到晚期且无法行手术治疗，或在术后癌症发生了进展，此时采用 Abraxane 这类治疗方案可以帮助延长患者的生命"[①]。

临床前研究显示，这两种药物联合比单药治疗的效率增加的机制如下：已知胰腺癌的病理学特征表现为组织间质纤维化非常明显，这可能也是胰腺癌对放疗、化疗和靶向药物均不敏感的原因之一。胰腺癌高表达富含半胱氨酸的酸性分泌蛋白（SPARC），其与胰腺癌基质形成密切关联，且对清蛋白有特殊亲和力。清蛋白结合型紫杉醇可被 SPARC 特异性捕获并浓集在肿瘤细胞周围，明显降低间质纤维化增生，增大血管管径，提高肿瘤组织中吉西他滨的浓度。

---

① NEJM：白蛋白结合型紫杉醇联合治疗胰腺癌可获益. 医脉通资讯，［2013-10-22］，http://news.medlive.cn/all/info-news/show-53403_97.html

（2）FOLFIRINOX 治疗转移性胰腺癌[1]：法国 PRODIGE 协作组的随机对照试验 ACCORD，研究了 FOLFIRINOX（亚叶酸钙、5-FU、伊立替康和奥沙利铂）对比吉西他滨在 PS 评分较好的转移性胰腺癌一线治疗中的有效性及安全性，对胰腺癌的新辅助化疗有重要意义。FOLFIRINOX 组 18 个月生存率为吉西他滨组的 3 倍（18.6% vs 60%；HR，0.57；95% CI，0.45 ～ 0.73；$P < 0.001$）。该研究结果推动临床医师在转移性胰腺癌患者中更加广泛地应用该方案。而且自结果公布以后，FOLFIRINOX 在新辅助化疗中的应用也越来越多了，不仅可以达到手术降期，增加手术机会，也用来治疗微转移病灶，因为手术后快速出现远处转移的患者非常多见。2015 年，Forrone 等发表了 BRPC 和局部晚期胰腺癌应用 FOLFIRINOX 方案新辅助治疗胰腺癌最大样本的回顾性分析。与未接受新辅助治疗相比，接受 FOLFIRINOX 治疗明显降低了淋巴结阳性率（35% vs 79%），周围神经浸润（72% vs 95%）的比例。相比于未接受新辅助治疗就直接手术的患者，接受 FOLFIRINOX 新辅助治疗组的 BRPC 患者中位总生存期要高（$P=0.008$）。其他应用 FOLFIRINOX 的新辅助治疗的研究也显现出了相似的结果。这使得采用胰腺癌新辅助治疗的热情直线飙升。但是，我们也有必要知道，2014 年国际胰腺手术研究小组曾发表了新辅助治疗的共识，文中指出当肿瘤未明显侵及血管，或者可以进行血管重建时，一般不推荐 BRPC 患者接受新辅助治疗。

札记 7-7　失去了手术机会的晚期癌症患者仍有生的希望

上面这些常见晚期癌症，经过新辅助放化疗后有一部分患者可以达到"降期"的目的，获得手术机会，如果术后继续进行综合治疗，可以延长生存期。但是，毕竟有相当一部分患者确实完全丧失了手术机会。那么这部分患者还有没有生的希望呢？答案是"有"，关键取决于你下面要怎么做。

以癌中之王胰腺癌为例。目前认为胰腺癌生存期很短，根治性切除（R0）是治疗胰腺癌最有效的方法。术前可以开展 MDT 讨论，依据影像学评估将胰腺癌分为可切除胰腺癌、交界可切除胰腺癌、局部进展期胰腺癌、合并远处转移的胰腺癌。

坦白地说，那些远处转移或局部进展严重的胰腺癌，确实很棘手，一般都

① NEJM：四联化疗可使转移性胰腺癌患者生存期倍增，医脉通资讯，爱唯医学网，［2011-05-16］，http://news.medlive.cn/cancer/info-progress/show-20161_53.html

会被外科医师放弃。而且胰腺癌往往来势凶猛，进展很快。每个患者情况都不相同，并非新辅助化疗就一定能够"降期"并使患者获得手术切除的机会。特别是胰腺癌的组织结构中有很多间质细胞和纤维样成分，比较致密，就像一座构建非常坚固的堡垒一样，外来的军队很难攻破。所以，总的来说胰腺癌对放疗、化疗均不敏感，正如前面讲到的、推荐使用的清蛋白紫杉醇联合吉西他滨治疗转移性胰腺癌，其中位生存期仅比单药延长了 1.8 个月，这就已经令医学界感到欢欣鼓舞了。再者胰腺癌的 KRAS 突变率极高（约 80%），这使其对一些靶向药物的治疗也不敏感。即使当前被捧为"抗癌神药"的 PD-1 抗体和 CAR-T，在临床试验中对胰腺癌也未获得理想的疗效。

因此，对于胰腺癌患者来说首先是尽量争取手术（包括"降期"后手术），因为能否施行手术治疗是生存期得以延长的关键。实际上，手术治疗的主要作用就是搬掉那座"一夫当关，万夫莫开"的大山，为后续部队的前进开辟道路。

那么什么是后续部队呢？对确实不能手术或手术后的患者到底派遣哪种后续部队才合适呢？我认为有三个法宝：①拥有必胜的信心；②正确的战略战术；③有强大战斗力的后续部队，这些才是取得最后胜利的保障。其中"强大战斗力的后续部队"用专业一点的话来说，就是指预存免疫的保护和抗肿瘤免疫功能的恢复重建。

 ## 札记 7-8　关于抗肿瘤的"后续部队"

基于建立这样一支有战斗力部队的设想，我的团队与朝阳医院肝胆胰外科的贺强和李先亮团队展开了密切合作。

首先贺、李团队具有肝移植手术的医疗资质和丰富的临床经验，拥有独特的天然血管库和熟练的血管重建技术，且团队骨干中有对移植免疫学和肿瘤免疫学深入理解的外科专家，并申请了研究者发起的、包含免疫治疗内容的胰腺癌综合治疗科研项目，还获得了北京市医院管理局首都医学基金的支持。

这个团队在已有工作基础和深厚实力的支持下，勇于创新，敢于挑战肿瘤浸润或包绕腹腔内的大血管，对局部进展已较晚期的胰腺癌患者实施手术。而通常这样的患者会被北京各大医院胰腺外科医师所放弃。而他们却可以为患者完成胰腺肿瘤连同受累大血管一起切除并进行血管移植重建的高难度攻坚战。这样就为后续部队搬掉了前方道路上的那座大山，为进一步治疗癌症铺平了道路，为生存期很短的胰腺癌中晚期患者赢得了治疗的时间与空间。

当然，也不是所有的中晚期胰腺癌患者都有这样的幸运。因为如果胰腺癌患者分期太晚，远处器官广泛转移，且预存免疫功能很差，全身情况很差，就没有了足够的时间与空间进行作战，换句话说就是失去了手术及全方位积极进取式综合处理的机会。因此，晚期癌症患者能否手术治疗，不是绝对的，要根据患者的具体情况，也要根据外科团队的技术水平和综合实力，而手术后一系列综合治疗方案也是延长生命不可或缺的因素。

但是必须强调的是，由于胰腺癌具有很强的侵袭和转移能力，即使手术前影像学检查没有发现远处器官转移灶，也不等于没有肿瘤细胞的血液和淋巴系统转移。根据2008年《科学》杂志（Science）的一篇文章，其中提到癌症早期的播散模式。文章说癌细胞可以在局部形成原发肿瘤病变之前就早期播散入血，即指目前可以在血中检测到的循环肿瘤细胞（图13），特别是进入血中那种小的肿瘤细胞团簇是转移的根源；更何况如果肿瘤局部进展已经侵蚀血管呢。因此，我们认为，即便手术中尽可能进行了整个病灶的完整切除及术中的保护，术后也不能保证局部和全身没有肿瘤细胞。于是术后如何防止肿瘤的快速复发和转移就成为生存的重中之重。

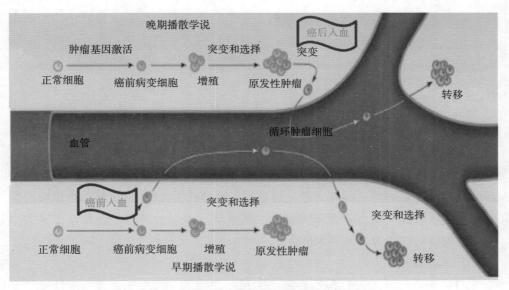

图 13　血液中检测到的循环肿瘤细胞入血方式
引自 Science. 2008，321（5897）:1785-1787.

临床上我们经常可以看到，即使是十分幸运的那 15% ～ 20% 发现得较早、获得可手术切除机会的胰腺癌患者，如果术后没有及时进行正确和系统的康复治疗，生存期仍然很短。我在临床上曾经遇到过好几例这样的胰腺癌患者，尽管都已经由北京和上海非常著名的肝胆胰腺外科中心的专家为其做了手术，但外科专家深知胰腺癌的厉害，仍然推荐他们来找我的团队在术后立即进行系统的康复治疗以期延长生命。然而，不少患者或家属常不以为然，甚至拖了好久才来就诊，理由是让身体再恢复得好一点，殊不知他们术后如果不及时进行以免疫治疗为核心的中西医整合康复治疗，就失去了术后干预的最佳时机。

因此，对于"癌中之王"的胰腺癌患者，延长生命的关键在于两条，一是尽可能争取手术切除原发灶（不一定追求 R0 切除），二是从围术期开始就进行系统的综合康复治疗。非常遗憾的是，在我国这种先进的肿瘤康复理念至今还没有深入人心。

 ## 札记 7-9 晚期癌症术后以免疫治疗为核心综合治疗实例

为了达到延长患者生存期和改善生存质量的目的，北京朝阳医院贺、李团队选定了那些局部进展期（胰腺癌浸润或包绕腹腔内大血管）和（或）合并远处器官转移的胰腺癌患者。这些生存期较短的病例通常无法做到 R0（彻底切除）而往往被外科医师所放弃。他们为这些晚期胰腺癌患者实施胰十二指肠根治手术，连同受累大血管一起切除，并且进行血管移植重建。然后由我们团队支持他们术后对患者进行早期个体化、多靶点、胰腺癌特异性免疫细胞治疗，再联合局部灌注化疗，用来延长这些患者的生命，改善生活质量。

以下我用病例报告的方式来说明这种综合治疗模式，为保护患者隐私，报告时我隐去患者的姓名及其他无关的信息。

【病例一】中青年女性，胰腺癌。体检发现 CA19-9 升高 3 个月，再次复查 CA19-9 显著升高 3600U/L，磁共振（MRI）检查提示：胰腺肿瘤，包绕上腔静脉及门静脉，脾动、静脉受累，肠系膜上静脉栓子。CT 提示胰腺周围腹腔腹膜后多发淋巴结肿大。肝脏左叶转移三处，无其他远处转移。在北京多家大型三甲医院评估均认为失去手术机会。

1. 治疗经过

（1）手术和病理：行根治性胰十二指肠切除术＋联合肠系膜上静脉血管切除＋异体血管置换术＋肝转移灶切除术。病理报告：胰腺中－低分化导管腺癌。胰腺体尾见灰白肿物 8cm×4cm×5cm（肿瘤较大），伴肿瘤浸润周围脂肪组织、神经脉管侵犯、累及消化道肌层结构（空肠）及肠系膜上静脉管壁肌层，有淋巴结转移、肝脏病灶为肿瘤转移灶。

（2）围术期及术后早期开始免疫治疗：术前抽血，术中留取肿瘤组织，术后 10 天开始连续 3 个疗程 TAA-DC 联合 TAA-DC-CTL 序贯治疗，1 周后联合肠系膜上动脉介入化疗 2 次，恢复良好，正常生存状态。

（3）出国化疗：后去美国 MD Anderson 诊治，化疗 +PD-1 抗体。术后 6 个月，发现左侧胸腔大量癌性胸腔积液，化疗未见明显改善。回国后再次行 TAA-DC 多点皮内注射，TAA-DC-CTL 静脉输注及胸腔灌注两个周期，癌性胸腔积液消退。骶骨一处孤立转移灶，行放射治疗后稳定。

（4）后续情况：其后 CA19-9 逐渐升高到 5000U/L 左右，但腹腔内手术部位、腹膜后、肝脏和肺实质未发现复发转移病灶，也未发现其他明确转移灶，外周血检测发现 4 个循环肿瘤细胞（CTC）/3.2ml 血（体内肯定有肿瘤细胞），正常生活，外科评估可以带瘤生存，观察。但患者及家属自行选择到其他医院连续化疗。待再回来要求做免疫细胞治疗时，外周血淋巴细胞比率已经极低，很难培养出肿瘤特异性细胞毒 T 细胞（CTL），表现为体外培养 T 细胞对抗体和细胞因子几乎不应答，评估为过度化疗造成免疫系统崩溃；培养出的少量 T 细胞中抑制性 T 细胞（Ts）占优势，无法进行回输。

2. 病例分析

（1）作为恶性程度高（胰腺中 - 低分化导管腺癌），肿瘤较大并有远处器官转移（肝脏多发转移）的不可切除的胰腺癌患者，经手术 + 免疫治疗 + 化疗，使其存活了 16 个月，且直到最终，腹腔内胰腺癌原发病灶、肝脏转移灶部位和腹腔内均未出现可见的复发，已经实属不易。

（2）该病例按常规失去了手术机会，由于外科医师们的努力，尽可能地将整个肿瘤（包括肝脏转移灶切除了，大大减低了肿瘤负荷，为后续的免疫治疗创造了机会。

（3）胰腺癌化疗并不敏感，但局部适度化疗可以减少炎症反应，降低免疫细胞中的抑制性 T 细胞（Ts）亚群。

（4）根据我们团队的临床经验，针对外周血循环肿瘤细胞（CTC）和不太明确的转移灶（胸膜或骨可能有），进行个性化多靶点肿瘤特异性免疫细胞治疗是最适合的治疗方式，比化疗效果更好。该患者如果能持续进行免疫系统监测下的肿瘤特异性免疫治疗，或后期辅以 PD-1 抗体治疗，可能会获得更长的生存期。

（5）胰腺癌如过度化疗，非但不能延长生命，反而影响了免疫治疗的效果，一旦免疫系统崩溃，就失去了生存和康复的机会。

（6）如果该病例术后和初步的免疫治疗和适度化疗后，能在肿瘤康复中心或健康管理中心的监管下，以带瘤生存和改善生存质量为目标，实施以免疫治

196

疗为核心的中西医整合全方位的康复治疗（免疫监控、规范化巩固、维持性免疫治疗、系统的中医内外兼治、强有力的心理治疗、平衡营养和肠道微生态调整等），并且依从性好的话，可能会有更长的生存期。

【病例二】中年男性，胰腺癌。间断上腹胀不适 6 个月。检查发现 CA19-9 轻度升高，CT 提示胰腺头颈部肿瘤，3.3cm×2.5cm，包绕腹腔干动脉。同时 CT 提示胰腺周围腹腔及腹膜后多发淋巴结肿大。无其他远处器官转移。其他三级甲医院认为肿瘤包绕腹腔内大动脉，手术有风险，已失去手术机会。

1. 治疗经过

（1）行根治性全胰十二指肠切除术、脾切除、联合腹腔干及肝总动脉血管切除、异体血管置换术。

（2）术后病理：胰腺中分化导管腺癌，胰腺周围脂肪被侵犯，可见神经脉管侵犯，未见淋巴结转移（0/27）。

（3）实施围术期及术后早期免疫治疗：术前抽血，术中留取肿瘤组织，制备自体肿瘤抗原，术后 10 天开始连续 3 周期 TAA-DC 联合 TAA-DC-CTL 细胞序贯治疗；1 周后 2 次介入导管肠系膜上动脉灌注化疗，未做其他放疗、化疗。

（4）至今已存活 21 个月。

2. 病例分析

（1）由于采取了异体血管置换术，使不可切除胰腺癌转化为可切除胰腺癌，大大降低了肿瘤负荷，为后续免疫治疗铺平了道路。

（2）没有做局部放疗和全身化疗，局部灌注化疗比较适度。

（3）医师和患者均建立了与瘤共存，以延长生存期，改善生活质量为目标的理念。

（4）与上述病例一样，如果该病例术后和初步的免疫治疗和适度化疗后，能在肿瘤康复中心或健康管理中心的监管下，实施全方位的康复治疗（免疫监控、后续巩固 / 维持性免疫治疗、系统的中医内外兼治、强有力的心理治疗、平衡高营养和肠道微生态调整等），可能会有更长的生存期。

上述是我们与朝阳医院合作的新的胰腺癌治疗方式，目前正在临床继续进行探索，希望能使更多的患者获益。虽然各种肿瘤的治疗方案都有美国 NCCN 指南总结的循证医学证据可依，大的治疗原则均有定数，也就是说我们医师都会按照一定概率总结出来的经验确定总的治疗方案。但是在具体的临床实践中，每一位患者情况都有不同之处，是高度个性化的。此外，我们必须知道，研究型大医院在新技术研发和新药临床试验的机会上会比一般医院多些，也允许在遵守法律法规和伦理框架下进行一些研究者发起的创新性探索。所以每年NCCN 指南大多是基于这样一些医院的临床专家努力探索获得的经验和证据进行修改和完善的。

 ## 札记 7-10　讲一个与癌共舞共存的故事

笔者认为，在与晚期癌症进行博弈的过程中，医师与患者及家属应该共同树立与癌共存、追求延长生存期、改善生存质量为目标的理念。我常常对那些晚期癌症患者说：肿瘤也是您身上的一块肉，也是您生命的一部分，不要总想着将它们斩尽杀绝，非决战个你死我活不可，那是不可能的。即使我们所谓的正常人每天其实也有一定数量的细胞发生突变，也有癌细胞。患者完全可以调整好心态，释放更多的善意，与那些癌细胞对话，对它们说："咱们和平相处吧"。我相信，当患者能够改变对罹患癌症的恐惧、焦虑、愤愤不平、惶惶不可终日等不良心理状态时，人体的整个状态就有可能好转很多。

在此我向大家推荐一本我读过的书，名叫《重生手记》[①]。这本书记述了一位晚期癌症患者从身陷绝境到逐步康复的历程，并从记者的视角，通过对中国当今医疗体系癌症治疗种种利弊的观察与剖析，全方位地展现了一位身患"绝症"患者的勇气、乐观精神和智慧。不仅值得癌症患者和家属阅读，也值得从事癌症相关学科的医务人员阅读。

为了帮助尚没有读过本书的朋友理解，我先在这里简略回顾和分析一下这个病例的可取之处：

这本书的作者凌志军先生 2007 年被诊断为"肺癌，脑转移"，即"肺癌晚期"。经北京、上海两地名医会诊，均判定他活不过 3 个月。他和家人陷入了前所未有的恐惧中。外科、内科、中医、"太医"，分别给出了大相径庭的治疗方案。要不要手术？要不要做化疗？应该相信什么样的医师？该不该使用特效药？该把性命托付给谁？真的没有生路了吗？一系列问题摆在他的面前，也是所有癌症患者都会面临的挑战。换成哪一个人和家庭，可能都会感到同样的无助与无奈。但是，当他和家人镇静下来，调整了心态后，积极去搜集诊疗信息，甄别真伪，通过仔细研究医师的得失和观察病友的成败，最终选择了他认为正确的治疗方向和最佳的治疗方案，走出了一条适合自己的康复之路。他不仅活了下来，还跨过了五年生存期这个坎儿，并且活得越来越健康。他之所以能获

———————————

① 凌志军，重生手记，长沙：湖南人民出版社，2012：10

得重生，与他坚持了以下几条重要的基本原则有关。

1. 没有让癌症吓死　流传在民间的一句名言是"癌症患者 1/3 是吓死的"，这既反映出百姓们总结的经验之谈，也是有科学根据的。癌症本来就是一种全身性疾病，是神经 - 免疫 - 内分泌系统（代谢）出了问题。许多研究早已证实，不良的心理状态导致免疫功能低下。当人体自身抗肿瘤的免疫功能崩溃以后，也就没有什么存活的可能了。这位患者说："我一向敬仰视死如归的人。那些勇敢从容地走向死亡的癌症患者，曾深深打动了我。"所以，他在有生以来第一次与死亡如此接近，真切地感受到一个癌症患者的恐惧和绝望时，竟然振作了起来，意识到"恐惧""急躁""怨天尤人"这三大负面情绪对癌症患者来说是一个危险的陷阱，并且在家人、朋友们的支持下，逃离了这个陷阱。应该说，这位患者是幸运的，他拥有妻子、儿子、妹妹、哥哥等家人给予的真诚的爱和家庭的温暖，还有朋友们的呵护与帮助，同时自己出于对家人的爱和责任感也表现得十分坚强。全家人团结一致，众志成城，充满了正能量，使他获得了战胜癌症最根本的保证。

实话说，临床上看到的很多病患和家庭在面对癌症时，首先就输在了这一点上。有的患者与配偶经常就家庭琐事吵架，吵闹了一辈子，到了癌症晚期仍然每天在吵；有的患者家人深知患者心胸狭窄，可能无法面对癌症这一事实，就采取隐瞒病情的哄骗策略，自己为患者做主，殊不知癌症生在患者身上，他（她）本人的主观能动性调动不起来，没有战胜疾病的决心和信心，治疗依从性不好，全家还得为怎么隐瞒病情花费心思对付患者，这样怎么可能得到一个好的结果？

2. 及时将癌症原发灶切除　这本书中虽然没有给出一个最后的确切诊断，特别感到遗憾的是我没有看到左肺肿瘤切除后的病理诊断，而且整个治疗过程的叙述也不是按照医师书写病历那样的方式，但推测患者可能确是患了肺癌且怀疑有脑转移和肝转移。书中描述患者采取的主要治疗措施是及时进行了肺部肿瘤的切除。无论如何，对于恶性实体肿瘤来说，及时切除原发病灶这一点很重要。这为下一步的综合治疗奠定了基础并争取了时间。"脑部转移灶"由于没有切除也没有穿刺活检，所以没有病理诊断，在此我不好妄加评论。

3. 注意保护和恢复自愈能力　患者对伤害性的治疗持谨慎态度，除了手术切除肺部肿瘤以外，选择了"偏方""验方"治疗，其中喝"牛筋汤"的时间不到一年，"开胃汤"则在服用 4 个月后便逐渐减少，6 个月后完全停止。文中描述患者在大量喝下民间验方"开胃汤"和"牛筋汤"的那些日子里，满面红润光亮，其后仍然面色红润。这期间没有看到患者进行其他现代西医的常规治疗，如颅脑手术和放疗、化疗，但也并没有在医师们预期的 3 个月内走人。虽然我们不了解那位"刘太医"到底是何方神圣，也不管他对西医和其他中医如何排斥，以及他对"两汤"药理作用的阐述是否正确。不可否认的是患者和家属抵御癌症的第一个行动，就是从全心全意地执行"刘太医"的理念和方法开始的。在此后几年的康复之路上，这一理念一直发挥着不小的影响。这个理念包括：

（1）疾病本来是不可怕的，之所以可怕，是因为患者放弃了自救能力，而听任医师的摆布，被医师吓死了（应该说是被癌症这个病吓死了）；

（2）与癌细胞和平共处，而不是你死我活；

（3）不是依靠外来的药物杀死癌细胞，而是依靠自己肌体的力量与癌细胞抗衡；

（4）三分治，七分养。

客观地说，这些理念指引着患者的心理状态，甚至成为患者及其家属遵循的生存指南，也实实在在指导着患者积极保护和恢复自己的自愈能力，这无疑都成了患者康复的重要因素之一。

 ## 札记 7-11　癌症患者如何调动自己的自愈能力

由于我国目前缺乏对癌症患者进行系统康复的机构和服务，肿瘤治疗相关医院及科室应对癌症患者的手术、化疗、放疗尚且一床难求，人满为患，怎么可能详细考虑完成近期治疗后的康复问题？许多癌症患者真的不知道该如何去做才能保护、恢复或调动自己的自愈能力。其实，癌症患者在医院完成了近期治疗后，更多的应该靠提高自愈能力去康复甚至痊愈，即使是晚期癌症患者也是可以向死而生的。

1. 李开复先生的治癌故事　在这方面有一个比较成功的案例，那就是微软中国研究院和创新工场的创始人李开复先生。李先生是一位在信息产业和投资领域著名的成功人士，被誉为"青年导师"和"创业教父"，还曾获选美国《时代杂志》年度百大风云人物，他写的书《做最好的自己，世界因你不同》畅销全国。然而命运弄人，在他事业与人生正在巅峰并将再上一层楼的时候，却不幸罹患癌症。

2013 年 9 月，李开复先生 52 岁生日之前，被查出患有淋巴癌。从医师那里得知"淋巴癌第四期，腹部有二十几个肿瘤，情况不乐观"时，他也像许多癌症患者一样，反复徘徊在"否认、愤怒、讨价还价、沮丧和接受"的情绪中。但是他最终决定要奋力一搏。于是开始对自己的病情研究，尝试五花八门的另类疗法，认真研究治疗淋巴癌的学术文章，并开始接受化学治疗。但在经历了一场又一场苦不堪言的身体风暴（不能否认化疗是痛苦的）后，期望有平常人之健康生活而不可得。是家人无尽的爱，使他慢慢开始分辨出此时真正有意义且值得奋力去追求的目标；同时也开始思考过往的盲点。他特地跑到佛光山问教于星云大师，一番对谈之后，他与自己展开了一场关于灵魂的对话，由此感悟人生、参透生命，不再用量化的思维去计算每件事的"价值"和"意义"。

李开复先生后来在接受采访时称："我所追求的'做最好的自己、世界因你不同'，本质上并没有错，但是多年来，名利的浮涨让我不知不觉间偏离了轴心，以至于迷眩其中，付出了沉重的代价而不自知"。病魔并没有让李开复屈服，他从容地和自己的生命展开了竞赛，在生病的一年中反而参悟了人生平时无法体会到的哲理，对生命的意义有了更多的认识。他在生命进程中的危难一刻，找回了许多过去因工作太忙而忽略了的生活乐趣，重温了朋友、亲人与社会共同关注的生命中的爱，也有缘重新拥抱了整个世界。经过17个月艰苦的治疗过程和与药物不良反应的对抗，李开复先生病情开始好转，恢复了正常的生活状态，重新返回到公众视野中。用医学术语说，他获得了"完全缓解"；换句话说，以目前的检测手段已经检测不到癌症的表现了。

当然这并不等于李开复先生体内完全没有癌细胞（微小残留病灶）了，还需要继续康复治疗；即使达到临床治愈，也不代表完全不会复发，只是复发的机会相对很小而已。但是，只要李先生保持健康的心态，健全的免疫功能以及平衡的机体代谢状态，就可以长期存活而且越活越好。我们衷心祝愿他有一个更加美好的未来。

2. 共享李开复先生抗癌所修的七个学分　李开复先生不仅自己获得了重生，还再次将自己的经历写成了书，向更多的人传递他的爱心。这本书名叫《向死而生：我修的死亡学分》，是李先生对自己抗癌心路历程的真情描述。书中回顾了他在病中的所思所想和经过这一事件后对人生的感悟，表现了作者面对死亡的勇气和智慧，并以取得的实实在在战果，为其他癌症患者树立了榜样。李开复先生把自己的这些感悟归纳为历经死亡后补修的七个学分，并且在一些公开场合宣讲。为了让更多癌症患者从中获益，在此转述如下[①]：

---

① 李开复. 经历死亡后我修的七个学分. 搜狐新闻，[2015-06-29]，www.sohu.com/20150629/n415839160.shtml

　　我非常热爱我的工作，然而，当面临死亡，面临癌症的时候，我心中闪过的每一个思念都和工作没有丝毫关系。有一位护士看了很多患者，得到的最大结论是什么？大部分的临终患者最大遗憾是没有和自己的家人有足够的时间在一起，而不是后悔自己事业没有达到巅峰。这样一个事情，我们每一个人都是临死才要想到吗？

　　人在世俗里面，很容易陷入今天的这个世界里面，而面对死亡我们反而可能得到顿悟，了解生命真正的意义。死亡成为生命里一个无形好友，提醒着我们，好好活，不是只度过每个日子，不是追求一个现实名利和目标。

　　我在养病期间，一共拿到了七个学分，跟大家分享一下。

　　（1）第一个学分，健康无价：我平时的生活，热爱美食，不爱睡觉，每天晚上回来急回邮件。真正生病以后才深深体会到，失去了健康就是什么都没有了。生命最重要，健康和生命是一样的。很多人说，你养生就没有事业了，就去过慢日子吧。其实不是这样的，不是说要放弃一切来维护健康。我们的健康简单来说包括睡眠、压力、运动、饮食这四点。如果四点可以达到及格，对于年轻人来说可以有时间工作。一个礼拜用掉 4 小时拿去维护你的健康，不要等到有一天像我这样几乎来不及才知道学会要爱惜自己的身体。

　　（2）第二个学分，一切事情都有它的理由（everthing happens for a reason）：这一句话听起来好像有一点励志鸡汤的感觉，仔细想想非常哲理。世界玄妙，我们只了解万分之一，也许每一件事情发生都有它的理由。我们应该多多地去思考，当一件事情发生了以后，是不是有什么正面的启示或者正面的力量？如果发生了一个灾难，我们不要当成一个果，而是当作一个因。当作一个因，任何灾难都可能是一个学习的机会。所以，也许我们生病了，是让我们能够学会活得更健康，也许我们无助的时候是让我们学会接受不可以改变的事情，也许面临死亡才能真的教会我们去分辨：什么才是人生最重要的事情。

　　（3）第三个学分，珍惜缘分，学会感恩和爱：一直到面对死亡我才发现，对于家人给我无私的爱，我当年是多么的冷漠。虽然我告诉朋友，我一放假就是陪着我的母亲。事实上，公司给我 4 周假，我就休 1 周，陪母亲 5 天以后，我认为任务完成了，我认为我回报她了。但是，一直到她失忆以后，一直到我自己面临死亡的时候，我才知道我是多么的冷漠，多么敷衍地表达了人们口中的"孝顺"。

　　我觉得真正的感恩应该分 3 个层次。最基本的层次是别人对你好，你感觉到了。第二个层次是别人对你好，你要回报他。第 3 个层次，别人对你好，你主动不要求回报，付出你的关怀和爱，这才是最高的境界。

我觉得有一句话现在特别有意义：每一次相遇都是久别的重逢，我们应该珍惜在人生当中的缘分和爱。所以，我在生病了以后，决定改变以前的方式，每一周陪妈妈，还要陪我的姐姐。我太太到了台湾，我花更多时间和她在一起。我女儿要考大学，我帮她做各种准备。也许我对父母的爱可能很难直接给他们回报，但是，至少对于妻子和女儿，我学会了如何感恩、如何爱、如何回报、如何直接表达。

（4）第四个学分，学会生活，活在当下：我的癌症是淋巴癌第四期，有一段时间我认为生命不长了。如果生命只有100天了，该怎样来度过呢？我的结论就是要和亲人们度过特别难忘的时光，吃我们爱吃的东西，做我们爱做的事情。我希望活的时候能够全心全意，而不只是不停地去想我的公司。稍微慢下来，活在当下，才能够体验到这些美好，才能够感觉自己不会白活了。一种美食、一瓶最爱的酒、遇见最漂亮的衣服，不要说什么将来再慢慢去享用。希望我们都是活在当下，不只是最后的100天这样活下去，一定会非常圆满。

（5）第五个学分，避免一些诱惑：作为一个书香子弟，从小父亲就告诉我不要那么爱钱。他留给我10个字：有容德乃大，无求品自高。其实我们做好事，没有任何必要留名。除了孔子以外，有多少伟大的人被世界记下来？我相信在座各位，再过50年没有人会被记下来。纠结这样的事情有什么好处？

生病前的几年，越来越多人把我当作一个导师。我一方面是出于善心帮助年轻人，但是不可避免，我每天的追求还是希望有更大的名望。我与星云大师讨论这个事情的时候，他告诉我说，其实人是经不住诱惑的，你告诉自己追求理想，你是追求更多的名。虽然我认为，我一直给年轻人建议没有错，但是如果特别机械化地来追求效率，衡量每一天的结果，会让我们变成冷漠无情。所以，过度追求名声让我的中心轴偏离了。

（6）第六个学分，人人平等，善待每一个人：当你的目的是追求每一件事情有最大化影响力，你一定想认识更多有创意的人、聪明人、成功人，把自己朋友圈都变成最顶尖人士。但这样就丧失了非常重要的一点：人人是平等的。

我得了癌症发的第一条微博是：癌症面前，人人平等。但是，等我慢慢觉醒以后，任何事物上，人人都是平等的。世界的奥妙是不容我们这些渺小的人类来评估的。我们凭什么说这个人是普通人，这个人不怎么样，这个企业不会成功，这个创业者不行？只要时间允许，我会和一些普通网友交流，哪怕从来不认识，哪怕他们并没有特别光辉的履历。不要吝啬给别人爱的关怀。你对别人要平等，一个微笑、一个行为，都可能会帮助别人、帮助生命。

（7）第七个学分，人生到底是为什么：世界因你我不同，让世界变得更美好，这个毫无疑问是你我想追求的，但是我们太狂妄了，总想改变世界。其实，人非常渺小，凭什么能这样狂妄呢？每天拼命要改变世界那也是充满压力的。我们有缘认识周围的人，好好体验人生，做事问心无愧，凭着良心，对人真诚，不要改变别人，只要让自己的每一天都能有学习、成长，那就足够了。如果每一个人都是这么做，世界就会变得更好。我过去的人生哲学是人生只有一次，要分秒必争，讲究效率，做最好的自己。现在，我认为是让自己怎么能够成为一个更好的人，成为一个更完善的人。

经过了这七个学分，七个教训，我今天认为，我们应该保持初学者心态，对于世界有儿童般好奇心，好好体验人生；让自己每一天都比以前更进一步；不要强求改变世界，做事问心无愧；多感恩和爱，对人真诚平等，这样就足够了。如果世界上每一个人都能如此，世界就会更美好。

当身边人问及李开复先生抗癌心路历程时，他给出的唯一答案是不忘初心，心怀感恩，随缘随喜。李开复先生与前一个案例中的凌志军先生在战胜癌症过程中的异曲同工之处，就是拥有了"爱"和改变了自己。实际上不论医学上有多少手段，最终战胜疾病的还是自己，健康的钥匙应掌握在患者自己的手中。我经常告诉患者，医师只是帮忙的，如果你能改变自己，比如那些不良的心态，不良的生活（饮食）习惯，不良的家庭环境和氛围，不良的人际关系和工作目标带来的压力，让阳光照进你的心里和家里，重新定位你的目标，就有了生的希望。

在我几十年的工作过程中认识了许多患者，经历了各种各样、大大小小的抗癌战斗。有时我们费了很大气力，在前期手术、放疗、化疗基础上，通过心理、免疫、中医、营养等多方位的调理，使晚期患者重回了正常生活状态，看到了曙光，这往往需要一个漫长的过程。这一过程中需要不断定期回访、监控、给予充满爱心的呵护、及时的康复干预等，最后可以使得患者带瘤长期生存，逐渐康复直至痊愈。

然而，其中有些癌症幸存者虽然向死而生了，但却没有像李开复先生那样重新做人，还没有等到病情完全缓解，那颗不安分的心就又开始砰砰乱跳，开始忙乎着回到原来的生意中和不良的人际关系中，还是把钱看的比生命更重要，没有心怀感恩，随缘随喜。于是，用不了多久，癌症一定会复发，而且一反复，想再获得一次生存的机会就很难了。相反，那些接受了正确的理念，反省并改变了自己和周围环境氛围的患者，则获得了长期的存活。因此，我在这里想说一句，生命是可贵的，生命也是与爱联系在一起的，即使在疾病状态下，只要爱还在，就可以改变癌症患者的预期。

癌症患者的化疗应适度

札记 8-1　从我对化疗的认识谈起

　　化疗（化学药物治疗的简称）作为与手术、放疗一起并称癌症的三大治疗手段，是目前全身治疗的一种主要手段。因为无论采用什么途径给药（口服、全身静脉、局部动脉和体腔给药等），化疗药物都会随着血液循环分布到全身的绝大部分器官和组织，从而达到消灭或控制潜伏在体内微小肿瘤转移灶的目的。必须指出的是，化疗药物并非能特异性的杀灭癌细胞，它对所有细胞，包括正常细胞都有伤害。医师们只是利用癌细胞分裂增殖得比正常细胞更快、代谢更高这种差别，以适当剂量的化学药物，在可控的范围内根据患者可以耐受其不良反应的情况下，希望用它杀伤更多的癌细胞，而对正常细胞有较少伤害的一种治疗手段。

　　在化学药物治疗癌症这一手段的创立和发展过程中，药物研发人员和医师们始终在探索如何让癌症患者最大获益，同时受到的伤害最少。他们一直在两者之间权衡、选择甚至挣扎着。

　　作为一名癌症相关学科的研究者和医护人员们，几十年来经历了许多癌症患者的治疗案例。20 世纪 70 年代，那时我刚刚走进部队分派在妇产科做护士，当时浑然不知化疗药物的来龙去脉，只是机械地执行医嘱，为宫颈癌、卵巢癌患者注射化疗药物并完成治疗过程中的一些护理工作。虽然对患者的病情是否好转感觉不深，但却亲眼目睹了许多患者来院时挺精神，治疗后虚弱得吃不下饭、恶心呕吐、起不来床、面色苍白、白细胞下降等严重的不良反应。当时有些不解，为什么患者的状态越治疗越差了呢？当时只粗浅的知道患者手术切除了子宫和卵巢，进行了"盆腔大扫荡"（科里医师常用语），因为仍然没能阻挡住癌细胞的扩散，所以必须要用药物再进行治疗，至今我还能够记住"塞替派"这个药物名字呢。可是当我见到的第一个癌症患者经历了这些治疗后并没有挽救回她的生命时，产生了更大的疑问，用了这么多药为什么没好呢？疑问一直存在心里。

　　后来我上了军医大学、研究生毕业、又在 301 医院工作多年，亲眼目睹了医院的肿瘤科从无到有逐步发展壮大的历程，甚至还记得肿瘤科的医师们说他们最初没有专门的病房，还曾从理疗科借了几把输液椅子给癌症患者输化疗药物的轶事。直到今天，我已经从事癌症的免疫治疗研究多年了，几乎每天都需要与化疗的患者打交道，而内心深处我越来越想深入了解一下癌症化疗的前世今生了，而且把它搞明白的愿望与日俱增，一天比一天强烈。

不过，我通过搜索文献等所获得的信息始终是碎片化的，不完整的。我不知道目前我国肿瘤内外科的医护大军中，今天还有多少医师和护士对此处于一种不求甚解的状态中？但是我一直认为，真正搞明白化疗的由来，显然对于做好癌症患者的医疗护理工作是十分重要的。

2013 年，印度裔美国医师、科学家和作家悉达多·穆克吉（Siddhartha Mukherjee）撰写的《众病之王：癌症传》由李虎先生翻译成中文，并由中信出版公司出版介绍到中国来了。我终于如愿以偿，第一次比较系统、比较人文、比较清晰的对近现代癌症治疗的发展历史有了一个全景式的了解。当然在此之前，Vincen T 等 2008 年在《癌症研究》上发表的"癌症化疗的历史"（A History of Cancer Chemotherapy）一文也是一篇值得一读的文章。我通过自身的阅读认为，为了更全面的看待化疗，更客观的评价其在癌症综合治疗中的作用，更重视化疗给患者带来的痛苦和风险，从而更恰当的、更加个体化的使用化疗这一治疗手段，我们有必要了解清楚化疗创立、演化和发展的全过程。在这里我愿意与读者分享阅读相关书籍和其他综述性文献的认识和体会[①][②]。

 ## 札记 8-2　化疗药物起源的故事

化学药物治疗的概念最早应追溯到 19 世纪末和 20 世纪初，最著名的开拓者应属于德国的化学家保罗·埃尔利希（Paul Ehrlich）。伴随着当时染料工业的兴起，埃尔利希从使用服装染料对动物组织进行染色，到发现某些化学物质可以与细胞发生特异性反应开始，提出了应当能够找到一种人工合成的物质，可以针对某些疾病产生真正的、特异性的疗效。从此产生了使用化学药品治疗疾病（化疗）的概念。

当时，埃尔利希是通过动物模型来筛选一系列化学物质对疾病潜在活性和有效性的第一人。通过建立动物感染模型进行化合物筛选试验，他和合作者先后找到了"锥虫红"（Trypan Red）和"化合物 606 "（compound 606）分别作为

① 悉达多.穆克吉（Siddhartha Mukherjee）撰写，李虎翻译，《众病之王：癌症传》，北京：中信出版集团股份有限公司，2013 年 2 月

② Vincen T. DeVita, Jr. and Edward Chu, A History of Cancer Chemotherapy, Cancer Res, 2008, 68:（21）: 8643-8653

治疗嗜睡症和梅毒的药物。在 1904—1908 年，埃尔利希又利用他庞大的化学品库，经过精心配制，设计了几套方案去寻找抗癌药物。他尝试了酰胺、苯胺类、磺胺类衍生物、砷、溴化物和乙醇，试图杀灭癌细胞，但均未获得成功。他发现，对癌细胞有毒害作用的物质，都不可避免的会伤害正常细胞，这并不符合他提出的特异亲和性理念。于是在失望之际，他在进行这项化疗研究工作的实验室门上挂了一个牌子，上面写着"噢，进来的人们，放弃所有的希望吧。"尽管如此，埃尔利希在奠定化学药物治疗疾病的研发模式和成就仍对以后癌症药物的研发具有重大影响。为此 1908 年，埃尔利希由于特异亲和性原理的发现获得了诺贝尔奖。

1915 年，埃尔利希患了肺结核。在疗养中，他痛心的看到他的祖国卷入了第一次世界大战。曾经供应他治疗性化学药品的染料化工厂都转而大规模地为军用毒气生产化学原料，其中就有芥子气。他绝没有想到的是，这些军用化学毒剂日后竟成为他曾经寻找的抗癌化疗药。

埃尔利希去世 2 年后，1917 年 7 月 12 日，著名的化学武器袭击发生在靠近比利时的小镇伊普尔（Ypres），当一排排带有黄色小十字标记的炮弹砸向英军驻地时，炸弹内的液体迅速汽化，释放的黄绿色浓密云雾遮蔽了夜空，沉睡的士兵们被一种刺鼻的山葵气味呛醒，四处逃窜。仅在那一晚上，芥子气就造成了 2000 名士兵伤亡。一年中有数千人因芥子气死亡，后来芥子气、氮芥和路易斯气都被归类于糜烂性毒剂。然而在当时，人们了解的仅仅是芥子气会造成的急性短期伤害，包括呼吸困难、皮肤灼伤、水疱和失明，却忽视了它的长期影响。

1919 年，美国病理学家爱德华和海伦·克伦巴尔夫妇在分析伊普尔轰炸对几位幸存者的影响时，发现生还者的骨髓发生造血衰竭，他们都患有贫血，需要每个月频繁的输血，白细胞数经常低于正常水平，极易受到感染。克伦巴尔夫妇将这一发现写成论文发表在一本二流的医学杂志上，当时也并没有引起人们太多的关注。直到 1943 年 12 月 2 日德国纳粹空军在巴里轰炸美军舰船时，装有 70 吨芥子气的美军约翰·哈维号舰船发生爆炸，所装载的芥子气的毒气弹也随之发生爆炸，造成美军的重大伤亡。617 名获救者中有 83 名在第 1 周死亡。在接下来的几个月内，巴里附近有近千名男女死于并发症。巴里事件加速了美军对战争毒气及其对士兵影响的研究。通过对死者的尸检和幸存者的追踪，从另一方面证实了克伦巴尔夫妇的早期发现。

其中签约研究芥子气的耶鲁大学科学家路易斯·古德曼（Louis Guudman）和阿尔弗雷德·吉尔曼（Alfred Gilman）对芥子气对皮肤和黏膜损伤的"起疱

剂"性质并不感兴趣，而对其所致的"克伦巴尔效应"，即这种毒气具有大量杀死白细胞的能力着迷。他们假设是否可以将这种化学品应用在像医院这样一个可控的环境中，用其微小、可控的剂量对付恶性白细胞呢？随后他们把芥子气通过静脉注射进兔子和老鼠体内，结果血液和骨髓中正常的白细胞几近消失，但却没有引起任何灼伤起疱的反应，实现了灼伤起疱与杀伤白细胞两个药理效应的分离。1942 年，他们说服了胸外科医师古斯塔夫·林德斯科格（Gustaf. Lindskog）开展了以治疗淋巴瘤为目标的人体试验。他们使用了连续 10 个剂量的芥子气静脉注射，重复出了在老鼠体内的治疗效果，肿瘤软化了，肿胀的腺体不见了。人体试验证明，芥子气确实可以使淋巴瘤获得缓解。由于当时古德曼和吉尔曼在战争年代必须保守秘密，所以他们的研究成果直到 1946 年才得以公布。

由于芥子气毒性太大，后来的人们对其结构进行了改造，得到氮芥类抗肿瘤药物。氮芥类药物是 β-氯乙胺类化合物的总称，其结构可分为两部分：烷基化部分和载体部分。烷基化部分（即通式中的双 β-氯乙胺基，也称氮芥基）是抗肿瘤活性的功能基团；载体部分主要影响药物在体内的吸收、分布等药动学性质，通过选择不同的载体，可以达到提高药物选择性和疗效、降低毒性的目的。

综上所述，癌症所用的化疗药物最初来源于化学武器，而氮芥是最早用于临床的抗癌化疗药物之一，是其他烷化剂抗癌药物的代表，其衍生物在今天的癌症治疗中仍占有一席之地。当年（1946 年）Lindskog 的文章发表后，使用氮芥治疗淋巴瘤这一疗法一度在美国迅速蔓延。那时人们确实为之兴奋有加，认为也许化学药物可以帮助治愈癌症患者。不幸的是，实践证明缓解期是十分短暂且不完全的。虽然人们发现那些经过化疗的患者（也包括氮芥以外的其他化疗药物）会出现与芥子气中毒幸存士兵类似的骨髓抑制或衰竭症状，但直到今天人们还在继续使用化疗药物，原因一方面是没有找到更好的替代药物，另一方面是只要临床特别注意个体差异，并非所有的人对这种不良作用都不能耐受，况且今天已经有生白细胞的药物去对抗骨髓抑制了。2017 年 10 月 27 日，世界卫生组织国际癌症研究机构公布的致癌物清单中，氮芥被列在 2A 类致癌物清单中。

 ## 札记 8-3 用化疗药物治疗白血病患儿的法伯医师

在古德曼和吉尔曼研究氮芥（烷化剂抗癌药）的同时代，美国哈佛医学院及波士顿儿童医院有一位叫法伯（Sidney Farber）的医师，他在为救治白血病患儿而进行抗癌药物的研究。他发现用芥子气治疗白血病和治疗淋巴瘤一样，治疗缓解后肿瘤仍然会复发。这位法伯医师很不简单，他在这场与癌症抗争的漫长化学战中地位举足轻重，完全可以称得上是一位化疗的先行者。

19 世纪 40 年代，白血病又叫血癌，指白细胞不正常地大量增生，乃是一种不治之症。一般来说，当儿童被确诊为急性白血病（acute leukemia）时，他们只能再存活数周至数月。当时的医学界对血癌甚至包括对所有的癌症能否被治愈都感到十分悲观，但法伯医师并没有向癌症妥协。他本来是一位儿童病理学家，在研究癌症病理学的过程中，不甘于仅仅研究及分析癌症死者的组织样本，而更希望找出一种可以治疗癌症的方法。

时至 1946 年，法伯在研究维生素、骨髓与正常血液之间的关系时，受到路西·威尔斯为营养缺乏患者摄入叶酸可以恢复他们正常造血的启发，想到如果让白血病患儿摄入叶酸，是否也可以让他们的异常血液恢复正常呢？于是，他从老友苏巴拉奥博士（Dr. Yellapragada Subbarow）那里获得了一些人工合成的叶酸，并招募了一批白血病患儿进行临床试验。不过随后的几个月让他失望，因为叶酸不但没有阻止白血病的发展，反而加速了白血病的恶化。一位患儿的白细胞计数几乎翻了 1 倍，另一位患儿的白细胞也出现暴增。这一可怕的错误试验不仅加剧了病情恶化，还可能促进患儿死亡，这令儿童医院的医师们大为愤怒。然而法伯通过这一错误却进行了反向思维：既然叶酸能够促进白血病细胞的发展，那如果使用某种药物切断叶酸的供应，比如一种反叶酸（叶酸拮抗药），一种阻断白血病细胞生长的化学物质，是否能阻止白血病呢？而此时，苏巴拉奥在深入研究抗贫血的维生素过程中，不仅利用化学方法成功合成了叶酸（folic acid），也合成了一系列的叶酸衍生物，如叶酸的变构体，可以竞争性抑制叶酸与受体的反应，干预叶酸的代谢，从而抑制正常细胞的生长，例如甲氨蝶呤（methotrexate）。这正是法伯医师梦寐以求的"抗维生素"。他意识到叶酸拮抗药很可能可以抑制白细胞的细胞分裂，成为治疗血癌的新方向。

法伯医师立即联系了苏巴拉奥，恳求他把这些人工合成的叶酸及其衍生物寄给他。法伯医师与在波士顿医院的其他医护人员于 1947—1949 年进行一系列叶酸拮抗药的临床测试，并成功证明了叶酸拮抗药可以促使白血病细胞下降，有时甚至令它们完全消失（至少暂时消失）。他发表的第一篇叶酸拮抗物治疗白血病的论文，时间恰恰就在古德曼和吉尔曼公布他们研究成果的几个月后。不过法伯医师治疗白血病的最终结果虽然使患者的病情得到缓解，但几个月后仍然不可避免地复发了。尽管如此，法伯 1948 年 4 月在著名的《新英格兰医学杂志》上发表的初步医学报告依然令人振奋：已治疗的 16 例白血病患儿，其中 10

例有效，这 10 例中有 5 例在确诊后的 4 个月甚至 6 个月内仍然存活着。

 ## 札记 8-4 化疗药物研发的演化与进展

自从第二次世界大战以后，有 4 个与该战争有关的项目，推动了 1955 年建立的美国癌症化疗国家服务中心的药物开发工作。

1. 古德曼和吉尔曼的氮芥研究 上述古德曼和吉尔曼的氮芥研究取得的结果为合成和测试一些相关的烷基化化合物提供了大量支持，包括口服衍生物，如氯代琥珀酰及最终的化疗药物：环磷酰胺（cyclophosphamide，CTX），这是一种进入人体内被肝脏或肿瘤内存在的过量的磷酰胺酶或磷酸酶水解，变为活化作用型的磷酰胺氮芥而起作用的氮芥类衍生物。其抗瘤谱广，是第一个所谓"潜伏化"广谱抗肿瘤药，对白血病和实体瘤都有效。2017 年 10 月 27 日，世界卫生组织国际癌症研究机构公布了经初步整理的致癌物清单，环磷酰胺赫然列在一类致癌物清单中，因此，该药如何权衡利弊在临床应用值得商榷。

2. 法伯研究的叶酸拮抗药 第二次世界大战前和大战期间的营养研究已经确定，绿叶蔬菜中存在着一种对骨髓功能有很重要保护作用的物质——叶酸。叶酸缺乏产生的骨髓图像会使人联想起氮芥的作用。法伯和 Lederle 实验室的 Harriet Kilte 合作开发了一系列叶酸类似物，它们实际上是叶酸拮抗药，包括现在广为人知的名字是甲氨蝶呤。如上所述，法伯于 1948 年在患有白血病的儿童中测试了这些抗叶酸化合物，并显示出毋庸置疑的白血病的缓解。

3. 放线菌素 D 抗肿瘤研究 为了分离和生产抗生素来治疗伤口感染，制药工业根据对青霉素的观察，对发酵产品进行大规模筛选，同时人们还检测了一些抗生素的抗癌作用，以寻找抗肿瘤抗生素。人们最初甚至期待青霉素会具有抗肿瘤特性，但最终未果。源于这个项目的目的的研究，人们发现了具有显著抗肿瘤特性的抗生素——放线菌素 D，并在 20 世纪 50 年代和 60 年代在儿童肿瘤患者中得到广泛应用。根据人们最初的研究兴趣和这些努力的结果，产生了今天常用的一系列具有抗肿瘤活性的抗生素，如博来霉素等。

4. 抗疟疾化合物的研发 第二次世界大战期间，由科学研究与发展办公室医学研究委员会组织 4 国政府进行了抗疟疾药物的研发项目，这为相关组织构架的建立和人才的来源奠定了基础。由于战争期间在寻找合成和生产有效的抗疟疾化合物方面取得的成功，让几位后来组织 NCI（美国国立癌症研究所）的人都相信，类似的研发方式和努力将导致抗癌药物研发的积极成果。

1948 年，就在法伯治疗儿童白血病显示出抗叶酸活性的同一年，Hitchings

和 Elion 分离出一种抑制腺嘌呤代谢的物质。直到 1951 年，他们已经研发出 2 种药物：6- 硫喹和 6- 巯基嘌呤 /6-MP，它们后来在急性白血病的治疗中都发挥了重要作用。这些硫嘌呤类和其他相关药物不仅广泛用于急性白血病，还被用于其他疾病的治疗，如痛风和疱疹病毒感染，以及作为器官移植环境中的免疫抑制药。由于这项开创性的工作，Elion、Hitchings 及英国的 Black 一起获得了诺贝尔生理学与医学奖。

化疗药物产生的初期，一些新药的发现主要应用在血液系统肿瘤的救治上，而在实体肿瘤的化疗方面，直到 20 世纪 50 年代中期才有所突破。当时威斯康星大学的 Charles Heidelberger 及其同事研制出了一种针对非血液系统癌症的药物：他们确定了大鼠肝癌代谢的一个独特的生化特征，即与正常组织相比，有更多的尿嘧啶摄取（增殖代谢更活跃）。基于这个观察，Heidelberger 通过将一个氟原子附着在尿嘧啶碱的 5- 位上，从而"靶向"了这条生化途径，这导致了氟尿嘧啶（5-FU）这一著名药物的诞生。人们发现这种药物对一系列实体瘤具有广谱的活性，并且直到今天仍然是治疗结直肠癌的基础药物。虽然后来也有一些新的化疗药物出现，但我们可以发现，早期确立的化疗药物筛选基本原理直到今天仍然对肿瘤的化疗产生巨大的影响。

札记 8-5 周期性给药和联合化疗的出现

20 世纪 50 年代，人们对癌症化疗的临床效用仍持怀疑态度。大量资源被投入到有争议的药物开发中去，尽管有一些令人印象深刻的抗肿瘤反应，然而没有证据表明这些药物可以治愈癌症，甚至不能帮助任何期别的癌症患者。

然而，1958 年华裔科学家李敏求以不同寻常的方式使用甲氨蝶呤，使非常罕见的胎盘肿瘤——绒毛膜癌成为第一个被治愈的成人癌症。他使用的独特方法称为"根治性化疗"技术，即当肿瘤完全消退后，继续给化疗药物（相当于使用更多的化疗周期），是否停药要根据该肿瘤的一个重要标志物"绒毛膜促性腺素"是否完全消失来决定。他认为，只要体内还存在这种激素（相当于癌症的指纹）即使肿瘤消失了也不能放松警惕，因为癌症仍然在体内某处隐藏着。他不顾更多轮化疗产生的更强毒性，固执地持续给药，直至绒毛膜促性腺素降到零为止。当时没有人相信这样做的结果是显著的，因为绒毛膜肿瘤的主要成分是亲本杂交组织，这种组织被认为是受免疫系统控制的。当他治疗的头 2 位患者进入缓解期后，该疗效也仍然不被承认。

在国家癌症中心（NCI）的病例研讨中，这些病例被认为是"癌症自然消退"结果。李敏求还被告知，如果他坚持使用这种"根治性治疗"，相当于用不可预测剂量的剧毒伤害患者，那么他将不得不放弃自己在 NCI 临床中心的位置。但李敏求仍坚持使用，后来国家癌症研究所制度委员会果真召见了他，并把他当场开除。他怒气冲冲地返回纽约，后来进入了斯隆·凯特琳纪念医院的癌症中心工作，再也没有回过国家癌症中心。

令人感到十分有趣的是，1972 年当拉斯克奖授予参与治疗绒毛膜癌研究的调查人员时，李敏求和那个开除他的人共同分享了这个奖项。后来他又发展了第一个有效的联合化疗方案，成为治疗转移性睾丸癌的第一人（注：李敏求是第一个获得拉斯克临床医学奖的华裔科学家，也是第一位使用化学疗法治疗广泛转移性恶性肿瘤的科学家。他出生于沈阳，于 1947 年赴美国加州大学求学，因为当时的历史原因未能回国，一直留居美国行医）。

20 世纪 60 年代早期，晚期霍奇金病也同样致命，那时治疗该病基本用的是单一烷化剂治疗。尽管多达 25% 的患者可以得到缓解，但如同急性儿童白血病一样，缓解时间短暂，且通常不完整。DeVita、Moxley 和 Frei 利用长春花生物碱及 NCI 关于霍奇金病中使用甲苄肼治疗的数据，首先研发了 MOMP 方案，该方案将氮芥 + 长春新碱、甲氨蝶呤和泼尼松联合共同治疗晚期霍奇金病，后来又研发了 MOPP 方案，该方案摒弃了甲氨蝶呤，改用甲苄肼，在先前未接受治疗的晚期霍奇金病患者中进行该联合化疗的方案测试。由于这些患者是成年人，并且他们的肿瘤并非来源于自身骨髓，因此，他们首先对小鼠和人类骨髓中细胞产生的比较动力学进行了研究，在两者暴露于细胞毒性化疗后，于骨髓恢复前后进行治疗方案的重新调整。MOMP 和 MOPP 方案实施时在 NCI 临床中心内部和外部都遇到了严重的阻力，因为它们都被认为偏离了当时的规范。但最终的临床试验结果令人吃惊，完全缓解率从接近零上升到 80%。MOMP 和 MOPP 的应用结果分别在 1965 年和 1967 年 AACR（美国癌症研究协会）的会议上首次发布，而 MOPP 的研究论文发表于 1970 年的《内科学年鉴》上，这篇文章至今仍是该杂志历史上被引用次数最多的一篇文章。到了 1970 年晚期霍奇金病也被认为是可以通过药物治愈的，且提供了化疗治愈成年人主要器官系统晚期癌症的第一个实例。今天，90% 的霍奇金病例已经是可以治愈的了，其中早期的病例需要进行联合化疗和放疗。

关于白血病的化疗道路也很类似，1964 年 Skipper 做了 L1210 治愈小鼠肿瘤的报道，这是用药物治疗小鼠白血病的第一个治愈方法。后来 Frei、Freireich 和其他一些人利用新发现的长春花生物碱（长春新碱），设计出了一种称为 "VAMP" 的联合化疗项目，即用长春新碱 + 甲氨蝶呤、6- 巯基嘌呤和泼尼松

（强的松）治疗患有白血病的儿童。这是第一个周期性给药的治疗方案，在 20 世纪 60 年代末以逐步提升的方式将缓解率和缓解持续时间提高到 60％，其中 50％ 人的缓解持续时间甚至远远超出预期，如果以年为单位衡量，可以认为基本达到了治愈。到了 1970 年，大多数研究者认为部分儿童白血病是完全可以治愈的。今天，已有多数患有急性淋巴细胞白血病的儿童通过积极使用联合化疗方案治疗而恢复健康。

关于绒毛膜癌、淋巴瘤和急性白血病联合化疗可治愈性的报道，促使美国在 1971 年通过了《国家癌症法案》。1969 年，在 NCI 临床中心开始用 C-MOPP 方案治疗非霍奇金淋巴瘤，患者中有一位是美国癌症协会的游说者，他被玛丽·拉斯克（美国著名的商人、慈善家，社会活动家）聘请到国会充当她的说客。该患者对联合化疗的完全反应引起了玛丽·拉斯克的注意，她开始相信淋巴瘤和白血病的数据是根除癌症所需治疗中不可或缺的环节。随后又发生了一系列非同寻常的事件，最终在 1971 年使《国家癌症法案》得以通过。该法案发起了美国有史以来最有争议的"抗癌战争"，对未来 40 年化疗的扩展和发展产生了极为深远的影响。

回顾化疗这一方法的创立和演化过程，我们可以看到，直到 20 世纪 70 年代那些坚信癌症最终会被药物消灭的化疗医师们付出了多么执着的努力，甚至冒着丢掉工作或毁掉职业前途的风险，通过尝试联合用药、多轮持续给药（序贯给药）、长期用药等方式进行艰苦地探索；还有癌症患者，他们抱着向死而生的希望，冒着生命危险，承担着巨大药物毒性带来的痛苦而坚韧不拔地努力。医患配合，风雨相伴，一路走来，确实让少数癌种的患者获得了治愈，这是感人泪下不争的事实。正是这种前赴后继，让人们期望把这一疗法扩展到所有恶性肿瘤的治疗中去，也使化疗的发展一发不可收拾，催生出了一个庞大的根植于肿瘤化疗中的化学制药工业体系。

 ## 札记 8-6　辅助化疗的兴起

从 20 世纪 60 年代起到 70 年代初，随着新的化疗药物不断发现和人们对治愈癌症的期盼，联合化疗出现了。前述的联合化疗方案对治愈儿童急性白血病和晚期霍奇金病显示出的疗效，扫除了当时普遍存在的对药物治愈晚期癌症能力的悲观情绪。人们开始模仿 MOPP 联合用药方案，将其应用到其他实体肿瘤的治疗中去。后来又针对实体肿瘤探索了将化疗药物与手术和（或）放疗结合起来，用以治疗微小病灶转移的新途径，使化疗成为实体肿瘤术后全身性药物治疗常用的方式。这一方式最初是在乳腺癌患者中得到证实的，并由此促使了术后辅助化疗诞生。

乳腺癌约 90% 的患者是局部区域性疾病。其中有一部分局部疾病患者在接受单一局部治疗后，可保持无瘤状态。但即使采用最好的局部治疗，大多数患者还会复发。其他实体瘤也存在类似情况，如结直肠癌。如果仅仅据此就将化疗作为所有实体肿瘤手术后的辅助治疗手段，那会使一些处于无瘤状态的患者接受不必要的药物毒性作用。那么如果将化疗作为外科手术或放疗后的辅助治疗手段，必须有证据证明，对于治疗复发率可能很高的患者，为他们制订的化疗方案一方面在相同类型肿瘤的晚期患者中有效，另一方面还要证明该化疗方案能够治疗微转移而不导致过度的毒性。

20 世纪 60 年代末，医学界开始使用联合化疗治疗晚期乳腺癌，并期望对更多常见的实体瘤也能得到与治疗血液系统肿瘤同样的结果。根据 Skipper 的细胞杀伤假说，即细胞数量与治愈可能性之间的恒定反比关系，推测对晚期疾病有效的药物，可能作为需治疗微转移的辅助手段会更有效。NCI 临床中心设计并测试了 2 个方案：即单独使用 L– 苯丙氨酸氮芥（L–PAM）和 CMF 方案（联合环磷酰胺、甲氨蝶呤和氟尿嘧啶）作为辅助化疗。不过当时，美国并没有任何人或机构准备接受该联合化疗作为乳腺癌术后辅助治疗手段的测试。尽管对新的化疗数据感到兴奋，但美国的大多数外科医师却仍然不愿参与术后化疗的临床试验。

此时，有一位勇敢的医师 Bernard Fisher 第一个站了出来。他和他的"国家乳腺外科辅助项目（NSABP）"小组，在 CCNSC 的赞助下，选择了早期的辅助化疗治疗研究，测试烷基化剂塞替派在术后杀死术中脱落癌细胞的治疗作用。他们还对乳腺癌根治术和术后放疗的必要性做出挑战并施行了相应的化疗试验。随后，另一位叫作 Paul Carbone 的医师联系了意大利米兰国家肿瘤研究所的 Gianni Bonadonna 也进行这项研究。该研究所的外科先驱 Umberto Veronesi 医师曾治疗了大量的乳腺癌患者，并且像 Fisher 一样，正在探索使用比根治性乳房切除术范围更小的手术。Bonadonna 来到 NIH 临床中心审查 CMF 协议的结果（那时该协议尚未发表），并同意与 Veronesi 医师一起进行轻度剂量减少型 CMF 方案和随机对照试验，由 Zubrod 领导的美国 NCI 化疗项目与意大利国家肿瘤研究所签署合同共同支付了研究费用。该合同还为一个永久性统计中心提供了费用，开启了两个国家癌症中心之间长期合作的先河。

在 5 年内这两项研究都完成了，关于 L–PAM 方案的报道发表在 1975 年《新英格兰医学期刊》，当时该项研究被大肆报道；Bonadonna 的 CMF 方案治疗乳腺癌研究于 1 年后也被发表；两项研究结果均证明辅助化疗是有效的。论文引发了一系列关于乳腺癌和其他肿瘤类型（包括结直肠癌）的辅助化疗研究，导致国内乳腺癌和结直肠癌死亡率显著下降。1985 年，Bernard Fisher 因在乳腺癌方面的工作，尤其是在辅助化疗领域的开拓，被授予拉斯克医学奖（拉斯克医学奖是美国最具声望的生物医学奖项，旨在表彰医学领域做出突出贡献的科学家、医师和公共服务人员，其在医学界的地位仅次于诺贝尔奖）。

联合化疗促进了化疗药物对各种实体肿瘤辅助化疗的研究，并促进了美国癌症计划的制订。上述联合治疗的模式随后成为标准的临床实践。1972 年，拉斯克医学研究奖将公共服务奖授予了戈登·祖布罗德领导的调查组，理由是他们证实了药物治疗癌症测试原则的有效性，他本人在使这些研究成为可能的各种项目中发挥了关键的组织作用。1973 年，内科肿瘤学作为内科的一个分支学科正式成立，化疗就是其使用的重要工具。

札记 8-7　人体接受化疗药物的残酷性

需要指出的是，上述化疗所取得的成就不仅道路曲折，而且代价巨大。当癌症的根治性手术走下神坛之后（手术大面积切除也无法解决癌症的复发和转移），肿瘤内科医师或化疗师因某几种癌症经过多药联合和多周期治疗获得缓解而欢欣鼓舞，对化疗可以根治癌症充满了幻想和执着。他们的弹药库里塞满了各种化疗药物，并且不断增加新的品种。他们向癌症发起了具有强大火力的大规模的化疗药物攻击。但从 20 世纪 70 年代起，建立起的化疗病房逐步被描绘成"清洁版的地狱"，那里住着一群面无血色、秃顶、十分虚弱的人。只要没有危及生命，他们的不断呕吐、腹泻、血管阻塞、手足发黑发麻、消瘦等情况及财务问题、家庭负担、身体形象和自尊丧失等困扰并没有得到足够的关注。在这个化疗试验场里，一系列新的化疗药物或多种化疗药物的组合方案，在各种癌症患者身上一个接一个地应用。似乎对医师来说，拯救某个特定患者并不是最重要的任务，找到拯救所有癌症患者生命的药物或治疗方案才是最终目标，这大大偏离了开拓化疗拯救生命的初衷。

在人体测试中所采取的研究方法其实归根结底来自于动物模型和动物实验。当时很出名的"小鼠医师"是来自阿拉巴马州的科学家霍华德·斯凯伯（Howard Skipper）。斯凯伯把癌症看作一串数字的集合体。他把一种淋巴细胞白血病细胞系（L-1210）植入小鼠体内，制造小鼠白血病模型。该细胞植入小鼠体内以后分裂繁殖得很快，只要 16 天或 17 天，单个细胞就可能分裂出超过 120

亿个细胞。斯凯伯发现对这样的小鼠模型进行化疗，可使癌细胞快速停止分裂。他通过绘制图表记录下白血病细胞的成活和致死率。

通过这个小鼠实验他有 2 个发现，第一个是无论癌细胞总数是多少，任何情况下的化疗杀死的总是固定百分比的癌细胞，而对每一种药物来说这个比例几乎不变。换句话说，一次给药可以杀死 99% 的细胞，那么每一次给药都会以这个百分比杀死细胞，每一次化疗后癌细胞如果都按这个比例降低。以此类推，10 万……1000……10，那么 4 次化疗以后，细胞数量会降至零。他的第二个发现是，只要在化疗药中添加新药，就能看到杀灭癌细胞的协同效果。由于不同药物有不同的抗性机制，联合用药能显著降低抗性发生的概率，增加癌细胞的杀死率。结果结论是：两种药比一种药好，三种药比两种药好。因此，通过多种药物组合以及迅速连续的迭代化疗，斯凯伯成功地在他的小鼠模型上治愈了白血病。斯凯伯的小鼠实验结果和他总结出的细胞杀伤假说成为周期性给药和联合化疗的重要理论基础。

于是国家癌症研究所的佛雷瑞克和弗雷打算将斯凯伯的这一小鼠实验成果应用到临床中去。他们尝试的方案是 4 种药物的组合——长春新碱、甲氨蝶呤、6- 巯基嘌呤和泼尼松（强的松），利用四种药的首字母缩略词"VAMP"作为该化疗方案的代号。这意味着要对白血病患儿一上来就使用不止一两种药物，而是多种药物。这样一来，幼小的孩子不得不接受"最大剂量、高密度、周期性的化疗"，他们不得不不断地接受对化疗药耐受力底线的挑战。虽然这一方法遭到了业界人士的纷纷反对，其中化学药物治疗白血病的先驱法伯就是反对者之一。他一直遵循白血病联盟制定的循序渐进的给药方式，即一次只给一种药，复发后再加第二种药。尽管有这么多的反对声，但"VAMP"临床试验还是开始了。

第一批接受治疗的患儿治疗 1 周后，情况很糟。他们的生命岌岌可危，有些几乎陷入昏迷，一直戴着呼吸机。整个国家癌症研究所都在紧张的关注这一项临床试验。熬过 3 周后，有几位患儿在经历了一场惨不忍睹的浩劫后奇迹般的渡过了难关。白血病症状开始减轻，骨髓坏死区的细胞渐渐复原，红细胞、白细胞和血小板开始快速增殖。这些孩子经过 2 ～ 3 个化疗周期活下来了。于是第二批孩子进入了试验，然而好景不长，就在佛雷瑞克和弗雷参加庆祝"VAMP"项目获得空前成功的庆功大会回来不久，几名治疗后缓解的患儿又回到了诊所，他们出现了头痛、癫痫、面部神经刺痛症状，然后陷入昏迷。尽管骨髓中没有发现白血病细胞，但从脑脊液中发现了白血病细胞暴发性生长的现象，最终导致了孩子的快速死亡。这样一来试验暂时终止了，这批孩子当中只有 5% 的患儿完成了 1 年的治疗。其中有一个十分坚强的孩子叫艾拉，几十年后仍然存活，成了"漏网之鱼"。但治疗过程中她承受了难以想象的痛苦。因为高剂量的长春新碱对周围神经的损害使她的腿和手指永远留下了烧灼感；而泼尼松使她精神错乱，晚上尖叫哀嚎，护士把她用绳子绑在床柱上，为了镇痛而使用吗啡上了瘾，后来她靠坚强的意志才戒断了吗啡毒瘾。

可以这样说，化疗药物就是各种各样的毒剂，其来源于化学武器，只是稀释到了合适的剂量，或在化学结构上略加修饰才成了药物。但即使这些制剂被调整到多么准确的剂量，也改变不了它的毒药本质。

当然，除了患白血病的孩子们付出巨大的代价外，患实体瘤的成人也一样。人们之所以对化疗这一疗法那么执着，是因为许多研发人员和医师们把癌症的治疗与实验动物等同起来，其实人与动物是有很大区别的。除了先天的遗传背景差异以外（动物实验一般都选择近交系小鼠以避免遗传差异），人是有思想、有意志力的，而且每个人都是心态和意志力不同的个体。至今医学界尚没有透彻研究一下人的心理活动和意志力对抗击癌症的巨大影响力。由于这些因素的影响，即使对某人有效的药物或方案也并非对所有的人有效。所以临床上对于一个特定癌症患者来说都是在以身试药，往往一边是没有把握而又令人十分痛苦的新药组合，另一边则是无可逃避的死亡。患者面对的好像是上帝在掷骰子，只能听天由命，看看谁能扛到最后，这太让医师们感到痛心了！

札记 8-8　一个典型化疗案例显示的利与弊

1973 年，一位年仅 22 岁，新婚才 2 个月的小伙子约翰·克里兰患了转移性睾丸癌，尽管在泌尿外科做了手术，但癌细胞已经扩散到了肺部和淋巴结。他不得不住进肿瘤病房，接受一种叫作"ABO"的 3 种有毒药物的联合化疗。他经历了一个又一个周期的化疗，反复住院出院，体重从 72kg 迅速降到 48kg，因太过虚弱，已无法站立，需要像婴儿那样被人抱到床上。作为一个男子汉，克里兰感到羞愧难当，常无助地哭泣。ABO 化疗方案让他的身心饱受痛苦但疗效甚微，最后不得不终止该项治疗。他的化疗医师艾因霍恩建议死马当作活马医，采用一种新的化疗药物——顺铂。当时，该药已经被单独用于睾丸癌患者的治疗研究中，虽然有一些治疗反应但尚不能持续。年轻的艾因霍恩医师想将顺铂与其他 2 种化疗药物联合使用，看是否能提高疗效。这个化疗方案叫作 BVP 方案，是一项包含博来霉素、长春碱和顺铂三药的联合化疗方案。1974 年 10 月 1日，走投无路的克里兰决定冒险一试（能在一个方案失败后身体极端衰弱的情况下坚持试验新药方案的都是求生欲极强的人)。于是，他被登记为 BVP 方案的"0 号患者"。用药 10 天后，他回到医院复查并做了例行扫描，竟发现肺部的肿瘤神奇的消失了。喜出望外下他立即把这个好消息告诉了妻子，甚至后来都不记得自己说了些什么。艾因霍恩医师用这个方案又治疗了另外 20 例患者，发现疗效不仅显著而且持久，这真好像瞎猫碰上了个死耗子，到 1975 年冬天艾因霍恩十分激动的在肿瘤年会上公布了这些临床数据。此后，基于顺铂的化疗联合方案开始成为癌症治疗的新风尚，以这一著名的化疗药物为基本药物的各种可能的组合方案在全美数千名患者中进行过试验，甚至至今仍是治疗多种癌症不同化疗方案中的基本药物。

然而，必须指出的是，顺铂的不良反应与它的效用并驾齐驱。该药可引起持续的恶心呕吐，其呕吐的症状是十分剧烈的，也是医学史上罕见的。用药后平均每天要呕吐 12 次。在没有有效止吐药物的 20 世纪 70 年代和 80 年代，化疗病房到处可以看到用顺铂的癌症患者端着盆盂狂吐，胃内容物吐干了以后还剧烈干呕的情景。患者只有靠输液，甚至偷偷使用大麻（一种温和的止吐药）来维持生存。时至今日，肿瘤科化疗病房的医师对于有这些不良反应的患者仍会给予一系列的止吐、保肝等辅助药物，用以缓解这些不良反应。

回顾几十年来，在美国国家癌症中心推动的这一规模巨大的人体化疗测试中，一剂剂毒药被注入人体，患者在对控制肿瘤和生存下去的期盼中坚持着，忍受着强烈的药物毒性所带来的身心痛苦，完成着一个又一个新出现的化疗药物或化疗药物组合的试验。所有化疗药物都不可避免对人造成了损害，比如从真菌中获得的博来霉素会毫无征兆地在肺部留下伤疤，多柔比星（阿霉素）会造成不可逆的心脏损伤，许多药物可以导致的白细胞下降，骨髓抑制甚至衰竭，肝肾功能的损害等，可谓比比皆是见怪不怪。不少化疗医师们笃信，只有这样才能发现更新的药物，只有应用更多的化疗药物组合、更高的剂量、更多的治疗周期才可以将癌细胞斩尽杀绝治愈癌症。甚至在已经有效的联合治疗方案中，他们还想增加强度争取更大的疗效。例如，为了在治疗睾丸癌时取得比前述艾因霍恩方案更好的疗效，国家癌症研究所甚至发起了一项新的临床试验，将顺铂的剂量加倍，结果显示的是药物毒性加倍而疗效却没有随之增加，患者没有更多的获益，却遭受了更多的痛苦。在另一项高强度，被称为"一日 8 剂"的临床试验中，脑瘤患儿一天要用 8 种药物，随之而来的是更多种的并发症：15%的患者需要输血，6%的患者因严重感染而住院，14%的儿童肾脏受到损伤，3%的患者丧失了听力，更有一位患者死于感染性休克，不久后参加这项临床试验的很多儿童都死亡了。这项试验也证明：更多更强的化疗药物只会让患儿承受了更多的痛苦却并没有获益。

这个案例及其后续的事实告诉我们：化疗从最初利用其对白细胞杀伤毒性而应用在血液系统癌症获得疗效后，正大踏步地向全身各系统的实体肿瘤进军。而进军的策略与先前在白血病和霍奇金淋巴瘤一样，是将不同的细胞毒性药物组合起来，制订联合用药的方案，在动物模型和人体进行试验；再通过应用统计学方法的循证医学手段拿出一系列数据来证实疗效。如联合化疗可以延长转移性肺癌患者 3 ~ 4 个月的生命；对结肠癌可延长不到 6 个月；对乳腺癌可延长约 12 个月。对于陷入死亡恐惧中的癌症患者及其家属来说，生命哪怕延长 1 个月，可能也是一种安慰；然而这些太不尽人意的成果让化疗医师们陷入进一步在患者身上盲目测试的狂热中却令人大大堪忧。因为相对于患者付出的巨大代价来说，所获得的收益真是微不足道，生命在痛苦中短暂延长的疗效与治愈癌症 2 个概念实在相差甚远。

 ## 札记 8-9　重新认识癌症——新的治疗思路

1984—1986 年 2 年间，在医学期刊发表的与癌症化疗相关的文章约有 6000 篇，其中没有任何一篇文章提到，通过单药或联合化疗的手段可以治愈晚期实体肿瘤的新策略。当时的美国国家癌症咨询委员会成员罗丝·库什纳就曾警告人们，要关注医师和患者之间存在的越来越严重的隔阂。她写道："当医师说不良作用是可忍受或可接受的时候，他们其实是在谈论可危及生命的东西。但就算你吐到眼睛里血管爆裂……他们也认为这不值一提，他们当然更不在乎你会不会秃顶。"

就在化疗极度扩张的 20 世纪 80 年代中期，当大部分化疗医师狂热的描绘他们采用更具攻击性的策略消灭癌症的美妙前景时，医学界传出了少数反对的声音。一些理智的医师在重新思考癌症化疗的未来。首先，不分青红皂白的化疗，就是在体内倒下一桶桶的毒药，这种方式绝非攻击癌细胞的好策略。

发明化疗药物的鼻祖埃尔利希和他遗产的继承者，从一开始只是想寻找可以除去人体内癌症的"神奇子弹"，而不是让受害者被折磨得死去活来，忍受皮肤损害、终身贫血、失明等的"毒气弹"。他们绝没有想到他们的梦幻子弹最终竟都是来自剧毒的化学武器。这看起来像是一种对特异亲和性的曲解，残酷地扭曲了化疗发明者埃尔利希的梦想。化疗的理智派（暂定名）认为，癌细胞具有独特的弱点，使得它们对某些化学制剂格外敏感，而这种化学物质对正常细胞只有较小的影响。只有通过深入揭示每一种癌细胞的生物学机制，才有可能发现这类化学物质，而且必须通过解决各种癌症的基本生物学谜团，自下而上而不是自上而下地寻找才能办到，目前所使用细胞毒最大化的疗法或依赖个体经验测试性地发现有效细胞毒药不是理想的方法。要做到特异性的攻击某个特异个体中的癌细胞，必须要从认识癌症细胞的生物学行为、基因构成、独特弱点开始才行。

此后，随着人们更深入地解读癌症细胞，并认识到肿瘤的特异性药物治疗取决于寻找到更合适的肿瘤靶点，使一些新的探索开始了。首先是利用男性激素拮抗剂的趋势疗法治疗前列腺癌，以及利用雌激素拮抗剂治疗乳腺癌，都取得了一定疗效。接着人们对癌症的研究继续深入，化疗逐步过渡到了"靶向治疗"的时代。针对影响癌症进展的相关靶点，比如使用表皮生长因子受体和血管内皮生长因子受体的单克隆抗体来增强化疗的效果。单克隆抗体从 20 世纪 90 年代中期开始被证明在临床上有效，虽然它们本身不是化疗，但是当它们与化疗联合使用时，似乎可以使化疗效果更好，例如曲妥珠单抗治疗乳腺癌、西妥昔单抗和贝伐单抗治疗结直肠癌，利妥昔单抗治疗非霍奇金淋巴瘤，每一种抗体都成为这些常见肿瘤化疗方案的组成部分。

后来有关癌细胞中发生分子突变的信息被发现了，随机筛选的治疗方案正被针对特定关键分子靶点的筛选方案所取代。目前为止，第一个也是最好的一个靶向治疗的研发例子，是研发 Bcr-Abl 酪氨酸激酶抑制剂伊马替尼治疗慢性粒细胞白血病。众所周知，费城染色体的易位是 1961 年由 Nowel 和 Hungerford 首先发现的，但是直到最近才设计出了一种药物，它融于由易位产生的 Bcr-Abl 蛋白 ATP 结合位点，并抑制这种异常激酶的功能。使用它的结果是使慢性粒细胞白血病（CML）的治疗和预后发生了巨大的变化。CML 的独特之处就在于它是由单个分子异常驱动的疾病，虽然大多数癌症中必须以多种异常为靶点，但这一研究结果就像白血病和霍奇金病的早期治疗一样，为了解分子靶点的治疗能力开辟了道路。

在此我要特别指出，少数血液系统的癌症有其独特的弱点，不能把在该病的研究进展简单的推而广之到实体肿瘤，认为所有癌症的治疗都可以这样做。我们今天仍注意到，在急性淋巴细胞白血病应用抗正常淋巴细胞靶点 CD19 的 CAR-T 取得好疗效的同时，一种认为该方法即可用于所有癌症的冲动再次弥漫在肿瘤学界。我在这里要大声呼吁，作为癌症患者的守护者，所有癌症的研究者和医师们始终需要保持清醒的头脑。

今天，来自基因组序列的研究数据表明，许多与癌症相关的异常，都是由于蛋白激酶的功能异常造成的，由此推动当前药物研发时代的一个主攻方向——开发一系列激酶抑制剂。这些小分子制剂已经被 FDA 批准用于治疗肾细胞癌、肝细胞癌和胃肠道间质瘤（此前抵抗标准化疗的癌症）。这些药物对治疗广泛的实体瘤和血液恶性肿瘤显示出令人期待的前景。应该说，随着基因测序技术的临床应用，人们正在深入地了解癌症，探究癌症千变万化的种种谜团，寻找更加精准和更加个体化的治疗手段。

目前肿瘤免疫学和生物技术已经取得了长足的发展和进步，人们对癌症逐渐有了更深入的认识。癌症的发生和发展不仅仅是因为细胞的突变或恶变，其控制方，也就是人体的免疫系统的低能和失能也是主要的原因之一。人体天然的防御机制原本就是被设计来制服癌症细胞的，只是它们也有打盹的时候，结果让突变或恶变细胞开始肆虐。如果能唤醒它们，让机体自己实行肿瘤阻击战不是更好吗？为什么只想着不分青红皂白地狂轰滥炸呢？我在实践中感到，那些经过化疗药物轰炸还能存活的癌症患者，主要还是那些神经心理系统和免疫系统扛得住没有崩溃的患者。

札记 8-10　癌症化疗疗效有限、执行有"度"

我在这里之所以花费很大的篇幅回顾了化疗的起源和演变，首先是自我学习和再学习的过程，同时也想提醒我们的同道和癌症患者及其家属客观地看待化疗的利与弊，既要在需要的时候及时进行化疗，也要在癌症患者进行化疗时把握好一个"度"。特别是要考虑个性化的问题，不能简单地走规范，只要是 II 期、III 期癌症患者，就一律不分青红皂白上化疗，而且不推进到人体可以耐受的最多周期就不罢休。

当然，我们首先要肯定，化疗确实对一部分癌症患者是可以达到临床治愈的，如成人患者中包括晚期霍奇金淋巴瘤和非霍奇金淋巴瘤、急性淋巴细胞白血病和急性髓细胞白血病、生殖细胞癌、小细胞肺癌、卵巢癌和绒毛膜癌；儿童患者中包括急性白血病、Burkitt 淋巴瘤、Wilm 肿瘤和胚胎横纹肌肉瘤等。但提醒大家注意的是，临床治愈的仅仅是一小部分癌症患者，且目前所谓的临床治愈一般是指 5 年无病生存。换句话说，患了这种癌症的患者经治疗达到了完全缓解且持续 5 年无复发，并不等于就是永久治愈。

现在的临床上，更常见的是将化疗作为辅助手段在手术后和（或）与放疗结合使用，以便清除微小转移灶，以期让一些实体肿瘤患者术后获得更长的生存时间。而对于已经发生转移的局部晚期疾病，则还是使用积极的化疗方案，这一方式已在越来越多的常见实体瘤中采用，并确实在手术切除后的病例显示了一定疗效，不过该疗效仍然十分有限。此外，还有一些常用的化疗方案使用时结合一些新的靶向治疗，有的在新辅助治疗（术前）中使用，用来减少原发肿瘤的大小，以便改善手术结果或保留患者的重要器官。在过去的 10 年中，这些辅助化疗种类已被广泛用于膀胱癌、乳腺癌、食管癌、胃癌、结肠癌、直肠癌、头颈部肿瘤及骨及软组织肉瘤等的治疗中。

不过我们仍要清醒地看到，有一些癌症患者通常是不能治愈的，即使手术后应用了新辅助化疗，在无进展生存率方面有了显著的改善，最终还是难免要复发转移。还有一些患者术后应用化疗还没有结束，或化疗结束后没有多久，就出现了复发转移。这一现象进一步说明了人体的复杂性和癌症的复杂性。同样是患了癌症的人，每个人是不同的，影响因素很多，我们还远远没有搞清楚癌症的奥秘。我本人在从医生涯中治疗过的一些实体肿瘤患者（如胃癌、肝癌、结肠癌等），即使局部治疗加上免疫治疗，或化疗加上免疫治疗，5 年无病生存后，在第 6 年、第 7 年、甚至第 8 年复发的都有。甚至有 13 年前患乳腺癌治愈，13 年后再患结肠癌的也有。正是因为如此，所以 2013 年才有了美国《NCCN 肿瘤临床实践的生存指南》中所提出的"癌症生存者"概念，即从患者确立癌症诊断之日起，无论是否治愈、正接受或已经接受任何治疗，都归属于癌症生存者这一群体，需要长期跟踪随访。

如今化疗已经深入人心，对于许多实体肿瘤患者来说，他们认为化疗是主流治疗。其实在医学界，至今仍把实体肿瘤的化疗定位于"辅助治疗"（术后应用）或"新辅助治疗"（术前应用）。尽管与早期化疗相比，一些药物因结构上的改进（第二代或第三代药物），不良反应有所降低；加上针对不良反应的一些药物的研发和诞生，常在化疗时伴随使用，如给予集落刺激因子升白细胞、使用化疗保护药物及止吐药物减少恶心和呕吐等，这些措施使得化疗的残酷性有所缓解。但我们不要忘记，化疗就是细胞毒性药物，并且不是特异性针对癌细胞本身的，它对正常细胞亦有伤害，甚至可以诱导细胞突变，造成 DNA 损伤，这本身就可以致癌。更重要的是化疗药物的过度使用会对机体的免疫系统造成不可逆性损害，从而剥夺了患者最终康复和自愈的机会。

所以任何时候任何医师使用化疗的时候都必须对具体人、具体时间、具体情况做出具体分析，把握好化疗的适应度，千万记住我们的责任是使癌症患者忍受最小的痛苦而得到最大的健康获益。

 ## 札记 8-11　寻找最高性价比的化疗抗癌

写到这里要特别强调的是，从癌症的化疗诞生之日起，对化疗认知的问题就一直存在争论。一面是对化疗的悲观和失望，对患者所遭受药物毒性摧残的不忍；另一面是笃信化疗一定能够治愈癌症，只要患者生命不息，就可化疗不止，直至将癌细胞斩尽杀绝。化疗发展到今天，是无数癌症患者以他们的生命作为代价，为现代肿瘤治疗学贡献了宝贵的经验和血的教训。在这些前车之鉴的基础上，当今的医学界已达成共识，不仅要设计好科学的临床试验，还要收集统计学分析的循证医学证据，用来指导化疗的应用；并且近几年来逐渐愈发重视真实世界的证据，即不仅看重药物批准上市前的几期临床数据，还会不断根据更长期和更大量人群治疗的临床数据积累不断来修正相关的治疗方案。

在肿瘤治疗进入了免疫治疗新时代的今日，医学界根据最新的化疗大数据分析结果，更加客观地认识了化疗的作用。正如前面章节中所述的那样，我们通过相关分析已经对癌症的化疗获得了更多的认识，下面列举一二：

1. 2018 年 3 月在国际著名医学杂志《新英格兰杂志》发表的来自美国梅奥临床医学中心等著名癌症治疗机构的临床数据显示的，12 个国家 1 万多名结肠癌患者在 6 年的观察中，Ⅲ期结肠癌辅助化疗 6 个月与化疗 3 个月的两组比较，无疾病生存率（Disease-free Survival）没有差异；进一步分析发现，无论是结肠癌常用的辅助化疗 FOLFOX 方案（包括氟尿嘧啶、亚叶酸钙、奥沙利铂 3 种药物）或者 CAPOX 方案（包括卡培他滨、奥沙利铂 2 种药物），还是处于各个不同肿瘤进展期的患者，化疗 6 个月与化疗 3 个月相比，患者的获益是一样的，3 年生存率两组之间也没有显著差异，也就是说接受 6 个月化疗的患者多承受了长达 3 个月更多的毒性作用。那人们不禁要问，为什么很多医院里的结肠癌患者现在还在接受术后 6 个月的化疗？

2. 同样在 2018 年，国际著名医学杂志《癌症》发表的，涵盖了 2004—2014 年确诊的 43 106 名直肠癌患者（9126 名为 50 岁以下的患者）的大型队列研究显示：50 岁以下的Ⅱ期、Ⅲ期的直肠癌患者，更积极地接受了全肠系膜切除术联合放疗和化疗这样的 NCCN 指南推荐疗法，但统计数据在生存方面却并没有获益。因此，该文章的通讯作者（一般是项目主持人）Atif Iqbal 提议"取消或选择性对年轻患者使用化疗可能有助于降低治疗毒性"。

3. 2018 年 6 月，在芝加哥举行的一年一度的美国临床肿瘤学会（American Society of Clinical Oncology，ASCO）全体大会上，公布了一组乳腺癌研究的最新结果。数据显示在复发评分为 11 ～ 25 的乳腺癌患者中，单独激素治疗的疗效并不差于化疗联合激素治疗。化疗加入到激素治疗并没有增加患者的获益。该研究的主要作者表示："一半的乳腺癌患者表现为激素受体阳性、HER2 阴性和腋窝淋巴结阴性。这表明约 70% 的女性可以避免化疗，仅 30% 的患者可以从化疗中获益。"

实际上，我根据多年来的临床观察，发现许多癌症患者的化疗确实 3～4 个疗程就足够了。特别是每个人对化疗的耐受是不同的，机械的按照"指南"对所有的患者使用一样的方案，千篇一律治病是不科学的。我一直在强烈地建议：化疗要适度，特别是毒性反应一旦达到 4 级，就要坚决停止化疗。因为我们已经有好多惨痛的病例教训，有的甚至成为我医疗生涯中永久的遗憾。本来某个癌症患者可以大大延长生存期，同时可有很好的生存质量；有些无法治愈的癌症患者，带瘤生存也无疑是一种很好的选择。但他们却笃信以往的化疗教条，不听劝阻，一意孤行，以至于最后过早地离世。

更令我想不通的是，这样的"先烈"居然不止一个是来自我们医学界的同仁。人们往往盯住某一癌种的化疗效果，就认为是普遍真理；或者在别人身上获得了效果，就以为自己也当然会获益。其实不是这样的。我治疗过一位妇产科医师，她患了胰腺癌，可能是自身工作经历中对卵巢癌和宫颈癌患者实施过无数的化疗，看到过有好的疗效，于是自己就坚定地选择了生命不息，化疗不止。在手术治疗、局部灌注化疗和免疫治疗后已经获得了带瘤生存的机会，却不知道珍惜，非要把肿瘤细胞全部斩尽杀绝。殊不知胰腺癌与卵巢癌完全不同，持续化疗并不可能确切获益，直到将自己的免疫系统打到彻底崩溃，完全丧失了生存的机会。我相信她的同事们会从她以生命为代价换来的教训中，重新思考自己应该如何把握好癌症患者的化疗这一课题。

我还有一位患者是在某医院从事药剂方面工作的同行，患了晚期小细胞肺癌，经历了 3 个周期的联合化疗，肿瘤负荷已经缩小了 50%，但化疗的毒性反应已经达到了 4 级。此时，应该停止化疗，着重使用以免疫治疗为主的中西医整合综合治疗方案来延长生存期，以改善生存状态为目标完全可以有更大的获益。但这位同行也是不听劝，非要继续进行化疗。结果第四周期化疗刚结束，还没等到出院就离世了。这个案例告诉我们，可能有别的小细胞肺癌患者应用这个联合化疗方案，达到了完全缓解，但不一定所有的人都会出现同样的效果。由于个体的差异，你扛不住同样强度的化疗而非要为之，不但可能得不到更大的获益，反而会前功尽弃。

还有一位胃癌患者，全胃切除，切缘阴性，区域淋巴结清理得比较彻底，虽有个别淋巴结阳性，但并无远处转移。手术后经过 3 个周期化疗和 2 个周期免疫细胞治疗（自体肿瘤细胞抗原致敏 DC 及其诱导的细胞毒 T 细胞治疗），全身情况恢复得很好，循环肿瘤细胞从 15 个 /3.2ml 血降至 0 个 /3.2ml，已经可以恢复工作了。本来继续进行以免疫治疗为核心的中西医整合的康复治疗就很好，但总想彻底杀死所有的癌细胞，非要去进行什么强化化疗并试用新药，结果治疗结束后不久即离世。殊不知提高自身免疫力，让它们去对付体内残余的癌细胞，不比用"毒药"先消耗自己有生力量强得多吗？呜呼！

 ## 札记 8-12　化疗除了规范化也应该个体化

虽然，在临床上很多患者的化疗是遵循"指南"来实施的，用药也是在通常可以耐受的剂量和治疗周期范围内，比如指南中允许术后可以做 6～8 个周期化疗，但这并不等于就是最适合你的治疗方案。医师要根据每个人的具体情况，密切观察治疗反应，而不是机械性地执行流程。

悉达多·穆克吉在他撰写的《众病之王：癌症传》中引用了迈克尔·拉克姆（Michael Lacombe）发表在 1993 年《内科学年鉴》上的一段话："最好的医师似乎对疾病有第六感。他们能感受它的存在，知道它在那里。在任何知性过程还不能对之定义、分类，并在语言描述之前，就能感知它的严重性。患者对于医师的感觉也是相同的：能感到他的专注、机警和严阵以待，知道他的关怀。每一个医学生都不应该错失观察这种境遇的机会。在医学史上，这是最富有戏剧性、剧情、情感和历史性的一幕。"这句话非常深刻，这里所指的也就是我在带研究生或年轻医师时经常反复强调的"悟性"。对于肩负治病救人重大责任的每一位医师来说，不论我们从书本中学习到了多少医学知识，从医学文献中跟踪了多少科技方面的进展，最后转化到临床中去治病救人，都是需要这种悟性的。

如今肿瘤的治疗更加趋向于综合性，个体化，精准化。如何更加合理地将手术、放疗和化疗这三种传统的治疗手段运用起来，使它们的抗肿瘤效果最大化，而对正常组织的损害减到最小；如何将传统治疗的三大法宝与现代免疫治疗、心理治疗、营养代谢方面的治疗，以及中医的内外治有机的结合起来，形成新的联合治疗模式；如何改进现有的癌症多学科诊疗（MDT）方式和内涵，是今后整体提升癌症治疗效果所要努力的方向。在此中间，化疗作为一个不可或缺的治疗手段，在对待每一个患者时必须更加注重"一把钥匙开一把锁"。这不仅需要医师们对癌症患者付出更多的时间去观察与思考，也需要更多的去跟踪学习，更需要对患者付出深切的关爱！

主题 *9*

放疗还可以这样做

札记 9-1　几句交代

人人都知道手术、放疗和化疗是癌症治疗的三驾马车。

如今的放疗科已是综合性大医院和肿瘤医院的必设科室，而且一系列新的、更精准的大型放疗设备不断推出。尽管如此，对于医院里的医护人员来说绝大多数却不知道有关放疗的前世今生，甚至一些放疗科的医师也不一定都了解。因为放疗涉及的都是放射物理学和工程学等一些在医学院里并没有学过的理工科知识，起码对我来说，放疗的知识似乎是太专业、太深奥了。然而，作为一名从事肿瘤相关专业的医师，确实需要了解这些放疗的相关知识，因为只有了解了放疗的由来、发展轨迹和不同放疗设备与治疗方法的进步，认清了放疗的利与弊，才能为癌症患者设计出更合适的总体解决方案。

我正是本着这样的初衷，去搜集有关的放疗资料，去学习去探知那些不懂的领域，力求与放疗专家良好沟通合作，以期更好地为癌症患者服务。在此，我仍然特别推荐由悉达多·穆克吉（Siddhartha Mukherjee）撰写，李虎翻译的《众病之王：癌症传》这本书，还有 2017 年 4 月 14 日发表于中国癌症防治网上一篇权威性的科普文章《放疗的历史、现状和未来》。

为了让读者们能在比较短的时间里跟我一起既浅显易懂，也比较专业的了解放疗的前世、今生与未来，我在"放疗还可以这样做"这个专题下，先介绍一下在这个相对陌生的专业领域里自己学习上述书籍和文章后的个人理解，同时概括性和选择性的对其中的部分内容进行了摘引，对于迭代放疗技术的描述甚至做了较大篇幅的引用，因为太专业了，我不可能通过自己的理解去诠释，以免误导他人；在后面的讲述中则着重与读者分享个人对于放疗的认识，以及我与放疗专家的合作和临床实践的经验。

 ### 札记 9-2　放疗的诞生

放疗是紧随癌症的外科治疗后诞生的[1]。

---

[1] 悉达多·穆克吉（Siddhartha Mukherjee）撰写，李虎翻译，《众病之王：癌症传》，北京：中信出版集团股份有限公司，2013，2

就在外科医师霍尔斯特德在巴尔的摩公布根治性乳房切除术治疗乳腺癌之后的几个月，1895 年 12 月，德国科学家伦琴在研究射线管的实验时，偶然发现了一种隐形射线，它能够穿透多层涂黑的硬纸板，在钡屏上留下白色的磷光性光晕；也能穿透她妻子的手掌，出现了在感光片上显示她的手骨及金属婚戒轮廓的奇异现象。伦琴当即意识到，这是一种强大的可以穿透活体组织的能量，他把这种光叫作"X 射线"。半年后的 1896 年 6 月，一位法国化学家亨利·贝克勒尔又发现了一些天然物质也可以自主地释放类似的"X 射线"，这些物质中包括"铀"。接着的 1898 年，贝克勒尔的朋友，一对年轻的法国物理学家和化学家比埃尔和玛丽·居里夫妇在一处废弃的如黑泥一般的沥青铀矿中分离出了"镭"。这三项重要发现为两类主要的放疗技术发展铺平了道路：一是远距离放射治疗，使用射线源到身体表面较长距离的照射（SSD），后来发展成为外照射放疗（EBRT）；还有近距离放射治疗，即基于 SSD 很短的照射。这 3 位科学家的发现均与电离辐射有关，也都因此获得了诺贝尔奖。

在那个时代，电离辐射技术从实验室快速地转化到了临床，被应用于癌症患者的治疗，称为"放射治疗"，简称为"放疗"。应该指出的是，除了几位诺贝尔奖获得者的重大发现以外，还有两件事件对该技术的临床转化同样意义重大。一个是比埃尔·居里曾用微小的石英晶体制作了一个精巧的静电计，能够计量出剂量极小的能量。玛丽用这个仪器证明，即使微乎其微的铀矿石其辐射也可以量化。另一个重要的事件来自一位芝加哥的年轻医学生，21 岁的米埃尔·格拉比，他因头脑中的灵光乍现，首先想到可以试着用 X 射线来治疗癌症。

1896 年 3 月 29 日，米埃尔·格拉比的想法实现了，他在芝加哥一家射线管厂内，临时做了一只 X 射线管，用它来给一位罹患乳腺癌的老年妇女罗丝·李进行照射治疗。李当时做了乳房切除术后乳腺癌复发，她的胸部长出了一个巨大的肿瘤，十分痛苦。因为不知道怎么办，被引荐给格拉比看看有没有办法帮到她。格拉比也没有奢望会取得多大的疗效，只是想尝试一下。他知道应该保护患者的其他部位不被照射到，但当时翻遍了工厂，也没有找到一件金属板来遮蔽罗丝·李正常的组织部位，只好用了一张中国茶罐底部临时找到的铝箔纸来保护罗丝·李胸部的其他部位。格拉比在接下来的 18 个晚上，持续用自制的射线管发射的 X 射线对着罗丝·李的肿瘤部位照射。可想而知当时的条件之艰苦，过程之痛苦。但可喜的是罗丝·李的乳腺肿瘤发生了溃烂和缩小，显示出了疗效。这是 X 射线治疗癌症史上第一例有文献记载的局部治疗反应，也应该是世界上第一例手术后加放疗治疗乳腺癌的病例。但遗憾的是，初次治疗后的几个月后，罗丝·李开始出现了眩晕和呕吐，她的肿瘤已经转移到了脊柱、脑和肝脏等部位，不久就去世了。尽管如此，格拉比仍然受到了这一疗效的鼓舞，从此开始使用这种方法去治疗更多的原位癌患者。

除了格拉比在美国开展了肿瘤的放射治疗以外，在伦琴发现 X 射线以后的半年内，在美国其他地区、法国和瑞典首批胃癌和基底细胞癌的患者也接受了放疗。随后欧美 X 线诊疗室的大量涌现，肿瘤医学的一个新的分支——放射肿瘤学诞生了。到 20 世纪初，伦琴发现 X 射线的数年后，医师们对放疗治愈癌症的幻想和狂热不断膨胀，这与前面讲到的化疗诞生后化疗医师持续多年的狂热劲儿差不多。为了使原位病灶获得更高剂量的 X 射线辐射，镭甚至被灌入金线，直接置入肿瘤内部，还有外科医师将氡片植入患者腹部治疗腹内肿瘤的尝试。发展到 1901 年，一位芝加哥医师评论道："我完全看不出这个治疗方法有什么局限性，我相信它绝对可以治愈所有类型的癌症"，由此可见当时放疗的风靡。

然而，从罗丝·李这一病例，格拉比得出一个重要的结论：X 射线只能用于治疗原位肿瘤，而对于全身转移性肿瘤则疗效甚微。实际上这一病例还提示：癌症只进行手术和局部放射治疗是不够的，需要全身治疗。后来当人们开始用化疗去完成全身治疗时，放疗仍然热度未减，只是在时间的安排上，将手术、化疗、放疗 3 种疗法结合得更加紧密了。一般不会等到术后癌症复发很严重了，才开始进行放射治疗，而是如果患者被评估为复发风险很高，则早早就开始使用放疗和化疗了。但是，在很长的一段时间里人们都没想到，放疗时除了考虑如何保护肿瘤周边的正常组织以外，还应注意保护血液中的免疫细胞，并且设法进行免疫系统的支持治疗。

🌱 札记 9-3　放射线的危害

虽然伦琴时代还没有生物学家去研究辐射效应对人体的危害性。然而，我们从发现电离辐射和研究辐射效应的科学家本身所受到的伤害及归宿就已经窥看出了放射线对人体的危险性了[1]。居里夫人为了从沥青铀矿里提取"镭"，日复一日地大量接触了具有辐射能量的沥青"铀"，她的手掌皮肤开始发黑，脱皮，好像组织从里往外被烧焦一样，最后射线灼伤了她的骨髓，导致了她终身贫血，并于 1934 年 7 月因白血病去世。比埃尔只是将几毫克的镭放在口袋里，射线就穿透了他身上穿得厚厚的背心，在他胸前留下了永久的伤疤（他因遭遇车祸 47

---

[1] 悉达多·穆克吉（Siddhartha Mukherjee）撰写，李虎翻译，《众病之王：癌症传》，北京：中信出版集团股份有限公司，2013，2

岁过早离世,因此没有显示后续的损害)。放疗的创始人埃米尔·格拉比虽然接受的辐射相对较弱,但也长期饱受了辐射的痛苦。到 20 世纪 40 年代中期,格拉比由于手骨坏死和坏疽,他的手指被一根接一根的切除,面部也一再手术,用以切除因放射线诱发的肿瘤和癌变前的疣。他最终死于多种肿瘤的全身扩散。而 X 线的发现者伦琴最终也是因为罹患癌症而去世的。

在同一时代,就是居里夫妇发现镭不久,美国新泽西州的一家名为"美国镭"的公司用镭与涂料混合制成了一种夜光涂料,用在钟表表盘的绘制上。那些使用该涂料的从业年轻女工不但没有防护,还经常在绘制表盘的过程中用舌头舔沾有这种涂料的笔尖,以保证在表盘上绘制出精准的刻度。不久,这些姑娘就出现下颌痛、疲劳、皮肤和牙出现问题,经医学调查结果证明,他们下颌的骨头已经坏死,舌头上留下的是辐射瘢痕,而且大多数女工患上了贫血症。在接下来的数十年中,这些暴露于镭辐射的女工都陆续罹患了放射线引发的肿瘤,包括肉瘤、白血病及骨、舌头、颈部和下颌的肿瘤。当时这群"镭女郎"曾起诉公司,但案子解决后不久,她们就因白血病或其他癌症去世了。此外,那些经历放射性治疗的癌症患者身上也先后显现出了电离辐射的有害效应。

现在已经知道,放射线之所以会造成癌变,是因为它可以直接破坏人体的DNA。细胞增殖要靠 DNA 复制,DNA 能够抵御一般性的损害,即使受到损害也有自行修复的能力,这一特点可以使它保持遗传信息的稳定性。当细胞快速分裂增殖时,DNA 也复制活跃,而 X 射线可以优先杀灭分裂最旺盛的细胞,所以如皮肤、指甲、牙龈、血液这类增殖活跃的组织最易受损。但是,当 DNA 的损害过于频繁,超过了自我修复的能力时,这种突变就会随着细胞的快速分裂繁殖下去,这就形成了肿瘤。放疗的创始人格拉比正是以前在芝加哥的一家生产真空 X 射线管的工厂工作时,看到过暴露在 X 线下的工人们,他们的皮肤和指甲总是一层一层的剥落,他自己的手也渐渐开始肿胀开裂,从而联想到 X 射线与肿瘤细胞死亡的关系,才做了前面大胆的放疗尝试。

所以,放疗是一把双刃剑,一方面可以治疗癌症,另一方面也可以致癌。

 ## 札记 9-4 　放疗技术的演化与进步

从放疗这一技术诞生不久,人们就认识到,为了让患者最大获益,一方面要在肿瘤病灶中提高射线的照射剂量,尽可能的杀伤癌细胞;另一方面要尽可能不照射到邻近的组织和器官,以规避放疗的不良反应。从那时起至今,放疗已经有了 100 多年的发展历史[1]，根据主要的技术演化和所取得的进步，可以将它划分为不同的发展阶段来介绍：

1. 1900—1940 年　这是放疗的第一个阶段，在这一阶段主要的放射源为镭管或镭针，还有一种叫做库利吉管（Coolidge）的 X 射线管。这一时期取得的主要成就是：

（1）放疗的剂量控制和单位：当时放疗的剂量控制是用电离室来衡量照射剂量的，使用的是 1932 年提出的较准确的剂量单位"伦琴单位"。

（2）产生分次放疗：因发现分次放疗可以对癌细胞和正常细胞产生有益的差异化效应，Coutard 提出了每次 200 伦琴单位，每周 5 次的分次放疗方法，这种方法转化为现代标准的每次 2Gy 方法，并且和之后用 α/β 模型来描述的生物效应非常吻合。

（3）发明盖革管：1928 年发明了盖革管用来监测放射活性，并成立了国际辐射防护委员会（ICRP）来处理辐射保护问题。

但是，受当时的设备和技术能力的限制，当射线能量在 50 ～ 200 千伏时，很难对深部的肿瘤给予所需的足够的照射剂量，原因是射线已经不可避免地造成了皮肤毒性。这种条件下的外照射仅适合于局限的、很小的浅表肿瘤，如皮肤和声带的肿瘤；或者对放疗很敏感的肿瘤，如霍奇金淋巴瘤和精原细胞瘤；还有近距离照射"可及"的肿瘤，如舌体和舌尖部、肛管和子宫的癌症。因此这一时期的放疗被称为千伏时代。

2. 1940—1996 年　这是放疗发展的第二阶段。这一时期主要的标志性发展如下：

（1）钴 60 放疗机带来了兆伏时代：当时由于钴 60 被改造成高能伽马射线远距离照射的替代源，获得了比镭元素更高的剂量率。从 1948 年新的外照射钴 60 放疗机被安装在加拿大汉密尔顿，以后的 10 年间，超过 1000 台钴 60 机器被安装到全世界各地的许多家医院里。钴 60 机具有 1.2 兆伏光子束能量，做到了对皮肤的保护并能给深部肿瘤照射高达 45 ～ 60Gy 的剂量，且没有超过危及器官的耐受量。该技术应用于霍奇金淋巴瘤的治疗被认为是肿瘤治疗的革新之举。这一时期被称为放疗的兆伏时代。

（2）医用直线加速器诞生：由于镭和钴 60 的废弃放射源难以处理，辐射暴露风险陡然增加，这使得以镭和钴 60 作为放射源的 X 射线管后来均被放弃。

① 尚方慧珍. 放疗的历史、现状和未来：为肿瘤病人谋福利. 知乎专栏，https://zhuanlan.zhihu.com/p/26342071

此后，微波能量管技术的研发促成了 1948 年兆伏级直线加速器的建造。第一台 Vickers 建造的医用直线加速器于 1953 年安装在伦敦 Hammersmith 医院。直线加速器能产生能量为 6 ～ 20MV 的 X 射线，能实施 60 ～ 70Gy 剂量的照射而不超出危及器官的耐受性，甚至能照射肥胖患者非常深部的盆腔肿瘤或胸部肿瘤。更重要的是，这些直线加速器能产生电子束，比较适合照射表浅的肿瘤病灶（深度为 0.5 ～ 4.0cm）。同时通过应用新的检测设备，放射剂量的测量得到了极大的提升，计量单位拉德（rad）被戈瑞（Gray，J/KG）代替。

（3）二维模拟机的应用：后来应用计算机算法的放疗计划系统（TPS）能帮助放疗医师更准确地制订放疗计划，从而进一步提升剂量分布的准确性。这一时期随着二维模拟机在放疗部门的应用，二维骨 X 线投影技术也使得照射肿瘤变得更加准确。

20 世纪 70 年代开始，通过对乳腺癌患者进行放疗研究的随机临床试验，产生了高水平的具有统计学意义的临床证据，结果发现保守的外科手术结合放疗能获得与乳房损毁术一样的总生存率，这促使外科医师在乳腺癌手术时可以采用微创的手术方式联合放疗，而不用扩大切除范围。后来这一手术与放疗的结合应用又扩展到直肠癌等的治疗，大大改变了外科的临床实践。1971 年 Hounsfield 发明的 CT 扫描技术到 1980 年也被应用到了医学领域，对放疗技术的发展起到了很大的推动作用。

3. 1996—2012 年　这是放疗发展的第三阶段。在这一时期，由于放射物理学、光学、电子工程学的发展和计算机辅助技术在放疗计划中的应用，放疗的实施逐步从二维转换到了三维甚至四维，这样使得放疗设备对肿瘤的照射更加精准，并将其对周围组织的负面影响降得更低。各种新式放疗应运而生，主要的有以下几种。

（1）三维适形放疗：基于 CT 的模拟和放疗计划系统能实现更好的放疗剂量分布。计算机算法和提供射束方向观的新的放疗计划系统 TPS，推动了多叶光栅（MLC）的引入，放疗技术得以快速革新。使得照射剂量能够在三维靶区准确地"雕塑"，并成功避开可能危及的正常器官组织。临床耐受性和剂量 - 效果相关性的数据累积，可以通过剂量 - 体积直方图（DVH）来定义特定的危及器官剂量耐受性。如今 CT 扫描模拟成为常规放疗临床实施的第一步。前列腺癌就是一个很好的例子，用来展示更好的适形剂量分布所带来的临床效果，这一分布允许进行放疗剂量的递增。与二维放疗相比，三维外照射极大地改善了前列腺癌对放疗患者直肠的保护。尽管光子外照射是评估前列腺癌放疗作用较常见的技术，但随机临床试验验证了组织间近距离放疗也是非常成功的。这些临床试验通过对比低的放疗剂量（66 ～ 70Gy）和高的放疗剂量（78 ～ 80Gy）技术极大改善了肿瘤生化指标的控制，并延长了临床效果。

（2）调强放疗：刚刚进入 21 世纪，在适形外照射技术成功应用的基础上，研发提高了进一步"调节"分次治疗光子束流强度的能力，以及应用逆向 TPS 放疗计划来优化治疗的能力。这一技术的改进使得临床靶区（CTV）和周围可能危及的器官有更好的适形，因此命名为调强放疗（IMRT）。IMRT 对治疗头颈部肿瘤患者尤为有用，临床用于生成围绕腮腺的凹形等剂量线。运用 IMRT 可保留患者腮腺，能在肿瘤局部控制达到相同效果的情况下，防止患者产生严重的口干症（传统的二维放疗中非常容易破坏腮腺产生口干）。近期开展的随机III期临床试验（PARSPORT）对这一策略做了证明。此外，Zelefksy 等也在前列腺癌患者中证明了 IMRT 治疗的优势：它允许把前列腺癌患者的放疗剂量递增到 81Gy，对比接受三维适形放疗的 70Gy，IMRT 81Gy 并没有增加直肠的毒性。此外，IMRT 近来又出现了新的技术进步，可运用动态拉弧治疗，进一步缩短治疗的时间。

由它衍生出的技术包括 Tomo 刀放疗，这种技术采用专用的 CT 扫描治疗方式，能很好的治疗大体积的肿瘤。值得注意的是，这些技术都可以采用传统的剂量分割方式给予剂量，也能采用同步剂量局部增加的技术。用这种方法，局部剂量的增加可通过缩小多叶光栅的照射野在同样的外照射过程中实现，在不增加整体治疗时间的情况下，对临床靶区（CTV）照射中使用更高的剂量。

（3）立体定向放疗技术（SBRT）：立体定向放疗装置是由 Lekshell 首先发明的，用于治疗颅内良、恶性病变。这个装置被称为伽马（Gamma）刀。后来，伽马刀采用多个钴 60 源和非共面小野，应用立体定向框架，以一种非常准确的方式，把高的放射剂量投照到小的肿瘤靶区上，这是一种单次的大分割放疗。今天这种立体定向放疗技术已经可以使用专门的机器来实现。尽管颅内病变（包括脑转移）是这种技术治疗的主要适应证，但体部立体定向放疗技术（SBRT）的发展使得它还可以治疗颅外的病变（如脊柱、肺和肝等随呼吸运动的肿瘤）。

在早期肺癌患者中，与外科手术相比较，SBRT 疗效显著。目前对于可以手术的早期肺癌患者，正在进行临床试验，患者被随机分配接受 SBRT 放疗或者手术治疗。对有潜在手术可能的 I 期非小细胞肺癌患者，立体定向放疗的效果是非常显著的。对一些选择的患者，基于对转移病灶的数量和大小的评估，SBRT 作为积极的治疗手段，也得到广泛的应用以期延长肿瘤的缓解并获得较好的生活质量。SBRT 的进步逐步把转移性疾病转变成慢性疾病，尤其是对于肺转移和肝转移的患者，运用 SBRT 技术进行几次放疗，很多患者病情都能得到控制，并且仅出现轻微的或没有毒性反应发生。

（4）四维放疗：患者、脏器和肿瘤的运动是放疗技术研究新的前沿。随着高度适形放疗的增加，有可能通过降低放疗疗程中的几何不确定性来降低计划靶区（PTV）的边界。在 5 ～ 7 周的放疗过程中，考虑到同一分次内和多次分次间患者固定位置的不确定性，肿瘤运动（包括肺和肝随呼吸运动），肿瘤体积和患者身体轮廓的变化，对图像引导的放射治疗（IGRT）技术提出了应用需求。使用 KV 级 X 射线透视，或者离线 / 在线的锥形束 CT，IGRT 能控制患者、肿瘤和器官位置的变化。目前进行临床应用 IGRT 益处正在正式评估中。

自适应放疗（ART）是 IGRT 的一种，包括"再次计划"和当临床显著相关问题出现时在放疗过程中优化治疗技术，以适应放疗过程中患者解剖位置的变化、器官和肿瘤形状的变化。自适应放疗（ART）的益处已经通过随机临床试验得到了证明。因为它能提供剂量益处并且只需要在放疗疗程中进行 1 次或 2 次的重新计划就行。应用自适应放疗，在 1 年和之后更长的随访中，初步的临床效果表明了更好的功能保护和对肿瘤的控制。

放疗行业还通过设计新机器解决移动靶区问题，包括立体定向放疗设备，如射波刀，它有专用软件来实时跟踪运动靶区，TrueBeam，Vero 及 Novalis 等设备，使用在线的图像引导在放疗中追踪肿瘤。软件和 TPS 算法持续升级能提升剂量传递的准确性，可整合时间因素引起的相关变化。为了实现这一目标，持续的软件优化是技术革新的必要组成部分。

（5）近距离照射：带放射源的近距离照射应用施源器（针，塑料管或者其他工具）放置在靶区（或靶区缝隙）内或者靠近（内部照射）靶区。根据平方反比定律，通过近距离照射提供一个内在的适形剂量分布，有利于提升放疗剂量。该方法经历过一段时间的手动加载低剂量率 ^{192}Ir 后，图像引导的近距离照射已经可以遥控加载高剂量放射源，使其变成现在临床的常规操作了。放射性 ^{125}I 或者 ^{103}Pd 粒子植入，被应用在低危的前列腺癌患者中，作为激进的前列腺切除术的替代疗法，获得了一定的临床应用地位。

X 射线近距离照射（XRB）以前被称为接触 X 射线，使用 50 千伏的 X 射线，曾在 1970 年广泛用于治疗皮肤癌和可"及"的肿瘤。XRB 还曾用于治疗小的 T1N0 的直肠腺癌，具体方法是应用飞利浦管在 2 分钟内照射 30Gy 的剂量到肿瘤。Papillon 50 系统也能产生出类似的剂量分布。令人感兴趣的是，期别较早的乳腺癌局部切除术后，XRB 也能通过术中束流系统给予肿瘤照射 20Gy 的剂量。一个包括 2010 名患者的随机临床试验显示，术中近距离照射对比 6 周 30 次 60Gy

的外照射，4 年后的局部控制率和美观的效果是相同的，证明术中实施电子线束流的放疗是可行的。像上述这样的随机临床试验的阳性结果，能够有力推动术中放疗的新发展，同时可以安全的给予术中有明确靶区范围的肿瘤增加照射剂量。

（6）超分割和个性化放疗：所有上述提及的外照射和近距离照射的技术革新，都提升了放疗的准确性和适形性。几个临床试验显示放疗后 3 年或 5 年，评估发现严重的毒性作用保持在 5% 以下，提示提升局部控制和器官保留的放疗剂量递增也是安全可行的。

肿瘤位置的准确度的增加，常伴随着治疗体积的缩小。随着对生物学相关的 α/β 模式更好的理解，这些技术改进的一个最终的结果是缩短总的治疗时间。从经典的 6 ~ 7 周分次放疗计划缩短到 3 周；或降低到只需 3 ~ 5 次放疗就足够了，甚至立体定向的单次放疗就能解决问题。这个大分割的趋势，一方面可以为患者提供更舒适治疗和为社会提供更便宜的方案，另一方面也需要更多的随机临床试验进行仔细的评估。许多不同技术，催生出不同的 X 射线、电子、质子等放疗机器，使得临床上能够为每位患者定制个性化放疗方案。20 多年以前，大多数放疗采用的还是等中心方式，相对简单的单野或 2 ~ 4 个野的技术。但现在，已经可以根据不同肿瘤和患者定制个性化放疗技术了，这是多么大的进步啊。尽管有超过 50% 的患者接受的仍然是标准的 3 ~ 4 个野的三维适形放疗，然而越来越多的患者已逐步接受调强放疗、立体定向放疗或者自适应放疗（应用了对移动靶区的追踪的放疗技术）等多种放疗技术的按需选择了。

尽管更小的治疗体积（包括有时采用近距离照射）是大势所趋，但对大体积的放疗，如采用全身放疗来控制骨髓移植的免疫反应，或者全身皮肤电子放疗来杀灭菌蕈样肉芽肿都是非常重要的。在很多临床试验的特定情况中，特定放疗技术的应用范围都相对比较狭窄，常需要专用的设备、专门的人员培训来从事脑部立体定向放疗或者图像引导的近距离放疗等工作，因此，在今天高度学术化的放疗中心进行超细专业化的分工是不可避免的。

🌱 札记 9-5　放疗未来发展的新技术

一个世纪以来放疗的发展过程见证了持续的技术进步与快速的临床治疗转化。发展的核心问题是提升治疗的比率：肿瘤部位要接受更佳的剂量，所危及的器官尽可能降至更低的剂量。在这个发展过程中，可以看到放射线的能量从 50 ~ 250 千兆提升到 1.2 兆伏（远距离钴 60）再到 6 ~ 20 兆伏（直线加速器）；而近期研究的利用计算机技术和算法的革新，通过三维适形来改进放疗束流传递到复杂的肿瘤体积空间，以便更加精准和效益最大化；还包括引入新的射线粒子包括质子和可能的离子（碳和氦）等。

1. 质子和中子放疗　1929 年加州大学伯克利分校劳伦斯发明了回旋加速器，用于加速粒子，这是今天在质子治疗机构中所使用机器的先驱。当时的一名物理学家威尔森曾指出布拉格峰的治疗潜力，设计了哈佛的回旋加速器。该加速器在 1946 年开始质子治疗。与此同时中子治疗也开始在放疗中得到应用，快中子治疗利用接近 3 倍相对生物效应的优势来治疗"放射抗拒"的肿瘤，并在一些肿瘤控制上取得了惊人的成绩。但是剂量分布不佳所导致的后期严重毒性作用使得当时的人们逐步放弃了中子治疗，转而认为质子治疗才是放疗未来的发展方向之一。

质子治疗在过去 10 年中已经取得了广泛深入的发展。在美国、亚洲和欧洲的 30 个中心已经治疗了超过 70 000 名患者。尽管没有进行随机临床对比试验，质子放疗仍被认为是眼球恶性黑素瘤的标准非手术治疗方法，尤其是对眼后节部位的肿瘤，可使 90% 的患者保留眼睛。另外，基于世界范围内 30 000 名患者的治疗结果，这种治疗能让 50% 的脉络膜黑素瘤患者保留视力，可以在非常小的肿瘤体积上（1～2cm）进行超分割（4 次，60Gy）放疗，效果良好，甚至是在放疗后局部复发的患者中也很少观察到毒性反应。该质子治疗还可用于颅底脊索瘤和软骨肉瘤，疗效也很显著。这也符合儿童肿瘤放疗的发展宗旨——降低危及器官和正常组织的照射体积来避免后遗症或辐射引起的继发性肿瘤，因为这些康复的年轻患者是继发性肿瘤发生的高危人群。

当前质子治疗广泛开展的限制因素包括：机器占地体积和重量及高成本。目前我国上海已经开展了这项治疗，京津冀地区的一国际质子治疗中心作为北方地区的质子治疗中心也即将开展此项治疗。但对于广大患者来说，所需费用还是比较昂贵的。现该项技术的革新正在进行，首先就是设备的小型化，如紧凑型超导同步回旋加速器的设计，使回旋加速器的质量从 300 吨降低到 25 吨（直径 2.9m）。新的设备将配备旋转机架使射野方向易于调整，并用主动点扫描系统来更好地将剂量分布到三维肿瘤上。

此外，非常低量级的中子污染（少于 5%）是质子放疗防护的主要要求。可以利用脉冲式束流产生机制，用在线的质子成像增加摆位和束流传输的准确性。所以有必要启动随机临床试验，通过对比 X 射线三维适形或者 IMRT，追踪观察质子治疗能否增加危及器官的保护及可以缩短的治疗时间。对比 X 射线，质子治疗的剂量分布优势显而易见，只要质子机器的价格合理，在医院安装起来，相信在很多临床情况下，该优势将导致质子放疗逐步取代光子放疗。

2. 碳离子治疗　碳离子具有和质子同样的剂量分布优势（就布拉格峰而言），同时在肿瘤深部的侧向散射问题更少。碳离子相对质子治疗的优势在于在布拉格峰区域的相对生物效应可增加到 2～3。这些特征使得碳离子对于治疗抗辐射癌症，如肉瘤、黑素瘤和腺癌尤其具有吸引力。

较大规模碳离子的临床试验来自日本的千叶。从 1994 年起，约 6000 名患者在千叶接受过这种碳离子放疗。尤其是近期，碳离子在日本的兵库和群马及中国的兰州开始使用来治疗相关患者。从 1998 年开始，德国也在 Dartmstadt 开始应用碳离子这一技术，近期在海德堡的医院已经建立起碳离子放疗。可能从碳离子治疗中受益的潜在适应证人群包括唾液腺（腮腺）癌、脊索瘤和颅底软骨肉瘤、骨及软组织肉瘤、头颈部黏膜恶性黑素瘤、腺样囊性癌和一些腺癌（筛窦）；从碳离子疗法在这些肿瘤的治疗结果看局部控制是惊人的，不良作用也可以接受。德国海德堡和法国开展的随机临床试验业已确认这些鼓舞人心的结果。在意大利的 Pavia，已经有颅底肿瘤患者和儿童癌症患者接受了质子治疗，在接下来的时间将会有更多的患者采用碳离子治疗。

如同质子治疗一样，碳离子的成本效益应该得到优化。其他加速器技术（超导回旋加速器 S2C2，直线增压器等）的使用也在研究中。结合质子和碳离子特点的氦粒子放疗也是一个很有希望的技术研究领域。

 ## 札记 9-6　放疗的应用价值

放疗是继手术以后的第二大主要癌症治疗方法，它的应用优势在于：

1. 适合多数实体肿瘤的治疗　放疗一般用于配合外科手术和（或）药物治疗，以防止复发转移，延长生存期。例如一些实体肿瘤经评估可能用单纯手术无法做到根治性切除，于是采取术中照射或术后手术区域照射的方法进行辅助。以乳腺癌为例，曾经有一段时间为了将肿瘤切除得彻底，手术范围非常大，不但切除乳房，还切除了胸大肌甚至肋骨，造成了很大的创伤。目前一般已不采取那么激进的手术方式了，而是联合放疗和（或）化疗进行根治，改变了外科的临床实践。

2. 放疗相对手术来说是一种保守的治疗方式　放疗的主要优点是杀灭肿瘤而无须致残或导致身体外观的改变，因此它可以单独或联合器官保留的外科手术达到保留患癌器官的目的：如眼睛、喉、乳腺、直肠、膀胱和四肢，这对于今后保持良好的生活质量是非常重要的。如三维适形放疗和调强放疗都可以通过更好的"剂量雕塑"，使头颈部肿瘤患者保留腮腺避免严重的口干症；而质子放疗已经能够治疗眼部的黑素瘤并保留很好的视力。

3. 放疗可以治疗某些局部进展的肿瘤　某些局部进展肿瘤由于生长的位置或与大血管或其他器官的紧密关系而不适合手术，放疗可以对他们进行局部治疗，再联合化疗或免疫治疗等，使患者获得更大的生存空间和时间。我们团队就与放疗专家们进行过这方面的合作，取得了良好的疗效。

4. 放疗适用于某些特殊群体　在人口老龄化的时代，这种保守的、不良作用相对可控的治疗方式适用于某些年老体弱、有基础疾病、不适于手术的癌症患者，不过需要注意的是放疗剂量的控制。

某些放疗手段目前是一种性价比相对较高的治疗方式，这是许多患者选择的障碍，这一点期待在今后的发展中加以革新改进。

 札记 9-7　放疗临床应用的适应证和禁忌证

由于癌症的治疗是综合性治疗，对不同的癌种或每一位癌症患者来说治疗方案都应该是高度个体化的。但他们也确实有一些共性，在长期的临床实践中，通过临床大数据的积累与分析，放射肿瘤学界已对癌症的放疗取得了一些共识。在此，我引用一下由国家卫健委权威医学科普项目传播网络平台——百科名医网上关于"放射治疗"的一些重要的信息供大家参考[①]：

1. 肿瘤分类　根据放射线对肿瘤的敏感性将肿瘤分为：

（1）放射高度敏感肿瘤：指照射 20 ～ 40Gy 肿瘤消失，如：淋巴类肿瘤、精原细胞瘤、肾母细胞瘤等。

（2）放射中度敏感肿瘤：需照射 60 ～ 65Gy 肿瘤消失，如：大多数鳞癌、脑瘤、乳腺癌等。

（3）放射低度敏感肿瘤：指照射 70Gy 以上肿瘤才消失，如：大多数腺癌，肿瘤的放射敏感性与细胞的分化程度有关，分化程度越高，放射敏感性越低。

（4）放射不敏感（抗拒）的肿瘤：如：纤维肉瘤、骨肉瘤、黑素瘤等。

但一些低（差）分化肿瘤，如骨的网状细胞肉瘤、尤因肉瘤、纤维肉瘤、腹膜后和腘窝脂肪肉瘤等也仍可考虑进行放射治疗。

2. 放疗的适应证　按照各系统不同种类的肿瘤，放射科治疗的适应证可以分为以下类别：

---

① 百度百科词条.放射治疗.百科名医网–国家卫健委权威医学科普项目传播网络平台.https://baike.baidu.com/item/%E6%94%BE%E5%B0%84%E6%B2%BB%E7%96%97/10336227?fr=aladdin

（1）消化系统：口腔部癌早期手术和放射疗效相同，有的部位更适合于放射治疗，如舌根部癌和扁桃体癌。中期综合治疗以手术前放射治疗较好。晚期可做姑息性放射治疗。食管癌早期以手术为主，中晚期以放射治疗为主，另外，颈段及胸上段食管癌因手术难度大、术后生活质量差等原因，一般行放射治疗。肝、胰、胃、小肠、结肠、直肠癌以手术治疗为主。结肠、直肠癌手术治疗可能较放射治疗有好处。早期直肠癌腔内放射的疗效与手术治疗相同。肝、胰癌的放疗有一定姑息作用。

（2）呼吸系统：鼻咽癌以放疗为主。上颌窦癌以手术前放疗为好。不能手术者行单独放疗，一部分可以治愈。喉癌早期放疗或手术治疗，中晚期放疗、手术综合治疗。肺癌以手术为主，不适合手术又无远地转移者可行放射治疗，少数可以治愈。小细胞未分化型肺癌要行放疗加化疗。

（3）泌尿生殖系统：肾透明细胞癌以手术为主，手术后放疗有一定好处。膀胱癌早期以手术为主，中期手术前放疗有一定好处，晚期可做姑息治疗。肾母细胞癌以手术、手术与放疗化疗三者综合治疗为好。睾丸肿瘤应先手术，然后行手术后放疗。宫颈癌早期手术与放疗疗效相同，Ⅱ期以上只能单纯放疗，且疗效较好。子宫体癌以手术前放疗为好，不能手术者也可进行放射治疗。

（4）乳腺癌以手术治疗为主：Ⅰ期或Ⅱ期乳癌，肿瘤位于外侧象限，腋窝淋巴结阴性者手术后不做放疗，Ⅰ期而肿瘤位于内侧象限或Ⅱ期乳癌皆做手术后放疗。Ⅲ期手术前照射也有好处。对早期乳癌采用"保乳术"后对乳腺及淋巴引流区进行放疗，疗效也很好。

（5）神经系统肿瘤：脑瘤大部分要手术后放疗。髓母细胞瘤应以放疗为主。神经母细胞瘤手术后应行放疗或化疗。垂体瘤可放疗或手术后放疗。

（6）皮肤及软组织恶性肿瘤：皮肤黏膜（包括阴茎及唇）癌早期手术或放疗均可，晚期也可放疗；黑素瘤及其他肉瘤，应以手术为主。也可考虑配合放疗。

（7）骨恶性肿瘤：骨肉瘤以手术为主，也可做手术前放疗。骨网织细胞肉瘤、尤因肉瘤可行放疗辅以化疗。

（8）淋巴类肿瘤：Ⅰ期、Ⅱ期以放疗为主，Ⅲ期、Ⅳ期以化疗为主，可加用局部放疗。

3. 放疗的禁忌证　放射治疗的绝对禁忌证很少，尤其是姑息性治疗，例如对局部转移灶的镇痛大部分有效。但也要看患者和单位的条件决定，一般来讲，晚期肿瘤患者处于恶病质的情况下，可作为放疗绝对禁忌证。另外，食管癌穿孔、肺癌合并大量胸腔积液也应列为绝对禁忌证。

凡属于放射不敏感的肿瘤应作为相对禁忌证，如皮肤黑素瘤、胃癌、小肠癌、软组织肉瘤、骨软骨肉瘤等。一般行手术治疗后补充术后放疗。

急性炎、心力衰竭，应在控制病情后再做放疗。

 ## 札记9-8　放射治疗的局限性

放疗是除了外科手术治疗以外针对肿瘤的主要局部治疗方法，也确实在拯救癌症患者生命的全球抗战中立下汗马功劳，且100多年来它的技术进步有目共睹。但是，无论哪种技术，包括放疗仍然有它的局限性，这种局限性是娘胎里带来的。这就是它与化疗一样在杀伤肿瘤细胞的同时，不可避免的要伤害正常细胞，特别是伤害患者自身抗肿瘤的免疫系统或自愈系统；甚至引起细胞突变致癌。无论将放射线调整聚焦到与肿瘤多么"适形"，对周围正常组织如何屏蔽保护，这些损害都不可能完全避免。先不论某些放疗设备的射线要照射到体内肿瘤时必须要穿透体表皮肤、脂肪、肌肉、淋巴组织的（必然有影响），只论肿瘤只要有血液供应，放射源对准肿瘤照射就会影响全身循环的血液细胞，射线对流动着的血液细胞会造成损害，患者会出现白细胞降低，抗肿瘤的免疫细胞（T淋巴细胞、NK细胞、NK–T细胞等）减少，这些恰恰是人体最终战胜癌症所依赖的武器。

尽管现代放疗已经比较注意监测患者的血常规，观察其外周血白细胞、红细胞和血小板的变化。但总的来说，放射学界对外周血淋巴细胞总数降低不良反应的意义并不敏感。毕竟与化疗相比，放疗白细胞数降低的不良反应没有那么严重。但做肿瘤综合治疗特别是做免疫治疗细胞过继转移治疗的医师就特别关注这一点。我在临床经常可以看到放疗后的患者白细胞总数和淋巴细胞总数下降，但白细胞总数下降得可能不太显著，这也是放疗医师不太担心的原因。不过淋巴细胞比率和淋巴细胞计数下降得却十分明显，必须引起高度警惕。

查血常规，这个花钱很少的检测项目实际上可以为我们提供十分重要的临床信息，而这一点往往会被医师们忽略。尽管放疗可以诱导癌细胞死亡或凋亡，释放新抗原，刺激肿瘤特异性免疫应答。但是与化疗一样，只要一过量（每个人的免疫细胞对放射线的耐受程度不同），事情就向相反的方向转化。有学者在对B16–OVA黑素瘤小鼠的研究中发现，经过不同分割方式（总剂量达15Gy）的放疗后，放疗剂量为7.5Gy和10Gy均可以有效激活免疫系统，但低剂量5Gy却没有这个效果，而使用较高剂量的放疗（≥15Gy）则会增加脾脏调节T细胞

（Treg）的比例 [1]。已知调节性 T 细胞（Treg）是体内比较重要的抑制性免疫细胞亚群，这在免疫治疗角度属于严重的不良反应。

2008 年发表在《癌症研究》（Cancer Research）的一篇文章中 [2]，我们可以看到一个比较典型的放疗动物实验，显示了免疫系统对抗肿瘤治疗成功的贡献，特别是 T 细胞对小鼠抗肿瘤放射治疗效果的重要性。实验对免疫功能正常的荷瘤小鼠（野生型小鼠）和缺乏 T 淋巴细胞的荷瘤裸鼠同样进行 X 射线治疗，免疫功能正常小鼠的背上肿瘤逐渐缩小，而先天缺乏 T 淋巴细胞的裸鼠，其背上的肿瘤放疗后不但没有缩小反而增大了（图 14）。这就告诉我们体内免疫系统的正常态对抗癌起着决定性的作用。

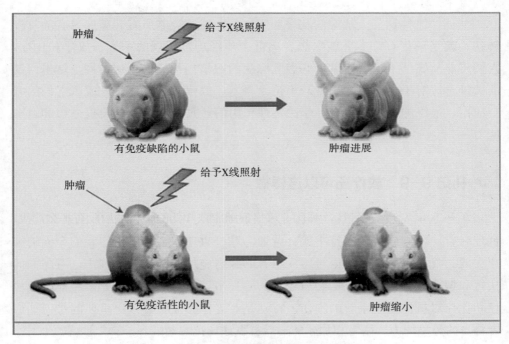

图 14　免疫系统的活性对抗肿瘤治疗成功的影响
小鼠的变化说明 T 细胞对抗肿瘤放射治疗效果的重要影响

---

① 医脉通资讯.免疫治疗联合放射治疗的过去、现在与未来,医脉通肿瘤科,［2018-3-15］,
http://news.medlive.cn/cancer/info-progress/show-140186_53.html

② Lionel Apetoh, Antoine Tesniere, François Ghiringhelli, et al. Molecular Interactions between Dying Tumor Cells and the Innate Immune System Determine the Efficacy of Conventional Anticancer Therapies, Cancer Res, 2008, 68: （11）: 4026-4030

我们再追溯到 100 多年前放疗的创始人米埃尔·格拉比，他治疗的第一例癌症患者罗丝·李，经过 18 个晚上对肿瘤的连续照射后，患者的乳腺肿瘤发生了溃烂和缩小，应该说有明确的局部治疗反应（疗效）。但是，几个月后，罗丝·李的肿瘤又出现了全身广泛转移（像是通过血流转移到脊柱、脑和肝脏等部位），不久就去世了。当然，我们不排除在放疗开始前，可能原位肿瘤复发时就已经有远处的微小转移灶了，以后又逐渐长大。但该病例至少说明，放疗只解决了局部问题，解决不了癌细胞的转移。甚至对一位免疫状态本来就比较低能的老年妇女，持续时间较长的放疗肯定会进一步降低外周血淋巴细胞的数量和功能，引起或促进癌细胞的全身转移。这也是后来有复发转移高风险的乳腺癌患者为什么往往除了手术加放疗以外，还要加上全身化疗的原因。

然而，既往这三大法宝的联合应用也并非能够控制所有乳腺癌患者的复发转移。就是现代有许多乳腺癌患者离世之前经历过正规的手术、放疗和化疗。人们可能从媒体上也关注过一些患乳腺癌的明星们不良的疾病结局，这里问题的关键是，对于任何癌症患者，不论是手术、放疗、还是化疗，或者它们的联合应用，最终能否生存下来，起决定性作用的还是患者自身的免疫系统和自愈能力。

 ## 札记 9-9　放疗还可以这样做

毛泽东主席曾经说过："外因是变化的条件，内因才是变化的根据"，这是至理名言。我们这一代人打小就会背诵，这一哲理完全可以指导我们今天的医疗实践。我要说的是，不论对癌症患者的肿瘤施加怎样的外来打击，考虑如何扶持和调动患者自身的抗癌能力才是头等大事。医师除了要最大限度地降低放疗和化疗对机体免疫系统的损伤，特别是对老年癌症患者；更重要的是调动患者自身的免疫能力，两者相加才能最后打赢这场抗癌之战。

根据这样的理念，我在临床实践中与二炮总医院伽马刀医学中心的余飞主任合作，他完成放疗，我保驾免疫，双管齐下，治疗了一些患者取得了较好的疗效。下面和大家分享我们的经验，但为保护患者的隐私，只披露部分相关信息：

【病例一】女性，86 岁，输尿管癌，患者肉眼血尿 2 周，贫血，经检查后诊断左侧上段输尿管癌，累及肾脏。但泌尿外科整体评估后未同意手术治疗。患者年事已高且全身情况很弱，卧床，行动坐轮椅，全身化疗评估也认为难以耐受，且输尿管癌绝大部分为移行上皮癌，对化疗并不敏感。怎么办？

当时我们一方面考虑肿瘤局部坏死和侵蚀血管，如不进行局部处理，无法止住持续的肉眼血尿；另一方面，其肿瘤高位堵塞输尿管，已导致肾积水。经多学科会诊后决定采取放疗＋肿瘤抗原致敏 DC 及诱导扩增细胞毒 T 细胞治疗，再加上中医抗肿瘤联合方案。经过与放疗专家沟通，为患者设计了适合她的放疗方案。

首先我们在放疗前一天抽取外周血 45ml 培养免疫细胞，然后采用伽马刀进行输尿管肿瘤靶区局部放疗，每日 4Gy，隔日 1 次，连续 4 次共 8 天，总剂量 16Gy，低于常规放疗总剂量。第 9 天开始进行序贯肿瘤特异性免疫细胞治疗 3 个周期，同时请京城著名中医进行中医会诊。放疗过程中患者未出现呕吐、腹泻、腹痛等不良反应，血尿很快终止，全身情况迅速恢复，1 个月后与家人一起坐游轮去国外旅游了。回来复诊时我们发现老人前额发际白发变黑，后来她又回到当地参加了一些社会活动，去实现一些自己未竟的心愿。由于比较劳累（心累），且人在外地，没在我们的监控下坚持包括心理治疗和免疫治疗的综合康复，所以最后仍未达到我们预期的更长生存期，不过她的生命还是明显延长了，生活质量也有了相当的改善。

【病例二】男性，70 岁，肺癌，患者在当地医院体检发现左肺上叶和下叶有占位性病变，左下肺结节直径约 1.5cm。遂来北京先后在两家三甲医院胸外科和呼吸内科经主任会诊，根据胸部 CT 检查的影像学特点及其他临床表现，考虑诊断为肺癌合并帕金森病。经外科全面评估，认为不宜手术。因 CT 指引下左上肺叶行病灶穿刺活检未能成功（病理报告为血块），综合考虑患者年老体弱并有其他合并疾病，也不宜全身化疗。决定给予联合放疗＋肿瘤抗原致敏 DC 及诱导扩增细胞毒 T 细胞治疗＋中医治疗。

经与放疗专家沟通我们为患者设计了适合他的个体化放疗方案。采用伽马刀左下肺肿瘤靶区局部放疗，每日 4Gy，隔日 1 次，实施 9 次共 18 天，总剂量 36Gy。患者放疗期间给予口服中药，期间仅有食欲缺乏，未发现恶心呕吐等毒性作用。放疗第 10 天抽取外周血 45ml 培养免疫细胞。第 19 天放疗结束后，开始免疫细胞序贯治疗 3 周期（过后曾返回加强免疫治疗 1 周期）。治疗结束后回当地休养，3 个月后复查胸部 CT，病灶明显缩小。9 个月后病灶钙化。患者至今已无病生存 9 年。

【病例三】男，54 岁，肺癌，患者因咳嗽伴胸痛而做 CT 检查，发现左下肺有占位性病变，病灶约 3.5cm×4cm，右肺有肺大疱，经支气管镜检查和组织活检，病理报告疑似肺鳞癌。在医科院肿瘤医院和 301 医院看了专家门诊，临床诊断考虑肿瘤，均建议手术切除。但患者住院后，经胸外科进一步评估，认为患者左侧肺部病灶较大，且位置靠近心脏，右侧肺大疱比较严重，担心肺癌切除术后影响呼吸功能，不太适合进行手术切除。患者又到几个北京大型三甲医院就诊，专家对手术与否意见不一。最后又来到我的门诊寻求诊疗意见。考虑到他肺部肿块较大且位置不好，手术风险较大，对侧肺又有肺大疱，余肺代偿能力不够，而支气管镜检查和组织活检的病理报告是疑似肺鳞癌。因未能给出明确病理分型（肺腺癌、肺鳞癌，小细胞肺癌等）不好确定化疗和靶向治疗方案，故我请伽马刀中心余飞主任会诊后决定采用上述放疗联合免疫细胞治疗和中医的综合治疗方案。

由于患者相对年轻，所以采用伽马刀左下肺肿瘤靶区局部放疗方案定为每日1次，共实施9次。整个放疗过程中没有明显的不良反应，只在放疗后出现食管和胃的烧灼感（尽管伽马刀比较精准，还是会对正常组织有所伤害），均给予对症处理。放疗终止后即回输免疫细胞，序贯治疗3个周期。同时辅助中医调理，坚持口服低温破壁灵芝孢子粉（中科泰昌产品）。3个月后复查，肿瘤有所缩小。以后半年复查1次。一年后复查肿瘤病灶几近消失。至今已跟踪随访到第4个年头，目前无病生存。近期随访时患者家属告诉我们患者精神状态很好，天天坚持运动，连花白的头发都逐渐变黑了。

【病例四】女，76岁，肺癌 患者于当地医院常规体检发现左肺多发性小结节，观察随访一年发现其中一个结节明显增大，直径超过1cm，临床诊断肺癌，遂来北京诊治。因患者年纪较大，本人及家属均不愿进行有创性检查（穿刺活检）和有创性治疗，故采取与上述病例相同的局部放疗联合免疫细胞治疗和中医治疗方案。共放疗9次，免疫细胞序贯治疗2个周期。回当地后坚持口服中科泰昌的低温破壁灵芝孢子粉，2年后回来加强免疫细胞治疗1次。首次治疗后3个月再次复查CT，显示左肺较大的钙化病灶，其他多发性结节消退。患者至今已无病生存3年。

当前全国各地的肿瘤治疗一般都采用了多学科综合治疗，其中放疗经常配合手术治疗和（或）化疗或分子靶向药物治疗，但取得的疗效各不相同，我认为问题的关键可能在运用的细节上。我们经过一系列临床实践后认为，各专业的通力合作是癌症治疗成功的关键因素之一，这种合作关系近期已通过肿瘤多学科会诊（MDT）得到了加强，而放疗医师就是多学科协作小组中重要的伙伴之一。我们通过与余飞主任的放疗团队长期的密切合作，探索出了放疗与免疫细胞治疗加中医治疗联合应用的治癌方案，已获得了较好的疗效。当然，在我们合作的初期，遇到的癌症患者往往是因存在着各种各样的问题或难处，不适合使用手术＋放疗＋化疗的常规治疗才来就诊的。我们其实就是抱着为患者排忧解难，想方设法救治他们的初心，认真根据科学的原理，才设计出符合他们具体情况的综合治疗方案并取得一些成效的，这些成功的案例让我们备受鼓舞。现在我将自己的治疗经验做了初步总结，认为首先要认准治疗的基本方向，那就是以适当的放射剂量对肿瘤局部靶区进行照射（短时程），最大限度一次完成对肿瘤细胞的有效轰炸，同时将毒性作用控制到最低；然后及时祛邪扶正兼顾全身系统调理，尽可能地扬长避短。这样做的结果是即使年老体弱的患者也能耐受"有损害"的治疗，我们从上述患者治疗中表现的不痛苦、平和的过程就可略见一斑。再配合提升患者正气的调理，让患者的免疫系统调动起来，从而自己有武器与癌症搏弈。事实证明，这样做的结果是好的，我们的方法对延长患者的生命，改善患者的生存状态有十分正面的影响。实践证明我们的理念和治疗模式是正确的。

我衷心地希望今后有更多的患者能够从我们获得的经验中获益；在有条件的情况下，也希望自己能积累更多的临床数据，为广大的癌症患者带来更多福祉。

主题 *10*

癌症免疫治疗的
目的是什么

札记 10-1　热门话题

当今癌症治疗最热门的话题就是免疫治疗，肿瘤免疫治疗已经成为继手术、放疗和化疗之后的第四大肿瘤治疗疗法。

2010 年以来，美国 FDA 已相继批准了数款肿瘤免疫治疗药物上市，同时全球各大药厂也早已纷纷布局肿瘤免疫治疗相关药物的研发了。随着 2018 年度诺贝尔生理学和医学奖颁发给了与肿瘤免疫治疗相关的 2 位科学家：美国的詹姆斯·艾利森（James Allison）与日本的本庶佑（Tasuku Honjo），以表彰他们"发现负性免疫调节治疗在癌症疗法方面的贡献"，免疫治疗的热度更加高涨。

目前在中国，与肿瘤负性免疫调节治疗相关的 PD-1 抗体 /PD-L1 抗体正在陆续上市。特别是国产 PD-1 抗体（君实生物）的上市，以其低廉的价格给中国癌症患者应用免疫治疗药物带来了福音。回想几年前，在我这里看病的患者想要尝试用 PD-1 抗体却一药难求，必须飞到中国香港的诊所去注射，甚至托人专程去中国香港花好几万元买一支药回来，真是十分不易！

由此可以看出，未来的免疫治疗将在癌症治疗方面扮演一个举足轻重的角色。然而，必须向渴望使用免疫治疗的医师和患者们说明的是，癌症的免疫治疗绝非仅仅是应用几款相关抗体药物那么简单。我在前面"弄懂人体复杂而精巧的防御机制""肿瘤细胞与免疫系统的博弈"两个专题中经对相关基础免疫学知识和该领域医学研究进展做了一些说明，现在希望围绕癌症免疫治疗的目的这个主题，通过自己研究和实践的体会，将这个话题的临床应用进一步加以讨论。

札记 10-2　癌症免疫治疗到底要干啥

众所周知，肿瘤的手术治疗是要切除，最好是干净地切除体内生长出来的肿块；放疗是想通过对不宜切除的肿瘤施加高能量照射将局部肿瘤烧灼或消融掉；而化疗则试图通过释放化学毒性对全身的肿瘤病灶和游走的肿瘤细胞进行地毯式轰炸。历史已经证明，哪种单一方法的疗效都是有限的。那么我们就要发问，难道新热起来的免疫治疗也是一颗万能的"神奇子弹"，只要针对肿瘤或免疫细胞的某一个分子就可以治愈癌症了吗？显然答案是否定的。

那么，免疫治疗的目的到底是什么呢？我个人认为，免疫治疗的目的应该是帮助癌症患者纠正抗癌免疫功能的低能或失能，促进他（她）们的免疫功能恢复到正常态或平衡态来与癌抗争，使机体能够继续与不断产生的癌细胞进行博弈并控制它们，维持该个体的生存。做一次免疫治疗绝不可能将癌细胞全部斩尽杀绝，真相是只要人类作为生物体还在进化，只要人体要与生存的环境相互影响，只要某一个个体还在这个世界上生存，体内的免疫系统与癌细胞的博弈就不会停止，这是一个此消彼长，互相博弈的长期过程。

 ## 札记 10-3　简说免疫系统复杂工程

人体抗癌的免疫战争是一个系统工程，有许多因素参与，涉及一系列环节与步骤。免疫系统的哪一个环节和步骤出了问题，都可能导致整个战役的失败。当人体某一器官组织出现细胞突变（形成肿瘤细胞）的时候，特别是当肿瘤细胞成簇增殖、形成拉帮结伙之势时，负责人体安全监督管理的免疫系统就会报警和启动干预措施。主要的干预包括：

1. 非特异性免疫细胞首先到场　这些细胞包括 NK 细胞、NK–T 细胞、γσ T 细胞等，由它们进行第一轮攻击。武器是释放穿孔素等破坏肿瘤细胞，并释放 γ– 干扰素等趋化因子调集兵力。新部署来自两方面，一方面抑制血管生成，阻断该区域血液供应；另一方面招募抗原呈递细胞 APCs，包括树突状细胞（DC）和巨噬细胞（MC）到达现场，吞噬被破坏肿瘤细胞的裂解碎片，启动肿瘤特异性免疫反应。打个比方说，这一过程就好像巡警发现警情启动应急预案，并通知刑警或经侦警察到达现场搜集犯案现场证据。

2. 树突状细胞群（DCs）现场勘查并举证　它们吞噬了肿瘤细胞裂解碎片，一边消化和处理抗原，一边向附近的淋巴器官（淋巴结）迁移。好似办案警察在现场搜集了证据并将犯罪证据进行分析整理，再向检察机构移交案情并申请批捕这个程序一样。

3. 抗原表达递呈 T 细胞并进行自我与非我的甄别　DC 将肿瘤裂解物加工成小分子多肽 –MHC 复合物抗原，表达于细胞表面，然后递呈给 T 细胞。这就相当于检察院对案情经过分析论证，向法院起诉。

在抗原递呈细胞与 T 细胞相互作用这一过程中，需要由共刺激和共抑制信号对肿瘤抗原递呈进行精细调节。这些信号可以调控肿瘤特异性初始 T 细胞活化成为靶向肿瘤的效应 T 细胞，同时也防止损伤了自体正常的组织细胞。这一过程犹如检方与法院相互沟通与制约，检方将证据提交给法院，法院进行法庭辩论。如果共刺激信号占优势，肿瘤特异性效应 T 细胞产生、激活和扩增，就好像法庭认定事实清楚，证据确凿，宣判定罪量刑。而如果共抑制信号占优势，就会阻止肿瘤特异性效应 T 细胞的激活和扩增。相当于被诉方抗辩成功，可能会导致宣判肿瘤方无罪，诉讼终止。

4. 激活和扩增的肿瘤特异性效应 T 细胞发起攻击　这种肿瘤特异性效应 T 细胞从淋巴器官向外周血释放并向肿瘤组织迁移。到达肿瘤组织的特异性效应 T 细胞穿过血管，并渗透到肿瘤组织内部，对肿瘤抗原进行识别，攻击肿瘤细胞。这好比送达治罪的判决书，法警对罪犯验明正身，执行相关判决惩戒。

在肿瘤这个微环境里，肿瘤细胞遇到前来杀伤它的特异性效应 T 细胞，还是想负隅顽抗。其反攻击的众多策略之一就是肿瘤细胞表面有高表达的 PD-L1，它可以诱导特异性效应 T 细胞也出现 PD-1 高表达，两者一结合就启动了相关的抑制性信号通路，使得特异性效应 T 细胞识别和攻击肿瘤细胞这一行为被抑制。这一过程好似罪犯贿赂法警，规避执法，甚至越狱逃跑。

5. 效应 T 细胞死亡并产生肿瘤特异性记忆 T 细胞　通过这一步骤产生的 T 细胞具有了肿瘤特异性记忆后，当它再次遇到相应抗原的肿瘤细胞时，记忆 T 细胞就可以增殖并清除相关的肿瘤细胞。这相当于执法过程中，执法人员与罪犯搏斗时牺牲了自己，但保留下了有力证据并记录在案。于是当警方再次与犯罪人员或罪犯嫌疑人相遇时，可以召集来更多的警察迅速采取执法行动。

以上阐述，我试图用通俗的语言解释清楚肿瘤免疫反应的全过程，这也是我在门诊给患者解释肿瘤免疫治疗时经常采用的方法。虽然这些比喻可能不太准确，但患者和家属一般能够听懂和理解，有利于医师与他们的沟通顺畅，以取得相互配合。这里讲的只是肿瘤免疫的一般性过程，这个生物学过程即使是正常人每天也都在我们体内发生着，当然，实际发生的过程和相互影响就好像一个庞大的网络主板当然还要复杂得多。

札记 10-4　癌症患者系统免疫监测

人体之所以会罹患癌症，除环境因素致组织细胞突变（外因）外，最主要的原因就是机体的免疫系统出现了问题。这种免疫系统的紊乱既有肿瘤局部微环境的免疫缺陷，也有系统发生问题的情况。我曾跟踪了一些癌症患者外周血的淋巴细胞比率和淋巴细胞计数，还有各淋巴细胞亚群的改变。仅根据外周血淋巴细胞比率和淋巴细胞计数这一最基本的临床数据观察，就发现有一些基本的规律：

1. 肿瘤进展期　可见外周血淋巴细胞比率和淋巴细胞计数降低，抑制性细胞亚群（如 Ts）增高。

2. 肿瘤晚期　当癌细胞广泛转移时，往往外周血白细胞中大部分为中性粒细胞，淋巴细胞的比率可以降到 10% 以下，甚至仅是正常范围高限的 1/10。患者若伴随持续发热、白细胞增高和血小板降低，出现恶病质就意味着终末期来临。当然有的患者出现这些表现是由于肿瘤的负荷和治疗及治疗后的全身反应造成的。

3. 手术后和放疗后 此时，外周血淋巴细胞比率和淋巴细胞计数一般都有明显降低，淋巴细胞比率常降到 10% 左右，而抑制性淋巴细胞亚群增高（如Treg）。这与手术创伤后局部和全身的炎症反应、放疗引起的炎症反应及对外周血淋巴细胞照射损伤有关。

4. 化疗后 化疗后外周血淋巴细胞比率和淋巴细胞计数变化则不太一样。通常大多数人白细胞总数降低，而淋巴细胞比率的改变则出现分流，一部分患者化疗 2～3 个周期后，尽管白细胞总数降低，但淋巴细胞比率增高，有的达到或超过 40%（正常值的高限）甚至 50%。这种患者一般对化疗的耐受性较好，毒性反应相对弱些，因此，在相当一段时间内病情可能比较稳定；而另一部分患者一旦遭受化疗打击，淋巴细胞比率比化疗前还低，这种患者一般预示着化疗耐受不好，效果也不会太好。

因此，我反复告诫下级医师和学生们要注意监控这项指标，因为许多肿瘤相关科室医师只注意白细胞总数，关注白细胞分类中的中性粒细胞（控制细菌感染有用），而不太关注淋巴细胞比率和计数的变化趋势。因为白细胞过低可能引起细菌感染并发症，需要及时使用粒细胞集落刺激因子（升白针），大多用后白细胞就会上升，处理起来相对简单。而肿瘤特异性和非特异性免疫细胞主要出现在淋巴细胞这个池子里（对控制肿瘤细胞有用），它的数量多少是患者从癌症走向康复的本钱。由于当前癌症的主流治疗手段本身会对人体的免疫系统造成影响，甚至造成患者的系统性免疫紊乱，所以临床上我们在治疗癌症的过程中，必须对免疫系统缺陷的出现引起足够的重视并注意加以保护。

 ## 札记 10-5　关于系统免疫紊乱的判断

免疫治疗的目的既然是帮助患者的免疫系统恢复到正常态，那我们做肿瘤治疗的人首先就要很好地判断患者所处的病程阶段是以肿瘤免疫耐受为主；还是既有肿瘤免疫耐受也有非特异的炎症反应；还是全身过度的炎症反应与肿瘤特异性免疫系统崩溃并存。如果分不清状况，就不可能为患者制订出好的含有免疫治疗的综合治理方案来。

目前我们看到国内已经出现许多含 PD-1 抗体的不同抗癌治疗方法联合应用，却很少讲出科学道理，有些只是机械性地联合试用。事实上，制订联合治疗方案时不仅要看肿瘤细胞或体积的负荷，肿瘤突变的负荷，还要通过外周血淋巴细胞比率和淋巴细胞计数推断体内效应性 T 淋巴细胞的储备情况和再生情况，或者说必须了解我方手头有多少可以调动的兵力。当然，如果能够直接检测外周血肿瘤特异性细胞毒 T 细胞（CTL）的数量更好，可惜目前还没有常规方法能够检测到这一多靶点的 CTL。

如果患者体内有足够的肿瘤特异性免疫细胞，只是功能被抑制了，那只要想办法去激活就好。如果患者体内已经启动了全身性的非特异性炎症反应或自身免疫反应，那此时再去应用 PD-1 抗体无疑是雪上加霜，既可能加重药物毒性（各种器官组织的免疫性炎症），还让患者白白投资。比如肺和肝的一些巨噬细胞是可以表达 PD-L1 的，晚期患者常可以看到巨噬细胞引起的自身炎症反应，比如大量释放的恶病质素也叫 TNF-α，可引起持续发热，白细胞总数和中性粒细胞增高。

目前我们知道，巨噬细胞和中性粒细胞在帮助癌细胞转移扩散方面"功不可没"。2019 年 1 月，瑞士巴塞尔大学研究人员在国际著名杂志《自然》（Nature）上发表文章[①]。他们从 70 名侵袭性乳腺癌患者中获取了血液样本，检测循环肿瘤细胞（CTC），并通过分离和单细胞 RNA 测序等分析后发现，与 CTC 结合的确定就是中性粒细胞。而且患者血样中只要有一个 CTC 结合中性粒细胞的团簇，他与其他患者相比无进展生存期就会成倍的缩短。在小鼠中进行的 CTC 移植试验也得到了同样的结果。

从临床来看，癌症患者外周血的粒细胞 / 淋巴细胞比率是一个非常重要的指标。如果外周血淋巴细胞很低，推测肿瘤特异性 T 细胞（CD8$^+$T）也不会高。即使肿瘤组织中高表达 PD-L1，存在肿瘤突变负荷高这些有利因素，但如果没有足够的效应 T 细胞，即使使用 PD-1 抗体疗效也不会太好。本人在临床还观察到这样一个现象，患者应用 PD-1 抗体后，外周血淋巴细胞比率较用药前下降可达 2/3，原因和机制尚不明朗。换句话说，现在有关癌症患者存在的系统性免疫紊乱研究得还很不够，所以上述那些临床观察的现象是因还是果缺乏系统的数据和机制解释，这也是目前 PD-1 抗体临床应用中存在疗效不同的问题。所以我一直认为，在 PD-1 抗体与各种治疗方法联合的尝试中，最应该尝试的是肿瘤特异性免疫细胞过继转移联合 PD-1 抗体的治疗方案，这需要更多个体化精心设计的临床研究。

---

① Szczerba B M, Castro-Giner F, Vetter M, et al. Neutrophils escort circulating tumour cells to enable cell cycle progression. Nature, 2019: 566 (7745): 1, DOI: 10.1038/s41586-019-915-y

札记 10-6　肿瘤免疫微环境和免疫评分

　　目前肿瘤免疫研究的热点，也是业界比较关注的是肿瘤的免疫微环境问题。因为无论患者自体产生可攻击肿瘤的特异性细胞毒 T 细胞（CTL），或通过应用肿瘤疫苗（DC 疫苗）诱导患者体内产生 CTL，抑或体外诱导培养扩增 CTL 或 TIL 过继转移进入体内，最终都需要这些具有战斗力的士兵们（CTL）到达肿瘤局部并且浸润到肿瘤组织中去发挥作用。一段时间以来，人们一直在探索如何提高癌症免疫治疗的疗效。特别是当前临床开展 PD-1/PD-L1 抗体治疗和研究以来，单药的临床响应率并不理想（只有 10%～35%），许多研究者都开始转而关注起肿瘤免疫微环境来。

　　2006 年 Galon 等在《科学》（Science）杂志发表了一篇文章，第一次论证了人结直肠癌组织内免疫细胞的类型、密度和定位可以准确预测患者的生存时间，从而揭示了肿瘤生长与肿瘤内部适应性免疫的依赖关系。提出 T 细胞浸润和 γ- 干扰素信号在预测原发性癌症的自然发展过程中具有超过 TNM 的价值[1]，这一研究导致了肿瘤免疫评分（Immunoscore）的产生。后来，Franck Pages 等在 2018 年 5 月国际著名医学杂志《柳叶刀》上发表了一篇文章，报告全球（欧洲、美国和亚洲）多中心纳入的 2681 名结肠癌患者组织样本的免疫评分研究。结果显示：免疫评分对结肠癌患者的风险预期提供了可靠的估计，并且在所有可以预测风险的临床参数中（包括美国癌症学会和国际癌症控制联盟的 TNM 分类系统在内）免疫评分价值最高[2]。

　　2019 年在国际著名科学杂志《Nature Reviews Drug Discovery》上 Galon 等最新发表的一篇综述文章 "Approaches to treat immune hot, altered and cold tumours with combination immunotherapies"[3]，文章回顾了肿瘤免疫评分及其意义并论述了如何使用联合免疫疗法去治疗"热肿瘤"和"冷肿瘤"。按

① Galon, J. Costes A, Sanchezcabo F, et al. Type, density, and location of immune cells within human colorectal tumors predict clinical outcome. Science, 2006, 313: 1960–1964

② Franck Pages, Bemhard Mlecnik, Florence Marliot, et al , International validation of the consensus Immunoscore for the classification of colon cancer: a prognostic and accuracy study. Lancet, 2018, 391: 2128–2139

③ Galon and Bruni, Approaches to treat immune hot, altered and cold tumours with combination immunotherapies. Nature Reviews Drug Discovery, 2019, https://doi.org/10.1038/s41573-018-0007-y

照 Galon 等的免疫评分系统，通过对肿瘤中心和肿瘤边界（又称为浸润切缘，invasive margin）区域中的 CD3$^+$ 和 CD8$^+$ 2 种淋巴细胞的量化统计，可将肿瘤分为 4 种类型或分为 4 级（图 15）：

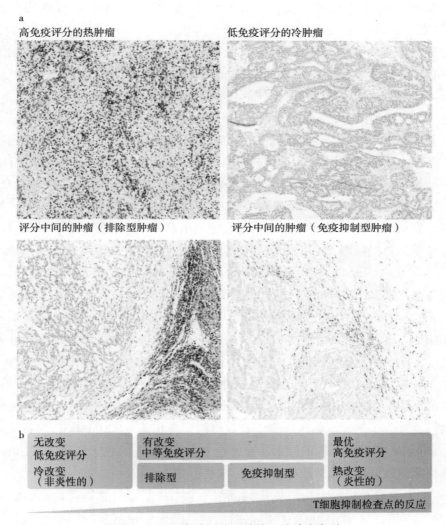

图 15 Galon 免疫评分系统的 4 种肿瘤类型

注：棕色（3，3- 二氨基联苯胺，DAB）染色代表 CD3$^+$T 淋巴细胞，蓝色（碱性磷酸酶）复染提供肿瘤组织染色背景。可以看出 T 细胞在肿瘤组织中浸润的情况。左上图为高免疫评分的热肿瘤；右上图为免疫评分为 0 的冷肿瘤；左下图为"排除型"肿瘤；右下图为"免疫抑制型"肿瘤。总体看，肿瘤中心低免疫评分为多而浸润边缘高免疫评分较多

（本图来源：Galon and Bruni，Approaches to treat immune hot，altered and cold tumours with combination immunotherapies. Nature Reviews Drug Discovery，2019，https://doi.org/10.1038/s41573-018-0007-y）

1. 肿瘤中心和边界区域都存在高密度的 CD3$^+$ 和 CD8$^+$ 淋巴细胞，称为"热肿瘤"（Inflamed，hot）。是最佳的免疫状态，获得的免疫评分最高 —— 4 分（Opertimal：high immunoscore）。

2. 肿瘤中心和边界区域都没有（Absent）CD3$^+$ 和 CD8$^+$ 淋巴细胞，称为"冷肿瘤"（non-inflamed，cold），免疫评分为 0。

3. 肿瘤边缘存在大量 CD3$^+$ 和 CD8$^+$ 淋巴细胞，但是这些细胞无法浸润到肿瘤中心，称为"排除型"（excluded）肿瘤。

4. 肿瘤中心和边缘区域虽然都有点淋巴细胞，但是淋巴细胞的密度不高，称为"免疫抑制型"（immunosuppressed）肿瘤。

很显然，"热肿瘤"无论是肿瘤内部还是肿瘤边缘都有大量效应 T 细胞的浸润，而效应 T 细胞正是抗癌反应的核心力量。如果这些 T 细胞以 CD8$^+$ 细胞毒 T 细胞占优势，而且功能正常，这种类型的癌症患者的相对预期生存期就会长，甚至有可能康复。如果该肿瘤有免疫抑制因素，比如 T 细胞高表达 PD-1，肿瘤细胞高表达 PD-L1，致使 T 细胞低能，不能消除肿瘤，则给予 PD-1/PD-L1 抗体等免疫促进剂或激活剂，可能会获得好的疗效。还有其他免疫抑制因子，如 TGF-β、IL-10 或抑制性免疫细胞 Treg 等，治疗中也都是需要调理的，只是到目前为止，临床还没有成熟和确切的适用协调性方法。

而免疫评分为 0 的"冷肿瘤"，有可能表现为 DC 耐受，不能递呈抗原和活化 T 细胞，于是外周血液循环中就会缺乏肿瘤特异性的效应 T 细胞；当然也有可能是效应 T 细胞因为某种未知的原因被阻隔在肿瘤之外，无法进入肿瘤内部，不能与肿瘤细胞正面交锋而杀伤肿瘤细胞，导致了肿瘤不受控制地野蛮生长。这样的肿瘤应用 PD-1/PD-L1 抗体效果可能就更差，即使检测肿瘤组织突变负荷很高也不行。因此，临床监测中若仅检测突变负荷、MSI/dMMR 和新生抗原（neoantigen）等肿瘤一侧的因素，而忽略免疫侧的状态，也无法使 PD-1/PD-L1 抗体治疗的效果有太大的改善。

至于肿瘤免疫分型为"免疫抑制型"和"排除型"这两类肿瘤，要么肿瘤边缘存在大量 CD3$^+$ 和 CD8$^+$ 淋巴细胞，但是无法浸润到肿瘤中心，即只围城而不攻城，使战斗无法短兵相接消耗敌人有生力量；要么只是有少量 T 细胞浸润进肿瘤组织中去，是小股部队打游击；两者均不能对肿瘤造成毁灭性打击。但这两种类型也属于状态可改变型，要特别引起临床医师的注意，多观察思考，如果能找到确切原因有针对性地进行干预，有可能将其转变为"热肿瘤"。

札记 10-7　有哪些肿瘤免疫奥秘需要进一步探究

随着肿瘤免疫治疗的进展和不断发现的问题，通过肿瘤免疫评分将肿瘤分为"热肿瘤"和"冷肿瘤"这一概念，已经日益被业界所接受并逐步形成共识。我的研究团队也一直在关注这方面的进展。

笔者一直在思考下列问题：肿瘤微环境中更深层的免疫到底处于何种状态（除了 CD3⁺ 和 CD8⁺T 细胞以外，巨噬细胞、NK 细胞、B 细胞、Treg、髓样抑制细胞表现如何）？为什么每位患者的肿瘤免疫微环境有所不同？为什么肿瘤组织中免疫细胞浸润会发生上述 4 种情况？肿瘤组织中免疫细胞的浸润或者说免疫微环境与放疗、化疗和靶向治疗的关系如何？肿瘤组织中 T 效应细胞的浸润与外周血或系统中免疫细胞的数量和功能是怎样的关系？肿瘤组织中免疫细胞的浸润与 PD-1/PD-L1 表达又是什么关系？

我们特别想知道：那些浸润到肿瘤组织中的 T 细胞都是靶向哪些肿瘤特异性抗原的？因为抗原靶点可能有多种；原发病灶和转移病灶中的靶点可能有所不同；可能同一癌种每位患者的靶点不同；可能同一患者经过各种治疗后复发或转移病灶中的靶点也会发生变化。

我们很想搞清楚：肿瘤靶点的具体分子序列甚至结构是什么？神经递质或内分泌激素对 T 效应细胞浸润的影响是怎样的？……总而言之，有太多的问题摆在我们面前，正等着我们去探索和追究。

时不我待，重任在肩。

 札记 10-8　寻找帮助癌症患者纠正免疫低能或失能的方法

如前所述，癌症患者的免疫功能紊乱包括系统性和局部性的免疫缺陷，每位患者免疫缺陷的具体环节也许是不同的，到底是巡警 NK 细胞等失职，遇到警情不处理？还是作为办案警察和检察院的 DC 对各种犯罪线索和证据熟视无睹，不向法院起诉？抑或是法院不秉公执法，一纸无罪宣判，放任罪犯逍遥法外？目前全球还没有建立起一个有效的甄别系统，能够帮助我们准确找出每一位癌症患者免疫失能的具体环节。即使某位癌症患者有手术机会或者获得穿刺活检的机会，得到了肿瘤的组织标本，并通过肿瘤组织学的多种染色做出了肿瘤免疫微环境的免疫评分（笔者团队正在进行这方面的检测），也还不能说可以做到具有完全针对性的免疫干预。更何况还有许多患者暂时无法手术或接受穿刺活检，无法获取肿瘤具体的组织学状态（首诊时的病理组织学状态不一定能够完全代表术后及化疗后的状态），那就更谈不上实行完全针对性的免疫干预了。

作为一名医师和临床医学研究工作者，我现在更注重的是怎样利用癌症患者系统性免疫环境和肿瘤免疫微环境的临床研究数据去解决好现实中临床治疗问题，而且操作要简便易行并有一定的实际疗效。因为有那么多的癌症患者正在死亡线上挣扎，如果等我们把所有问题都搞清楚，有十足把握再来救人，黄花菜都凉了。幸好 Franck Pages 等专家为我们提供了一条很重要的线索，该团队通过 PubMed 检索了截至 2018 年 1 月发表的，关于肿瘤浸润免疫细胞与各种类型癌症预后关系的文章，有 250 篇文章涉及细胞毒 T 细胞，记忆性 T 细胞和辅助性 T 细胞。通过对 28 类不同癌种的分析，发现在这些研究中有 98% 的结论都显示：肿瘤浸润的细胞毒性 CD8$^+$T 细胞与良好的预后呈正相关[1]。也就是说，不论这些细胞毒性 CD8$^+$T 细胞是靶向肿瘤细胞上的哪一个分子的，只要有足够的 CD8$^+$T 细胞能够浸润到肿瘤中去，就可以帮到我们的患者。那么，我们可以考虑从这个角度采取措施去帮助患者，即设法增加癌症患者体内，包括全身和局部病灶中的 CD8$^+$T 细胞。

 ## 札记 10-9　目前正在应用的纠正免疫低能的方法

1. 诱导体内产生 CD8$^+$CTL　肿瘤抗原致敏树突状细胞疫苗诱导体内产生肿瘤特异性细胞毒性 T 细胞（CD8$^+$CTL）是目前纠正癌症患者免疫低能或失能可行的方法之一。

众所周知，全国许多医院都在做肿瘤免疫治疗，所用方法各有不同，以至于患者四处寻医而无所适从。但无论怎样，要启动肿瘤特异性免疫应答，关键的细胞是抗原递呈能力最强大的树突状细胞（DC）。DC 可以诱导体内产生肿瘤特异性细胞毒性 T 细胞（CD8$^+$CTL），启动并活化 CTL 杀伤肿瘤的免疫反应。相当于要办一件命案，首先要由警察出现场，进行现场勘察，搜集证据，并向检方提供证据，并要求批捕犯罪嫌疑人。如果案发后，没有警察及时出现场，或者出了现场但不负责任，不认真搜集证据向检方起诉和逮捕犯罪嫌疑人，这个案子就可能不了了之，办不下去了。

每个癌症患者其实体内都有 DC，按道理说，人体是有能力执行好这个功能

① Franck Pages, Bemnard Mlecnik Florence Marliot, et al. International validation of the consensus immunoscore for the classification of colon cancer: A prognostic and accuracy study. Lancet, 2018, 391: 2128-2139

的。但从结果来看，癌症患者确实发生了肿瘤特异性免疫应答低能或无能，至少是做得不到位。追根溯源可能是 DC 对于自体组织恶变的细胞没感觉，对其标志物不识别，发生了耐受，所以必须强化这个环节的功能。相当于这一片地区总发生命案，而且屡不破案，警察接到报警，熟视无睹，见怪不怪，没人管事，以至于犯罪势力越来越嚣张。那么，加强这方面的警力，培训并派出更多精兵强将去增援该地区这一工作显然是十分必要的。

最新的研究结果告诉我们，即使当前的抗癌"神药"PD-1 抗体要发挥作用，也需要收到 DC 细胞的指令。一直以来，大家认为只要 PD-1 抗体阻止了 T 效应细胞踩刹车，T 细胞抗肿瘤能力就自然恢复了。其实不然，如果事情这么简单，那么现在给患者应用 PD-1 抗体的临床反应率就不会这么低了。最近，美国麻省总医院的 Mikael Pittet 团队，于 2018 年在著名学术期刊 *Immunity* 上发表研究成果[①]，刷新了我们对 PD-1 抗体所起作用的认知。他们发现，当 PD-1 抗体结合到 T 细胞的 PD-1 受体上后，T 细胞并没有立即获得抗癌能力；只有当树突状细胞（DC）发放"授权"令之后，杀伤性 T 细胞才开始发挥抗肿瘤作用。而杀伤性 T 细胞与树突状细胞之间还需要通过干扰素-γ（IFN-γ）和白细胞介素 12（IL-12）进行信息交流，这之间涉及一系列信号通路的激活。这个试验结果证明：使用 PD-1 抗体进行治疗后，需要树突状细胞通过表达 IL-12"授权"解锁，杀伤性 T 细胞才能发挥出抗肿瘤功能。该试验也进一步证明了 DC 在免疫治疗中发挥着至关重要的作用，不仅仅能递呈抗原，而且还负责启动杀伤性 T 细胞的抗肿瘤活性。

早在 2005 年，我们的研究团队通过临床前研究和主管部门批准，就已经针对各种癌症患者开展了肿瘤抗原致敏 DC 的主动免疫治疗。具体做法是在手术前、化疗前或放疗前抽取癌症患者外周血 45ml，分离和培养扩增 DC，制备肿瘤相关抗原或特异性抗原，加上激活剂致敏 DC，即在体外模拟体内的 DC 致敏过程，再于术后和放疗、化疗后，多点注射到富含淋巴组织的区域，使其诱导活化肿瘤免疫应答反应。这相当于将不好好干活的警察抽调出来，办学习班或训练班，让他们知道该如何履职。然后在上级警方对当地犯罪势力进行了清剿（手术、介入治疗、放疗、化疗）后（一般一次行动是清剿不干净的，即使清剿得比较干净也还会滋生），再将这些培训好的警察们派回当地执勤，以稳定战

① Garris C, Arlauckas S, Sean P. Kohler, et al. Successful anti-PD-1 cancer immunotherapy requires T cell-dendritic cell crosstalk involving the cytokines IFN-g and IL-12. Immunity. 2018, 49: 1148-1161, https://DOI: 10.1016/j. immuni.2018.09.024

果，维持地区的长治久安。

2. 系统性补充活化的肿瘤特异性细胞毒性 T 细胞　在特异性肿瘤免疫应答反应中，肿瘤特异性细胞毒性 T 细胞（CD8$^+$T）是主力军，要靠这些细胞最终将肿瘤细胞清除掉。而癌症患者不论是什么原因所致，往往这样的免疫细胞在外周血中是不足的。证据是癌症患者外周血淋巴细胞比率和计数平均水平低于正常人的平均水平。正常人外周血淋巴细胞比率 20%～40%（或 20%～50%，不同医疗机构可能略有不同）。而来我门诊就医的未经治疗的癌症患者几乎淋巴细胞比率都在 25% 以下，经常只能维持在 22% 左右。根据分期的早晚，分期越晚淋巴细胞比率越低，晚期癌症在 20% 以下很常见。而那些经过手术、化疗和放疗的患者，用这个指标也能初步判断出其预存的免疫状态如何，而 CD8$^+$T 细胞正是这些淋巴细胞中的一部分。根据我们团队对一些癌症患者外周血淋巴细胞亚群的检测来看，癌症越到晚期，临床上整体状态越不好的患者淋巴细胞中 CD8$^+$T 细胞亚群数量越低，同时活化和记忆性 CD8$^+$T 也低。

是什么原因导致癌症患者系统性 T 淋巴细胞减少呢？原因是多方面的。从宏观上看，有些患者确实是病期太晚，免疫系统长期与癌细胞作战，发生了耗竭，甚至已然崩溃；而有些患者是因为打击性治疗（放化疗）过度所致；还有一些更深层次的机制则有待进一步研究。目前已有一些最新进展为我们提供了一些导致系统性 T 淋巴细胞减少的线索。归纳如下：

（1）T 细胞被"囚禁"在骨髓内[1]、[2]：临床上早已报道胶质母细胞瘤引起的 T 淋巴细胞减少症。美国杜克大学 Peter E. Fecci 团队发现：新近确诊但还没有接受治疗的胶质母细胞瘤患者的淋巴细胞减少与艾滋病患者相似。一般健康人体内的 CD4$^+$ 辅助 T 细胞的数量在 700～1000/µl，甚至还要多，而胶质母细胞瘤患者却只有 200/µl 甚至更少。同时，其他类型的 T 细胞相较于正常人也有大幅下降。如此低下的免疫功能使他们更易受到各种感染，并可能导致癌症恶化。研究者们起初推测这种 T 细胞的减少可能是由脾隔离症引起的，由此应该会引发脾大。可研究结果却恰恰相反，影像检查显示患者的脾脏不仅没有增大反而

---

[1] P. Chongsathidkiet, C. Jackson, S. Koyama, et al. Sequestration of T cells in bone marrow in the setting of glioblastoma and other intracranial tumors .Nature Medicine, 2018, 24: 1459-1468

[2]《自然》子刊. 太嚣张！科学家首次发现癌细胞竟能将 T 细胞"囚禁"在骨髓，难怪很多癌症患者的 T 细胞那么少 . 奇点网 [2018-08-19]，http://360doc.com/coutent/18/0820/10/19913717_779645714.shtml

有明显的萎缩。于是，他们构建了胶质母细胞瘤的小鼠模型，这种小鼠血液和淋巴中的 T 细胞与人体相似也出现大幅减少；同时脾、胸腺、颈部淋巴结明显萎缩。然而让他们惊讶的是，患胶质母细胞瘤小鼠的骨髓中 T 细胞数量却增加了 3～5 倍！而且骨髓中仅仅是 T 细胞增加，而其他的免疫细胞并没有增加。研究者又检查了胶质母细胞瘤患者的骨髓情况，发现人体中也存在 T 细胞在骨髓中聚集的现象。于是，科学家们开始将其他肿瘤，如乳腺癌、黑素瘤、Lewis 肺癌和神经胶质瘤分别移植到小鼠的颅腔或皮下。实验结果均证实，所有移植进颅内的肿瘤都会引起 T 细胞在骨髓中的聚集，而皮下移植却不会（尚没有将肿瘤移植到内脏引起 T 细胞在骨髓中的聚集的报道）。

已知 T 细胞起源于骨髓的造血干细胞，经过分化成为初始 T 细胞。初始 T 细胞会迁移到胸腺，经过进一步分化和筛选，再释放到外周淋巴组织中，进而进入人体血液和淋巴循环系统发挥免疫功能。胶质母细胞瘤患者外周血 T 细胞减少，而骨髓里 T 细胞淤积，显然是有某种机制将 T 细胞"困"在了骨髓里，使它们无法离开骨髓开赴抗癌前线。进一步的机制研究显示，这种现象与 T 细胞表面 S1P1 受体水平大大减少有关。当研究人员对小鼠 S1P1 进行敲除或者药物阻断后，T 细胞仍然无法解困离开骨髓，而让 T 细胞表面 S1P1 受体恢复之后，T 细胞就变得能自由进出骨髓了，并且还增加了小鼠体内激活型 T 细胞的数量。不过遗憾的是，肿瘤小鼠的长期生存率却并没有提高，然而当研究者再用 4-1BB 激动剂和免疫检查点阻断剂，并将这两种 T 细胞激活疗法联合应用在肿瘤治疗上时，T 细胞表面 S1P1 受体固定的小鼠长期生存率竟然提高了 50%！该研究同时还报道，应用粒细胞集落刺激因子来处理模型小鼠，也能使骨髓释放 T 细胞。但这样的处理没有显示肿瘤治疗效果的提高，只有当它与 4-1BB 激动剂联用，才出现了小鼠长期生存率提升近 40% 的结果！

上述资料提示我们，解救被骨髓囚禁的 T 细胞，使外周血 T 细胞数量和活化程度增加在免疫治疗中具有巨大潜力。该研究结果发表在 2018 年的国际顶级杂志《自然医学》上。

（2）癌细胞释放携带 PD-L1 的外泌体可远程干扰 T 细胞的抗癌活性：一直以来，人们都认为，肿瘤抵抗 T 细胞攻击的杀手锏之一 PD-1/PD-L1 通路发生在肿瘤局部。T 细胞只有进入肿瘤组织后，才会通过 PD-1/PD-L1 通路被癌细胞抑制住。但宾夕法尼亚大学的华人学者 Xu Xiaowei 和 Guo Wei 有项最新的研究发现[①]，肿瘤内的癌细胞会产生携带压制 T 细胞活性的 PD-L1 的外泌体。这种外泌体可以从肿瘤组织中直接散播到全身各处，对人体的免疫系统进行全面的打击和压制。这恐怕也是造成癌症患者免疫力低下的原因之一。实际上，先前的研究已经证实黑素瘤患者血液中的外泌体上存在抑制 T 细胞活性的 PD-L，但当时没有深究其原因和机制。

Xiaowei 和 Guo Wei 对此进行了深入研究，发现携带 PD-L1 的外泌体可以与 CD8$^+$T 细胞结合发挥抑制 T 细胞的作用。在设计的实验中，他们人工导入的 PD-L1 外泌体可以抑制 CD8$^+$T 细胞的增殖，并减弱了其分泌细胞因子和杀伤肿瘤细胞的能力。而使用抗 PD-L1 抗体对人工导入 PD-L1 外泌体进行预处理后，该过程能被阻断。体内试验结果也显示，小鼠体内接种了黑素瘤细胞后，若给其注射携带 PD-L1 的外泌体会促进肿瘤的生长。进一步研究揭示携带 PD-L1 的外泌体可促使肿瘤中浸润的 T 细胞减少，甚至在脾和淋巴结这两个免疫系统的重要器官中 T 细胞也减少了。这说明肿瘤局部产生的外泌体可以从血液播散到全身，使外周淋巴器官和肿瘤内的 T 细胞减少，从而发挥出抑制 T 细胞的作用。

该实验的研究人员又在 44 个使用 PD-1 抗体（Keytruda）治疗的患者中进行了进一步追踪，发现对治疗有响应的 21 位患者中，治疗前的血液外泌体 PD-L1 水平明显低于另外 23 位对治疗没有响应的患者。在预后方面，也是血液外泌体 PD-L1 水平低的患者效果较好，治疗前 PD-L1 外泌体较少的患者客观缓解率高。但令人奇怪的是，那些对治疗响应较好的患者，一旦接受 PD-1 抗体（Keytruda）治疗后，血液中外泌体 PD-L1 水平竟然升高了。对此，研究人员的解释是治疗前的高 PD-L1 水平，反映了肿瘤在和免疫系统的斗争中取得了压倒性优势，已经没有足够的 T 细胞可供激活了。而治疗后正是 T 细胞的激活，促使肿瘤不得不产生更多的 PD-L1 来负隅顽抗。从这项研究也可以看出，PD-抗体应用的局限性，即当我们给予 PD-1 抗体去激活 T 细胞时，肿瘤会产生更多的 PD-L1。因此，专家们推测，如果将系统性补充 T 效应细胞联合 PD-抗体治疗，可能会取得更好的疗效。

综上所述，无论是癌症患者免疫细胞与癌细胞长期搏斗的消耗，还是过度攻击性治疗（放疗、化疗）对免疫细胞的反复伤害，还有癌细胞为了生存动用对付 T 细胞的一系列抵抗手段，最终都会造成一个结果，那就是癌症患者体内抗癌的主力部队——细胞毒 T 细胞（CD8$^+$T）减少和功能低下，这就是问题的

① Chen G, Huang A C, Zhang W, et al. Exosomal PD-L1 contributes to immunosuppression and is associated with anti-PD-1 response. Nature, 2018, 560（7718）：382

核心和关键。因此，对于癌症患者来说，光诱导体内产生肿瘤特异性细胞毒性T细胞是不够的，还要系统性补充一定数量且具有活力的肿瘤特异性细胞毒性T细胞。如果没有足够的这种的部队，空投再多防护装备（PD-1抗体）也是没有用的。

所以，多年来我的团队除了注射肿瘤抗原致敏自体DC疫苗进行主动免疫治疗，诱导癌症患者体内产生更多效应T细胞以外，还在体外将这种肿瘤疫苗与自体T淋巴细胞共同进行培养，诱导、活化和大规模扩增细胞毒性T细胞（包括自体预存的具有肿瘤靶向性的这些T细胞），将这些细胞在手术后、化疗后或放疗后输入癌症患者的体内。将主动免疫和过继免疫治疗结合起来，从两个方面共同实行干预。这相当于既增加办案警力的数量和提高了质量，也在检察院和法院充实力量和加强队伍建设。当我们将肿瘤抗原致敏DC及其诱导的细胞毒性T细胞与手术和化疗联合起来治疗结直肠癌时，临床显现出良好的疗效。手术＋化疗＋免疫细胞治疗组与手术＋化疗组相比较，总体预期3年和5年生存率都得到了明显提高；同时，进展期胃癌（TNM分期为Ⅲ期和Ⅳ期）患者的中位生存期也明显延长。

3. 促进CD8$^+$T淋巴细胞向肿瘤组织迁移和浸润　根据上述肿瘤免疫微环境中免疫评分的研究可以看出，只有大量的CD8$^+$T淋巴细胞向肿瘤组织迁移并浸润到肿瘤组织中去，肿瘤才能最终被打败，癌症患者的生存期才能切实得到延长。但是，肿瘤为了逃避机体免疫系统对其的清除，会采取种种策略进行抵抗。目前我们还不太清楚其中的全部机制。

为什么有的患者肿瘤组织中完全没有CD8$^+$T细胞的浸润？为什么有的患者有大量的CD8$^+$T细胞聚集在肿瘤的边缘，却没有浸润到肿瘤组织中去，即兵临城下，却围而不攻？为什么有的患者在肿瘤边缘和肿瘤组织中仅有散在的少量CD8$^+$T细胞？这与不同肿瘤的组织学特性，如间质细胞较多，组织致密，不易浸润有无关联？此外，CD8$^+$T淋巴细胞向肿瘤组织迁移和浸润的确切相关因素是什么？它可能与肿瘤的代谢环境有关；可能与肿瘤微血管异化有关；可能与肿瘤释放的免疫抑制因素有关；甚至与肿瘤细胞的拉拢或同流合污的自体免疫细胞有关，这些方面都应该进行深入的研究。另外，临床还存在到底应用什么药物（如趋化因子）才能促进这种CD8$^+$T淋巴细胞向肿瘤组织迁移和浸润等问题。总之，关于临床到底怎样治疗癌症患者才能使他们受益最大还有很长的路要走，但无论如何，解决当下怎么办却是每个肿瘤科医师每天面临的问题。

根据笔者阅读和收集的资料及临床实践，下面列出一些可以起到促进CD8$^+$T淋巴细胞向肿瘤组织迁移和浸润作用的方法供大家参考：

（1）放疗：放疗利用各种不同能量的电离辐射对肿瘤靶区进行照射，用来杀死或杀伤肿瘤细胞，达到对肿瘤组织的破坏。尽管现代放疗的仪器设备和技术已经发生了翻天覆地的变化，稳步向"高精度、高剂量、高疗效、低损伤"的目标前进。但如果没有体内的免疫细胞还是无法最终消灭肿瘤细胞的。所以，放疗相当于对敌军基地的定点轰炸，而免疫细胞相当于地面部队。适当的轰炸，将城墙和防卫设施加以破坏，压制敌军火力后，最终还是要地面部队攻城掠地，重建城市，恢复居民正常的生活状态。由于放疗可以破坏肿瘤细胞，促进了肿瘤抗原的释放，因此也会吸引免疫细胞向肿瘤病灶迁移，并促进免疫细胞向肿瘤内部浸润。新释放的肿瘤抗原还可以引起新一轮非特异性免疫细胞NK、NK-T与特异性免疫反应细胞DC及T细胞的免疫再循环。前面的专题里已经讲过笔者团队如何与放疗专家携手合作，进行放疗+免疫细胞治疗的成功案例，在此不再赘述。

（2）微创治疗技术：目前实体肿瘤的局部治疗，除了传统的外科手术和放疗以外，一系列新的微创技术已在临床大量应用。例如微波消融技术对许多肝癌患者的原发病灶或转移病灶就有很好的疗效。微波是一种波长为1mm至1m，频率为300MHz至300GHz的高频电磁波。临床上使用一根特制的微波针，经皮穿刺到肿瘤中心区域，通过微波发生器释放的微波磁场，使微波针周围的分子发生高速旋转运动并摩擦升温。当温度达到60℃以上时，肿瘤组织就会发生蛋白质变性凝固、脱水坏死，以此来达到治疗的目的。虽然在一部分单病灶，肿瘤较小的病例中可以达到根治效果，但是更多的患者还是会复发或发生肝内转移的。有的患者可能一开始就有肝内转移灶，只是影像学检查的分辨率还不足以发现而已。由于微波消融只是针对微波针插入的那个病灶进行局部治疗，对其他已经转移的微小病灶，甚至加热时由边缘向周围逃跑的癌细胞都不可能做到斩尽杀绝。但加热灭活的肿瘤组织可以释放肿瘤抗原，同时能产生热休克蛋白，其作为肿瘤抗原的分子伴侣，可以增加肿瘤的免疫原性。这对刺激机体免疫系统提高机体免疫功能是十分有利的。

因此，将微波消融术与免疫细胞治疗联合起来是个不错的选择。我的团队在301医院期间就与超声介入科的董宝玮、梁平团队进行过这方面的合作。在微波消融术基础上联合免疫细胞治疗肝细胞性肝癌的Ⅰ期临床试验中，周佩博士作为第一作者发表的论文中观察到在未进行抗病毒治疗的情况下，患者肝炎病毒的载量显示明显下降，CD8$^+$T细胞增高；抑制性T细胞Treg下降；未发现

Ⅲ级、Ⅳ级不良反应 [1]、[2]。当然该项研究需要进一步随访跟踪下去。

（3）阻断免疫抑制因素：除了上述免疫细胞激活对肿瘤细胞的主动攻击以外，肿瘤细胞为了生存，也会运用各种策略，诱导机体出现免疫缺陷或发起对免疫细胞的抑制性反应。肿瘤细胞与免疫细胞博弈的一个重要手段就是负性免疫调节。因此，肿瘤免疫治疗的一个重要环节就是阻断免疫抑制因素。这些免疫抑制因素比较多，也十分复杂，涉及不同的细胞、细胞因子、信号通路，至今还远远没有搞清楚，需要我们多方努力加强研究。

 札记 10-10 阻断免疫抑制因素的临床应用

我们已经知道，阻断免疫抑制因素对癌症患者的免疫治疗来说有多么重要。

经过多年的摸索和实践，并且利用当前我们已知的一些知识和经验，有下面一些方法目前在临床得到了应用并证明可使患者获益。这些阻断免疫抑制因素的相关治疗如下。

1. PD-1/PD-L1 通路的阻断   上面提到的，也是目前与肿瘤免疫治疗相关的 PD-1/PD-L1 抗体药物就是用来阻断肿瘤诱导的免疫抑制的。具体来说，PD-1 又叫程序化死亡分子 -1，主要在激活的 T 细胞和 B 细胞中表达，是激活型 T 细胞的一种表面受体，PD-1 有 2 个配体，分别是 PD-L1（B7-H1）和 PD-L2（B7-DC）。当肿瘤特异性免疫应答启动后，T 细胞活化、迁移并浸润到肿瘤组织中去清除肿瘤。而肿瘤的微环境会诱导浸润的 T 细胞高表达 PD-1 分子，肿瘤细胞本身则会高表达 PD-1 的配体 PD-L1 和 PD-L2，从而导致肿瘤微环境中 PD-1 通路持续激活。PD-L1 与 PD-1 结合后，可以传导抑制性信号，抑制 T 细胞去发现肿瘤细胞和向肿瘤细胞发动的攻击，降低了 T 细胞消灭肿瘤的作用。

最近一段时间以来，国内相继上市的抗癌新药 PD-1 抗体和 PD-L1 抗体，就是针对 PD-1 或 PD-L1 设计研发的抗体，它可以阻止 PD-1 和 PD-L1 的识别及两者的连接，阻断这种抑制性信号通路，释放抗肿瘤 CD8[+] T 细胞的响应，部

---

① Pei Zhou, Ping Liang, Baowei Dong, Yingxin Xu, Clinical significance of immunotherapy with combined three kinds of cells for operable colorectal cancer, Cancer Biology & Therapy, 2011, 11（5）: 450-456; March 1, 2011

② 于明安著，梁平指导，博士论文《微波消融和过继免疫预防肝癌术后复发的实验及临床研究》，解放军总医院学报，2011 年

分恢复 T 细胞功能,从而使 T 细胞可以杀死肿瘤细胞。当然最新的研究发现其机制不仅仅是这么简单,还涉及 DC 的参与等,这在前面已阐述。

2. 抑制调节性 T 细胞（Treg） 很多常见类型的癌症都会不断进化,通过放大机体天然的免疫抑制机制来中和或抵御免疫系统的攻击,而肿瘤躲避机体免疫系统攻击的一种主要的方式就是通过调节性 T 细胞（Treg）来实现。该细胞是一类免疫细胞亚群,其具有能够关闭免疫系统攻击肿瘤细胞的能力。根据我们的临床观察,癌症患者外周血的 Treg 比率往往会增高,而且越到晚期这种增高越明显。同时也有报道显示肿瘤组织常会被 Treg 浸润,其浸润的程度与多种类型癌症患者的预后较差直接相关。

很多肿瘤都会产生高水平的特殊蛋白质来促进 Treg 的增殖。而 Treg 不仅能被肿瘤细胞制造的转化生长因子 β（TGFβ）所诱导,而且还能制造自身的 TGFβ 来维持其在肿瘤中的身份和功能；同时 Treg 还能够制造细胞毒 T 淋巴细胞相关抗原 4（CTLA-4）来抑制机体抗肿瘤免疫细胞作用的发挥。因此设法抑制 Treg 可能对实施免疫疗法有更好的推动作用。

3. CTLA-4 抗体的作用 一直以来,CTLA-4 和 PD-1 被认为是免疫系统的两个重要的检查点（Checkpoint）,它们对 T 细胞的免疫反应起着负向调控作用。近年来,美国 FDA 批准了临床治疗用 CTLA-4 的抗体药物（Ipilimumab）,用于治疗晚期转移性黑素瘤等肿瘤,取得了较好的疗效。特别是 2018 年诺贝尔生理学或医学奖颁给了利用 CTLA-4 抗体治疗癌症的詹姆斯·艾利森,人们对于阻断 T 细胞表面的这一负性调控分子激活 T 细胞的功能越发兴趣大增。

然而,美国马里兰大学医学院华裔科学家刘阳和郑盼两位教授领导的免疫治疗联合课题组,却在 2018 年 2 月 22 日率先在国际著名杂志《Cell Research》在线发表了一篇论文,公开质疑 CTLA-4 免疫检查点阻断假说。其中第一作者唐飞博士撰文指出,针对 CTLA-4 靶点的药物开发和疗效提升,需要依赖强化肿瘤微环境中调节性 T 细胞（Treg cell）的去除,而不是提高抗体阻断 CTLA-4/B7 发挥作用的能力。后来发表的来自不同作者的最新研究成果,也进一步支持了 CTLA-4 抗体药物的作用机制是依赖于抗体重链恒定区 Fc 段和免疫细胞 Fc 受体所介导的肿瘤内 Treg 细胞被清除而实现的。随着对 CTLA-4 抗体药物作用机制的深入研究,十分流行的 CTLA-4 免疫检查点学说（CTLA-4 Checkpoint Blockade Hypothesis）已经受到了挑战。看来进一步研究抑制 Treg 才是提高免疫治疗效果的一个重点。

4. 化疗预处理 很早以前,人们就知道小剂量化疗药物有刺激小鼠免疫功能的作用。适度化疗不仅可以增强肿瘤细胞对 T 细胞免疫杀伤的敏感性和增强肿瘤细胞的免疫原性，也可以通过引发细胞凋亡等机制清除一些免疫抑制细胞，如 Treg、MDSC 等。例如临床常用的化疗药氟尿嘧啶（5–FU）就具有不明显损伤免疫系统其他细胞的情况下，选择性杀伤 MDSC 和 Treg 的特性。因此，我们团队在临床将化疗与免疫细胞治疗结合起来，在胃癌、结直肠癌、乳腺癌和卵巢癌等患者的治疗中均看到了较好的疗效。今后，如何以较少的化疗频次联合免疫细胞治疗，让患者少遭罪而更多地获益，是我近期渴望进一步探索的目标。

5. 心理因素的影响　在临床上，肿瘤相关学科的医师都有体会，负面心理因素对癌症患者的预后有着很大的影响。其中负面情绪对机体免疫功能的负向调控证据确凿。因此，临床上千万不要忽视从心理学角度，充分调动正能量和利用快乐因子对免疫抑制因子进行调控这一环节，这个领域如何引入心理干预几乎是处女地亟待开垦。有关问题将在后面的主题中展开。

 札记 10–11　癌症免疫治疗结语

从上述讨论中可以看出，在整个抗癌的免疫反应中，除了初始期非特异性免疫细胞和特异性免疫启动时抗原呈递细胞（DC）的作用外，人体内最主要的抗肿瘤生力军是肿瘤特异性细胞毒 T 细胞（CD8$^+$CTL）。

具体的实施环节与要点：

1. 首先要诱导产生出这种活化的肿瘤免疫效应 T 细胞；并且要让它扩增到足够的数量。

2. 找到能使其迁移并浸润到肿瘤组织内的办法；排除干扰和阻断因素。

3. 当该细胞到了肿瘤组织内，就要想办法保障它不受抑制地充分发挥识别和攻击肿瘤细胞的功能；即使这些细胞一部分战死了，但要使其产生记忆细胞，再次进入肿瘤的免疫反应循环。

而现在热炒的 PD–1 和 PD–L1 抗体只是作用在这个复杂网络中的一个环节，即阻止 PD–1 和 PD–L1 的识别和连接，部分地减少了肿瘤诱导的免疫抑制作用。而实际上，肿瘤的免疫抑制因素很多，不止 PD–1/PD–L1 这一个环节，仅从 PD–1 和 PD–L1 抗体免疫抑制这一个环节处理还是远远不够的，所以癌症患者们听到新药就一拥而上，其实达不到精准打击肿瘤的目的。

此外，我们必须知道，肿瘤诱导的全身性和局部免疫缺陷是高度异质性的，也是高度个性化的，目前揭示和看到的可能只是冰山一角，还有更复杂的机制免疫学界和医学界的同仁至今还没有完全搞清楚。这就是为什么 PD–1 抗体目前在临床治疗的整体有效率只有 10% ～ 35%，而且还有一部分患者用药后不仅没有获益，反而还发生了超级进展或暴发性进展的原因。我个人认为，不论研发或使用什么样的免疫治疗制剂或其他新药、新技术，作为医师都要明白，我们的目的不是越俎代庖，让药物替代患者的免疫系统，而是在癌症患者免疫系统遇到了危机时去援助它们一下，最终的疗效和长治久安取决于能否帮助他们的抗癌免疫功能恢复到正常态或平衡态。

这就是我们免疫治疗医师肩负的使命。

主题 *11*

百病由心生

札记 11-1　中西医皆认"心病"

中医学认为导致人体生病的外来因素有"六淫"，即风、寒、暑、湿、燥、火（热）六种外感病邪；而致病的内在因素则为"七情"，即中医经典《黄帝内经》告诉我们的："怒伤肝，喜伤心，悲伤肺，忧思伤脾，惊恐伤肾，百病皆生于气。"也就是俗话说的"百病由心生"。

其实，西医的观点与中医是一致的。比如，对于癌症这样一个众病之王，在致病因素方面，西医也认为既有外在的环境因素，也有内在的精神心理因素。我们生活的周围环境里，到处都潜伏着危害健康和致癌的有害物：如食物中的致癌物、空气中的雾霾、家用电器和无处不在的互联网及手机导致的电磁辐射、侵入机体的病原微生物等无处不在。然而，还有一种危害更大，毒性更强的有害物就是未能处理好的"压力"。因为，癌症在西医的眼里，其核心问题就是外界因素引起细胞（基因）突变的积累与体内对突变细胞免疫监管的失能这对矛盾，而免疫系统受心理因素的影响非常之大，神经 – 免疫 – 内分泌轴的失衡是许多疾病的内在原因。

札记 11-2　意识对身体作用的实验证据

"意识"从广义来讲，是指大脑对客观世界的反应，而狭义的"意识"则是指人们对外界和自身的觉察与关注程度，现代心理学对意识的论述则主要是指狭义的意识概念。意识活动依赖于人体的解剖物质基础和生理过程，又对生理过程有着能动的反作用。日常生活中，意识对身体生理反应的调控现象比比皆是。举几个常见的例子，人在感到窘迫时往往脸庞会发红；受到惊吓时心搏会加速，甚至惊出一身冷汗，有个词叫"心惊肉跳"就是形容这种情况的；还有人在极度紧张时会感到恶心、呕吐、心慌，甚至晕倒。

当然，单纯的心理感受引起强烈的生理反应还有更多的表现，俗话所说的"一夜白头"可不是夸张啊。恶劣的情绪导致严重的病理生理反应早有实验证据：古代阿拉伯学者阿维森纳曾做过一个情绪实验；他把一胎所生的 2 只羊羔置于不同的外界环境中生活；一只小羊羔随羊群在水草地快乐地生活；而在另一只羊羔旁拴了一只狼，它总是看到自己面前那只野兽的威胁，处于极度惊恐的状态下，根本吃不下东西，不久就因这种恐慌的心理感受而死去了。医学心理学家还用犬作嫉妒情绪实验：把一只饥饿的犬关在一个铁笼子里，让笼子外面另一只犬当着它的面吃肉骨头，笼内的犬在急躁、气愤和嫉妒的负性情绪状态下，产生了神经症性的病态反应。这些实验告诉我们，恐惧、焦虑、抑郁、嫉妒、敌意、冲动等负面情绪，是一种破坏性的情感，长期被这些心理问题困扰，就会导致疾病的发生[1]。

在人体，通常高昂的精神可以催人向上，使人奋进，让人活力增加，浑身有使不完的劲儿，工作效率提升；而萎靡的精神则会使人悲观、消沉、丧失斗志，干什么事都提不起劲儿。一句话，一个人精神是否愉悦，心情是否舒畅，对于他（她）的工作状态和健康状况都有重要的影响。现代医学反复证明，心理状态会在一定程度上改变身体的化学平衡和生物学特征，其中免疫系统和内分泌系统特别敏感，甚至近些年来，学术界还诞生了一门新的科学流派，叫作"心理神经免疫学"（PNI）。

 ## 札记 11-3　我个人的三次情绪体验

我对情绪的影响就有过多次亲身经历。记得 1970 年参军后上护校，实际上就是到医院的护士训练班学习，虽然学制不长，但学的东西很多，安排也很紧凑。除了学习医学基础知识以外，最大的收获的就是在医院实地见习，那才叫学以致用。老师上午上课教了什么医疗护理技术，下午立即就安排到患者床前观摩相关的操作。

记得有一次刚讲完吸痰技术，老师就安排我们到神经外科见习昏迷患者的吸痰。那时我第一次见到昏迷（估计是较浅的昏迷）的患者躺在那里，气管中发出呼噜呼噜的痰鸣声，真的有点紧张。当护理人员将吸痰管从气管切开处插进去时，可能患者的气管黏膜受到刺激，突然发生了剧烈的呛咳反应，看到患者那难受的样子。我心里一紧，立刻就感到头晕、恶心和心慌起来，随即当场晕倒。好在旁边有一张空床，同学们七手八脚把我抬到床上平卧并用指甲掐人中穴。过了好一会儿，老师和同学们才看到我的脸色逐渐从苍白转为有点血色，头脑也渐渐清醒了。这时一量血压，发现高压才刚到 50mmHg，可见不一会儿前可能是因为我的血压很低，以至于脑部严重缺血，所以一下子晕倒了。

---

① 姜欣悦.探究：精神因素对人体正常生理活动的影响.百度文库，［2015-11-05］，http://wenku.baidu.com/view/87907179ad51f01dc381f192.html

　　自那以后，又发生过2次类似的情况。一次是在妇产科第一次见习接生。由于胎头较大，产妇产力不足，产程过长，助产士遂实施了会阴侧切术。当看到一剪刀剪下去伤口涌出了鲜血，再加上产妇的叫喊，我心里一紧，又出现了相似的头晕、心慌症状。我立即意识到情况不妙，马上冲出产房，顺势在外边空着的待产床上平卧下去，摘下口罩，大口喘着粗气，过了一会儿才慢慢感到症状缓解，恢复了正常状态。这一次好在是我自己及时采取措施，脱离了那个环境并立即卧倒增加脑部血供，才不至于在产房晕倒，给大家带来惊慌或给产妇带来不良影响。

　　另外一次，是在手术室见习针刺麻醉下的手术。那一天的麻醉效果可能不太理想，切开表皮时，一刀下去，患者因感到疼痛"嗷"的一声叫了起来，我于是又出现了头晕、恶心及心慌的症状，于是仍然毫不迟疑开始自救。冲出手术间，摘掉口罩，跑到一个宽敞的空间，观看外面的天空和树木调整自己，结果异常反应很快就消失了。经过这样几次"耐受性训练"之后，我在后来的从医生涯中就再也没有出现过类似情况了。无论是在手术台上见习器械护士工作，配合医师手术拉钩，还是后来上医学院后自己亲自上手术台真刀真枪参加手术，经历多少次患者的现场抢救，我都变得相当淡定。这就是我几次亲身经历，让我充分体验到一旦受到某种刺激时，意识对人体生理活动所具有的调节和控制作用。

 ## 札记 11-4　心理压力的来源和压力应激反应

　　远古时代，人类要与各种野兽做斗争，当一群狼扑来时，先人们突然面临巨大的生存威胁，要么逃走，要么与狼群搏斗，瞬间全身都会被立即动员起来应对危机。实际上，在普通动物界的弱肉强食规律下，也都会出现同样的现象。1914年哈佛大学的生理学家 Walter Cannon 首先提出了危急时刻的战斗或逃跑反应。当机体面临威胁时，一种即刻反应是战斗以保护自己抵御威胁，或者是逃跑以避开即将到来的危险。战斗的反应是因为愤怒或侵略激发出来的，通常是为了保护自己的疆界或攻击较小的攻击者。这种攻击反应需要生理准备，在短期内聚集能量和力量，为在短期内做出强烈的无氧运动奠定基础；而逃跑反应则是由于恐惧引发，其生理基础是能够长时间忍受能量的消耗[①]。

---

　　① 易春丽. 心理应激（心理压力）的生理反应及疾病. 百度文库，［2014-08-05］，http://wenku.baidu.com/view/3110aa49cc7931b765ce15c4.html

从压力的来源即危险信号传入人体到整个压力反应的结束，分为 4 个阶段：

● 第一阶段：来自 1 个或 5 个感觉通道的刺激传入大脑。

● 第二阶段：大脑辨别该刺激是威胁性的还是非威胁性的。如果刺激被认为是非威胁性的（如来自电视中的尖叫），反应就到此结束。如果反应被解读为一种真正的威胁，则大脑就会迅速做出反应决定是战斗还是逃跑。

● 第三阶段：机体保持激活、觉醒或者紧张状态，直至威胁解除。

● 第四阶段：一旦危机结束，机体恢复内在的平衡，重回一种生理平静的状态。

在这 4 个阶段里，机体经历了神经 – 内分泌 – 免疫系统激活后的一系列生物化学和生理反应，医学上也称应激反应。

 札记 11-5　应激反应发生的基本机制

发生心理压力反应涉及的主要机制有以下几种。

1. 交感 – 肾上腺髓质系统启动　人的交感神经系统兴奋可以促进肾上腺髓质系统分泌肾上腺素和去甲肾上腺素，这是 2 种儿茶酚胺类物质。该物质可以作用于中枢神经系统提高其兴奋性，使机体警觉性提高，并出现下列表现。

（1）呼吸：呼吸频率增加，每分钟通气量增多以提高血液中氧含量。

（2）心脏：心率加速，心收缩力加强，血压升高，血液循环加快。

（3）血液重新分配：内脏血管收缩，减少腹部的血流，减少胃肠道的运动，同时四肢血管扩张，使血液重新分配，目的是让更多的血液流入四肢。

（4）物质代谢改变：一旦肌肉的血流量增多，加上生物氧化条件充足，物质代谢也会相应发生变化，如肝糖原分解加强，血糖升高；脂肪组织的脂肪分解也加强，血中游离脂肪酸增多，有助于机体获得充足能量来维持持久的运动（奔跑），加强肌肉力量准备参加搏斗。

（5）能量支撑：儿茶酚胺还可以作用于胰岛 B 细胞膜上的 α 受体，抑制胰岛素分泌，对血糖升高起支持作用。这种代谢变化所提供的能量，将主要用于肌肉活动，促进肌肉做功，因而自动抑制疲劳信息传入神经中枢，使肌肉可能坚持较长时间的做功。另外，肌糖原分解形成乳酸，一方面由血液运至肝脏，合成糖原，并可经糖原分解后，再进入血液，维持血糖升高；另一方面又可运至心脏，供给心肌收缩所需的能量；还可作用于骨骼肌血管，使之维持上述扩张状态，促进肌肉血供。

（6）皮肤出汗：出汗的增加除排泄代谢物外，还可以冷却躯体内部的温度。

总之，上述一切改变都属于应激的范畴，能帮助人类调整身体各种功能，为机体做好抗争环境的准备争取时间，以便应对突发事件或暂时度过危急时刻。所以说，交感－肾上腺髓质系统激活的基本生理意义主要是为应激状态的机体提供必要的能量。若危机过去，则代谢将恢复正常，一切逐渐趋于平静。

2.下丘脑－垂体－肾上腺皮质轴作用　应激状态下，下丘脑－垂体－肾上腺皮质激活，血液中有大量的促肾上腺皮质激素（ACTH）和皮质醇（常被称盐皮质激素）。于是肝糖异生过程增强，同时抑制葡萄糖的消耗，使血糖水平升高。而皮质醇增加可引起血容量增加。应激期间分解代谢增加，为机体提供能量，在恢复阶段合成代谢增加则修复由于应激所带来的消耗。皮质醇增多的作用可以使我们在压力下保持精神的高度紧张，以渡过难关；万一创伤感染还可以稳定血压，控制过度的炎症反应。

3.免疫系统　在应激初期，免疫功能增强。如果应激持续时间过长，或者应激结束后，免疫功能将减弱。长期、持续不断的压力刺激，让人处于那种小火慢炖的状态，这种状态下机体不见得产生交感－肾上腺髓质系统激活的剧烈反应，但肾上腺皮质激素会不断释放，类似于持续刺激，于是免疫系统的功能会逐渐减弱。

总的来说，压力反应或应激反应是各种紧张性刺激物（压力源）引起的个体非特异性反应。它不仅产生生理反应，也产生心理反应。生理反应主要表现如上所述；而心理反应则包括情绪反应与自我防御反应、应对反应等。所以应激反应是刺激物同个体自身的身心特异性交互作用的结果，而不仅仅由刺激物引起，还与个体对应激源的认识、个体处理应激事件的经验等多种因素有关。

 札记 11-6　现代生存环境应激

现代人类的生存环境与上古时代已有很大的不同了。当今的世界没有大规模战争，多数人处在和平环境中。我们不论在城市或乡村都是居家过日子，不再暴露在野兽面前，很少出现非常极端的危险事件。对于大多数人来说，并不是时时刻刻在生死边缘的境遇中挣扎，本该过着悠哉悠哉的生活。不论富裕与贫穷，只要有吃、有喝、有穿、有住，满足了生存的基本条件，就可以快快活活地过日子了。然而，现实并非如此。

现在，我们人为的制造了一个高压的生存环境。工作和生活的节奏愈来愈快，物质欲望追求越来越高。为了享受现代化和富有的生活，很多人陷入了激烈竞争的社会和人文环境不能自拔，不得不忍受高效率、快节奏的生活及竞争压力带来的负面影响。"压力山大"已经成为现代社会人们的一句口头禅。

每天我们一睁开眼睛面临的就是压力。普通收入的人想着房贷、车贷、孩子入托、孩子升学、个人升迁、上级交代的任务能否完成，公司是否要倒闭，产品是否卖得出去，父母生病住院谁来照顾，看上去好像都是"穷""忙"惹的祸。可是看看那些有钱的人，年收入在数百万甚至上千万或上亿的人，他们活得也并不轻松。那些著名歌星、电视节目主持人、企业家等收入不菲，他们挣的钱已经足够这辈子和下辈子花的了，甚至可以大量分享给那些真正贫穷的人也还绰绰有余。但是，他们活着的目标越来越高，活得越来越累，压力越来越大，心里越来越焦虑。最后，终有一天人会崩溃。

近年来，社会上不断出现一些名人要么因心脑血管病猝死；要么患了癌症后什么好医院、好医生、好方法都用上也救不回来。为什么？因为长期的压力压得他们心理防线非常脆弱，一有风吹草动很快就会坍塌，自身免疫系统自然应对也会很差。这种状态下如果癌症敲了门，体内癌细胞就会畅行无阻，蓬勃发展，最终致使得了癌症的个体无力回天。

 札记 11-7　癌症患者的压力状态与调整

根据我多年与癌症患者打交道的经历，凡临床见到的每一例癌症患者，只要医师肯花时间，通过细致一点的问诊，即使答者无意，然而问者有心，还是能对相当一部分人判断出他们所承受的心理压力状态。虽然有时我们采用心理评估量表来测量评分，但在许多情况下，医师凭经验可以做出初步的判断。因此，每当患者和家属坐在我面前，倾述着自己身体的各种不适，拿出各种检查和检验报告单时，我除了了解常规必须了解的诊断证据之外，也很注意判断患者和家属的心态，以及家庭关系是否和谐，患者工作上或在社会交往上是否遇到什么问题，还有对待疾病的态度等。其中有无来自家庭的压力是极其重要的一环。常见的问题如下。

1. 夫妻矛盾　临床上常可以看到，一些癌症患者有着稳定的工作，生活状态也并不窘迫，他（她）的压力实际上无非是一些小的烦恼。当我们把每一件烦恼孤立出来看时，好像并没有什么大不了的，因为家家都有一本难念的经嘛。比如夫妻之间，男方嫌弃女方啰嗦、絮叨；女方抱怨男方大男子主义，难伺候，做好了饭，左喊一声右喊一声都不过来吃饭；吃饭的对做饭的不道辛苦、不领情、不感恩，还说其做的饭很难吃。就为了这些家庭琐事可以经常吵吵闹闹，甚至吵个十几年甚至几十年（当然现在的年轻人比较干脆，不和就离婚）。如果这些负面情绪日积月累到一定程度，身体就会把它当成危险信号加以处理了。

这种慢性的威胁，虽然不至于像突发的与野兽相遇那样引起剧烈的应激反应，但却使神经–免疫–内分泌轴的压力反应持续存在，结果最受伤害的就是自身的免疫系统。因为过度或持续的压力状态和不良情绪可以使人长期处于紧张状态而无法舒解，于是皮质激素持续升高，导致人体免疫功能低下或失能。压力下人体正常的消化功能和能量代谢受到阻碍，同时可以在刺激下分泌肾上腺素等，使小血管收缩，造成经络，血脉的不通畅。于是，当代一些慢性疾病就生成并开始播散开来，癌症就是其中之一。下面我讲 2 个例子。

【案例一】我遇到一位癌症患者，夫妻之间长期不和，主要矛盾方面在男方。2 人一辈子吵吵闹闹，结果两败俱伤。首先女方罹患乳腺癌，治疗之后暂时稳定了。可祸不单行，男方又罹患癌症，虽然经过手术切除、局部放疗、修复性手术、化疗、PD–1 抗体治疗，仍出现多发性脑转移，不得不再行全脑放射治疗。为了让患者获益，我们采取了放疗＋免疫细胞治疗、心理治疗、营养治疗的方案使患者的病情有所好转。

我告诉患者及其家属：你们必须改善家庭环境和氛围，最好老两口分开一段。但患者说需要老伴做饭，不过又抱怨她做的饭不好吃。于是我就要求并反复向患者交代，既然你需要老伴的照顾，那你就要感恩人家为你所做的一切。要做到放得下、宽容、知足、感恩，为他人着想（利她）。然而，几十年的习惯很难改，患者稍微好了没几天，又要吵吵闹闹。我最后明确地告诉患者家属，医学手段已用尽，世界上最先进的技术都用上了。不过癌症说到底是慢性心身疾病，如果患者不想改变自己，不想脱胎换骨重新做人，神仙也无计可施。我们只能在一定限度内延缓病情的进展，延长一定的生存期，只要神经–免疫–内分泌轴不调整好，免疫功能就无法真正调动起来，自愈能力就恢复不了。最后的结果大家可想而知了。

【案例二】另外一名胃癌术后的老年男性患者，就诊时是用轮椅推进来的，全身情况十分虚弱。为了帮助患者尽快康复，我们为他制订了以免疫治疗为核心的中西医整合康复方案。但仔细一问诊，发现老两口长期不和、小吵小闹，女方为矛盾主要方面。遂建议：既然男方已经病成这样了，女方能否注意改变一下自己，只有让患者心情舒畅，解除了这个长期以来的压力（不断地生气），我们医者所做的一切才能帮到患者，否则一切方法都无济于事。

这位患者有文化有知识，听明白道理后，采取了一个持续性疏解心理压力的好办法，那就是主动改变现有生存环境。他知道对方很难改变，俗话说江山易改，本性难移嘛，也就不强求对方改变了。而是自己找了一个环境条件很好的养老院，那里有与自己兴趣相同的朋友，于是搬到那里去住了，每天不再生气，不再吵闹，而是与朋友们一起自娱自乐。虽然，我们为他只进行了 2 个周期的免疫细胞治疗，但患者再次来诊时精神面貌已经焕然一新，不再坐轮椅，完全像一个正常人一样轻松地走进诊室来。应该说，这位患者体内不可避免的还有癌细胞，但他改变了自己的生存环境，改变了自己的心态，快乐的享受生命的每一天，这时他体内的正气就会冉冉升起，自身抗肿瘤免疫功能和自愈能力就会被真正唤醒。我们医者仅仅是在患者最困难的时候，指一条明路，拉他一把，扶持一把，健康的钥匙终究还是掌握在自己手中的，生命的道路必须要由自己选择。

2. 家庭不睦及事件打击　我还见到一些年轻的癌症患者，与自己父母有长期关系紧张或不和谐的情况。不能否认，我们有整整一代人，正好赶上了独生子女时代，他们只有一个孩子，于是对孩子期望过高，要求过高，有的甚至想让子女去完成自己所不能完成的人生目标，以至于家庭里家长的指责声不断，长期缺乏轻松快乐的氛围，这种家庭关系不睦可以给人极大压力。我想再来讲几个亲历的例子：

【案例一】有一位十分年轻的癌症患者，已经比较优秀了，有一份让旁人羡慕的稳定工作，还找了一个很好的媳妇，完全应该过好日子了。但是家长还要经常不断地指责和要求，甚至当着医师的面，患病的儿子居然对父亲说："我今天这副样子就是你闹的"。后来，我们随访患者时发现儿子重病在身居然离家出走，而且再也没有回来，预后可想而知。可见持续的家庭压力和病痛让这个患者已实在无法支撑了。

【案例二】还有一位年轻的癌症患者也很优秀，既考上了大学，又念了研究生，有着一份不错的工作，也找了一个既漂亮又善解人意，还是高学历的媳妇。但母亲并不满足，不断拿儿子与其他同学攀比，常常说："怎么学一样的专业，人家的公司就挣了大钱，你的这个公司就没有发达起来？"等。在孩子患癌症已经到了晚期时，我们为他设计了尽可能好的治疗方案，想为他争取一线生机。但在关键时刻，这个孩子和自己的爱人却无法顺利选择治疗方案，因为母亲就在医院的走廊里与儿媳发生争执，执意在患者病情很重的情况下，转到一所中医院找中医号脉开方吃中药（且并非有独门绝技的老中医）。结果，当患者到达中医院时心率已经达到 120 次 / 分以上，中医大夫干脆没给看，直接让转重症监护室，患者从此再也没有回来。

试想这个世界上哪有父母不爱自己孩子的，何况是一个独生子女。家长所做的一切，一定是他们认为对自己孩子有好处的，况且我们经常看到家长们到处打听，托人找关系，寻找好的医疗手段，不惜代价为孩子治病，倾注的是满满的爱。但是他们给予的这种过分沉重的爱，有时不但没有给孩子带来幸福和希望，反而带来了巨大的伤害。

我们还看到过这样一些癌症患者，他们本来术后通过我们给予的以免疫细胞治疗为主的中西医整合治疗后，进入了很好的康复状态，各方面指标都很好，正在常态中生活。但是，突然遇到家人重病和离世，情感上受到重创，于是诱发癌症复发，如果再没有得到及时的心理和免疫系统干预，肿瘤会意想不到地快速进展。有一位壶腹癌患者就是这样，她本来康复得很好，突然遇到其兄罹患肺癌，遂去外地照顾其兄，其兄去世后她本人的癌症复发，出现了肝脏转移灶。虽然我们立即安排了局部微创手术加免疫治疗，但没有想到就在预约手术日的前2天她也溘然长逝追随兄长而去。这一病例单纯从病理进程上讲甚至无法解释，为什么病情进展这么快，好像有某种神秘力量在推动似的。我们推测，可能该患者将兄长这种结局与自己做了关联，带来的恐惧使免疫系统极速崩溃。还有一位胰腺癌患者，也是术后我们治疗比较成功的案例，但后来因父亲患结肠癌进入终末期，他去外地探望见父亲最后一面后，自己的肿瘤复发转移，进展迅速，也很快就离世了。

因此，我多么希望癌症患者及家庭都能够认识到，现有医疗手段固然重要，但更重要的是把癌症作为心身疾病给予正确的认识和治疗，千万不可小觑精神心理因素的影响。

3. 工作压力 当然还有一些患者，罹患癌症是因为工作上的压力导致。他（她）们心情压抑，十分焦虑，往往伴随失眠，即使不被诊断为抑郁症至少也是处于抑郁状态。这种患者从政的官员和企业家居多。我还是举例说明：

【案例一】有位官员收入稳定，家庭和谐，夫人体贴，本人素质很高，一看就是一位能力很强，而且还有上升空间的干部。遗憾的是他罹患了肝癌，好在及时做了微创手术并且进行了免疫治疗，效果不错。但是，目前存在睡不着觉的问题，这显然是一种焦虑或抑郁状态，如果解决不了这个焦虑和失眠的问题，他的免疫功能显然就不会恢复正常，肝脏病灶很容易复发。当这些道理给他讲清楚并获得了他的理解后，我推荐他去找著名的精神心理专家会诊，经过专家会诊和精心调药，患者很快解决了失眠问题。待这位患者再次来找我复诊时，精神饱满，面色红润，一切正常，淋巴细胞比率也很好，已用不着进行特殊处理了。后来他的邻居罹患癌症，他还介绍该患者来我的门诊就医。

【案例二】另一位官员，他本来以为其上级的一个位置随着老同志退休，自己很可能会接替再往上上升一步。但没想到官场复杂多变，在关键时候，有人匿名举报其违反党纪有关规定，结果该位置被竞争对手获得。这一事件对他打击很大，因为不仅没有升迁，还受到调查，虽然最后没有给出不利的结论，但这一顿折腾着实让人气愤不已，更闹心的是情绪无处发泄，连家人也不好诉说，于是一直郁闷在心。后自感身体不适，一检查罹患了癌症，这更是雪上加霜了。这种有明确心理压力和反应的心身性疾病，岂是手术和化疗能治得好的？唯有选择正确面对，设法解决这块心头大病，才有长期生存的希望。所以我认为对这种患者，任何耍刀投药都是无用的，要帮助患者找出心病所在，为他们指出一条光明之路。主要的是让他们想的开，放得下，重新调整心态。弄明白没有什么比生命、比爱你的家人更重要了。一个级别或职位与生命相比，孰轻孰重显而易见。"心乱百病生，心静百病愈"这是亘古不变的真理。医师对癌症患者心里的黑暗一定要能感知，善点拨，才能让他们拨云见日，有力量战胜疾病。

一般来说，企业家也是罹患癌症的高风险人群，因为他们的工作性质使他们比常人承担着更多的压力。有一位企业家本来生意做的顺风顺水，在当地很有影响，也是纳税大户。因流动资金很充裕，正想着要扩大生意，没想到要动资金时，却发现财务人员违规操作，大笔的资金流出却根本追不回来，无法使用。这一口气憋住了就生了癌症。想想这种突然的精神心理打击，它肯定要引起应激性生理反应的。如果问题一下子能够解决，这种应激反应可以恢复正常，不会对免疫系统和消化系统及代谢系统有太大的负面作用。关键的问题是一时半会儿得不到解决，这种持续的心理压力对免疫系统的影响有多大！所引起的持续性免疫抑制就是罹患癌症最主要内在因素。对这样的癌症患者首诊除了立即手术治疗及免疫治疗以外，非常需要中西医结合的心理调整等综合康复手段，需要持续监测免疫功能，更重要的是让患者及其家人真正明白负面心理影响在患癌和抗癌中的重要作用。

札记 11-8　心理压力也分好与坏

从心理学角度看，压力是心理压力源和心理压力反应共同构成的一种认知和行为体验过程。压力引起的心理反应。可分为两类：一类是消极的心理反应，指过度唤醒（焦虑）、紧张；过分的情绪唤起（激动）或低落（抑郁）；认知能力降低；自我要求概念不清等。这种反应妨碍个体正确的评价现实情境、选择应对策略和正常应对能力的发挥，使得人们在无法应对环境要求时产生负性感受和消极信念。如果压力反应 / 应激反应过于强烈、过于持久，失去平衡，那么不管这些反应是生理性、还是心理性的，都将是有害的。所谓"心身疾病"，便是一类与过强过久的心理应激反应有关的躯体性疾病，癌症其实也属于这样的心身性疾病的一种。

另一种是积极的心理反应，指适度的皮质唤醒水平和情绪唤起；注意力集中；积极的思维和动机的调整。这种反应有利于机体对传入信息的正确认知评价、应对策略的抉择和应对能力的发挥。因此，适当强度的压力反应对人体有积极意义，它们可以提高人的警觉性、增强身体的抵抗和适应能力，也可以增进工作和学习的效果，引导人积极面对困难，积极地去解决问题或克服困难。

美国斯坦福大学的心理学教授 Kelly McGonigal（凯利·麦格尼格尔）曾经有一个演讲，其中说道"最幸福的人并不是没有压力的人。相反，他们是那些压力很大，但把压力看作朋友的人。这样的压力，是生活的动力，也让我们的生活变得更有意义。"

在面对巨大压力和反复面对压力时能做出积极心理反应方面，有一位非常值得我们学习的榜样，那就是我十分敬佩的，也是被许多企业家们由衷敬佩的我国著名的企业家褚时健先生。2019 年 3 月 5 日褚老永远的离开了我们，享年 91 岁，但是他给后人留下的怀念和宝贵的精神财富会永世长存。同样，我国著名企业家王石先生在褚老人生跌到谷底后曾经 5 次去探望他，并且说了一句十分经典的话"衡量一个人的成功标志，不是看他登到顶峰的高度，而是看他跌到谷底后的反弹力"。这种反弹力应该就是积极心理反应的能力。

褚老在经过一系列人生波折后，于 2002 年，74 岁高龄时再次创业，种起了橙子。起初，周围的每个人都不理解，何苦呢？人生 70 古来稀，他已年过七旬，妻子健康状况也不好。然而褚时健却要在古来稀的年龄二次创业。他从哀牢山最初的 900 亩果园起步，2003 年扩大到 2400 亩。租赁土地最初的上千万元来自家人及亲友的支持，2007 年偿清债务。褚时健种植的"褚橙"一举成名，他也以 80 岁高龄再一次跻身成功企业家的行列。现在的哀牢山果园资产过亿，年销量达到惊人的数千万元。尽管褚老患有糖尿病，但还是活过了 90 岁，算是长寿了。不能不说这与他坚韧的性格，能够正确对待压力，做出积极的压力反应密切相关。

札记 11-9　一名癌症患者的经历带来的启迪

在每个人的一生当中，都可能遇到这样或那样的坎儿，就看你能否过得去。有人事业上遇到挫折，可以跌倒了再爬起来。那罹患了癌症，也好比是遇到的一个坎儿。不同的人有不同的对待。有的人惊恐，愤怒，不愿承认；有的人沮丧，焦虑，抑郁。但是，也有人能勇敢的面对，智慧的处理，面对负面的压力源产生了积极的压力反应。

我曾在网上看到了一位"甜女士"的抗癌事迹，不禁油然产生了一定要让更多的癌症患者们分享的强烈愿望。这位"甜女士"就是一位前面讲的"面对负面的压力源产生了积极的压力反应"的典范[1]。

这位女士患了一种罕见的肿瘤——肺动脉内膜肉瘤（PAS），发病率是所有肉瘤的 0.5%。她经历了开胸大手术、2 次开颅手术，使用了超过人体规定承受极限剂量的化疗药，几次脑转移病情发作急救送医……，曾有医师说她最多能活 12 周，美国麻省总院医师见到她时甚至激动的说：终于见到活的了！因为她是医师见过的患肺动脉内膜肉瘤还活着的第一位患者。

纵观她的整个治疗过程，不但自己坚强，还给手术的医师打气，吃定心丸。她跟医师说：你不要有任何顾虑，放心去做，该切肺就切肺，该清扫淋巴结就清扫淋巴结！术后她跑到国外求医问药。当医师告诉她病情，知道已经是恶性肿瘤第四期了，她忍受着强烈的不良反应坚持化疗。当然她也真够幸运，这样一个对化疗不敏感的肉瘤，却在她的身上发生了奇迹般的治疗反应，6 次化疗后所有肺部转移病灶居然全部消失了，淋巴结也恢复到正常大小。然而噩耗又随之传来，脑部出现了转移灶，又反复用了放疗（伽马刀）、化疗、激素、开颅手术，总之她的肿瘤就像坐上过山车一样，随着抗肿瘤治疗三大法宝的反复使用，不断地增大、缩小、消退、复发、快速进展。这期间她经受了常人无法忍受的种种治疗不良反应所带来的痛苦。在化疗已经用尽，放疗也做了好几个疗程，可脑转移病灶还是无法控制之时，医师告诉她生命只剩下 12 周的时间了。然而令人始料不及的是在这最后 12 周死期将至之时，她决定带着孩子们坐游轮去旅游，把握最后的机会，留下一点美好的记忆。她和孩子们坐游轮，搞浮潜、跟海豚游泳，还玩了飞跃一个峡谷的空中滑轮，非常开心。当时她想：既然快死了，那就玩去吧，一点别留遗憾（这就是积极的心理反应）。当她带着脑子里的肿瘤坐游轮旅游期间，不幸降临，她患了严重的病毒性感冒，可能还合并了细菌性感染，是一种重感冒，发高热、嗓子痛，全身骨头痛得下不了床。而她自己吃了点解热镇痛药，该干嘛还干嘛，继续嗨。神奇的是当她旅游回来去医院复查时，一拍片子，颅内的肿瘤没有了！这让她联想起曾偶然看到的资料，有一位传奇人物——被称为免疫治疗之父的科利医师。一百多年前，曾收治了很

---

[1] 根据甜女士自述整理．肺动脉内膜肉瘤患者的抗癌人生：这是我听过最震撼的抗癌经历．咚咚癌友圈，［2017-06-09］，https://www.pd1.cn/cases/2440.html

多肉瘤的患者，他发现活下来的都是感染过某些病毒或细菌的患者，他有意的给患者使用感染物去调动人体的免疫系统来杀死肿瘤细胞（最近广州那边使用疟原虫治疗癌症的尝试也是同样的道理）。在美国，这种方法一度非常流行。她对这个报道有很深的印象，立刻联想到自己。因为医师没法解释她脑子里的 2 个瘤子去哪儿了，就像个鬼影一样，来去无踪。她想只有可能是因为病毒感染，这场感冒刺激了她自己的免疫系统，把瘤子给杀掉了。医师听了她疯狂的推理也就呵呵了两声并未置可否。她觉得医师不相信她的推测，但她不管这些，还是认定免疫疗法应该是她的最优选择。当时由于 PD-1 抗体刚刚问世，适应证里并没有"甜女士"所患的那种肿瘤，医师不能擅自给非适应证的患者用药。后来她又经历了一次肿瘤的复发和快速增长，不得不再次行开颅手术。由于她坚信免疫治疗能治她的病，为了获得 PD-1 抗体，经百般周折与各种渠道联系，最终从默沙东公司的一个特殊项目获得了免费的药物。从 2016 年 3 月第一次在美国使用 PD-1 抗体，到 2018 年 K 药在中国国内上市后，她转回国内开始买 PD-1 抗体药注射。这期间每半年复查 1 次，一直都保持着完全缓解（CR）。目前她已重返工作岗位，过上了正常人的生活！

这个案例就像讲故事一样充满神奇，而产生奇迹的原因之一就是"甜女士"自从确诊罹患罕见肿瘤以来，从未真正的绝望过，她总是想着哪怕这是她最后的时间了，也要好好利用它，不要那么垂头丧气地生活。有人认为她是天生幸运，在确诊和治疗上都没走弯路；有人认为她是有钱，能在中美两国找最好的医师看病。但我觉得她身上有一种不服输的"劲儿"，能积极面对厄运，有百折不挠去争取胜利的意志，努力去了解疾病有关的医学知识和进展，充分发挥自己的主观能动性，既能与医师保持良好的沟通，有感恩之心，又有自己的独立见解，在关键时刻做出正确的选择，或许这些才是她幸运的真正原因！

我曾经见过太多癌症患者，他们很有钱，也会在国内找名医和去国外著名的医疗机构诊治，也没少花钱，但回来不久就离开了人世。因此，对生命的珍爱和永不言放弃，在重压下保持积极的心态才是战胜癌症的基本因素之一。

 ## 札记 11-12　癌症患者需要"爱"与"被爱"

无论是褚时健先生还是"甜女士"，他们在对待事业和对待疾病上都具有"万里长城永不倒"的精神，在压力刺激面前表现出来的都是满满的正能量反应。除了这种坚强的意志力之外，还有一个很重要的正向的心理体验就是"爱"。

所谓"爱"与"被爱",是指人类主动给予的或自觉期待的满足感和幸福感。爱是人的精神所投射出的正能量,是指人主动或自觉地以自己或某种借鉴的方式,珍重、呵护或满足他人无法独立实现的人性需求。包括思想意识、精神体验、行为状态、物质需求等。爱是一种发自内心的情感,是人对人或人对某个事物的真挚感情[①]。

对于癌症患者来说,虽然引起免疫系统低能或无能的心理压力源和不良的心理反应有许多种,包括因成长经历、工作、家庭、社会等压力下产生的一系列负面情绪,诸如怨恨、嫉妒、不宽容、不知足、紧张、焦虑、抑郁、恐惧、愤怒、无助等反应。但无论他们具有哪一种,他们共同特点都缺乏一种促使他们在追求康复道路上集聚正能量而不可或缺的因素,这就是对"爱"与"被爱"的深切体验。

这就要求癌症患者周围的人要给他们真挚的"爱",不是溺爱也不是单纯帮他们做这做那,而是要感受他们心灵上的需求,解开他们的思想疙瘩,鼓舞他们直面疾病,让他们真正集聚起正能量。同时癌症患者本人也应该反省自己是否对他人付出或给予了足够的爱,体谅别人的付出也付出自己的一片真爱,这样才能享受被爱,踏上康复之路。

回顾自己工作几十年的历程,当我们在分析许多癌症案例的时候,总是会发现在一些表面的事件或烦恼之下,总有一种更深层次的非物质的原因推动着患者的病情发展或演进。凡治疗方案正确但治疗反应不理想的患者往往内心深处缺乏实质性"爱"与"被爱"的情绪体验。特别是这些人的家庭或最接近的人际关系圈子中,常会存在一些不安定或不和谐的因素,或有一些让患者持续担忧或焦虑甚至愤怒的因素,即使只有一个,也常会使患者缺乏所期待的幸福获得感和满足感。找到它们、克服它们,是医师帮助癌症患者战胜疾病的责任之一,也是患者着力应该努力的地方。

---

① 百度百科词条.爱.百度百科,http://baike.baidu.com/item/%E7%88%B1/433?fr=aladdin

主题 *12*

深入到潜意识层面

札记 12-1　　需要专业心理咨询师

在前面一章中，笔者已经简要描述了相关案例，说明医师在癌症患者的诊疗过程中，通过仔细问诊能够比较容易发现或评估出患者主要的压力源，并通过与患者及其家属的一般性沟通，可以对其进行压力反应的部分调整。但是，通常我们在门诊或康复治疗有限的的查房中，与患者及其家属的沟通时间是十分短暂的，沟通层面也相对表浅，对患者到底有多大的正面影响往往取决于患者及其家属的领悟和接受程度，这其中所起作用的主导权主要掌握在患者及其家属手中。

如果患者对我们的理念能够接受和认可，有强烈的改善现有状态的愿望，那么一般就会收到较好的效果。比如，有的患者进诊室时愁眉苦脸，面色阴沉，心情沉重，经过我们耐心讲解、开导和鼓舞，就诊结束出门时紧锁的眉头已经舒展开了，甚至面色也发亮了。所以，与我一起出诊的王燕医师常会开玩笑地让患者在诊室洗手池墙上的镜子面前照一照，让家属也仔细看一看脸上的变化。然而也有些癌症患者，在我们的相互交流中，无法分析出他们表层意识的层面的压力来源，因此，就无法做出精准的判断和干预，也就无法缓解他们的压力。

对于这类对医师给予的信息有怀疑和抵触的患者，就不是三言两语就能疏解他们心里的疙瘩的，这时就需要专业的心理咨询师介入。

 札记 12-2　　催眠术——深入到潜意识层面清除负面信息

尽管在心理学专家面前，我那点关于心理治疗方面的专业知识显得十分单薄，但我一直都对心理学知识持有浓厚的兴趣和求知欲。我认为，作为肿瘤相关学科的医师无论如何都需要了解一些心理干预的基本知识才能更好地为患者服务。

这一方面，有许多专业书籍和资料可供大家学习或参考。在我多年职业生涯中非常荣幸地得到了与著名的心理咨询师聂腾老师和他的学生们合作的机会，通过观察他们给癌症患者进行心理治疗的实践，学习到了一些有关癌症患者康复过程中心理干预方面的知识，并开始逐步积累经验。在这个过程中，我们首先必须要做的是请心理专家通过技术手段，从潜意识层面帮助患者清除负面的心理信息。其中催眠术就是一种强有力的干预手段，可以将那些通过一般交流方法无法挖掘或分析出来的压力源找到，并清除掉这些负面信息。

催眠术（hypnotism），源自于希腊神话中睡神 Hypnos 的名字，它是运用心理暗示与受术者潜意识沟通的技术，是一种临床心理治疗的技巧。催眠术并不像传说中那么无所不能，也并非神秘莫测。它与潜意识密不可分，且不同于睡眠。具体来说，就是催眠师向受术者提供暗示，以唤醒他的某些特殊经历和特定行为。因为人类的潜意识层面可减弱对外来信息的怀疑和抵触功能，因此，施术者会通过人为诱导（如放松、单调刺激、集中注意、想象等）让受术者进入该层面，让其进入一种特殊的类似睡眠又非睡眠的意识恍惚心理状态，或者说介于觉醒与睡眠之间的状态，再用一些正面的催眠暗示（又称信息，例如信心、勇气、尊严等）替换受术者原有的负面信息（又称经验，例如焦虑、恐惧、抑郁、悲伤、愤怒等），从而让受术者能够产生与原来不同的心理状态。

札记 12-3　讲一个典型的心理干预案例

我还是讲讲自己亲身经历过的案例，以便让普通人弄明白我国现在所做的心理治疗是怎么回事，什么是科学的心理干预治疗。

2017 年春节过后的一天，在我们肿瘤康复中心的心理咨询室里，经过心理咨询师的一番诱导和暗示之后，一位癌症患者激动的挥舞着手臂和拳头，心理咨询师立即扔给患者一个事先预备好的枕头，只见患者拼命地砸着面前的枕头，发泄心中积压已久的一种愤怒情绪。然后再在咨询师的监督下慢慢恢复到了常态。当患者从心理咨询室走出来的时候，他感到了许久没有过的轻松。只是自己很奇怪为什么手很痛，其实他刚刚接受了一次催眠术，这是因为在那种状态下拼命砸东西的结果。

这位患者被唤醒的特殊经历和特定行为其实起源于他一直以来经常与一些退休老人一起闲聊当前社会的不良或恶劣的现象，经常发泄对这些现象的不满和愤怒。经过清理后，他一直以来郁结在内心不良情绪得到了释放，压力得以松解，心事得以放下。我们要的就是这样的效果。因为这种心态对后续的免疫治疗、中医治疗等非常重要。

让我把这件事从头说起。那是 2017 年 1 月的一天，我接诊了一位结肠癌术后多次复发的老年患者。该患者 4 年前发现结肠癌并进行了首次手术切除，术后接受了 6 个周期的常规化疗。但不久后肿瘤复发进行了二次手术，术后换了一种化疗方案实施了 4 个周期。现在发现肿瘤又再次复发了，外科医师在决定是否进行第三次手术时犯了难。由于该患者做过一系列检查并咨询过肿瘤内科医师关于术后的治疗方案，被告知目前术后已经没有什么化疗方案适合他了，同时使用靶向药物对他也不太适合。加上患者经历过 2 种化疗并未能阻止肿瘤复发，年龄又大，外科医师们担心术后找不到合适的进一步治疗方式，这样复发的概率很高，做手术的意义不大。因此找我会诊，希望能为患者制订一个有效的术后治疗和康复方案。

我们评估后认为，该患者经过 2 次手术和 2 轮不同方案的化疗都没有抑制住肿瘤的复发。在七八十岁这个年龄免疫功能本来就比较弱，又经历了反复手术创伤和化疗，免疫功能无疑更加低下（后来检查也被证实）。为了防止第三次手术后的复发和转移，我们为他制订了以免疫治疗为核心的中西医整合治疗与康复方案（当时我们正好在发起临床的这个研究项目）。该综合治疗与康复方案从围术期及术后早期就开始实施。内容包括：

1. **免疫治疗**　手术当日抽血，术中留取肿瘤组织进行个体化肿瘤裂解物抗原制备，以及肿瘤相关抗原致敏 DC 及其诱导活化的 T 细胞的制备，并在术后第 9 天开始免疫治疗。

2. **心理调节**　考虑到患者术后伤口刚拆线，还绑着腹带，为防止愤怒情绪的释放而不利于伤口愈合，故第一周期综合方案实施中，没有请心理咨询师干预。仅采取柔和的芳香舒缓疗法，使患者能够放松下来。并向患者讲解了心理压力和不良情绪对免疫功能的负面影响，希望患者配合医师，消除这类不良影响。我们还要求患者与全家一人起探讨，帮助患者找出内心主要的不良情绪或压力源。

3. **中医会诊**　辨证施治。

4. **营养师会诊**　制订均衡膳食食谱，口服益生菌，调节肠道微生态。

患者经过 2 周的术后康复治疗恢复得不错，但他的心理症结我们一直没有找到。于是我们请他先回家调养一下，与家人团聚过了春节再来京住院，继续进行第二周期的术后康复。这期间我嘱患者家人趁节日团聚时光帮他找"心病"的根在哪里。结果不出所料，什么线索也没有找到。平时在我们医患相处的过程中，通过门诊和住院查房与患者的交流我们已经了解，患者是位知识分子型退休老干部，有文化，素质高，待人和善，家庭环境和谐，儿孙满堂，孩子优秀且孝顺，经济条件较好，未发现有任何来自工作和家庭环境及生活方面的压力带来的不良情绪。但到底为什么经过标准的结肠癌手术和化疗后肿瘤会这么反复的复发呢？根据我的临床经验，只要深究几乎每个肿瘤患者都具有一定的负面情绪或压力，这是免疫系统受抑制的一个主要因素，且往往被医师所忽视，其至包括做免疫治疗的医师。鉴于患者经过 1 个多月的疗养恢复，腹部伤口已全愈。于是，我们安排了心理咨询师的介入和干预，实施了上述的催眠治疗。

后来的发展是，这位患者原计划住院再行第二周期免疫细胞治疗的，但在心理咨询师的干预下，解除了心理压力，结果一查外周血淋巴细胞比率提高到了整整 40%（正常值的高限）！已没有必要再进行免疫细胞输注了，故取消了第二周期的免疫治疗，让他高高兴兴的回家了。当然，出院前医师要交代清楚，回去要定期监测外周血淋巴细胞比率，如果下降到 25%。还要回来再次进行加强免疫治疗的。最后该患者第三次结肠癌手术后没做任何化疗和靶向治疗，仅仅进行了一个周期的自体肿瘤抗原致敏 DC 及其诱导活化的细胞毒 T 细胞治疗，目前已无病存活 2 年半了。经定期复查各方面指标正常，没有发现复发转移的征象。

从这个病例可以看出，心理因素对于癌症患者的免疫系统和疾病的转归有着多么巨大的影响，而心理咨询师深入到潜意识层面对患者进行干预的助力有多强真的让人难以想象。

 ## 札记 12-4　解开各式各样的心锁

我们现在做心理咨询前，心理咨询师通常要与患者签订保密协议，不能将患者在咨询过程中所述的隐私向其他人透露。除非患者愿意与我们交流和分享，否则作为主诊主任医师的我也不便过问，所以现在我所能给大家提供的完整的心理干预的案例很有限。好在前面提到的这位患者恰恰是一位愿意与我们分享和交流的人，所以我们才知道了他心中的"秘密"和心理干预的一些细节。

他的案例告诉我们，压在他心头的负面情绪既不是工作中的问题，也不是家庭中的矛盾，而是来自社会交往方面的深层压力。对于他这样一个七八十岁的人来说，一辈子都兢兢业业、敬业修德，现在退休了，没事经常会和老伙伴们聚在一起聊天，对现在社会上一些不良现象或不公正现象感到十分愤懑。尤其是对那些逾越道德底线、贪污腐败、坑蒙拐骗等恶劣行为看不入眼，他们忧国忧民，但又无法作为，生一顿气后收摊回家，日积月累就使心里的负面情绪开始发酵，最后就形成了一种自己全然不知的持续性压力。这种压力大大地妨碍了他免疫系统的正常工作，使他的肿瘤细胞一而再再而三的肆虐，无法恢复健康。而当心理咨询师将这些负面情绪挖掘出来并帮助患者宣泄出去之后，他不仅自己感觉十分轻松了，还愿意与其他病友交流，积极帮助其他患者找出问题尽快康复，身上充满了正能量，这也激发了整个机体的免疫系统，自然而然抗癌斗争也事半功倍啦。

临床诊疗过程中我们常会遇到某些癌症患者，工作稳定，甚至很有成就；家庭氛围和谐，有一个十分爱他（她）的配偶；家庭经济条件也不错，不用为生计而承受重压；人际间沟通能力也很好，情商也不低；看似也能正确对待自己的疾病，完全了解自己的病情，不用家人瞒着。总之，与之交流起来各方面都挺好，但为什么就是患上癌症了呢？为什么手术加反复不同的化疗方案加上好几个周期的免疫治疗却不能让他像那位结肠癌患者的淋巴细胞比率一样提高呢？根据我多年的经验发现，这样的癌症患者几乎都有心理方面的压力，关键要看你是否能够尽早地找到压力源将其清理。对这些患者，肯定需要请心理咨询师进行专业性的干预，采用催眠术是一种常用且很好的方法。

其实心理咨询师帮助癌症患者解开的深层压力何止来自社会交往一个方面，他们打开的心锁五花八门，比如设法清除患者来自童年时期的压力烙印就很常见。

弗洛伊德曾说："我们人生的剧本早在童年就已经写好，如果没有觉察，余生不过是强迫性重复。"经过催眠治疗，我们发现有的患者童年时经历了一些伤害事件，但这个伤害的烙印却没有从患者的心灵深处移除，一直伴随他几十年。有的患者小时候淘气，爬到生产队的果树上偷水果吃，被人抓到后，大人们的一顿训斥和吓唬，搞得他心惊胆战，从此变得胆小起来，凡事生怕会做错什么，会有什么闪失，工作上是认真了又认真，总是处于一种紧张状态。有的患者幼年时父母不在身边，交给亲戚代管，寄人篱下，缺乏亲生父母的关爱；还有的患者童年跟着父母辗转迁移，生活不安定……林林总总。虽然几十年后，随着改革开放有了许多人生好机遇，这些人群通过努力奋斗，如今过上了比较如意的日子，但是当年心里埋下的阴影却始终没有消除，至今仍然对他们发挥着负面的影响。问题的关键是，常没有人在意这些早年的伤害性事件，甚至患者表层的意识里也认为已是忘却了的过去，实际上却是任由这种烙印在深的层面积存和发酵。目前尚不清楚这些因素与今天的癌症有没有某种关联，然而从催眠术诱发出来的反应来看，有的男子汉会痛哭流涕 1 小时以上，可见这种童年的伤害是深深地烙在心灵深处从未得到过宣泄的。

我们听心理咨询师介绍，有的患者还会出现表层意识的交流与潜意识交流的分离。例如有位很年轻的初中生癌症患者，在校学习成绩十分优秀，非常懂事，是很体贴父母的好孩子。正常状态下相信他将来会很有出息，可不幸的是小小年纪罹患了癌症。父亲真是想尽办法要为孩子寻一条生路，放下自己那维持生计的小生意不做了，陪着孩子来到北京住院治病。当医师与小患者交流时，问他最喜欢谁，他回答是最喜欢爸爸。而当心理咨询师深入到他潜意识里时，他的回答却恰恰相反。最后通过心理咨询师的干预，才了解了孩子的心病与其家庭真正状态的关联。这个孩子内心深处对父亲强烈的负面情绪是使他今天免疫功能低下以致患病且不能康复的根本内在原因。

总之，这些负面影响只有患者经过心理咨询后，认识到了原本不觉得与自己当下患病有关联的一些事件且进行了清除，还愿意与我们分享和讨论时，我们才可能真正弄明白各种的原因，真正能帮助他们战胜癌症。

札记 12-5　关于癌症患者知情权的处理

众所周知，患者到了医院，在进行各种特殊检查和治疗前，或者在参加各种新药或新医疗技术临床试验前，医师都会与患者及其家属谈话，并且要求患者或家属签署知情同意书。这是患者应该享有的一种权力，同时，从法律层面上来说也是对患者、医师和医疗机构的一种保护。但是，有时家属往往越俎代庖，却忽视了患者对自己疾病状况的知情权。特别是对待癌症患者这个群体。经常可以看到有一部分患者被确诊为癌症后，其家人决定将这个诊断对患者进行隐瞒，一方面不让患者来看门诊，而是家属拿着检查结果游走于各个癌症相关科室去咨询医师，与医师讨论治疗方案并且做出最终决策。家属们的理由高度一致，他们认为患者经受不了这个打击，所以没有必要告诉患者。另外，他们认为各种治疗的知情同意书我们家属已经签署了，你们医院也就可以执行相关治疗了。

为了瞒住患者，家属们想尽办法，例如伪造假的影像学检查报告单和病理报告单。就连上手术台前及下手术台后，也有人要求医师配合说一个假的手术名称。例如胆囊癌、胆管癌的手术说成是胆结石手术，胃癌的全胃切除术说成是胃溃疡的手术等。问题是癌症的治疗是综合性治疗，而且治疗手段与其他疾病相比也不是那么令人舒服的。仅以现在癌症治疗的三大法宝来看，没有哪一种疾病的治疗手段可能比癌症患者的治疗更遭罪了。因此，最终总是瞒不住的，即使这样他们也要采取能瞒多久就瞒多久的策略。

其实，据我的经验观察，我接触的大部分患者都是有文化的人，而且现代移动通讯（微信）和互联网技术那么发达，获取信息是太方便了。他们并非完全不知道自己的病情，常常出现的有几种情况：一种情况是患者不愿意承认自己罹患癌症（这是癌症患者的一种自我认知或一种鸵鸟心态），宁愿选择接受家人善意的谎言，先麻醉了自己再说，当然也可以看作是一种自我保护性反应；

还有一种是患者不愿意面对家人来讨论这样一个严峻的话题，就像一层窗户纸，你不捅破，我也不去捅破，都怀着一种侥幸的心理，也可能手术后一切就好了呢，心里祈祷着自己是个幸运儿；此外，还有患者确实是为家人考虑，怕给家人增加心理负担，假装做出无所谓的样子。

无论哪一种情况，他们都忽略了一个重要的问题，癌症是一种心身性疾病。如果说手术、化疗、放疗是治标，免疫治疗、中医治疗、营养代谢治疗等是治本，那心理治疗就是治根。从根上治病，才能长期存活。要想从根上治病，首先就要求患者正确面对疾病，了解癌症的前因后果，搞清楚各种癌症治疗手段的优势和劣势，特别是各自的局限性，要与医师携手并肩作战，当然也要求家属的密切配合。我们在临床看到一种很奇葩的现象，就是癌症长在患者身上，而家属越俎代庖，去主导各种治疗的决策。好像在医院把各种治疗手段，主要是手术、放疗、化疗都在患者身上实施完后，他们就算尽了家属职责完成了任务，剩下的患者就该听天由命吧，这是一个很大的误区。

医师们都见过这样的现象：同样临床分期的癌症患者，使用同样的治疗手段，病理检查也是同一类肿瘤，但治疗效果却可以差别很大，生存期也大不一样，这主要与患者预存的免疫状态、肿瘤的免疫微环境相关。而主宰患者免疫状态最主要的因素就是患者的心理状态。如果癌症患者及其家属想回避心理问题和心理状态的调整，实际上既绕不开也对治病不利。问题摆在那儿，不去解决问题，问题就会在那里继续作祟，在那里发酵，迟早是要结出恶果的。

正确的态度是应该让患者行使对自己疾病的知情权，也就是让患者有主宰自己生命的权利。只有让患者知道自己患了什么病，帮助患者树立强烈的战胜疾病的决心和信心，启发患者与医师密切配合的愿望（依从性好），这才是患者家人应该做的事情，这样的癌症治疗才有前途。当然，在谈癌色变的今天，患者猛然知道了自己罹患癌症，可能一下子接受不了。因此，在怎么告知、告知疾病严重程度方面还需要讲究一点策略。家属在这上面多花费一些心思比琢磨怎么造假，怎么隐瞒上可能对患者的帮助更大。这些方面怎样做更好，家属可以事先与医师沟通，共同配合，然后对患者进行病情交代可能效果会更好一些。

 ## 札记 12-6　心境对症状的巨大影响

一个人的心境对身体状态影响极大，可能很多医师都有体会，有时仅仅一句简单的"你可以好的"就能让患者哭着进来就诊，却笑着走出诊室。

记得一位老年患者得了贲门癌，进食时有些哽噎感。当他一知道自己罹患了贲门癌后，立即就吃不下饭了，身体也衰弱起来。来我门诊时已经处于消瘦和虚弱状态，我开始以为发生了梗阻，需要立即评估手术问题，于是与我院普通外科杜主任沟通后，先让患者前去会诊。杜主任看过各项检查结果之后，初步制订了外科治疗方案，虽然还需要进一步对其全身进行一些术前必要的检查，但心里已然有数。该患者的病情其实没有他认为的那么严重，基本上做一个微创手术解决局部病灶即可解除梗阻。杜主任对患者说："您不要担心，我们会做一个小的手术，问题不是太大。"仅仅就这么一句话，患者中午回家立即就可以吃饭了。后来杜主任确实为他做了一个难度很大但却非常棒的手术，让他身体得到了恢复。

还有一位北京著名大学的著名教授，是从国外引进的人才，归国后事业刚刚起步，却发现了胰腺占位性病变，外院怀疑是胰腺癌，准备住院手术治疗，可想而知这当头一棒的心理压力有多大。虽然还没有最后确诊，但患者自打知道这个诊断后已经整整1周没有好好吃饭和睡觉了。我看了这个患者后，先告诉患者和家属不要太着急，还不能立刻确诊就是胰腺癌，还需要多请几位专家看一下。我先请我院肝胆胰腺外科主任看了，他觉得单靠CT检查还不能确定就是胰腺癌，建议请超声科一位主任再看一下血流供应情况。待超声科专家看完上午挂号的患者后他加号看了，认为从血流供应情况来看，该占位性病变不太像恶性肿瘤，胰腺癌诊断有待商榷。患者一得知这个信息立刻将紧绷了1周的心放了下来，出了医院大门立刻去好好吃了一顿饱饭。虽然原诊断医院还是按照胰腺癌手术进行了准备，但病理报告结果果然证实不是胰腺癌，皆大欢喜。

从这些临床案例可以看出，癌症患者从诊断到治疗的过程中始终存在着对自己身患疾病的高度关注，而且其紧张的心理活动对机体各器官功能特别是消化系统及代谢功能有很大影响，当然对免疫系统也有很大影响。所以医师与患者的良性互动十分重要，对患者积极正面的引导和处理应该比消极的欺骗或隐瞒更好。

 札记 12-7　医师应该是关爱的使者

记得白岩松先生提到过，100多年前有位世界上首次提取结核杆菌的加拿大医生特鲁多，最让人印象深刻的不是他的业绩，而是他镌刻在墓碑上的文字——"偶尔去治愈；经常去帮助；总是在抚慰"，此话一语成谶，照亮了医师们的工作之路。确实，一位好的医师在与癌症患者交流和共同商讨和制订方案时，所表达出的所有信息都应该向患者传达医者的仁心和关爱。试想一位得了"绝症"人，他来到医师这里想得到什么？如果没有获得起死回生的灵丹也希望得到心灵抚慰。所以虽然医师首先对疾病要有科学判断，但说话态度是否亲切、解释方式是否耐心，包括让他直面生死是否突兀，都应该让患者感受到你是一位关爱的使者，是他心灵最好的倾诉者。这些因素能为我们治疗癌症患者打下良好的基础，只有让患者有了自信心才有利于后续治疗和医患之间的配合。

如果癌症患者能够掌握自己疾病的知情权，至少知道自己患了什么病（严重程度视情况可以打个折扣），对疾病有一定的思想准备，其后对患者的一系列综合治疗方案的开展才会比较容易。无论医师怎样向患者交代和解释有关癌症的治疗与康复计划，进行抗癌方面的知识教育，祛除其心理的负面因素对患者是有好处的，甚至是意想不到的好处，特别是在心理干预方面如果得到患者的理解和好的配合更加重要。如果家属连患者得了什么病都不敢告诉患者，把患者包得像一个铁桶，医师就无法与患者畅通的交流，患者很难敞开心扉接受心理咨询师深入到自己的潜意识层面，更别提去清除负面因素了。

通常说，癌细胞的基因突变要经过许多年的积累，而另一方面不良的慢性心理压力也会蓄积多年，它们对免疫系统的负面影响也可能要历经较长时间的作用，这是癌症发病和进展的一个规律。癌症患者在确诊后，将会接受一系列综合治疗，所以需要提醒癌症患者的是千万要重视心理治疗这一环节，可通过主诊医师，心理咨询师及自我疗愈 3 个层面进行心理调整，使患者的心充满爱和光明！

主题 *13*

自我疗愈的芳香舒缓疗法

札记 13-1　自我疗愈的重要性

前面已经说过，癌症患者负面心理状态的调整，可以通过主诊医师和心理咨询师的专业化干预来实现，但更经常的或更长久的还是要充分发挥患者自己的主观能动性，调动他们的自我疗愈能力。因为患者在医院与主诊医师接触和与心理咨询师的约见都是短暂的。这种外来的干预还是要通过内因起作用。特别是在我国，在对心身疾病的心理治疗重视程度不足和人才队伍相对薄弱的情况下，更需要找到一些方法让患者更主动更便捷地完成自我疗愈。除了西医的心理治疗以外，我国传统中医药和香学文化自古以来在颐养心性方面就有独到之处，这些是需要患者自己回家后每天当作必修课去完成的。

 ## 札记 13-2　芳香舒缓疗法的理论依据

钱学森先生曾说："人体是一个开放的巨系统。"说它开放，是它能与自身周围的气场发生作用，吸收自然界的气味、声、光、电等，并使之对自身产生积极的影响。古人很早就意识到"香气养性"这一养身理念，芳香植物来自于大自然，她生机盎然，摄取了天地之精华，并能释放出怡人香气的挥发成分。当我们静心端坐之时，香料便通过熏点所产生的香气和烟形，伴随着人的呼吸沁入心扉，使人身心放松。香气随呼吸深入周身引导毫毛孔窍开放，继而产生心神愉悦、舒适、安祥、兴奋等诸多美妙的感觉；同时中国传统的香采用芳香类中草药、以君臣左辅的配制方法来与中药的君臣左使相对应，从而待香气（挥发性成分）通过毫毛孔窍吸收后，加强其对身体起到的舒经活络、活血化瘀、祛邪扶正等作用[1]~[2]。

为了给癌症患者的康复治疗探索一条新路，我有幸拜会了我国香文化研究的著名学者、我国传统香学继承、发展与传播的引领者、著名的和香大师傅京亮先生并拜他做了师傅，学习香学知识，尝试了以香调心的芳香舒缓疗法。以

---

① 杨志明，左红，王莹．试论中国香道的历史渊源与发展前景．陇东报：文化广角，［2008-5-11］，http://www.doc88.com/p-137711670379.html

② 傅京亮．香学三百问．太原：山西出版传媒集团三晋出版社，2014，7

下是我将向傅老师学习到的及四处涉猎学习到的有关香学的知识,集锦出一些内容与大家分享。

　　香学,是一门古老而又新鲜的科学。它以天然芳香原料作为载体和核心,融汇自然科学、中医学和人文科学为一体,感受和美化自然生活,用来实现人的身体、心灵与自然三者之间的和谐统一,从而达到凝气安神、养身健体、净化心灵之目的。

 ## 札记 13-3　中国香药疗法与健康的渊源

　　作为世界文明发源地的四大文明古国均有较早的用香历史:中国香文化最早可追溯至史前6000多年的石器时代;古埃及人从阿拉伯和索马里沿海地区引进香料树,把香当作宗教仪式中的重要用品;以色列人在被掳往巴比伦(公元前586年至公元前538年)以前引进了香;公元前8世纪希腊人就以焚烧木头和树脂来供奉神明和祛除恶魔;到了公元前5世纪一些祭坛被专门用做供奉香之用;后来香的药用也逐步被开发了出来。

　　中国是香文化发展最早的国家,纵观中国香学和香药疗法的发展历程,经历了以下几个的时期:

　　1.萌芽期　新石器时代我国庆阳先民熏香草驱虫为始。

　　2.初始期　黄帝时期庆阳先民燃香、佩香、闻香而防病祛疾。

　　3.成形期　从周代燔烧柴木、燃香蒿以祭祀、以柏木祛病辟邪;到战国时开始居室香炉熏香以驱虫和避秽、香汤沐浴及医疗;先秦随身佩香;魏晋南北朝文人阶层开始较多使用熏香;至汉代香炉得到普遍使用,上层社会流行熏香、熏衣,多种香料调和技术的出现,以及佛道二教兴起而出现"闻香入道"。

　　4.成熟期　隋唐时期经济繁荣、香在诸多方面获得了长足发展、佛教鼎盛而行香普及。

　　5.鼎盛期　宋代以文人雅士休闲精致的品香仪式为潮流带动民间广泛用香,香文化完全融入了人们的日常生活,香品香料成为国民经济和国际贸易的产业之一(今日香港就是当年我国与世界各国进行香料贸易的主要口岸,并因此得名而称为香港)。

　　6.稳定期　元、明及清中叶,香事已经融入日常生活。

　　7.萎缩期　清末国势衰退,西方列强以炮舰入侵中国,带来西方文化侵入及人们对传统文化,包括香文化的质疑(同时西医进入中国,中医开始走向衰退)。

8. **新兴发展期**　社会主义时代，特别是改革开放以后香文化重新崛起，以傅京亮老师为代表的众多中国传统文化的传承人承担起中国香火永续的历史使命。

人类对香的喜爱是形而上的，是与生俱来的本性需求。最初先民对植物中挥发出的香气有所感觉，闻到不同香料的芳香时，即能感受到香气的快感，进而逐步发现不同香味的植物具有不同的作用。远古庆阳人在野外或洞穴聚居，夏夜便燃烧艾叶散发独特香味以驱逐蚊虫。上古时代人们把这些有香味的物质作为敬神明、清净身心和丧葬之用。庆阳是中医学理论奠基人——《黄帝内经》作者岐伯的故乡。岐伯在总结庆阳先民大量实践活动的基础之上，通过对香料使用的不断实践和摸索，逐步发现各种原始香料四气五味的不同，具有的药性也有所不同，根据他的阴阳五行学说，针对不同疾病和病因，用不同的香料配制，即能达到防病祛邪作用。遂将配制成方的单一或是复合香草药，研磨成粉末，教民众盛在用锦帛缒成的口袋（香包、香囊）里随身佩戴，利用人的体温使其自然散发，能达到禁蛇毒、防虫害，防疫驱瘟，强身健体的功效。这即是其所著《黄帝内经》中阐述的"熏蒸"法。

此后，历朝历代典籍中都有关于香学的记载，如：《西京杂记》汉时池苑种兰以降神，或杂粉藏衣书中辟蠹；……此草浸油涂发，去风垢，令香润；《史记》所谓罗需禁解，微闻香泽者是也；《离骚》言其绿叶紫茎素枝，可纫可佩可藉、可膏可浴；我国唐代杨贵妃用鲜花浸泡沐浴；以纪念屈原为始的我国端午节活动更把芳香疗法推广成为"全民运动"。节日期间人们焚烧或熏燃艾、蒿、菖蒲等香料植物来驱疫避秽，饮服各种香草熬煮的"草药汤"和"药酒"以"发散"体内积存的"毒素"；明朝李时珍在《本草纲目》中详细记载了各种香料在"芳香治疗"和"芳香养生"方面的应用。主要有下列几种：

1. **吹鼻**　皂荚末、细辛末、半夏末、梁上尘，葱茎插。

2. **线香**　多用血芷、芎穷、独活、甘松、三奈、丁香、藿香、藁香、高良姜、角茴香、连翘、大黄、黄芩、柏木、兜娄香木之类为末，以榆皮面为糊和剂，以唧角筆成线香，成条如线也，亦或盘成物象字形，纸卷作捻，点灯置桶中，以鼻吸烟，1日3次，3日止，治杨毒疮；兰草：时人煮水以浴，疗风，故又名香水兰……"[1]。

历史上《抱朴子》《博物志》《肘后备急方》《名医别录》《齐民要术》《通典》

---

① 漫谈香之为用．集雅学堂．360doc.com 个人图书馆，［2014-07-29］，http://www.360doc.com/content/14/0729/15/18710457_397911305.shtml

《千金方》《梦溪笔谈》等很多著名典籍都有关于香或香药的内容。即使今天我们看到的电视连续剧《甄嬛传》《芈月传》等也没有忘记呈现宫中用香的生活场景。

 ## 札记 13-4　西方熏香疗法与健康的渊源

　　熏香物质在希伯来、阿拉伯与印度文明的医疗上一直扮演着举足轻重的角色。

　　古巴比伦和亚述人在 3500 年前便懂得用熏香治疗疾病。3350 年前的埃及人在沐浴时已使用香油或香膏，并认为有益肌肤。古埃及的熏香疗法是一种生活方式，用在宗教仪式与医疗上，诸如把切碎的雪松树皮、藏茴香籽与欧白芷根等熏香物质浸在酒或油中，或燃烧使空气芳香，吸入后能提高感觉能力与精神敏锐度。古埃及艳后用玫瑰铺满寝宫。印度人则爱用广藿香来熏衣服。

　　古希腊和罗马人也早就知道使用一些新鲜或干燥的芳香植物可以令人镇静、镇痛或者精神兴奋。世界上各种宗教广泛应用香熏，例如罗马的天主教堂，利用乳香（Frank incense）制造冥想的境界。17 世纪堪称欧洲草药史上最灿烂的黄金时期，此时有许多的草药师投入植物的研究，到了 18 世纪末，医师就开始广用精油。20 世纪法国化学家暨学者，盖特佛塞博士系统地解释了精油的特性与应用方法，并佐以其消毒与消炎功效的实例，在实验室灼伤手之后，他立即将手浸在薰衣草精油的容器中，很惊讶地发现疼痛即消除且毫发无损。他持续进行有关精油的实验，用于第一次世界大战时的军队病患身上，诸如使用含有百里香、丁香、洋甘菊、柠檬的精油为天然消毒剂及杀菌剂，用于熏病房、消毒外科与牙科专用的器具。第二次世界大战期间，医学上持续使用精油并做了详细的研究记录。后来由法国生化学家摩利夫人扩大此研究，将熏香疗法带入化妆品界，使熏香联合起医学、健康与美容。

　　现代生活中，天然疗法例如 DONNA CHANG 坤尚莉加州西柚沐浴按摩油，精油经泡浴或按摩后肌肤吸收后可刺激体内的免疫系统，增强抵抗力，激活淋巴系统，帮助清除体内毒素从而使肌肤变得光亮，细滑。所以无论在精神上或身体上，精油都能发挥良好的治疗作用，在当代压力大的生活环境中，人们普遍认为若你懂得运用精油，无疑是最佳的自疗剂。大量的美容院按摩院使用精油。当前以西方的精油为核心的芳香疗法已经在中国大地铺天盖地的发展起来。特别是化学合成的芳香剂易生产，物美价廉，当包装成先进方法萃取的天然植物精华时，利润空间很大。

札记 13-5　东西方香学的比较

1. 东西方香学的共性

（1）自古以来运用植物/动物成分中挥发的香气防虫避毒、改善居住环境、驱疫避瘟、清净身心、强身健体。

（2）民间发起，融入民众日常生活之中。

（3）顶级香料是王公贵族奢侈生活方式的主要元素之一，也是他们占有生活资料的方式之一。

（4）通过用香供奉神明，对人们的宗教信仰和心灵的陶冶与安宁发挥重大影响。

2. 东西方香学的差异

（1）香的文化属性：东方用香更重文化品位，且与中国传统茶艺、古乐、书画融为一体，深受文人墨客的欣赏，同时其发展也受到他们的推动。

（2）香的物质属性：东方长期崇尚天然香料，不仅使用单一香方，更有君臣佐辅配制的和香；而西方多使用单一香材，并逐渐发展为萃取单一成分。

（3）香的科技属性：东方用香顺应植物与大自然相互作用，摄取天地之精华的客观规律，因此讲究香材的道地性和品质的天然性；西方则重物质成分和其对人体的直接生物学/生理作用，因此随着西方近现代科技发展，在萃取单一成分的基础上开始进行化学分析与单一成分的化学合成。

3. 香的应用与健康

（1）东方重形而上，主张天人合一，强调身心灵整体调整，使被纷扰造成的不平衡重归和谐，并由此带来具有内涵的健康之美；在精神或情绪层面，用香追求促进人体进入淡定和安详状态，讲究修心养性。

（2）西方逐渐趋于提取或化学合成香的精油等产品用来美化皮肤、面容、体表香气等，追求外在美和享受；在精神或情绪层面，用香追求心情愉悦和精神焕发。

 札记 13-6　亲身体验熏香对健康产生的影响

一个偶然的机会，经朋友介绍我接触到了中国传统的香学和香品，这些香品都是我国当代香学大师傅京亮先生的佳作。因为古代中医认为药物的香气经过熏烧通过口、鼻、毛孔进入体内，可调和脏腑、颐养气血、祛病强身。我对这一点的认识是从自己使用傅先生的"祛疫避瘟香"治疗"感冒"的 2 次亲身体会开始的。

【**体会一**】有一天我的家人去医院拔牙后在寒风中等公交车，可能受了凉回家后浑身发冷，立刻上床裹起棉被。我下班后看见他躺在床上发抖，一查寒战，高热，体温 39℃，我当即给予莲花清瘟胶囊 3 粒口服，让其贴身裹上大浴巾，并在床边燃起了"祛疫避瘟香"（也是为了防止室内交叉感染）。1 小时后，家人大汗淋漓，体温降至正常。

从西医角度来看，我知道感冒是一种病毒或细菌感染造成的炎症反应，无论如何要有几天的病程，不可能立即就好。所以我当时想这个治疗效果肯定是暂时的，晚上病情可能还会反复。没想到观察一夜，直到次日再也没有发热，家人完全恢复了正常，真的好了。

难道是莲花清瘟胶囊 3 粒有这么快这么大的效果吗？还是三粒胶囊和燃香联合的效果，我有点百思不得其解。但几个月后，又碰上的事件让我彻底改变了认识。

【**体会二**】那正是孙子、孙女来家小住时发生的事。有天上午我正在医院上班，家里来电话说孙女发热体温 38.5℃，家里没有小儿感冒药和退热药，是否需要送医院。当时我灵机一动，给家人下了医嘱：燃"祛疫避瘟香"，多喝温开水，观察体温。1 个半小时后我打电话回去询问，回答是孩子出汗了，体温降至正常，直到下午和晚上体温都没有再上来。后来的一个周末，我正好休息在家，一早起来小孙子就开始哭闹且脸腮发红，一查体温 38℃，我二话没说，立即在旁边又燃起了"祛疫避瘟香"，同时哄着他玩。过了一会儿，眼见孩子前胸的汗衫被汗水浸湿了一点，开始出汗了，再测体温恢复正常。只是多给孩子喝点水这次孩子的发热就这么过去了。

通过这几次对家人感冒发热的处理，我心里已经十分清楚了，在感冒发热初起时，第一时间燃"祛疫避瘟香"加上多喝点水，就有可能避免吃药和上医院等一系列麻烦。我把自己的体会发到朋友圈里与大家分享，没想到一位同事家的孩子正好感冒发热，已经在医院打针输液 3 天了，体温还是没有下来。我非常理解家长的焦急心情，立即主动找到她，送去了一些"祛疫避瘟香"和香插，并告知如此这般的处理。次日打电话一问，孩子体温果然正常了，这使我感到由衷的欣慰，并告诉同事，以后一旦孩子放学回来发蔫，或班上同学有流感病例发生，应及早燃"祛疫避瘟香"。后来这位同事家里也常备了此香给孩子祛病。结果去年年初北京发生流行性感冒，医院人满为患。这个孩子的班级里 26 个孩子中有 23 个孩子感冒发热病倒被迫停课了。而这个孩子就是剩下那没有感冒的 3 个孩子之一。

古代中医所说的"疫症""瘟疫"可能包括"流感"吧？古人除了用生活用香扶正祛邪、美化生活外，《本草纲目》等中医经典还有使用熏烟剂的方式防治瘟疫与流行病的记载。傅京亮老师使用的"祛疫避瘟香方"据说在古代就有"祛疫避瘟"的功效。如今经过广州出入境检验检疫局综合检测中心、国家卫生处理安全及适用性检测重点实验室检测，该款香通过点燃熏蒸的方式对染于布片上的多种致病性细菌作用 100 分钟后，其杀灭率达 99% ～ 100%；对洗手间内空气中自然菌的消亡率达 94.49%。特别是根据 2002 年版《消毒技术规范》所制订的对急性吸入毒性评价的规定，该香实际属无毒类产品。从上述的案例中可以看到，对于感冒患者来说"祛疫避瘟香"不仅有抗病原微生物的作用，而且有着中医药配伍的多重作用。经过试用，现在我和我的家庭及朋友、医学界同事们都喜欢上了他制作的几款香，特别是"祛疫避瘟香"更成了我们预防感冒和感冒初期应对的不可或缺的"宝贝"。

作为一个医师，我倒不是在此让大家有病不去医院，只采用中药熏蒸方法，而是与大家分享一点自己认识和体会，更重要的是想告诉周围的每个人"中国传统医学宝库博大精深"，"耳听为虚，眼见为实"，亲身体会的现象使我更坚定了要学习中国传统文化和传统医学的决心，去继承发扬老祖宗留下的宝贵财富，开拓创新，为癌症患者谋福祉。

札记 13-7　"香气养性"是香学的核心观念

先秦时期的人们已经认识到，须从"性""命"两方面入手才能合和性、命，达到养生养性的目的，同时也认识到，人对香气的喜爱是一种自然的本性，香气与人的心身也有密切的关系，可以用作养生养性的方法，从而初步形成了"香气养性"的观念[1][2]。百姓以香草香囊为美饰，君子士大夫用香物陶冶身心、修情明志，即借外在的佩服，修为内在的志意。正所谓"佩服愈盛而明，志意愈修而洁"。

人类对香的喜好，犹如蝶之恋花，木之向阳。香，在馨悦之中调动心智的灵性，于有形无形之间调息、通鼻、开窍、调和身心，妙用无穷。正是由于深谙此理，历代的帝王将相、文人墨客才皆惜香如金、爱香成癖。从刘向、李商隐、李煜、苏轼、黄庭坚到朱熹、文征明、丁渭，历代文人都有大量写香的诗

① 傅京亮.中国香文化.济南：齐鲁书社，2008：

② 中国香文化研究中心，中国香文化集成，中国香文化网页 http://www.xiangwenhua.org

文传世，从《诗经》到《红楼梦》，从《名医别录》到《本草纲目》，历代经典著作都有关于香的记录。

香，既能悠然于书斋琴房，又可缥缈于庙宇神坛；既能在静室闭观默照，又能于席间怡情助兴；既能空里安神开窍，又可实处化病疗疾；既是一种精英文化，又是一种大众文化。究其实，它出身本无固定之标签，唯灵秀造化源于自然。我这里引一首宋代陈去非的诗作《焚香》，它在一定程度上可代表中国古人对香的评价：

> 明窗延静昼，默坐消尘缘；
> 即将无限意，寓此一炷烟。
> 当时戒定慧，妙供均人天；
> 我岂不清友，于今心醒然。
> 炉烟袅孤碧，云缕霏数千；
> 悠然凌空去，缥缈随风还。
> 世事有过现，熏性无变迁；
> 应是水中月，波定还自圆。

该诗是说在明亮的窗前打开一卷经书，安静阅读中参悟消解尘缘；把经文中蕴含的无限深意寓注于这袅袅升起的青烟；在专注于经书时产生戒定慧，奇妙的境界恍惚已经天人合一。自己难道没有灵台清明平和么，现在心里像大梦初醒的样子。炉火中一柱香烟孤独升腾呈现碧色，慢慢散开一缕缕变成细雾上千。烟气飘飘摇摇凌空飞去，恍惚飘渺又似被风吹还。世界上的事情有过去和现在的变换，烟气的性质却没有变迁。（本性）就像是水中的月亮一样，水波平静之后仍然会显现圆月本来的模样。该诗注是百度上搜到的关于《焚香》的含义，描写了诗人焚香时体悟的人生哲理[1]。

香气养性的观念不仅具有诗情画意，还发掘了香气在日常生活中的价值，讲究"芬芳""养鼻"，有别于祭祀中的"燔柴升烟"（与燃香蒿有相通之处）；同时又不只是一种享受，而是强调香气对身心的滋养，以此引导香品在养生方面的作用。"香气养性"的观念对于后世香文化的发展产生深远的影响，也成为中国香文化的核心理念与重要特色，其对人类的身心健康影响很大，只是今天人们的急功近利，对老祖宗留下的修身养性宝贵财富淡忘了而已。

---

① 回首已是春. 陈去非《焚香》的诗意. 百度知道，［2017-11-17］，http://zhidao.baidu.com/question/425277190441213532.html

札记 13-8　尝试燃香与冥想结合的芳香舒缓疗法

　　古人早已认识到"百病由心生"，许多疾病是由"险心""躁欲""贪欲"所致。现实生活中，我们处处都可以看到，人们对一些事物存有侥幸、取巧等不良情绪及心态，同时也会产生一些不能抑制的贪欲和躁欲，继而造成诸多不如意而烦恼丛生、心火淫烧、燥气上浮，最后使人体局部经络堵塞不畅，从而引来病邪侵体，即"心乱而百病生，心静而百病愈"。所以不良心性（心理状态）是影响人体健康的内在原因，这种障碍不除，往往很难持续保持健康，患病后即使用多少药也很难痊愈。所以心病还得从心医。古代先人已经为解决这个问题找到一种有效的方法，那就是要颐养心性。而香就是一个帮助人们修心养性的好媒介。品香是我们将周遭环境的无限气味，经过感性和理性的选择，由简单的嗅觉官能上升到精神层面的诉求。因此，香会带给人精神及思想上的体验和感悟。

　　许多癌症患者患病之前早就有各种心理和情绪方面的问题，患病后更是雪上加霜，平地又添加恐惧、愤怒、不平、无奈、无助等负面因素。如何让他们纷乱的心安静松弛下来并不是一件容易的事。即使医师苦口婆心加以开导，甚至有心理咨询师的催眠技术帮助清理，也仍然可以产生新的烦恼或者既往所谓心理问题反复。我想如果采取燃香与冥想相结合的方法也许会对癌症患者入静调心有所帮助。然而香学是很深奥的，参透何其不易！如何用香可能比学中医如何用中药更难，所以我拜见了傅京亮老师，向他请教使用何种配方的香品，需要怎样搭配使用对患者最能起到促进作用？傅老师为癌症患者推荐了三款香：

　　1. 祛疫避瘟香　祛疫避瘟香根据中医秘传古方，精选苍术（燥湿健脾，祛风散寒）、艾叶（理气血，逐寒湿）、黄柏（清热燥湿，泻火解毒）、菖蒲（开窍豁痰，理气活血散风去湿）、白芷（散风除湿，通窍镇痛）、甘草（补脾益气，清热解毒，祛痰镇咳，缓急镇痛，调和诸药）、檀香、苏合香等 18 味药材精心炮制、和合而成，具有预防流行性感冒和阶段性流行病的功效，对避免家养宠物的流行疾病也非常有效。

　　2. 七宝莲花香　该香方系梁武帝时西域高僧所献，武帝珍爱之，取七宝敬佛之意名之《七宝莲花》。其主要原料檀香、降真香、沉香等均经特殊炮制，按君、臣、佐、辅精和而成。"真香贯三界，假香入鬼门"，其香之妙，净心焚之自知。

　　3. 灵虚香　此香是一款在历史上影响久远的经典名香，配方来自东汉，也称"三神香""三圣香"，该香以其奇异的效果为历代修炼家所推崇。在继承古代修炼家专用香方的基础上，经现代修炼家及中医专家潜心研制而成。该香的主要原料有：丁香、灵香草、降真香、沉香、安息香、灵水等几十味香药组成。其制作禀承古训，配伍求严，用药考究，选药求真，择时合香，并以香诀炼化。整个制作过程需 60 天完成，如甲子日配药，丙子日磨药等每个工序需 12 天的运化才能完成，最后窖藏至少 7 天。这款香的主要功效是生发阳气，扶正祛邪，通经开窍。其香品高雅，淡而溢远（香韵比较浑厚宽博，寓温馨于平淡之中）。燃烧后的香气（采用了慧通独有的除烟技术，烟气稀微）通过口鼻肺腑及周身毫毛孔窍之呼吸，随气血流通，循经络运化，安和五脏六腑，尤对中脉、带脉有独特功效，可祛病邪，防流疫，助入静，通经开窍，聚集能量，有心安体畅之感，清升浊降之效，亦有镇静催眠效果。

　　傅老师用香遵循正宗传承，不用单香，用和香，取丹道与合药之法，炮制与配方考究，其香的君臣佐辅与中药方剂配伍的君臣佐使有异曲同工之处。他只取天然香药材和道地药材，拒绝人工化学香料，既要芳香，更要养生养神，开窍开慧。在确定了香方之后，傅老师还亲自来到我们的香药熏治 — 芳香舒缓治疗室，对屋内的香位布局甚至地垫的颜色均给予了悉心指导。

　　为了让心烦意乱的癌症患者能够逐渐控制自己的心绪，进入一个更放松更舒适的意境，我还试着拟定了一些肢体准备动作，选择了聂腾老师的冥想音频"蓝光冥想"和"爱"等音乐进行引导。最终将所形成的"芳香舒缓自我疗愈"方法套路教会患者及其家属，让他们体验，然后回家坚持做功课。临床观察了一段时间后，医师们反馈回来的信息是，凡是癌症患者依从性好，认真实施，而且感觉到身心舒适的患者，复查血常规发现淋巴细胞比率相对较高，康复状态较好，甚至免疫细胞治疗所需的疗程可以减少；而那些对香学养性有心理抵触，不认真去参去悟，只是走走形式凑合事儿的患者，康复状态就差。因为在他们脑子里有个根深蒂固的想法"只有使用毒烈的化疗药才叫治癌症"，这种想法使他们墨守成规、不谋机变，拒绝改变自己，于是就很难消受养性的益处。当然，这种辅助疗法的功效到底几何还要等待更多的数据检验。

　　我常告诉患者及其家属，如果想找一个最简单，最不遭罪，花钱最少，而又最长远的癌症辅助治疗方法，那我建议每天坚持进行自我疗愈，彻底改变自己，获取内力战胜癌症。我希望处于亚健康状态或虽然看起来很健康但有持续工作生活慢性压力的人也试试这种自我疗愈方法，相信只要坚持肯定也有好处。

中国医药学是一个伟大的宝库

札记 14-1　"西"学"中"很必要

中医药治疗恶性肿瘤有着悠久历史；具有独特而完整的体系；蕴含着系统论和个体化治疗的先进思想；具有整体观、多靶点和持久性的优势；在延长生命，改善生存质量方面有确切的疗效。目前肿瘤治疗的主流是局部病灶的清除，即对癌细胞的打打杀杀。各种"术"凌驾于中医整体治疗理念的"道"之上。中医甚至成为西医辅助治疗的辅助，这是十分悲哀的事情。

我个人一直认为，作为根植于中国大地上的医学院校或管理部门非常需要认真思考如何弘扬传统中医的理念，继承传统中医的精华，培养出一些上知天文，下知地理，身怀绝技的传统中医，而不是只知中医皮毛又以为看得懂西医报告的"全才"中医。中西医结合已经说了几十年，但要想真正做到融会贯通何其难也！我想肿瘤大家汤钊猷院士说得好：在中西医结合的过程中，关键需要强调让西医去学习中医，才能真正促进中医学的发展。

札记 14-2　传统中医面临的困境和机遇

我们必须承认，近几十年国家改革开放，经济发展很快，西医大型三甲医院越来越多，越建越大，几千张床位的超大型西医医院比比皆是。而中医院和中西医结合医院也建了不少，从省级到县级按编制一个不缺。但是，这些医院基本上都是中医向西医学习，向西医看齐。连一个小小的中医诊所要开业，都要考考这个老中医是否会做人工呼吸和心外按压急救技术才能够开业，试问我们老祖宗几千年治病救人什么时候靠现代人工呼吸和心外按压操作技术了？

现在许多中医院的医师对西医治疗肿瘤的技术驾轻就熟，对化疗已运用自如。在学术研究方面，国家也投了一些钱给中医院，主要是在顶级中医院建立现代化实验室。为了培养人才还选送了一些人出国深造，到国外的实验室做研究。他们学习的是分子生物学，现代免疫学，药理学等，这些都无可厚非，技高不压人嘛。然而国外的研究机构之所以愿意与我们的中医机构交流，其实是为了研究和挖掘中医药这个我们祖传的宝库。我们不禁要问，留洋回来的中医人士，不知你们从内心深处对传统中医是更加尊重更加热爱，还是彻底转向了呢？我们现有的专业技术职务评定系统和评奖系统那些对发表文章的要求，以及申报科研项目基金等的导向，是促进了我国中医的发展，还是促进了中医的西化呢？

反观西医学习中医不得不承认是愈来愈差了，值得我们医学界和政府主管部门很好的反思。作为一名西医，我也参加过一些中西医结合的学术交流，我直言不讳地跟中医同行们说，有人说"中医没有用"，"中医不科学"，甚至有人扬言要"废除中医"，但我认为中医很有用，关键是你们中医自己对自己缺乏信心。

看看今天中西医结合的学科和中西医结合医院，特别是中医院，应该说主要趋势是中医在学习西医。中医药大学中医专业毕业的学生中，有多少真正认真研读和读懂了中医的古籍经典《黄帝内经》和《伤寒论》？他们很多人的兴趣在西医，进入中医领域实话实说是为了找工作，为了生存。反而是我遇到的一些没有上过中医药大学，真正对中医学有浓厚兴趣的年轻人却在民间四处寻找祖传几代的中医高人，想拜师学艺。当然，等待他们的是即使学会了也无法公开行医。因此，我常对他们建议，除了拜师学艺以外，一定要去中医药大学参加培训课程，一步一步去参加考试拿学分，最后考出一个证，再去考中医师执照，才能实现其伟大理想。当然能够有幸被国家承认的师承学徒还是可以有执业资格的，但那是极少的名额，就是一座小小的独木桥而已。重要的是大量中医院校大课堂培养出来的大批量中医，包括有些获得了硕士、博士学位的高级人才是否在中医领域真正拜了名老中医，认真学艺，潜心修炼，获得真传了呢？所以现在老百姓中间流传着这样一句话："真正的中医高手在民间"。

综上所述，我认为，中医现代化的观念已经将我国的传统中医引向了西化，这不是中西医结合的正确方向。首先我们必须承认，中医和西医是完全不同的两个体系。中医看的是人，西医看的是病；中医研究生命力，西医只研究生命；中医治疗感染性疾病和癌症，主要是调动机体自身的免疫力和平衡炎症反应，西医是越俎代庖，替人体去打仗，难免伤及人体；中医标本兼治，西医治标（现在开始琢磨治本了，即免疫治疗）；中药讲究的是君臣佐使，西药讲究的是单一成分，纯而又纯（青蒿素就是受到中医的启发而研制的西药）……；所以中医和西医可以相互学习借鉴，而绝不能相互替代。我坚信中医护佑中华民族几千年的生命力，因为广大民众的需要，是绝不会断了香火的。

 ## 札记 14-3　从屠呦呦获诺贝尔奖说起

2015 年 12 月 7 日应诺贝尔奖委员会邀请，当年诺贝尔生理或医学奖得主之一，84 岁的中国科学家屠呦呦用中文发表了题为《青蒿素的发现：传统中医献给世界的礼物》的演讲。她指出:"当年接受任务之后,我曾搜集整理中医药典籍并造访名老中医搜集他们用于治疗疟疾的方子和中药。正是这些信息的搜集成就了青蒿素发现的基础"[①]。当年,毛主席曾亲笔题示:"中国医药学是一个伟大的宝库,应当努力发掘,加以提高。"在国家卫生部门的主导下,确实有一批西医学习了中医,通过中西医结合,走出了一条创新的路子。有目共睹的成就有针刺麻醉及其原理的发现和阐述,中西医结合治疗急腹症特别是急性胰腺炎、骨折、烧伤,以及发现了治疗疟疾的青蒿素等。

当年西医学习中医的那一批医师今天不是已经离世,就是已到耄耋之年,几乎后继无人了。好在近几年风气有所转变,新的中医法实施了,国家层面十分重视中医药在大健康产业中的地位,社会上又重新燃起了对中医的信心。同时,我们可以看到,许多中医师和针灸师走出国门,正在世界各地开办中医诊所,特别是在那些欧美发达国家,也越来越受到当地民众的欢迎。可以预见,中医将会迎来一个很大的发展机遇期。

 ## 札记 14-4　大家谈"中西医结合"

其实,在西医里面的一些大专家还真的是非常尊重中医。我们熟知的著名外科专家汤钊猷院士和吴孟超院士都非常重视中医。吴孟超院士于 2011 年出版了与郑伟达教授合著的《原发性肝癌中西医结合治疗学》。吴老在为该书写的自序中写道:"中医药学是我国独具特色的医学体系,与西医共同被广泛应用于肿瘤的防治中,并逐步形成了较系统的独具特色的中西医结合肿瘤学科。"在回顾新中国成立以来中西医结合防治肿瘤取得的进展方面,他写道:"20 世纪 50 年代,开始有中医药防治肿瘤的报道;20 世纪 60 年代起就开始了有组织的中医药防治肿瘤的药物实验研究,中医药被广泛地应用于恶性肿瘤的防治,注重于应用现代医学的先进研究技术和方法,开展了对中医药防治恶性肿瘤机制方面的研究,在肿瘤的病因病机、诊断、治疗及疗效与预后评价方面都形成了自己鲜明的特色。临床注重整体观念,强调阴阳平衡,气血调和,五脏六腑协调。注重西医辨病与中医辨证相结合,采用中西医优势互补,用多种方法综合治疗,互相取长补短"[②]。

---

① 沈晨,屠呦呦."中国医药学是一个伟大的宝库".中新网,[2015-12-08],www.Chinanews.com

② 吴孟超,郑伟达.原发性肝癌中西医结合治疗学.北京:人民卫生出版社,2011

而汤钊猷院士则出版了饱含中国传统文化与智慧的"控癌三部曲"，包括 2011 的《消灭与改造并举——院士抗癌新视点》、2014 年的《中国式抗癌——孙子兵法中的智慧》、2018 年的《控癌战，而非抗癌战——论持久战与癌症防控方略》。而 2019 年他更是推出了进一步的重磅解决方案——《西学中，创中国新医学》。书中汤院士以自己和老伴李其松教授的中西医结合实践经验，结合自己对西医的客观认识，提出了"创中国新医学"的见解，并认为其核心是中西医结合，关键是"西学中"，即西医学习中医和中华文明精髓。汤老作为西医大家对传统中医学的热爱和推崇，以及对后辈的期望十分难能可贵，也非常值得我们思考和学习。

 ## 札记 14-5　汤钊猷院士走中西医结合道路的故事

下面我根据《解放周末》记者对汤钊猷院士的一篇采访写了一段简述，从中可以使我们对汤老关于西医学习中医的观点和他几十年中西医结合的心路历程有一个大概的了解①。

汤老虽然是一名外科医师，却和中医有着不解之缘。他和夫人李其松教授是上海医学院的同班同学。20 世纪 50 年代末，俩人响应号召，投入到发掘中医学遗产的工作中。李其松参加了上海第二届西医学习中医研究班，花了 2 年多时间专门师从知名老中医（黄文东、张耀卿、裘沛然、张伯臾等）学习中医知识；汤钊猷则担任了上海市针灸经络研究组的秘书，组长是著名针灸专家陆瘦燕教授。他们就是 20 世纪 50 年代那批"西学中"的精英人才。那段"西医学中医"的经历，为汤钊猷后来找到中国特色的控癌新思路埋下了重要的伏笔。

1972 年，汤钊猷和同事们前往当时全国肝癌发病率较高的启东进行实地调研。在调查中他们发现通过检验血中的甲胎蛋白含量，可以对直径小于 5cm 的"小肝癌"做出诊断。这使得医师能够更早一点发现肝癌，在肝癌病灶还比较小的时候进行手术治疗。后来证明这个办法可以在患者出现症状前的 6 ~ 12 个月诊断出肝癌，对这样的小肝癌进行手术切除后的 5 年生存率＞60%，大大延长了患者的生存期。"小肝癌"这一全新概念，让汤钊猷荣获国家科技进步一等奖。由于汤老关于"小肝癌"早诊早治概念的提出比美国早了整整 8 年，国际抗癌联盟主编的《临床肿瘤学手册》（全世界医师都用来作参考）1993—2004 年

① 东方头条社会频道. 访汤钊猷院士：对付癌症，光靠消灭不行，解放网，[2018-04-21]，http://mini.eastday.com/a/180421095744234-7.html

连续 3 次再版发行，其中关于肝癌这一章都指定由我们中国人来写。汤老获得了美国纽约癌症研究所"早治早愈"金牌。

汤老团队虽然发现了肝癌早诊早治的新途径，其成就也已经被国际国内所认可。可后来的随访中发现"小肝癌"手术后 5 年内有 50% 的患者复发转移了。也就是说，虽然这么多年来治疗癌症的手段在不断进步，疗效大幅度提高了，但还是没有完全解决肝癌的问题。于是他开始深入地思考，这到底是为什么。他们在复旦大学肝癌研究所开始一个课题的研究，即目前用于消灭肿瘤的疗法，包括手术、化疗、放疗、介入治疗等，它们在消灭肿瘤的同时究竟有没有负面问题？研究结果显示，所有消灭肿瘤的疗法都会促进残余的、没有被消灭的部分癌细胞发生转移，甚至残余的癌细胞反而转移得更厉害。为什么？因为消灭肿瘤的疗法，既消灭了大部分的肿瘤，也使周围环境产生了炎症、缺氧状态，就像打仗以后环境遭到了破坏一样，加上患者免疫功能也因此受到损害，于是癌细胞就乘机又来兴风作浪了。只有解决了这个问题，癌症治疗效果才能进一步提高。

于是汤老要走上一条中国特色的医学之路。他认为，要创造有中国特色的医学，既要"洋为中用"，还要加上"中国思维"，两条腿走路。"洋为中用"就是不能全盘西化。在学习西方的同时，必须加入中国思维，这可以从中国 5000 年文明的积淀中去寻找。这包括古代的和近代的中医药宝库，而且要把中华文明的精髓和现代科技结合起来，才可能创造出一个崭新的局面。

所谓中西医结合治疗肿瘤，不是简单地中医 + 西医进行治疗。首先要明白西医是以消灭肿瘤为主的，而中医是以调理为主的，两者的理念和手段均不相同。汤老分析了西医肿瘤治疗存在的几大弊端：①重硬件轻软件，重视杀癌利器，看病的战略战术却不那么在意；②重被动轻主动，某种程度上就像把患者看成一部机器来修理，没有积极发挥患者的主动性；③重局部轻整体；④重单一轻综合；⑤重消灭轻改造；⑥重速胜轻持久。而这些西医的"软肋"正是中医之所长，所以他认为，中西医之间不是谁取代谁的问题，反而存在相当大的互补空间。

在中医学中最经典的著作是《黄帝内经》，它是中华文明精髓在医学上的体现。汤老早在 20 世纪 50 年代就开始读《黄帝内经》了。在写《消灭与改造并举》这本书的时候，他再次复读《黄帝内经》，书里有些内容就是来自这部著名的中医经典。最近他又第三次读《黄帝内经》，他发觉其中有很多理念值得我们西医学习。

汤老不仅重视学习中医经典，更重视中医在临床实践中的作用。他观察了他夫人李其松教授曾为肝癌术后的患者特制中药"松友饮",经中西医配合起来肝癌患者康复治疗的效果就很好。他还曾亲眼看见李教授治好过不少西医没能治好的病。最典型的一个例子是她的一位法国女患者,得的是神经系统的疾病,已经瘫痪在床生活不能自理。国外的医师对付这种疾病只有 2 种方法:激素和化疗,但效果都不好。李教授之前也没有看过神经系统的疾病,但她翻了很多书,给这位患者开了些中药,治疗 1 年后患者居然可以下床了,而且生活完全自理。患者说她想要生个小孩,李教授说要孩子的话可能病情会复发,但患者还是坚持。在李教授的调理下,患者后来确实生下了一个女儿。有一次,一位法国科学院的院士来中国,汤老请他吃饭时把那位女患者也请来了。听完她的康复经历,法国院士表示简直不可思议。

汤老不仅观察给患者用中医方法治病的案例,还把中医治病的理念用到自己家人的治疗上。他夫人几年前患了肺炎,病好后准备出院时,医师说为了预防复发,要追加一个疗程的抗生素。结果肺炎刚好 2 个月就又得了丹毒,不得不再次住进医院。1 个月后出院时,医师又说要再加一个疗程的抗生素。结果 3 个月后再次得了严重的肺炎。这第 3 次要出院了,医师还说按常规要增加抗生素的疗程。这回他没听医师的话直接把夫人带回了家。虽然他自认为只学过一些中医皮毛,还是自己给夫人开了点调补中药,他夫人服了这些中药不到 2 周,就能下床走路了,后来很长一段时间也没出现什么大病。

《黄帝内经》上说,"大毒治病,十去其六;中毒治病,十去其七;小毒治病,十去其八;无毒治病,十去其九。""无使过之,伤其正也。"说的是用药不能过度,抗生素用多了,就会伤身体,情况反而越来越糟。反观癌症的治疗也是同样的道理。其实,在许多时候,化疗都是过度的。现在许多医师认为,只要患者还能耐受,就可以继续化疗下去,宁多勿少。好像靠化疗就能将癌细胞斩尽杀绝似的。殊不知真正能控制癌症的是自身的免疫系统,一旦把免疫系统打倒,患者就没有了活路。

汤老认为中医是中华文明的宝贵遗产,作为一名中国医师,对老祖宗的东西一点不懂,绝对不能算是一个好医师。正是因为汤老努力学习中医和西医两方面的知识,他看问题才更全面,才会去质疑西医的治疗方法,才会创造出"小肝癌"的治疗策略和中西医结合的肝癌治疗方略。

就在汤钊猷院士和吴孟超院士积极研究并探索中西医结合治疗肝癌的时候。有一天,我的老师也是我的老领导,时任 301 医院普通外科研究所所长的黄志强院士跟我说:"小徐,你注意到没有,最近吴孟超教授和汤钊猷教授都在关注中医?"我回答道:"我早就对中医很感兴趣"。随后就与黄老说起了其他找他要办的事情。我当时没有意识到黄老可能是要与我探讨这个很重要的问题，却被我一句很随意的话，把这个话题给岔开了。自那以后，忙忙叨叨再没有在黄老生前遇到机会与他深入讨论关于中医或中西医结合的问题，这是我至今都十分后悔的一件事。

 札记 14-6　我向中医学习的心路历程

1.早期认识　我作为改革开放后军队医学院校招收的第一批学员进入第三军医大学学习，那时西医院校专门设有《中医学》和《新针疗法》这两门课。回想起来真是汗颜，当时对中医学课程完全没有兴趣。由于我是作为一名西医医院妇产科的护士走进医学院大门的，满脑子都是西医的概念。从中医课上和书本上死记硬背下来那点四诊八纲、汤头歌、经络和穴位纯粹是为了应付考试。记得在大学我从基础到临床所有课程的平均成绩在90多分，其中好像只有中医成绩最差只有70多分，这大大拉下了我的总平均成绩。

大学毕业后的20世纪80年代初，我被分配到北京军区261医院当医师，这所医院是在一座大庙里起家的，曾被上级授予"艰苦奋斗的261医院"称号。经内外科轮转2年后我来到了传染科，病房是三座小平房，但可展开数十张床位。旁边是太平间，院墙外是农田。我在这里遇到了一位特别的科主任叫赵吉民。他并不是医学院的科班出身，从部队基层卫生员干起，但是有很大的本事。不知他师承了什么高人还是自己钻研成才，反正就是能为患者解决问题。例如治疗癔症性瘫痪患者，他用三棱针扎几下就能治好（有暗示的成分，但对于瘫痪了多时的患者并非只用暗示就能起效）。对部队和周围老百姓送来的急、慢性病毒性肝炎，医院也没有什么好药，只有"老三片"即酵母片、维生素C、葡醛内酯（肝泰乐）治疗，输葡萄糖液的也很少。但他教我们用针灸，具体选取的经络和穴位我今天已记不清楚了，但有一点至今我都记着是他的创新，那就是我们每天查房时在患者双侧腹股沟摸淋巴结，找到一些小的淋巴结就十分高兴，用毫针直接针刺该淋巴结用来提高患者的免疫功能确实取得了疗效。这是我第一次在临床接触"免疫治疗"。就是这一点点临床经历对我今天在实施癌症免疫治疗时还有着潜移默化的影响。例如我给癌症患者注射肿瘤抗原致敏的DC疫苗，就采取这种方式。回想当年我们就用这样便宜的药，扎几个小针，就让患者一批一批达到临床治愈而出院了，真是不可思议。

2.进修学习　当然，对一些难治的慢性活动性肝炎和重症肝炎治疗就没那么简单了。为此我还专门到北京市第一传染病医院（北京市地坛医院，简称一传）重症肝炎病区（相当于现在的 ICU）进修过，师从著名肝病专家苏盛主任，学习临床诊疗和临床科研。

在苏主任那里，我不仅学习了急、慢性肝衰竭的救治技术，见识了危重症的抢救；更重要的是有机会参加了国家"六五计划"治疗肝炎新药（一种中药提取物）的临床研究课题，第一次去执行双盲药物试验。我并不知道 A 组和 B 组哪个药是治疗药，哪个是安慰剂，只是每天跟着老师负责拿药，监督按入组的规定给患者打针，还要记录一些观察信息。同时，我也把我们医院赵吉民主任发明的单人操作肝穿刺技术带到了地坛医院，用于治疗前后病理标本的采集。我还非常有幸被苏主任安排到地坛医院的免疫实验室（在 20 世纪 80 年代是非常先进的）跟随蒋大明主任搞科研。在那里我学习了细胞培养、细胞因子（IL-2）测定、乙肝组织的免疫组化检测技术，为后来在 301 医院做研究生课题和赴美国做博士后研究，以及后来在国内较早研发癌症的免疫治疗技术奠定了基础。所以，苏盛主任是真正意义上把我领进现代临床免疫学和免疫治疗领域的恩师。

可喜的是苏盛主任也懂中医。他曾于 1969—1973 年下放基层，在北京房山地区大安山煤矿从事医疗工作，那时他天天跟随一位老中医去看病，学会了望、闻、问、切；最关键的是作为一名西医他还学会了号脉，这就很不简单了。虽然后来在肝病二科（重肝病区）当主任，不可能再去开中药，但遇到周围的人感冒较重，他会开很好的中药方子来治疗感冒发热，虽然今天看来方子实际上就是连翘散加减，但是很管用。后来我逐渐发现，苏主任与其他肝炎专家的不同就在于别人只关心抗病毒，而他一直致力于肝炎和肝癌的免疫治疗。我想这与他有相对深厚的中医底蕴有关。因为他懂得标本兼治，所以懂得调动患者自身能力去清除病毒。

3. 尝试中西医结合治疗实践　从地坛医院进修回来后，面对重症肝炎的救治，我们科室的医药条件依然简陋。比如要申请一个新鲜血浆，什么人血清蛋白，查一些诊断 DIC 的凝血指标还真没有在"一传"那么方便。一个偶然的机会，我从光明日报上看到一篇报道，是关于一位老中医吴度民先生和一位清华大学无线电系毕业的工程师顾涵森女士合作研发的生命信息仪，可以在末梢动、静脉和相关穴位用毫针或贴磁片的方式定位后，连接相应的阴极和阳极来治病。这条消息引起了我的兴趣，主动去联系了发明人，希望探索一下用这种方法是否能够治疗病患。但是买这个仪器需要 12 000 元，而医院没有这笔经费（20 世纪 80 年代这也不是个小数）。于是我想了个办法，先拿来仪器赊账使用，收多少钱还人家多少。赵主任很支持，决定对外按理疗标准收费，每次收 6 块钱，军队患者免费。这一段时间内，我在大学学习的那点中医学和新针疗法可派上用场了，只恨自己学得不够。好在有赵主任和陈副主任，以及吴度民老中医的指导，我是如鱼得水，专用它来治"疑难杂症"，在科里尝试治疗所有常规方法治不好的患者，获得了奇异的效果。

特别让我印象深刻的是在设备和医疗条件都比较简陋的情况下，我在上级医师和护士长的支持下，利用生命信息仪成功救治了 4 例重症肝病的患者，并且 3 名患者治疗后 HBsAg 明显下降。患者 3 男 1 女，年龄在 25 ～ 38 岁，按照 1984 年全国肝炎会议诊断标准，临床诊断 2 例为亚急性重型肝炎（即可能有亚急性肝坏死），2 例为重型慢性活动性肝炎，4 例均做了肝穿刺病理检查，组织学改变符合重型慢性活动性肝炎的表现。基础治疗按照当时的常规，包括一般支持治疗：10% 葡萄糖 500ml+50% 葡萄糖液 60ml（含胰岛素 10U 和胰高糖素 1mg，根据血糖情况有的患者 3 天后停用）+17 种复合氨基酸 200ml 静脉滴注每日 1 次；清开灵静脉滴注。当时也没有什么好的保肝药，仍是"老三片"，加服莨菪片改善微循环；同时根据患者不同情况对症治疗（利尿等）。在此基础上，我们用生命信息仪提供的电脉冲代替我们通常的手工捻针来疏通经络，用以调整人体内环境的平衡，具体治疗方法如下。

这个仪器采用输入信号为一组有严格数字序列（编码）的高频电脉冲。输出小信号电流量为毫微安量级，大信号的电流量是微安量级。信息输入窗口有 4 条途径：①小信号分别连接末梢动、静脉；②大信号分别连接背侧肝俞及腹侧肝区（期门）；③针刺主穴：百会、大椎、足三里、三阴交、太冲、双侧腹股沟淋巴结，留针；④配穴：腹水者加关元、气海、中级、肾俞穴；昏迷者加人中穴等，可留针或贴铜片。治疗每日 1 次，每次 1 小时。同时口服大黄提取液。4 例患者大致的治疗情况如下：

【**案例一**】男性，是一名铸造厂翻砂车间的工人，既往无肝炎病史，但入院时，肝功能明显异常，胆红素奇高，抽出来的血都发绿，凝血功能有异常，临床诊断为亚急性重型肝炎。治疗前行肝穿刺，病理报告可见大片肝细胞肿胀（疏松样变和气球样变），伴有腺样变，多处桥形坏死，伴有出血，大量淋巴细胞浸润，小胆管内胆栓形成。我们采用了上述总体治疗方案，患者很快黄疸下降，看着患者黑黄色的脸庞一天天变得透亮起来，肝功能逐渐恢复正常，非常高兴。该患者治疗后曾 2 次行肝穿刺，可见肝细胞肿胀和坏死明显减轻。

【**案例二**】是一位村干部，有慢性活动性肝炎、肝硬化病史，近期率领村民挖鱼塘，打井，过度劳累，病情加重。表现为食欲缺乏（基本吃不下东西），恶心，出现腹水，双下肢水肿到了大腿，已在附近县医院进行保肝、支持、利尿（口服氢氯噻嗪和氨苯蝶啶）等治疗 2 周，未见好转故来我院。诊断为慢性重型肝炎，住抢救室（单间）。在当时的科室条件下，常规治疗也没有什么更好的特殊治疗，通常就采取上述支持、保肝、对症等治疗手段，不见得能比之前就诊的医院获得更好的疗效。虽然同样剂量继续口服那两种利尿药，但我知道一般口服 2 周以上没什么效果，再吃也不一定有效。不过既然患者来了，只能先治治看，再不行只有动员患者去城里大医院了。为了尽快让患者好转，我在西医治疗的基础上，也尝试了上述新创中医治疗方法。次日早上查房，患者的反应让我们所有医师都感到惊讶。患者说：首次治疗后当天晚上自己感觉饿了，让家属做饭送过来，结果吃了一条鱼和一个大馒头。一查体，双下肢水肿凹陷从大腿退到了足踝，腹围也见小了。这个患者出院几个月后专门来医院感谢我。虽然不能说把他的肝炎和肝硬化彻底治好了，但看到患者精神饱满，能够正常工作和生活，领导村民养鱼也见到了成果，还是让我感到十分欣慰的。

【案例三】是一位毛纺厂女工。急诊入院，主要表现为神志不清，躁狂，刚输上液体不久，突然就把管子和针扯掉，蹲在地上就小便，然后昏睡，血氨增高。患者有慢性肝炎病史，HBsAg 阳性。临床诊断慢性重型肝炎、肝昏迷。上述方案实施后，次日查房发现患者奇迹般的神志恢复了正常。该患者后来临床治愈出院。

【案例四】男性，患者较年轻，相对病情也轻些，主要表现为食欲缺乏，中度黄疸，腹水。临床诊断重型慢性活动性肝炎。经上述方案治疗后，肝功能明显改善，腹水消退，查腹部无移动性浊音，但腹部超声尚可探及少量腹水。此时，我已接到 301 医院研究生录取通知，将去报到参加军训，就安排他再进行 1 周巩固治疗，1 周后复查超声，若腹水消失即可出院。非常遗憾的是，这个患者我没有亲自送他出院就离开了。后来科里的护士长专门来 301 医院找我才得知，我走后他患了感冒，并在病房跟医师吵了一架，病情出现反复，已转到 302 医院救治，临走留话非常希望见到我。我当时真后悔还不如就让他出院回家休息康复算了，也许就不会出现反复。后来我专门跑了趟 302 医院看望他，安慰并鼓励他。我特别告诉他，肝性喜条达，不能生气，切记怒伤肝。

除了这 4 例肝病患者外，我还发现，用这种疏通经络调整人体内环境平衡的治疗方法还有其他的临床效用。有一次我管了一位地方来的慢性迁延型乙肝患者，入院第一天他就要求一个人申领 2 个暖水瓶（规定一人 1 个）。问完病史得知他同时患有糖尿病，有吃的多，喝的多，尿的多的"三多"症状，其中尿的多表现最显著，一晚上要上十几趟厕所，门诊查血糖也很高。他自己随身带的糖尿病药物每顿吃一把，我数了一下 20 片，真吓了一跳。我告诉他："既然不管事，您吃这么多药也没用，在院外您随便吃没人能管得了，但在医院里，您必须遵循医嘱，按照说明书的剂量吃，每次吃2片。"他来住院主要是来治肝炎的。糖尿病的事得请其他科室会诊。于是我先按照既定方针治疗肝炎，把"老三片"给他服用，再按我们制订的方案，把2个大信号分别放到期门穴和肝俞穴，2个小信号分别连接一侧桡动脉壁和对侧足背静脉，再在相应的穴位留针或贴上小铜片。我引导患者放松，入静，想象他自己身体放空等。患者安静地躺了1小时，治疗结束。让人惊奇的是第二天查房，患者非常兴奋地告诉我，虽然治糖尿病的药从每次20片减至2片，但昨天晚上只上了2次厕所，多尿的症状明显好转。经过一段时间治疗，肝功能好转，转氨酶明显下降。后来复查血糖和肝功能均正常了，患者也高高兴兴地出院了。

还有一次我值班，晚上结核病房的一个患者突发哮喘叫我去处理，给予氨茶碱后观察了一阵未见好转，于是又给予了异丙肾上腺素，观察好一阵还是不行。我也没有什么招了，只好拿出杀手锏，给患者前面膻中穴和后面肺俞穴连上生命信息仪，加上相应的穴位留针或贴铜片，没想到患者很快就缓解了，而且后半夜护士也没再叫我，让我睡了一个整觉。

当我离开261医院时，在上级医师和护士长的大力支持下，在部队患者全部免费且地方患者每次收费6块钱的情况下，我终于把买仪器的12 000元钱还给了厂家，还给科里留下了一台靠大家辛勤工作换来的新仪器设备。想想这台仪器也真的得来不易，毕竟平时内科医师所做的无非是查查房，下个医嘱，写写病历等事；用了这台仪器后每天给那么多患者定方案，找穴位，扎针，做治疗，护士也得跟着配合，确实是增加了很多工作量。我真不知道自己走后，其他医师是否愿意继续这项工作。但无论如何，看到那些仅使用常规方法无法达到理想疗效的患者获益，我既感到心情愉悦，也引发了自己对中医博大精深的好奇，坚定了今后继续向中医学习，坚持中西医结合及从整体调理角度为患者治病的决心。

4. 研究深造　我报考的是301医院普通外科硕士研究生，研究方向是《肝脏在多器官衰竭中的作用》，因为我认为经过好几年来在肝病方面进修学习和临床实践的磨炼，自己完成这个课题的能力是具备的。当时我跟随的导师是孟宪钧教授。他是老协和医学院8年制毕业生，即在燕京大学（现北大）学习3年，协和医院学习5年的学制模式，每年只培养30名医科骄子。而且他还是1976年后，最早获得世界卫生组织资助赴美国的访问学者。后来他在裘法祖院士的支持下，与夏穗生教授等共同创建了中华医学会外科学分会实验外科学组（现改称实验外科及转化医学学组），任第一届学组的副组长。孟教授曾参与创建301医院基础医学研究所，任第一届业务副所长；后来又在黄志强院士的支持下，创建了 301 医院普通外科研究所，任第一届副所长。入学以后，对我这种文化基础比较差，从部队卫生员、护士走出来的大学生，他曾花费过不少心血，并亲自带我到图书馆教给我应该经常看哪些核心期刊（那时没有互联网），学习外科动物模型的制备，学习放射免疫检测、酶学检测，氧自由基检测和能量代谢检测的基本原理和方法等，直到推荐我赴美国师从美国休克学会主席 Dr. Chaudry 做博士后研究。从孟教授身上我学到了老一辈科学家严谨的科学态度，认认真真做学问的工作精神，他是指引我走上外科研究道路的恩师。无疑，孟教授是一位典型的西医专家。但没有想到的是，他对我所汇报的上述在 261 医院运用中西医结合治疗肝炎的案例很感兴趣，积极地与推荐这种方法的前北京西苑医院郑学文副院长进行交流，并且支持我拿这个仪器来做动物实验，研究该方法对脓毒症大鼠代谢的影响。当然，在这些实验中确实观察到了生命信息仪形成的场效应及其对大鼠氧自由基清除、能量代谢等方面一系列正面影响，但却复制不出来人体是如何通过经络穴位输入信号从而影响自身内环境的。如今，孟教授已经永远的离开了我们，但我和他的其他学生们将永远怀念他、学习他、感恩他。

5. 出国及归来后的历练　1995 年，我赴美国留学时除了带上简明英汉词典和英汉医学大词典外，只带了一本中文书，那就是《黄帝内经》，同时还带了老中医吴度民老先生送我的一个袖珍型生命信息仪。他知道我要去美国留学，专门送了我这个仪器随身携带。他嘱咐我，一旦身体有个什么不适，不用上医院，只要连上仪器，在相应的部位或相关经络穴位上湿敷或贴上磁片就可以调理身体解决问题了。我想根据我学习中医的那点皮毛，处理一点自己的小灾小病还是有信心的。可能是吴老给我带了这个"护身符"的缘故，尽管我在美国为了多学点东西，多发点论文而拼命工作，但近两年半时间里却从来没有生过病，我的医疗保险只是付给了修整牙的牙医。本来我行前计划从美国回来后跟着吴老先生和顾涵森老师更深入的研究一下这个治疗手段的，但遗憾的是，就在吴老与我在上海见面并给我交代了一些很重要的事情后，在我即将启程赴美前，突然传来吴老在睡梦中突然离世的噩耗，那次见面竟然成了永诀。至今，吴老的音容笑貌仍经常浮现在我眼前，十分清晰。他作为传统中医师，是一位勇于和地球物理学家及电子工程专家合作探索中医治病奥秘的人，不仅身体力行，还做了大量开创性的工作，十分难得。

赴美国学习回国后，根据时任普通外科研究所所长黄志强院士的临床方向，我开始投入干细胞与肝组织工程方面的研究，完成了数个国家自然科学基金课题、国家"863"专项分题以及医院内卢世璧院士主持的组织工程项目分课题。

虽然我们确实利用间充质干细胞诱导出来了肝组织，但由于将工程化的肝组织移植到动物体内的实验中发现干细胞存在致瘤性问题，因此没有进行进一步的临床转化，这反倒促进我的研究方向转向了肿瘤。在此，我要感谢我的师母袁玫教授，她是孟宪钧教授的夫人，孟教授协和医学院的同班同学，也是资深的病理学家。20世纪80年代初她从美国回来后，放弃了原单位病理科主任的位置，转到301医院创建了基础医学研究所肿瘤单克隆抗体研究室（现免疫学研究室），她在寻找肿瘤特异性抗原和治疗肿瘤免疫制剂方面有很深的造诣，对我影响很大。应该说我是在与袁教授的交流中对癌症的免疫治疗有了浓厚兴趣的，而当时我院大普外科攻关的疾病谱已转向腹腔内各种恶性实体肿瘤且以肿瘤的切除手术为重点。我利用自己在感染免疫、创伤免疫、移植免疫方面的工作基础，开足马力向肿瘤免疫进军，投身到癌症的免疫治疗研究中去。在国家自然科学基金、国家"863"项目和企业资金的支持下，我们团队完成了肿瘤免疫治疗从临床前试验到临床研究及向临床应用的转化。尽管这些都好像是在西医的领地里耕耘，但向中医学习的种子早已深深地扎根在心底，中医某些认识世界的观点一直对我起着潜移默化的影响。

札记14-7　您到底是中医还是西医

在进行癌症免疫细胞治疗的临床工作中，我始终没有放弃对中医的学习与思考。中医学认为癌症的发生总属"本虚标实"，是在正气虚弱的基础上，因不同病理因素的影响，积毒日久发病。同时"正气内虚"也给癌症的复发和转移创造了有利条件。"正气内虚"作为癌症重要的发病基础贯穿于疾病治疗的始终。因此，"扶正培本"是中医治疗肿瘤的主要治则之一。但是，由于中医在癌症治疗的全过程中介入较晚，许多患者直到放疗、化疗出现严重不良反应甚至不能耐受时才去寻求中医的治疗，这其实是不对的。患者在经历了手术、放疗、化疗打击后正气极其虚弱，特别是机体抗癌的预存免疫状态已经很差，记忆型免疫细胞已经很少，单纯应用中医药来"扶正培本"就很难达到理想的结果了。

免疫细胞过继转移治疗是西医四大抗癌治疗手段中唯一具有整体考量和"扶正培本"功效的疗法。但由于肿瘤患者具有毒、瘀、痰、湿等病邪积滞的邪实因素，免疫活性细胞过继转移到体内后，如体内这些病邪不祛除，整体内环境不改善，也不能充分发挥作用且作用不能持久，患者仍无法修复与重建起自身抗肿瘤的免疫功能。而中医药与免疫细胞治疗技术相结合，则可能更快获得中医药"扶正培本"效应，中医药多节点的综合作用及对整体内环境的调节反过来又可巩固免疫细胞疗法的疗效。如果让二者相得益彰，很有可能通过这种协同作用达到 1+1>2 的效果，有望更好地恢复和重建患者的自身抗肿瘤能力，明显改善生存质量，大大延长现有恶性肿瘤患者的生存期。

　　在这个理念的指导下，我每次出门诊都要给患者讲这个道理。许多癌症患者来自全国各地，有的远至新疆的乌鲁木齐、西藏的拉萨和海南的三亚，他们远道而来，慕名到 301 医院来做免疫细胞治疗。虽然门诊要处理的患者多，我不可能为每一位患者做详细的解释，但为了让他们获得更好的整体疗效，每周二上午出诊时，我都采取让前面看过的患者稍等一下，等到 10 时，请后面排队的患者提前进来，挤满整整一屋子，统一讲下这个道理，建议他们回去一定要看中医，要辨证施治，在门诊病历的处理意见上我也总会写上这一条。同时，我也应某些患者请求，向他们推荐北京、上海和天津我认识的一些著名的中医院肿瘤科主任，他们都是一些名老中医带出来的徒弟。例如：北京广安门医院的林洪生教授、李杰教授、张培彤教授，西苑医院的杨宇飞教授、吴煜教授，北京东方医院的胡凯文教授，北京东直门医院的李忠教授，中国医学科学院肿瘤医院（北京望京医院）的冯利教授，上海龙华医院的邱家信教授，天津中医药大学一附院的贾英杰教授等。这些专家工作很忙，他（她）们的号确实太难挂了。有时患者有特别强烈的愿望想去看那些中医专家的门诊，请我帮一下忙，我心一软，就给他们发个短信或者打电话介绍患者去看。这些中医界的大专家从没有拒绝过我，对我们西医专家推荐过去的患者都能给予一定的照顾。在此，我要特别感谢这些胸怀博大的中医专家们，谢谢你们对西医的支持与合作。当然这种介绍的事我也不能老做，毕竟会影响人家的正常工作安排。除了大型中医院的大牌专家外，我也向患者推荐普通中医诊所中我认为非常棒的中医大家，例如传承了四代以上的平仁堂中医大家怀凤祥先生，他是典型的传统中医，医术十分了得；我在这里写出来也是希望患者们都能认识他们。

　　有的患者不解的问我："您到底是中医还是西医？"我说，您挂的号在这儿，是 301 医院普通外科专家门诊，没有错。我是道地的西医，但是我认为中医治疗对您十分重要，而且要坚持长期调理。相当一些患者会说，我问过给我做手术的医师，回去后要不要吃中药，医师说吃那东西没用。由此也可以看出，现在在我们的西医中确有不少人以己托大，不知天外有天，真需要强调西医为什么需要尊重中医、学习中医的道理。当然我们的中医也应该是掌握中医精髓的中医，这样才能够发挥出中医在癌症治疗方面的优势来。

札记14-8　中医重视身心灵兼治

中医治病的整体观包括很重要的两点：

1. 人体各构成部分之间是相互联系的　即人在形态结构上以五脏为中心，通过经络系统把五脏、六腑、五官、九窍、四肢百骸等全身组织器官联络成一个有机整体，并通过精、气、血、津液的作用，完成机体统一的生命活动。

2. 天人合一　一般解释为人体活动受到环境和节气的影响，但此说比较浅。我个人认为，中医的这个"天"不止我们通常理解的生活和工作环境，什么水、空气、天气等。它涉及天、地、时空即宇宙与人的关系，也就是会涉及生物能量场，宇宙信息场等人类目前还不能用肉眼或仪器观察到的东西。现代物理学界认为，可见的物理世界只占整个宇宙构成的4%，剩下的暗物质、暗能量则占96%。这是现代科学在未来需要探索的。但我们的老祖宗早已意识到这个层面。这可能也就是笼统称之为所谓"灵"的层面，即传统中医祝由科的范畴。古代医者对患者的发病时间能够精确计算，据说张仲景能算到400多天后发病症状，华佗能预测患者9年后疾病发作，伤寒杂病论缺失的算法章节（传说），含天干地支纪年（标记60年一循环的地球能量场变化）都是用各种术数算法来计算身体脏腑配置及自然能量场影响的，从而比较准确地判断身体基础层面的病因。

可惜现代中医已经很少有人了解和运用这方面的知识了。我在北京的一个中西医协同创新研讨会上，专门请教了参会的中医大咖们关于中医的祝由十三科。因为我好不容易买了一本，却看不懂，似天书。而中医专家们豁达的回答是："徐教授，您比中医还中医。既然搞不懂，那就留给后人去研究吧。"可见中医领域中许多细节的实体化认识还有待科学的发展，科学发展无止境嘛；但中医一贯重视情志对疾病的影响这一点一直是比较明确的。

一说到心理治疗，很多人认为是西医的专利，其实不然。传统中医历来重视心理因素即情志在疾病发生与治疗中的重要作用，并创立和积累了丰富的方法与临床经验。古代医家有许多这方面的论述，如《东医宝鉴》中说："欲治其疾，先治其心，必正其心，乃资于道。使病者尽去心中疑虑思想，一切妄念，一切不平，一切入我悔悟……顿然解释，则心地自然清净，疾病自然安痊，能如是则药未到口，病已忘矣。"明代的《本草经疏》中说："以识遣识，以理遣情，此即心病还将心药医之谓也。"吴师机的《理瀹骈文》中说："情欲之感，非药能愈，七情之病，当以情治。"传统中医早已认识到七情与脏腑的对应关系。好的中医师在望闻问切中已经了解了患者的情志问题及其与脏腑疾患的关系，在与患者的交流中就开始了悄然的心理疏导，也会用药物调节脏腑来辅助情绪的恢复。有的医案中，就有某个医师对第一次来就诊的患者都开同样的药方，经研究发现这个药方就是疏肝活血，起到让患者心情开朗的作用。也有的小儿突然高热，民间老中医认为是小儿吓着了，采用传统的沟通方法，小儿就可以退热，而不是用什么退热药。在这些方面，传统中医有许多需要我们挖掘和继承的东西。我认为，从某种意义上，当前中医领域如何抢救古代中医流传下来的瑰宝或精华比任何促进中医药的现代化更加紧迫。而从中草药中提取一些有效成分之类相对简单、耗时、耗钱的工作，则西医已有很多人包括我自己都已经在做了。

 ## 札记 14-9　尝试从抗癌的中草药里提取和筛选有效成分

本研究团队曾与中科院大连化学物理研究所梁鑫淼教授合作，通过他们的新型中药组份分离技术获得了蟾皮活性组份群，并进行了深入筛选，以期获得高效低毒的有效成分。

已知蟾蜍具有药用价值，早在梁代陶弘景所著《名医别录》中就有记载。《中药大辞典》中也记载蟾蜍全身均可供药用。干蟾皮是一种对多种疾病均有疗效的药材，近年来更被用于抗癌治疗。蟾蜍的皮肤腺及其他器官、组织都含有毒性成分，其抗癌之效主要在于以毒攻毒和拔毒。蟾皮包含蟾衣和真皮层，蟾衣是蟾蜍自然蜕下的一层表皮，真皮层包含药用的主要成分（毒腺和黏液腺）。但是由于技术限制，蟾蜍真皮层中的毒性很难去除，很多生产厂家只能把有效成分极少的蟾衣作为主要原料生产抗癌药物，纯度不高且成分复杂，通过静脉注射或口服治疗消化道肿瘤，疗效有限且仍有不小的毒副作用。因此寻找特异性强、高效低毒的蟾蜍抗肿瘤成分成为近年中医药领域的研究热点。

本项目研究通过体外观察蟾皮活性组份群对 3 种人肿瘤细胞（人结肠腺癌细胞 HCT116、人胃腺癌细胞 BGC82、人胰腺癌细胞 SW1990）的抑制率和对人免疫细胞增殖的影响。我们从 22 种蟾皮组份中筛选出 2 种高效低毒的抗癌活性组份，抑瘤率达到 90% 以上；随后在人结肠癌裸鼠爪垫淋巴道转移模型进行淋巴道治疗，观察了其在体内抗肿瘤效应和对免疫细胞的影响。

动物体内实验中发现，筛选出的高、中剂量组份乳剂对肿瘤的生长和淋巴结转移均有明显的抑制作用，且该作用强于低剂量组分乳剂和华蟾素注射液。此外，高、中剂量组份可以明显刺激骨髓造血功能，刺激脾细胞增生及外周血和脾脏 NK 细胞增生，促进 NK 细胞分泌 IFN-γ，B 细胞分泌 IgG1，这些因素在抗肿瘤免疫中均发挥了重要作用。我筛选的高效低毒组份的抑瘤效果和对免疫功能的促进作用均高于华蟾素注射液。在血常规和肝肾功能方面，中、低剂量组、华蟾素组和单纯乳剂组与生理盐水组比较无显著性差异，说明不良反应为可控，这为淋巴道治疗的临床应用奠定了初步实验基础。

这些努力均表明，利用现代高科技手段，从传统中医药中是有可能挖掘出更好的抗癌新药来的。这个套路与屠呦呦发现青蒿素类同。但这并不是传统中医的理法方药，特别是未按照君臣佐使的原则配制的复方药物。后来我们又探索了按照中医理论指导原则进行的现代化复方中药制剂研究，也取得了较好的结果。不过目前我作为没有脱离临床的医师实在是没有勇气和精力去报批新药，因为需要太多的资金和太长的时间[①]，我们承受有难度。

 ## 札记 14-10　我的中西医结合控癌之梦

记得谁说过："人人都要有梦想"，而尽快建立中医药联合免疫细胞工程的新医疗技术平台和理论研究平台就是我的梦想。一直以来我思考的问题也是正在尝试做的工作就是想利用中西医结合手段让抗癌效率上升一个层次。我想实现的内容包括：

1. 阐述中医治疗的多节点干预效应与多种免疫细胞快速补充的互补增强效应机制。

2. 为每一位患者制订并优化中西医整合的个体化抗肿瘤综合治疗新方案，方案应含开放性手术、微创手术的选择（最大限度减瘤负荷），围术期及术后全程免疫细胞过继转移治疗，化疗及放疗的剂量和频次的适度（重新评价现有方案），中医辨证内治与中医外治的尽早介入及找到个体化的最适方案，中西医结合的心理干预，根据体质辨识的中医食疗与西医营养，肠内微生态的调节。

3. 建立中西医均适用的患者抗肿瘤免疫系统重建的评价体系。

4. 建立癌症患者中医药联合免疫细胞过继转移的绿色康复模式。

5. 研发能有效祛邪（低毒高效抑瘤）和扶正培本（提高免疫功能）中药组份的新药制剂。

这样做的最终目的就是真正做到让广大癌症患者切实改善生存质量，尽快

---

① Changzheng Hea, Zhenyu Zoub, Shaoyou Xia, et al. Application of highly efficient and lowly toxic bufadienolides screened from toad skin in lymphatic chemotherapy for colorectal cancer through a lymphatic metastatic model. International Immunopharmacology, 70（2019）：241-251

康复，显著延长生命直至痊愈。

不过，由于自己才疏学浅，对于中医的理解和学习还在路上。因此，上述内容只作为本人学习、思考和工作的心路历程与读者分享，肯定存在许多不当和需要修正之处，希望深谙中医奥秘，应用中医理论得心应手的中医前辈们海涵并多加指点，也希望广大从事抗癌治疗的同行批评指正，共同进步。

免疫治疗是中西医整合的桥梁

札记 15-1　浅说免疫治疗的全身"扶正"理念

随着人类基因组计划的实施，基因测序技术、蛋白质组学、代谢组学、微生物组学和免疫学的发展，西医在肿瘤诊断和治疗方面的技术正在突飞猛进。其中更加引起我关注的是，随着基础科学技术的进步，西医对人体的认识和医疗理念正在逐步趋向整体化与个体化。开始关注在维持人体内环境稳定，特别是神经-免疫-分泌轴作为全身各系统总协调者的角色作用。可以这样说，西医的基础理论并不否认人体的整体观。例如，对于癌症的认识，常见的癌症虽然表现在身体的局部长了一个肿瘤，但仍被认为是一种全身性疾病，是慢性疾病，是心身性疾病；既包括局部微环境出了问题，也提示有系统性问题存在。而风头正劲的癌症免疫治疗则是西医治疗癌症手段中，相对于手术、化疗、放疗的"祛邪"和"以毒攻毒"来说，更趋于"扶正"的全身性治疗。

札记 15-2　　中医阴阳学说与生物医学的交融

阴阳学说是中国古代人民创造的、朴素的辩证哲学思想。所谓阴阳代表着相互对立又相互关联事物或现象的一种属性，以及同一事物或现象内部所存在着的相互对立的两个方面。这是我们的老祖宗认识自然和解释自然的一种世界观和方法论。阴阳五行学说对我国古代哲学及其他学科的发展有着深远的影响，如中国的天文学、气象学、农学、化学、算学、音乐和医学，都是在阴阳五行学说的指引下发展起来的。在医学领域，我国古代医学家以自然界运动变化的现象和规律来探讨人体的生命运动规律。他们在长期的医疗实践中将阴阳学说运用于中医学，贯穿于中医学理论体系的各个方面，用来说明人体的组织结构、生理功能、病理变化、人体的组织结构与功能活动的相互关系，揭示疾病发生发展的规律，并指导临床疾病的诊断和治疗。

近几十年来，中医的阴阳学说已逐渐被西医学界所接受和使用，特别指出，首先是被生物医学专家们运用。沈晓雄教授在他《阴阳学说：一个风靡现代医学界的科学概念》的一篇署名文章中，系统回顾了近 40 多年来现代生物医学界运用阴阳学说的历史和现状，很值得一读。我在此摘录一部分[①]，以便让更多的人了解。

"阴阳学说在现代医学中的应用起始于20世纪70年代，美国Goldberg ND等[②]在1975年提出了环腺苷酸（cAMP）与环磷酸鸟苷（cGMP）有拮抗作用，两者共同参与调节生物细胞，首次提出了细胞功能调节的'阴阳学说'假设，认为这种拮抗调节作用可以用'阴'和'阳'来概括。1986年美国Marx JL在《科学》杂志上发表了'细胞生长调控的阴和阳'一文[③]，可以说这是阴阳学说第一次在世界顶级科学刊物上得到认可，确立了阴阳学说在现代医学中的运用价值。1991年，在普林斯顿大学从事研究的施一公博士和他的同事发现了一种重要的细胞转录调节基因，该基因在核酸的转录启动及调控中起着类似阴阳的双相作用，因此，他们决定将此启动子结合蛋白命名为'阴阳1'（YY1）基因。他们的论文也分别发表在国际顶级杂志《细胞》和《自然》上，引起生物医学界极大的反响[④、⑤]。"YY1"基因大致有3个方面的调控作用：①控制细胞周期和增殖、细胞生长和DNA损伤的应答；②癌基因及肿瘤抑制基因调控；③细胞凋亡与存活，特别是它对基因的调控具有激活或抑制的双重转录活性[⑥]"。

由此可见，中医的阴阳学说已经被现代科学家用来解释生物医学的许多现象，指导人们在生命现象庞杂的微观系统中观察其变化规律，建立起了统一动态平衡网络理论的体系。

---

① 明醫.阴阳学说：一个风靡现代医学界的科学概念.360网.个人图书馆［2018-02-08］，http://www.360doc.com/coutent/18/0208/19/23886292_7

② Goldberg ND, Haddox MK, Nicol SE, et al. Biologic regulation through opposing influences of cyclic GMP and cyclic AMP: the Yin Yang hypothesis. Adv Cyclic Nucleotide Res, 1975（5）：307-330

③ Marx JL. The yin and yang of cell growth control. Science, 1986, 232（4754）：1093-1095

④ Shi Y, Seto E, Chang LS, et al. Transcriptional repression by YY1, a human GLI-Krüppel-related protein, and relief of repression by adenovirus E1A protein. Cell, 1991, 67（2）：377-388

⑤ Seto E, Shi Y, Shenk T. YY1 is an initiator sequence-binding protein that directs and activates transcription in vitro. Nature, 1991, 354（6350）：241-245

⑥ Zhu W, Olson SY, Garbán H. Transcription Regulator Yin-Yang 1: From Silence to Cancer. Crit Rev Oncog, 2011, 16（3/4）：227-238

札记 15-3　我们对免疫与阴阳的认识

　　我国著名免疫学家、中国医学科学院院长、中国工程院院士曹雪涛教授曾在多种场合提到"阴阳哲学"与免疫学的关系。他认为，在探索免疫应答中，我国古代哲学——"阴阳之说"可以为其提供一条很好的思路。免疫应答可能存在近似"阴阳关系"的相互抑制动态平衡：一方面在一些免疫抑制细胞及其应答中，存有一些免疫增强的干预因素或效果；另一方面，在一些免疫增强细胞及其应答中，存有一些免疫抑制的干预因素或效果。在整个免疫应答过程中，免疫抑制和免疫增强的相互作用决定了免疫应答作用的强度和时间。过去在外国人的眼里讲的"阴"和"阳"似乎更接近是一种平衡的对抗，而在中国人眼里却有更深层的含义，即"阳中有阴、阴中有阳""阳生阴、阴生阳"。这一哲学的深层理念，外国学者虽然现在还不一定完全理解，但觉得这里存在着很宝贵的哲学思维，对现在的科学研究是有帮助的[1]。曹雪涛院士说："我很多创新性发现的灵感都来自中国哲学的启发。"他认为，免疫学是研究动态平衡的，而阴阳平衡理论是"中国式智慧"。"对于复杂科学问题进行哲学思考，往往会孕育原创性突破，对此我一直边学习边领悟。"

　　关于免疫学与阴阳学说的关系，我国有许多学者根据各自的研究实践，发表过很多真知灼见，涉及的领域非常广泛。有位辽宁中医药大学的中医药专家[2]，写了一篇很好的文章，名曰《试论中医阴阳学说与免疫的相关性》，从中医的角度论及免疫与阴阳的关系，我结合自己的工作和学习的体会简述一下。

　　中医学历来非常重视人体自身抵抗疾病的能力和自愈能力，在中医治疗疾病的整个过程中始终都贯穿着保护、诱导人体的动态免疫平衡。因此，中医学与西医的免疫学是相通的。在中医学的基本理论中，蕴藏着很多免疫学思想，中医在防治疾病的实践中也包含很多免疫学方法，其中阴阳学说与免疫的关系尤为密切。

　　阴阳学说认为，宇宙间的任何事物都可以概括为阴和阳两类，任何一种事物内部又可分为阴和阳两个方面，而每一种事物中阴和阳的任何一方还可以再分阴阳，即阳中有阴，阴中有阳。黄帝内经说"阳化气，阴成形"。因此，就物质和

---

　　① 韩同伟，曹雪涛."阴阳哲学"对肿瘤免疫有新的启发，来源于搜狐健康，转自《中国健康界》2012-9-29，http://health.sohu.com/20120929/17354898556.shtml

　　② 吴艳梅，关洪全，陈殿学，等.试论中医阴阳学说与免疫的相关性，中医药导报，2014，20（11）：4-9

功能而言，一般认为物质属阴，功能属阳。从这一角度分析人体免疫系统及其功能与阴阳的属性：机体的免疫系统（免疫器官与组织、免疫细胞、免疫分子）应属阴，而免疫功能（免疫防御、免疫自稳、免疫监视）应属阳；T 淋巴细胞、B 淋巴细胞等免疫细胞虽属阴，但其通过各种方式发挥的免疫功能应属阳；免疫功能总体上属阳，但其中的免疫激活功能应属阳，而免疫抑制功能应属阴等。

黄帝内经中又说"孤阴不生，孤阳不长"，因此，阴和阳既是相互对立的，又是统一的。这种相互对立又相互制约的关系贯穿于人体生命活动的始终。中医学认为，只有这种对立统一保持阴阳之间的动态平衡，人体才能进行正常的生命活动。机体免疫系统中的免疫细胞、免疫分子及免疫功能之间也存在对立与制约的关系。例如：免疫细胞将病毒感染的细胞和突变的癌细胞视为"异己"进行免疫排斥，而对自身组织细胞则发生免疫耐受；辅助 T 细胞 1 型（Th1）是促进免疫活化反应的，而辅助 T 细胞 2 型（Th2）则是执行抑制功能的。前者分泌促进免疫效应的免疫分子如 γ- 干扰素等，后者则分泌抑制免疫效应的免疫分子如白介素 -10；杀伤细胞有活化受体，也有抑制受体等，这一系列对立的关系必须保持一个动态的平衡，才不至于因免疫力低下而对病毒感染的细胞和癌变的细胞不予清除从而使癌症发生，或者由于免疫功能亢进而造成超敏反应或导致自身免疫性疾病（红斑狼疮、类风湿关节炎等）。

中医不仅在认识疾病发生的病机和疾病发展规律的解释上运用阴阳学说，并且用来指导医疗实践。黄帝内经中说："阴平阳秘，精神乃治；阴阳离决，精气乃绝"。因此，中医治疗疾病时，从某种意义上说就是调整阴阳，补偏救弊，恢复阴阳的相对平衡，促进阴平阳秘，正如《素问·至真要大论》所云："谨察阴阳所在而调之，以平为期。"而中药当中一些补阳的药物，如鹿茸、冬虫夏草等就有增强免疫功能的作用，而一些补阴的药物，如地骨皮可以清肺降火，治疗肺热咳嗽，控制炎症反应，近年来也有利用补阴药治疗慢性肾炎这样的自身免疫性疾病的尝试。

 ## 札记 15-4　西医免疫学理论中的阴阳平衡

在西医看来，许多疾病的发病机制都可以被视为免疫功能失衡所致。它们被划分为两大类，一类是免疫功能亢进，即免疫细胞不识敌我，攻击自己的组织细胞；另一类就是免疫功能低下，即免疫细胞失职，不去清除应该清除的异己。在免疫状态调节过程中，有一些关键性的调节细胞和细胞因子，它们在维持免疫平衡中十分重要。对这一免疫现象现代生物学家们正试图利用太极阴阳模型来解释。

沈晓雄教授在他的综述文章中，为我们介绍了一系列研究实例。例如，前面章节中提到过的调节性 T 细胞（Treg），Galgani M 等[①]认为调节性 T 细胞的阴阳双重调节作用对免疫系统的平衡至关重要，一旦阴阳平衡被破坏，超越了其免疫耐受状态，自身免疫性疾病或癌症将会发生；而 Zhang J 等[②]则利用太极阴阳模型来解释 γ- 干扰素（IFN-γ）在炎症反应和免疫应答过程中表现出来的"阴阳对立转化"这样的双重作用。他认为，当炎症发生时，IFN-γ 诱导出一些促炎症细胞因子，表现出阳的特征，可是当"重阳必阴"时，IFN-γ 又会诱导产生一些抑制炎症的因子。因此，IFN-γ 具有调节机体"阴平阳秘"的作用，也就是通过阴阳调节维持着免疫系统的平衡状态；而耶鲁大学免疫系 Wan YY[③]则综述了免疫调节中转化生长因子-β（TGF-β）和 Treg 之间的阴阳作用。他说 TGF-β 是具有免疫抑制活性的细胞因子，与自身免疫疾病的发生有密切关系。而 TGF-β 是 Treg 功能表达的关键因子，因为两者对控制自身免疫反应和维持机体免疫耐受状态举足轻重，这个领域也正逐渐成为免疫学研究的热点之一。既往有研究表明，在机体免疫系统中两者可以发挥类似阴性调节的作用，表现为既能抑制不恰当的免疫反应，又能限定免疫应答的范围，还可抑制炎症性细胞的增殖、免疫活性的发挥。但近年来又有研究显示，两者还有着类似阳性的调节作用；甚至在某些条件下，两者又作为促进因子直接参与免疫应答。Nurieva RI[④]综合了近年来免疫学的研究成果，分析了白细胞表面分化抗原的 28（CD28）家族蛋白作为 T 细胞第二信号受体对 T 细胞的阴阳两方面作用，它们共同刺激实现对免疫耐受和功能的重要调控作用。这些有关免疫系统机制的研究对于西医的临床诊断和治疗具有重要的指导意义。

我们如果以肿瘤免疫为例，也能看到在肿瘤发生发展的调节机制中"阴阳平衡"比比皆是。例如：当 T 细胞被肿瘤细胞的信号激活，到达肿瘤区域准备

---

① Galgani M, Di Giacomo A, Matarese G, et al. The Yin and Yang of CD4 regulatory T cells in autoimmunity and cancer. Curr Med Chem, 2009, 16（35）: 4626-4631

② Zhang J. Yin and yang interplay of IFN-γ in inflammation and autoimmune disease. J Clin Invest, 2007, 117（4）: 871-873

③ Wan YY, Flavell RA. "Yin-Yang" functions of transforming growth factor-beta and T regulatory cells in immune regulation. Immunol Rev, 2007（220）: 199-213

④ Nurieva RI, Liu X, Dong C. Yin-Yang of costimulation: crucial controls of immune tolerance and function Immunol Rev, 2009, 229（1）: 88-100

清除肿瘤细胞时，它分泌的 γ- 干扰素虽然是一种促进免疫应答的细胞因子，但同时也给肿瘤细胞发出了攻击信号，肿瘤细胞接收到该信号，为了逃逸 T 细胞的攻击，就会表达 PD-L1，同时诱导 T 细胞去表达 PD-1，而 PD-1 这一程序化死亡分子与其配体 PD-L1 一结合就会诱导出我们不愿意看到的后果——T 细胞凋亡。这就是所谓的"阴中有阳，阳中有阴"的现象。

札记 15-5　癌症转移：种子与土壤

众所周知，癌症之所以令人望而生畏，是因为它那不可遏制的转移能力。现在已知甚至还存在"癌前转移"的现象，而到了晚期，更有许多患者发生了全身各处的转移，医生们对此束手无策。

通常人们认为，癌症的转移就像春天里杂草的种子被春风播撒到田野四处，在温暖的阳光照耀和春雨的滋润下茁壮生长，这是一种很随机的现象。然而关于癌症转移的"种子与土壤假说"却认为事实上这并不是一个随机事件。

这一假说可以追溯到 100 多年前。1889 年，著名的英国外科医师 Stephen Paget 在《柳叶刀》杂志上发表了一篇文章[1]。他在该文中分析了 735 名死于乳腺癌妇女的解剖记录后发现，癌症转移的目的地并非是随机的，而是一些特定的、可以提供适合特定转移灶生长环境的器官。因为在这 735 例乳腺癌样本中，有 241 例有肝脏转移，只有 17 例有脾脏转移，30 例有肾脏转移。为此，他提出了一个名为"种子与土壤"的假说。在这个假说里，他把癌细胞比作"种子"，而把癌症转移的目的地比作"土壤"。也就是说，癌细胞像种子一样可以四处传播，但种子只会在肥沃的土壤里肆意生长。

但在当时，他的假说与医学界的普遍认知并不相符，所以并未被人们所接受，特别是遭到了美国康奈尔大学病理学家 James Ewing 教授的反对。Ewing 认为，Stephen Paget 观察到的现象，很可能是由于纯物理因素所致。癌细胞在血管里漂流，总有些地方容易到达，有些地方难以到达。比如血管丰富的器官就应该更容易被癌细胞传播到达[2]。因此，Stephen 的"种子与土壤"假说被雪藏了近百年。

---

① Paget, S. "The Distribution of Secondary Growths in Cancer of the Breast. 1889." Cancer metastasis reviews 8.2（1989）: 98. Print

② 欣诉辅导中心 . 癌症的转移：种子与土壤假说 . 百度网，[2018-01-31]，https://baijiahao.baidu.com/s?id=1591089839227752811&wfr=spider&for=pc

直到 1980 年，Ian Hart 和 Isaiah Fidler 做了黑素细胞瘤的动物实验才重启"种子与土壤"假说。他们用放射性标记技术证实了癌细胞需要从周围环境中得到一些营养才能生长，实验的步骤如下：

1. 把一些老鼠的肾、肺和卵巢取出来移植到另一些老鼠的皮下。

2. 等这些移植的组织在皮下扎根后，给老鼠静脉注射黑素瘤细胞。

3. 统计不同器官出现癌症转移的频率。

他们发现在移植的肾脏组织中，只有 14% 的小鼠出现了新生的癌症组织，而在肺组织中是 71%，在卵巢组织中是 70%。此外，他们还用核素标记确认通过血管到达每种移植器官的癌细胞数目都是一致的，且这些小鼠的遗传背景、器官移植的部位、注射的癌细胞数目也都一致。因此，他们得出结论，组织本身确实会影响到癌症的转移，也就是一百多年前的"种子与土壤"假说是正确的。Hart 和 Fidler 发表的文章[1] 使"种子和土壤假说"在学术界获得了普遍的认可，同时临床的观察也陆续证实确实有一些器官更利于癌症发生转移。Hart 和 Fidler 的这个思想至今仍激励着科学家们对从分子水平上研究种子与土壤假说的转移机制保持着极大的兴趣。

近年来，科学家们通过大量有关肿瘤的土壤，即肿瘤的微环境进行的研究，发现肿瘤细胞要想在某处站住脚，并且茁壮生长，除了营养代谢环境要适宜外，还要考虑诸多其他细胞的影响因素，例如非特异性炎症反应细胞，包括巨噬细胞、中性粒细胞及针对肿瘤的细胞毒 T 细胞等的状态。结论是肿瘤生长和转移所依赖的"土壤"，包括了代谢微环境和免疫微环境。

 ## 札记 15-6　肿瘤的免疫代谢微环境用单一手段解决不了

前面我们曾经阐述了肿瘤免疫微环境与患者预后的关系。按照 Galon 等的免疫评分系统，通过对肿瘤中心和肿瘤边缘细胞毒 T 细胞（CD3$^+$ CD8$^+$）的量化统计，可将肿瘤分为 4 种类型。

1. 肿瘤中心和边界区域都存在高密度的 T 细胞，是最佳的免疫状态，患者相对的预期生存期就会长，甚至有可能康复。

2. 肿瘤中心和边界区域都没有 T 细胞，预后是最差的。

3. 肿瘤边缘存在大量 T 细胞，但是这些细胞无法浸润到肿瘤中心，称为

---

① Hart, Ian R., and Isaiah J. Fidler. "Role of Organ Selectivity in the Determination of Metastatic Patterns of B16 Melanoma." Cancer research 40.7（1980）：2281-2287. Print

"排除型"，预后不太好。

4.肿瘤中心和边缘区域虽然都有点 T 细胞，但是 T 细胞的密度不高，称为"免疫抑制型"；预后也不太好。

既然如此，我们可以将体外激活扩增的细胞毒 T 细胞过继转移进体内，也可以使用 PD-1 抗体去保护 T 细胞不被肿瘤细胞诱导凋亡，理论上来说这不就应该能解决问题了吗？但从临床上看，情况并不是那么简单。同样的患者，用同样的免疫治疗方法，治疗反应可能很不一样，即出现完全迥异的疗效。所以我们必须清醒地认识到，肿瘤的代谢与免疫的微环境远要比现代西医想象的复杂得多。

那么，体内抗癌的主力军细胞毒 T 细胞为什么不能无坚不摧地大量浸润到肿瘤组织中去发挥作用呢？美国的肿瘤免疫学家 Nicholas Restifo 博士曾带领团队努力探寻肿瘤微环境的奥秘。他们发现，死亡的癌细胞会释放出高浓度的钾离子，而环境中的钾离子浓度过高，T 细胞的代谢就会受到严重影响而无法从周围环境里吸取营养，处于"营养不良"状态，从而自身缺乏力量去攻击癌细胞。进一步的研究显示，钾离子还可以影响 T 细胞的分化，于是这些 T 细胞一直被限制在"干细胞状态"之下，只会不断地自我复制，却无法顺利分化成具有杀伤力的效应 T 细胞。这就是我们在显微镜下看到的大量 T 细胞聚集在肿瘤周围，却对病灶围而不动的原因之一[①]。

于是，该团队想了个好办法。他们首先从多位癌症患者肿瘤组织中分离出了肿瘤浸润 T 细胞，并在富含钾离子的体外环境中进行培养扩增。结果显示，这些在体外富含钾离子环境培养的 T 细胞有一些关键性生物标志物的水平明显升高，预示着这些处理过的 T 细胞可能具有更强的疗效。在动物体内的实验中，经过钾离子处理后扩增的 T 细胞被输回了黑素瘤小鼠体内，结果这些输入的 T 细胞面对恶劣的肿瘤微环境也展现出了惊人的治疗效果。

说到这里故事好像可以结束了，因为癌症免疫治疗的一个重大问题解决了，但我个人认为事情并非如此简单。如果说仅仅是肿瘤细胞大量坏死释放钾离子这一个因素决定着治疗效果，那临床针对这个因素去处理就可以了。然而我们仔细观察临床病理的结果，发现许多肿瘤区域内即使没有大量坏死的肿瘤细胞时，T 细胞仍然没能攻击进去。所以说，关于肿瘤生长的微环境还有许多复杂的机制没有搞清楚。只要一个新的治癌方法用到了癌症患者身上，就不知道又

---

① Suman Kumar Vodnala, Robert Eil, Rigel J. Kishton et al, T cell stemness and dysfunction in tumors are triggered by a common mechanism. Science, 2019, 363: 1417

要出现什么新的状况等待我们去解决。西医也一直就是这样用"逢山攀登，逢水架桥"的方式，一个一个去解决问题的。然而一个障碍被克服之后，往往癌细胞又放出一个新招，就像当前最火的免疫治疗方法普遍用于临床后，很多人以为，用它就可以打败癌症了，于是很多医院和医师蜂拥而上。其实不然，目前已经又发现患者体内的癌细胞奋起反击的种种迹象了。

这种事情我们经历得太多，已经见怪不怪了。结论是仅仅用西医那种一个一个解决问题的方法去对付癌症这种全身性、代谢性、慢性疾病很可能是行不通的。

 ## 札记 15-7　中医的瘀、堵、毒及肿瘤微环境

近期，《实验医学杂志》上发表了一篇文章[①]，日本和法国的科学家联手在非小细胞肺癌（NSCLC）患者体内，找到了他们对 PD-L1 抑制剂耐药的原因。原来癌细胞竟然会分泌大量 PD-L1 的变体片段，而且不论是哪种变体片段，都保留了能够与 PD-1 结合的部分。这些 PD-L1 变体片段离开癌细胞之后，就在身体中游荡，可以诱捕 PD-L1 抗体，阻断 T 细胞再激活。而且即使表达变体的细胞只剩了 1%，也能够完全阻断 PD-L1 抗体治疗的效果。

目前另一个十分火热的免疫治疗产品 CAR-T 细胞也面临着癌细胞同样的的疯狂反扑。CAR-T 治疗虽然在血液系统肿瘤（B 淋巴细胞白血病）中取得了很好的效果，但 1 年后的复发比例很高，白血病细胞对 CAR-T 治疗常产生耐药性。这是什么原因呢？在相关的研究中学者们发现，大多数复发病例中癌细胞表面原本被 CAR-T 靶向（锁定）的抗原，要么完全消失，要么大幅减少。原来癌细胞将被靶向的抗原从自身转移到了 CAR-T 细胞上面，一方面使癌细胞减少了暴露，躲避了被 CAR-T 攻击；另一方面让 CAR-T 细胞自己带上了它所要

① Gong B, Kiyotani K, Sakata S, et al. Secreted PD-L1 variants mediate resistance to PD-L1 blockade therapy in non-small cell lung cancer. Journal of Experimental Medicine, 2019, 216: 982-1000

攻击的靶点,造成自身相互残杀[①、②],当然旧病就复发啦。所以,癌细胞实在是太聪明了,如果照这样一个一个去解决问题,把精力都聚焦在每一个细小的环节上,其结果是你这边按下了葫芦,那边就起了瓢,研究者和医师们疲于奔命,治疗效果总是差强人意。

在这个问题上,我们中医的应对方式就显得高明了很多。中医不仅认识到了肿瘤局部微环境的作用,还认识到了癌症患者整体内环境的紊乱及需要进行系统的内环境调理。关于癌症的病机,中医早有阐述,《疡科心得集》中指出:"癌瘤者,非阴阳正气所结肿,乃五脏瘀血、浊气痰滞而成。"可见,瘀血、痰浊、气滞与癌症的关系尤为密切。明·李梴在《医学入门》中提到:"气不能作块成聚,块乃痰与食积、死血有形之物而成,积聚癥瘕一也。"然而气为血之帅、血为气之母,气血同根同源,气滞或气虚,会导致血行不畅或血行无力,败津之液失去通条聚而成浊,亦或是感受外邪导致"血受寒则凝结成块,血受热则煎熬成块"。无论是痰湿还是瘀血,都与气机失调密不可分,所以中医讲"百病生于气也"[③]。

一说到痰,人们可能立刻会想到咳嗽,堵在嗓子眼里的那种黏黏的东西。而中医把痰分为两种——"有形之痰"和"无形之痰"。"有形之痰"主要存在于肺部,即肺部和支气管分泌出来的黏液,也就是我们平常咳嗽吐出的痰涎,也称为"外痰"。一般来说,健康的人痰很少,只有我们的身体为了保持呼吸道湿润而分泌的少量黏液。但是当我们生病时,呼吸道发生炎症或者是主呼吸的肺出了问题,呼吸道就会分泌大量的痰液,痰的性状也会发生变化,可以由黏痰变成黄脓痰。

中医所说的痰湿,实际上指的是"无形之痰"。它在人体各个组织、脏器、血液之内,是我们肉眼不能直接看到的。痰湿是指由于身体里的水液停滞不化而导致痰和湿凝聚在一起,它有黏滞、重浊等特点。当人体脏腑阴阳失调、气血津液运化失调时,就容易形成痰湿。痰湿的产生与肺、脾、肾三脏功能关系

① 奇点糕.《自然》:绝了绝了!癌细胞利用T细胞的胞啃作用,把自己的抗原给了CAR-T细胞,让CAR-T自相残杀 | 科学大发现,腾讯,[2019-03-29],https://new.qq.com/omn/20190329/20190329AOUNG500

② Hamith M, Dobrin A, Cabriolu A, et al. CAR T cell trogocytosis and cooperative killing regulate tumour antigen escape. Nature, 2019

③ 钱彦方,北京中医药大学钱彦方主任谈论痰湿气血与癌症的关系,[2019-01-02],http://blog.sina.com.cn/s/blog_19a5fe5200102yjre.html

密切。中医学认为"气郁生痰""脾虚生痰",若肺失宣降,津失输布,就会液聚生痰;若脾不健运,湿聚成痰;若肾虚不能制水,水泛为痰。在肺、脾、肾三脏中,又以脾的功能最重要。脾主运化,为后天之本,我们身体所需要的一切营养物质来源于食物,我们吃东西的时候,食物会经过口,然后运送到胃,还必须经过脾的运化,营养物质才能被运送至五脏六腑、四肢百骸。如果脾运健旺,则脏腑气血充和;若脾运失健,我们胃里积累的食物就不能变成营养物质运送到周身去,体内没用的产物也排不出去,于是就会与体内的水混合,腐烂发酵,就成了痰湿。体内痰湿过盛,就容易患冠心病、卒中(中风)、高脂血症、糖尿病等。痰湿会造成淤血,那么痰湿和淤血一结合,就会产生如肿块乳核、炎性包块等,如果不及时治疗,就会演变成肿瘤。

中医所说的"瘀"在《说文》中的解释是"积血也"。《急就篇》中为"瘀积血之病也"。中医学认为"瘀"就是淤血,但其所指范围则比西医讲的淤血大得多,只要淤滞在体内的物质,中医都称之为瘀。而所有无论是痰湿、湿热或是浊气,淤滞的最后结果一定是产生淤血。《灵枢-脉度篇》说:"气之不得无行也,如水之流,如日月之行不休,故阴脉荣其脏,阳脉荣其腑,如环之无端,莫如其纪,终而复始,其流溢之气,内灌脏腑,外濡腠理。"血液则起着滋濡脏腑组织的作用。血液循行在我们身体的脉络之中,在气的推动下,循环无端地滋润着五脏六腑、皮肉筋骨,给我们的身体提供营养。

如果气机出现异常,血液就不能正常循行。比如说,在管道中间堵上了一堆痰湿,气推着血运行到那里就停滞下来了,过不去了,结果血液运行不畅,受到阻滞,或溢出脉外,淤滞体内,称之为"淤血",或排出体外,则称之为"出血"。不管是淤血还是出血,都是"离经之血"。淤血是死的、不流动的血,就是一堆只会腐烂的垃圾。健康的血液是红色的,而淤血颜色发黑,它是凝固的,遇水不化,停留在身体中,只能给血液循环带来障碍,产生病症[1]。当人体经络和脏腑被浊气、痰湿、外毒、淤血阻滞,不被疏通,这些"邪"不排泄出来,就会致癌。

综上所述,我们从中医的角度认识癌症,是整体性解决问题的前提;利用中医疏通瘀、堵、毒的功能性治疗方法改善肿瘤微环境很可能是一种一揽子解决问题的好方法。

---

[1] 柞水观博客. 瘀是癌症的罪魁祸首. [2012-01-30], http://blog.sina.com.cn/s/blog_0c886c03010028tn.html

札记 15-8　中医扶正祛邪与西医免疫治疗相辅相成

　　黄帝内经中说，"正气存内，邪不可干。中医治疗癌症的主要原则就是"扶正祛邪"。扶正就是调阴阳、调脏腑、调经络，去病不留邪；不仅对病灶有着显著的治疗作用，同时还可以恢复自身免疫力。而祛邪就是指祛除痰瘀及邪毒。

　　我在多年的医疗实践中，特别是癌症的免疫治疗过程中，深感与中医相互配合的重要性。当一位患者体内热毒很盛，临床表现为持续发热，外周血白细胞总数很高，中性粒细胞很高，淋巴细胞比率很低时，我认为这不是抽血培养扩增DC 或细胞毒 T 细胞及回输免疫细胞的好时机，也不见得是使用 PD-1 抗体的好时机。此时应该考虑的是用中医清热解毒、滋阴生津等方法来调整体内环境，正所谓"祛邪即所以扶正"。而当患者化疗后，白细胞被打得很低，患者十分虚弱时，一方面应该立即进行免疫细胞的过继转移治疗，及时补充战斗力；同时也要用中药调理脾胃，调补气血等。在一位癌症患者身上祛痰湿、活血化瘀、散结及扶正等手段可能都会用得到，但需要高度个体化的中医辨证施治，根据病情变化随时调整策略，当然这一点也不是那些肤浅的中医、不中不西的中医所能做到的。

　　记得有一位乳腺癌患者，术后一直能够自觉配合我们的随访治疗，尽管我已经从医院退休，大部分时间到其他医院出诊，她仍然不离不弃跟着我，现在已经过去 5 年了。每当她外周血淋巴细胞比率接近正常值低限时（我们希望患者淋巴细胞比率保持在 30% 以上），就会主动联系我们团队接受一次免疫治疗帮助淋巴细胞提升。然而有一次，她淋巴细胞比率下降到 23%，我们正准备抽血对她进行免疫增强治疗的时候，由于她同时一直保持与名中医怀凤祥医师的联系，故也去他的中医诊所就诊。没想到她尚未进行免疫治疗，只是刚刚吃了几剂怀医师的中药后，一复查血常规发现淋巴细胞比率竟然从 23% 一路升到 42%，而且其他伴随的反酸、嗳气、胃不舒服等症状也一并缓解。这个病例让我深受震动，说明中医的"扶正祛邪"是实实在在的，也是用西医的手段进行评价后证实的。

　　虽然目前我们有很好的技术手段从患者低起始量的单个核细胞培养扩增出足够数量优质的免疫细胞，但如果患者体内的整体内环境和局部微环境不进行很好的调理，到处都被痰湿和淤血堵塞着，那优质的免疫细胞回输体内再强大、再精准也不一定能进入到肿瘤中去发挥很好的作用。此外，毕竟免疫治疗的费用相对来说是比较高的。因此，我十分希望患者能够充分利用中医的长处，将免疫治疗与中医治疗相整合，积极扶正祛邪，解决瘀、堵、毒问题，以最小的代价获得最大的收益。

肠道是不可忽视的器官

札记 16-1　讲讲我们的肠道

肠道指的是从胃幽门至肛门的管状消化器官，包括小肠（空肠、回肠）、大肠（盲肠、升结肠、横结肠、降结肠、乙状结肠）和直肠，是整个消化道中最长的一段，也是功能最重要的一段。肠道大量的消化作用及几乎全部消化产物的吸收都是在小肠内进行的，大肠主要负责浓缩食物残渣，形成粪便，再通过直肠经肛门排出体外。

通常人们认为肠道主要的功能有下列 4 种[①]：

1. 运动功能　包括混合运动，主要作用是使食糜与消化液充分混合，并使食糜不断地更新与黏膜的接触面，并且运动推进，将肠内容物从十二指肠向肛门端运送。

2. 消化功能　肠道本身可分泌一些物质，它们与进入肠内的小肠液、大肠液、胰液和胆汁等这些消化液都含有各种消化酶，肠道把营养物质分解为可被吸收和利用的形式，即把多糖分解为单糖，蛋白质分解为氨基酸，脂肪分解为脂肪酸和甘油。

3. 吸收功能　营养物几乎全部在小肠内吸收，大肠一般只吸收水分和一些无机盐。在大肠中除生长着具有消化意义的菌群外，利用食物残渣合成一些维生素也在这里完成，如 B 族维生素和维生素 K。

4. 调节功能　一方面肠道的运动和消化腺的分泌功能受神经和体液因素的调节，其中副交感神经对肠道的运动和消化腺的分泌有兴奋作用，而交感神经一般来说具有抑制作用。此外，肠壁内位于纵行肌层和环行肌层之间有肌间神经丛，而位于肠壁黏膜下层有黏膜下神经丛，肠腔内容物可以通过刺激这些神经丛完成对肠功能的"局部反射"性调节。另一方面，小肠黏膜细胞分泌的促胰液素和胆囊收缩素可对胰腺和胆囊进行调节。前者作用于胰腺导管的上皮细胞，促使其分泌大量的水分和碳酸氢盐，后者促使胆囊收缩和胰酶分泌。小肠黏膜还可分泌抑胃肽、胃动素、血管活性肠肽、胰高血糖素及生长抑素等（见胃肠激素）。

---

① 百度百科词条.肠.百度百科网，[2019-3-26]，https://baike.baidu.com/item/%E8%82%A0/1129170?fr=aladdin

肠道上述这些功能已为大众所周知，不再赘述。

札记 16-2　关于肠道微生态及其形成

这里想重点探讨的是肠道的微生态及其与肠道免疫的关系，因为这个肠道微生态属于全身内环境调控的重要环节，目前发现与许多疾病，特别是与癌症的发生发展有关联。

首先要了解一下肠道微生态的形成。一般认为婴儿刚出生时肠道是无菌的。出生后消化道与外界相通，2 ～ 4 小时后，细菌会进入肠道定居繁殖。需氧菌首先进入肠道，消耗肠道中的氧气，为厌氧菌创造了条件。3 日后，厌氧菌、酵母菌、乳酸杆菌定居，增加了肠道内的酸度，接着会有被称为双歧杆菌的新的厌氧细菌定居并大量繁殖，出生后 8 日左右，它们就会占据整个肠道菌群的85% ～ 90%。到了出生后的 1 ～ 2 周，正常肠道菌群各种数量的比例即成定局，长期定植，基本终身不会改变，仅在周围环境或外因作用下才会引起菌群失调。

札记 16-3　出生方式对肠道菌群有影响

近年来，科学家们开始特别关注婴儿肠道菌群的变化，仔细观察它们与婴儿出生方式以及出生时母亲产道内菌群之间的关系[1]。有研究报道，剖宫产的新生儿肠道微生物优势菌群为母亲的皮肤细菌，而顺产婴儿则为母亲产道内的细菌[2]。这说明新生儿的肠道微生物定植状况与出生方式有关，并且会对他（她）们的免疫系统产生持久的影响，例如会影响到他（她）们患炎性肠病（IBD）和哮喘的风险[3]等。研究还发现，剖宫产宝宝日后患肥胖、免疫力低下、哮喘等疾病的风险要高于经产道生产的婴儿，这些疾病在很大程度上与肠道微生物有一定关联。因此，医学界达成共识，控制剖宫产率：医师应该告诉产妇，只要具备顺产条件，顺产应该是不二选择。

---

① BioTalker. 关于肠道微生物的这项研究，会改变你对剖官产的认识以及剖官产的流程，奇点网公众号：geekheal_com，［2016-2-3］

② Dominguez-Bello MG, Costello EK, Contreras M, et al. 2010. Delivery mode shapes the acquisition and structure of the initial microbiota across multiple body habitats in newborns. Proceedings of the National Academy of Sciences 107: 11971-11975

③ Olszak T, An D, Zeissig S, et al. 2012. Microbial Exposure During Early Life Has Persistent Effects on Natural Killer T Cell Function. Science, 336: 489-493

实际上自 1985 年以来，国际医疗界一致认为"理想的"剖宫产率是 10% ～ 15%。尽管中国的妇产科学界和医疗监管部门也是这么要求的，但中国的婴儿实际出生状态却相去甚远。2014 年 11 月发表于《中华妇产科杂志》的《全国剖宫产率及剖宫产指征构成比调查的多中心研究》表明：中国的平均剖宫产率已达 54.47%，部分地区剖宫产率竟直逼 72%。这对下一代的健康状况正在或即将会产生深刻的影响。

此外，科学家们还探索了如何将那些剖宫产婴儿的肠道微生物恢复到顺产时应有的定植状态这一课题。这些婴儿包括因为医师没掌握好适应证的剖宫产婴儿，以及那些任性妈妈自我选择造成的不必要的剖宫产婴儿。2016 年 2 月 1 日，顶级期刊《自然医学》刊登了 Dominguez–Bello 的研究成果[①]，参与本研究的还有研究肠道微生物的大牛 Rob Knight 教授。他们的研究发现：对于剖宫产婴儿来讲，如果在产后立即用母亲阴道的微生物擦洗婴儿嘴、脸部和身体，就可以部分恢复常态的肠道微生物菌群。对于接受这种擦洗的 4 个婴儿，他们的肠道微生物在 30 天内均发生了变化，出现了妈妈的阴道菌群。

Dominguez–Bello 在这个试验后还在继续进行研究。她正在跟踪另外 75 名受试者，希望用 1 年时间得到更确切的答案。另外，她还有一个更长远的计划，希望能招募 1200 名受试者，观察 3 ～ 5 年的时间，探索她们的处理方法对受试者过敏和哮喘发病率的影响。

 ## 札记 16-4　肠道微生态的作用

肠内正常菌群在维持人体功能和肠道内环境的稳定方面具有重要作用。主要包括：

1. 保护作用　肠道菌群具有保持人体正常的组织学及解剖学结构的功能。

2. 参与物质代谢，促进营养物吸收　肠道正常菌群促进维生素的合成，包括 B 族维生素、维生素 K、泛酸、叶酸等；参与蛋白质代谢，参与脂质与胆固醇代谢；某些肠道细菌可以提高 B 细胞分泌胰岛素水平；肠道微生物还能产生乳酸、丁酸，降低肠道的 pH，有利于钙、铁及维生素 D 的吸收；此外，肠道细菌可产生 β - 葡萄糖醛酸酶、硫化酶等，可间接或直接为人体利用，促进肠道

---

① Maria G Dominguez-Bello, kassandra M De Jesus-Laboy, Nan Shen, et al. Partial restoration of the microbiota of cesarean-born infants via vaginal microbial transfer. Nat Med advance online publication. Nature medicine, 2016, 22：250-253

蠕动，进而促进机体对营养物质的消化吸收。

3. 菌群屏障作用　菌群屏障作用又叫定植力，是机体免受外来细菌感染的一个可靠保证。侵入人体内的外籍菌很易引起宿主免疫细胞活化，产生特异抗体。肠道正常菌群还可以通过微生物菌膜屏障参与肠黏膜屏障的构成。

4. 维护机体免疫系统平衡　肠道黏膜免疫系统是机体免疫系统的重要组成部分，肠内菌群与肠道免疫系统之间的正常关系，不仅对肠黏膜局部而且对全身免疫系统均有正面的影响。

5. 调节中枢神经系统功能　肠道内消耗人类脑部化学物质γ-氨基丁酸（GABA）的细菌和生产 GABA 的细菌，有可能通过调节人体 GABA 水平而影响人类的行为。

在这里着重说一下 GABA。它是一种天然存在的不参与蛋白质合成的氨基酸，是哺乳动物中枢神经系统重要的抑制性神经递质，约 40% 以上的中枢神经突触用 GABA 传递信号。GABA 在人脑皮质、海马体和丘脑等多个部位的作用十分重要，并可对体内多种功能发挥调节作用。

研究发现，当人体内 GABA 水平较低时，会产生焦虑、疲倦和抑郁等情绪，在帕金森病和癫痫病患者脊髓中 GABA 含量较低。另外，神经组织中 GABA 的降低与亨廷顿舞蹈病和老年痴呆等神经退行性疾病的形成有关。

来自美国东北大学的微生物学家 Philip Strandwitz 从人体的肠道中发现了一种专以 GABA 为生的细菌 KLE1738。他们又利用 KLE1738 作为指示物，在人的粪便中找到一些可以产生 GABA 的微生物。通过分析，Strandwitz 发现，在抑郁症患者的粪便中，产生 GABA 的细菌较少。根据研究结果可以推测，消耗 GABA 的 KLE1738 与生产 GABA 的肠道细菌比例如果失衡，大脑中 GABA 的含量极有可能受到影响。即使食物中含有 GABA，肠道微生物仍可产生 GABA，但如果肠道中的 KLE1738 大量增殖，把 GABA 全消耗了，大脑可获取的 GABA 途径必然就减少，接着就会影响人类的行为[1]。

 ## 札记 16-5　肠道菌群的致癌作用

肠道菌群中有些细菌对人体有益，称为益生菌；而有些细菌则对人体不利，

① Philip Strandwitz, Ki Hyun Kim, Darya Terekhova, et al, Gaba -Modulating Bacteria of the Human Gut Microbiota. Nature Microbiology. Pub Date : 2018-Dec-1 , DOI: 10.1038/s41564-018-0307-3

比如一些肠道感染的微生物可以导致肠道发生炎症性改变，更主要的是一些与人体共生的菌群处于平衡还是失调状态，与人体的肠道免疫系统关系密切，也与肠道的癌症发生相关。

2018 年 9 月 18 日，国际知名免疫学杂志《Immunity》上发表了一篇文章，题 为 "The Adaptor Protein CARD9 Protects against Colon Cancer by Restricting ycobiota-Mediated Expansion of Myeloid-Derived Suppressor Cells" [1]、[2]，是由清华大学林欣教授课题组和南京大学医学院王婷婷教授课题组共同完成的。

早在 2013 年，王婷婷前往当时在 MD Anderson Cancer Center 的林欣教授实验室做博士后期间，就发现了 Card9$^{-/-}$ 鼠比野生鼠更易患炎症相关的结肠肿瘤。值得关注的是 Card9$^{-/-}$ 鼠肠道中真菌的数量，尤其是条件致病真菌——热带念珠菌（*C. tropicalis*）的数量显著高于正常鼠；在 Card9$^{-/-}$ 鼠肠道肿瘤诱导过程中，用这种真菌给小鼠（Card9$^{-/-}$ 鼠）灌胃可显著加重炎性病变及肿瘤负荷，而给予氟康唑抗真菌治疗后，小鼠结肠肿瘤负荷显著减轻。这一结果提示，在 Card9$^{-/-}$ 鼠中增多的肠道真菌促进了结肠肿瘤的进程。

2016 年，王婷婷教授回国后继续与林欣实验室合作，进一步研究肠道真菌调控结肠肿瘤进展的分子机制。她们的研究发现，上述现象与髓系抑制性细胞（MDSCs）密切相关。MDSCs 是一类具有免疫抑制性的未成熟骨髓细胞，它们可以通过抑制 T 细胞的活性促进肿瘤的生长。MDSCs 增多导致的免疫抑制已成为肿瘤患者预后差、治疗效果不理想的重要原因。该研究发现在 Card9$^{-/-}$ 结肠肿瘤鼠中 MDSCs 的比例，尤其是粒样髓系抑制细胞（G-MDSCs）显著增多，而且 MDSCs 对 CD4$^+$ T 细胞和 CD8$^+$ T 细胞的抑制能力也显著增强。进一步的实验首次证实肠道真菌的刺激可以促进髓系细胞向 MDSCs 的分化，并激活 MDSCs 的免疫抑制活性。这项研究证实：在正常状态下，肠道共生真菌 *C.tropicalis* 可易位至肠道固有层，通过胱天蛋白酶募集域蛋白（CARD9）分子被宿主的天然免疫细胞——巨噬细胞识别清除。CARD9 是一种表达于髓系细胞的接头蛋白，是 C 型凝集素样受体的下游分子。CARD9 不仅能够识别细菌、真菌、病毒和内源性危险信号，还能形成 CARD9-BCL10-MALT1（CBM）信号

---

① Cell 子刊：清华大学，南京大学发现肠道细菌与癌症之间的新关联，生物通，［2018-9-28］，http://www.ebiotrade.com/newsf/2018-9/2018927172038515.htm

② Tingting Wang, Chaogang Fan, Anran Yao, et al, The Adaptor Protein CARD9 Protects against Colon Cancer by Restricting Mycobiota-Mediated Expansion of Myeloid-Derived Suppressor Cells. Immunity Pub Date : 2018-Sep-1 , DOI: 10.1016/j.immuni.2018.08.018

复合体，是 NF-κB 和 MAPK 等炎症信号通路的上游分子，可促进巨噬细胞等产生和释放炎症因子，在真菌感染性疾病中发挥重要的作用。而在 CARD9 分子缺失的小鼠（Card9$^{-/-}$鼠）中，增多的肠道共生真菌 $C.tropicalis$ 可促进髓系细胞向 MDSCs 细胞分化，并激活 MDSCs 的免疫抑制活性，从而促进结肠肿瘤的发生发展。这一研究证实了 CARD9 介导的抗真菌免疫应答在维持肠道稳态和诱导肠道肿瘤中扮演着重要角色，阐述了肠道共生真菌在结肠肿瘤发病中的机制，对于临床结肠肿瘤的诊治具有重要的指导意义。

迄今为止，已发现有 270 余种念珠菌，其中引起人类致病的念珠菌主要有白念珠菌（$C.albicans$）、热带念珠菌（$C.tropical$）等，热带念珠菌是一种腐物寄生菌，广泛存在于自然界，可从水果、蔬菜、乳制品、土壤中分离出，也可存在于健康人体的皮肤、阴道、口腔和消化道等部位。当机体抵抗力降低或阴道局部环境发生改变时，热带念珠菌就大量繁殖，产生病变。所以，热带念珠菌是一种条件致病菌。

 ## 札记 16-6　关于条件致病菌的避免

我们已知条件致病菌——热带念珠菌和癌症的相关性了，那么怎样避免呢？

从临床角度来看，根据流行病学数据[①]，热带念珠菌与其他念珠菌相比有下列几个特点：

1 引起的菌血症患者平均年龄偏高（59 岁：49 岁，$P=0.01$）。

2. 引起癌症的患者比例高（49.2%：31.3%，$P=0.05$）。

3. 腹腔来源比例高（32.2%：16.9%，$P=0.06$）。

在上述基础上研究发现，热带念珠菌容易感染的患者是肿瘤及中性粒细胞缺乏者，其病死率高于其他念珠菌感染。此外，从热带念珠菌感染的地域分布来看，该菌高发及菌株适应性的增强可能与这些地区热带环境、温度、湿度变化有一定的关系。

复习文献到此，我联想到了曾治疗过的一些癌症患者。他（她）们是北方人，长期生活在北方比较干燥的地区，这些年经济条件好了，愿意在海南旅游胜地买房子，每到秋冬季像候鸟一样飞到海南去过日子。有的患者就在那里出现了消化道症状，经 301 医院海南分院查出来胃癌、结肠癌和胰腺癌。但也有

---

① 范欣，徐英春.侵袭性热带念珠菌感染流行病学及药物敏感性.中国真菌学杂志，2014，9（6）：368-372

患者在北方生活地查出了消化道肿瘤，在 301 医院本部进行了手术和化疗，以后再去海南修养康复。这种患者我一般都从中医调理的角度劝他们："你们本来就痰湿瘀堵，需要清理痰湿，还是不要去湿热那么重的地方吧。"

俗话说，一方水土养一方人。这些人从小生长在北方，生活的习惯已然固定。加之一年四季，身体要随着季节的变化而开合；春天生，夏天发，秋天收，冬天藏。所谓天人合一，就应该顺应节气来调养身体，而不是逆时而动。本来工作的拼搏和不健康的生活方式已经重创他们的身体状态，若在这些方面再不注意，就可能增加发生癌症或促进癌症进展的机会。根据上述研究结果，我们还真应该重视生活环境突然变化所导致的肠道微生态的改变，以及这样的变化与癌症发生的关系。这方面的研究还是需要进一步深入才是。

 ## 札记 16-7　还有哪些肠道菌与癌症有关

除了上述真菌与癌症的密切关系以外，科学家还发现了其他与癌症的发病、转移甚至与化疗的耐药有关的细菌。例如 2013—2017 年有数篇文献的研究结果显示，具核梭杆菌可以直接促进癌细胞的增殖并调控肿瘤微环境，加速结直肠癌的发病。

为了进一步明确具核梭杆菌与结直肠癌的关系，以 Matthew Meyerson 教授为首的哈佛大学医学院研究团队首先对 11 例冷冻不久的结直肠癌及肝转移灶标本进行了分析，在 7 组原发癌灶和转移灶标本中都检出了具核梭杆菌，达到了 64% 这样的高比例。进一步的全基因组测序显示，不仅原发癌灶和转移灶都能检出具核梭杆菌，而且这些杆菌在体内与"远隔千里"的细菌基因的相似度高达 99.9% 以上！这一结果也得到了细菌培养的证实，两种检测结果印证的结论是，具核梭杆菌确实是陪着癌细胞一起向远处转移了。

研究人员还发现，和肠癌细胞一起开辟新战场的还有坏死梭杆菌、脆弱拟杆菌、口腔中常见的中间普雷沃菌等其他微生物，而且转移灶内整体的微生物组成比例也与原发灶基本相同。对 430 例结直肠癌患者进行的队列分析，也进一步展示了此前具核梭杆菌的存在会降低患者生存率的研究证据。在小鼠模型上进行的肿瘤移植试验显示：5 例具核梭杆菌阳性的肠癌标本全部移植成功，可检出具核梭杆菌 DNA，但无法提取到该菌群的肠癌标本其移植成功率仅为 25%，而具核梭杆菌阴性的肠癌标本的移植全部失败。

研究人员又进一步观察了抗生素抑菌与抑癌的关系。研究人员选择了常用于治疗厌氧菌的抗生素甲硝唑，分别在移植了具核梭杆菌阴性和阳性的结直肠癌小鼠模型上进行试验。单独使用甲硝唑对具核梭杆菌阴性的患癌小鼠没有抑癌效果，但却使具核梭杆菌阳性小鼠的肿瘤缩小了近 30%，具核梭杆菌的数量也显著下降。这项研究进一步证实了具核梭杆菌等梭菌属微生物与结直肠癌的密切关系[1]。

 札记 16-8　肠道菌群的抑癌作用及其与免疫治疗的关系

先前的研究已经发现厌氧棒状杆菌，不仅不会致病，还可激活人体内免疫细胞，提高吞噬能力，具有抗癌抑癌作用。近年来，关于肠道菌群与癌症相关免疫应答的关系已经成为癌症研究领域的一个热点。在 2018 年 1 月 5 日的《科学》杂志（Science）上，杂志的编辑们将五彩缤纷的肠道菌群结成了彩色缎带，并让"肠道菌群与癌症"这个题目荣登封面。因为在该期《科学》杂志中同期发表了 3 篇关于"肠道菌群与癌症"的重磅研究。它们有的表明带有特殊肠道菌群的患者有着更好的预后，有的则指出缺乏肠道菌群会影响免疫疗法的疗效，凸显了肠道菌群对于肿瘤免疫疗法的重要性。因此，人们期待未来对微生物组的调控有望成为肿瘤免疫疗法的重要组成部分[2]。

下面简单介绍该期《科学》杂志刊登的这 3 篇文章：

1. 来自 2 名法国教授课题组的研究　法国的 Guido Kroemer 教授与 Laurence Zitvogel 教授的团队发现，肠道菌群对免疫疗法的效果起了关键作用。当患者使用抗生素后，抗 PD-1 疗法的效果就变得很差。研究人员通过对肺癌和肾癌患者的取样分析发现，那些无法从免疫疗法中受益的患者，体内缺乏一种叫作 *Akkermansia muciniphila* 的细菌。随后，他们用小鼠实验证明了这种细菌的益处。首先，他们利用粪便移植的方法，分别在用抗生素处理过的小鼠（本身对免疫疗法无应答）体内移植入了"免疫疗法有反应"和"免疫疗法无反应"的患者的菌群。如同研究人员预期的那样，前者恢复了对免疫疗法的应答，而后者则依旧对免疫疗法没反应。更有趣的是，倘若让后者再口服 *Akkermansia muciniphila*，则能重塑免疫疗法的疗效。这说明，患者对靶向 PD-1/PD-L1 的免

---

① 奇点糕.《科学》：重大发现！科学家首次证实肠道微生物会协助癌症转移，并帮助癌细胞在体内其他位置安家落户. 奇点网，[2017-11-27]，http://www.geekheal.com/gut_microbiome_cancer_metastasis/

② 3 篇研究同期发表！肠道菌群对癌症治疗有多重要？贤集网，学术经纬，[2018-01-12]，http://www.xianjichina.com/news/dtails_60558.html

疫检查点抑制剂的抵抗可能是由于肠道菌群组成的异常造成的，而抗生素可抑制晚期癌症患者应用这种免疫疗法的临床获益。这项研究清楚地支持了肠道菌群对于抗 PD-1 免疫疗法重要性的认识[①]。

2. MD 安德森癌症中心的研究　这项研究的负责人是 MD 安德森癌症中心的 J. A. Wargo 教授，他的团队比较了 112 名接受抗 PD-1 免疫疗法的患者的口腔与肠道菌群。他们发现，那些对 PD-1 免疫疗法应答者与不应答者，其肠道菌群的组成和多样性有显著不同。对 30 名"有应答"及 13 名"无应答"的患者进行粪便分析的结果显示，前者体内 *Ruminococcaceae* 家族的细菌丰度更高。而功能性的分析则进一步发现，前者体内的合成代谢通路更为丰富，系统免疫力与抗肿瘤免疫力也更强[②]。

3. 来自芝加哥大学的研究　来自芝加哥大学的 Thomas F. Gajewski 教授团队，其研究设计与第二项类似，但是针对的是黑素瘤患者。他们在转移性黑素瘤患者接受免疫疗法前，检查了他们的粪便样品，并用 16S 核糖体 RNA 测序、宏基因组测序及定量 PCR 的技术，对特定菌类进行了分析。他们发现，那些"有免疫应答"的患者体内，长双歧杆菌（*Bifidobacterium longum*）、气球菌（*Collinsella aerofaciens*）及屎肠球菌（*Enterococcus faecium*）都更为丰富。而接受了这些细菌的小鼠对肿瘤有着更好的控制，T 细胞反应更强，免疫疗法的效果也更好[③]。

从上述这些研究可以看出，肠道菌群的抑癌作用以及它们与免疫治疗的关系。虽然在国际著名杂志上看到上述这些与癌症及癌症免疫治疗相关的研究证据才不久，但笔者对肠道菌群对免疫系统的影响早已关注了。我还记得，20 多年前我在 Dr. Chuadry 和 Dr. Ayala 实验室做创伤、休克与免疫相关研究时就关注到了肠道免疫的问题，因为当时的实验发现，创伤、出血性休克都可以影响

① Bertrand Routy, Emmanuelle Le Chatelier, Lisa Derosa, et al. Gut microbiome influences efficacy of PD-1-based immunotherapy against epithelial tumors. Science, 2018, 359: 6371, 91-97

② Gopalakrishnan V, Spencer CN, Nezi L, et al. Gut microbiome modulates response to anti-PD-1 immunotherapy in melanoma patients. Science, 2018, 359: 6371, 97-103

③ Vyara Matson, Jessica Fessler, Riyue Bao, et al. The commensal microbiome is associated with anti-PD-1 efficacy in metastatic melanoma patients. Science, 2018, 359: 6371, 104-108

到肠道的免疫作用[1]、[2]。记得那时实验室的其他同事也在做肠道细菌移位的研究。因此不得不说，肠道菌群与肠道免疫这个问题的接触对我日后的癌症免疫治疗研究与临床实践有着很深刻的影响。

　　一方面我和同事曾经尝试按照传统中医的方法进行过节食辟谷或口服汤药，清理肠道，并且经常注意与家人一起补充肠道益生菌；另一方面，在门诊时我会反复告诉前来就诊的癌症患者，要经常喝点含双歧杆菌和乳酸菌的酸奶，或者给他们开一点双歧杆菌三联胶囊或四联胶囊。因为消化道肿瘤（胃、大肠、肝、胆、胰腺癌）的患者不用你更多地去说明道理，他们就能理解这样做的意义。即使不考虑环境污染的影响，目前人们饮食结构的改变、不良的饮食习惯及食品中存在的不安全因素，都会对肠道微生态造成不好的影响，而肠道又是体内非常大的免疫器官，无论你怎么呵护也不为过。

　　[1] Xu YX, Ayala A, Monfils B, et al. "Mechanism of intestinal mucosal immune dysfunction following trauma-hemorrhage: Increased apoptosis associated with elevated Fas expression in Peyer's patches." Journal of surgical research, 1997, 70:55-60

　　[2] Ayala A, Xu YX, Ayala CA, et al. "Increased mucosal B-lymphocyte apoptosis during polymicrobial sepsis is a Fas ligand but not an endotoxin mediatefd process." Blood, 1998, 91:1362-1372

癌症患者应该怎么吃

札记 17-1　不良饮食习惯是癌症滋生的土壤

　　出自远离癌症的美好愿望，目前各种医学刊物和自媒体上盛传着关于癌症各种各样高危因素的探讨，比如吸烟、饮酒、熬夜、生活不规律、饮食不节制，还有农药、雾霾、土壤甚至中草药的污染等，但有一点是专家和老百姓的共识，这就是不良的生活方式是引发癌症的高风险因素，其中不健康的饮食习惯造成的日积月累性身体变化是一个重要环节。

　　由于癌症患者荷瘤过程中，肿瘤组织一直处于异常增生和应激的状态，加上当前主流医学的治癌手段常是手术、化疗和放疗"三板斧"，而这些均对患者保持良好食欲和正常的消化功能是绝对不利的，故很多学者认为，癌症患者就是营养不良和代谢异常的高危群体，甚至有证据表明，癌症本来就是一种慢性代谢异常性疾病。

　　饮食习惯有很多种，它的养成与个体从小经历的家庭、地域、环境及经历紧密相关。对所有希望远离癌症的人们来说，很有必要了解一下自己有哪些不良饮食习惯是与癌症的发病相关的，以便尽早进行规避。而癌症患者及其家庭则有必要了解营养治疗作为癌症治疗与康复的基础手段之一，应该怎样正确积极地与营养医师配合，使用好饮食这个武器。特别是在完成了医院内的治疗后，自觉地在日常生活中合理有效地坚持营养支持，促进机体自身在与癌症的抗争中打好康复的基础。在这方面，我认为正确的道路是从西医营养学角度出发，参考恶性肿瘤患者膳食营养处方的专家共识[①]；同时不能忽视中医对患者体质的辨识，可以从辨证施治的方面考虑给患者制订合理的饮食调理。

　　下面就根据我所学的西医营养学相关知识，结合肿瘤代谢研究领域目前最新的"恶性肿瘤患者膳食营养处方专家共识"及其他相关资料，讲讲在工作实践中笔者运用的一些粗浅体会，与广大读者分享。当然这个题目已有许多团体、个人和公众号设立论坛进行过相当深入活跃的讨论，甚至有专门从事这方面工

---

　　① 李曾宁，陈伟，齐玉梅，等．（中国抗癌协会肿瘤营养与支持治疗专业委员会，中国医师协会营养医师专业委员会，中国医疗保健国际交流促进会营养与代谢管理专业委员会，中国中西医结合学会营养学专业委员会），恶性肿瘤患者膳食营养处方专家共识，肿瘤代谢与营养电子杂志，2017，4（4）：397-408

作的医师或诊所，欢迎大家共同切磋，让我们一起来探讨"癌症患者应该怎么吃"这个专题吧。

札记 17-2　哪些不良的饮食习惯与癌症相关

现归纳如下：

1. 饮食不规律，饮食过快、过饱、暴饮暴食，喜食烫食、喜食冷饮，这些是引发食管癌、胃癌、胰腺癌等的高危因素。

2. 食物粗糙、饮食不洁，喜食烟熏和煎、炸、烤食物，长期保持高盐饮食及进食盐渍、腌制、烟熏食品，如吃腌鱼、咸菜等，常食用隔夜甚至变质霉变食物，嗜酒，是导致例如胃癌、肝癌等病变的高危因素。

3. 喜食红肉，进食高动物蛋白、高脂肪、高糖、低纤维饮食，存在营养过剩，超重肥胖以及长期习惯性便秘，这些是导致例如结直肠癌等病变的高危因素。

4. 新鲜蔬菜水果摄入较少，维生素和微量元素缺乏，缺钼、缺锌等引起的营养失衡或缺乏常会造成意料不到的恶果。

札记 17-3　与癌症相关的膳食营养因素

根据相关的研究，有几种营养膳食的习惯与癌症有剪不断、理还乱的关系。

1. 高糖膳食　众所周知，恶性肿瘤及其转移灶的细胞生长速度快、新陈代谢旺盛、增殖能力强，研究证实那是因为它比正常组织具有更高的葡萄糖摄取率，也就是说恶性肿瘤嗜糖。因此，临床上 PET-CT 这种检查癌症的方法，就使用放射性示踪剂 18F 来标记葡萄糖（即 18F-FDG 氟化脱氧葡萄糖）来进行影像检查。18F-FDG 是一种葡萄糖的类似物，其代谢途径与人体葡萄糖代谢类似。注射示踪剂后可通过 CT 扫描病灶部位，对示踪剂（糖）的摄取情况进行定量分析，用这一方法来判断病灶的代谢功能状态。

临床上就是根据病灶代谢显像时 18F-FDG 的聚集程度来进行恶性肿瘤的鉴别诊断的，比如发现肺部有个单发结节，病灶处摄取糖增多，PET 显示代谢明显活跃，往往提示为恶性病变。若无代谢增高表现，则提示良性病变可能性大，选择手术时就要慎重。如果肿瘤经过有效的治疗后，原有的高糖酵解特性下降，此时，及时对病灶进行 PET 功能代谢显像，可以了解患者的治疗效果或判断预后情况，帮助医师及时调整治疗方案，以达到更有效的治疗目的。这个例子从一个侧面告诉了我们葡萄糖与肿瘤细胞之间的关系。

流行病学研究、实验研究和临床研究也表明，癌症与高糖膳食及糖代谢异常有关，特别是在与肥胖相关的癌症发生过程中，膳食中糖类摄入过多常是高风险因素之一。Michaud DS 等的研究显示[1]，高血糖负荷的饮食可以使胰腺癌的发病风险升高，尤其在存有胰岛素抵抗的女性中发病率明显升高。De Stefani E 等的研究提示[2]，高糖饮食可能是肺癌发病的危险因素之一。Slattery ML 等的研究则显示[3]，结肠癌的发生与高血糖指数饮食有关联。此外，高糖饮食也与胆管癌、肝癌的发生呈正相关。因此，高糖饮食不仅对糖尿病患者不利，对癌症患者也不利。

2. 高脂膳食　除了高糖膳食之外，膳食中摄入过多饱和脂肪酸和反式脂肪酸也是与肥胖相关肿瘤的发病危险因素之一。"恶性肿瘤患者膳食营养处方专家共识"综述了这方面的有关队列研究，我摘录如下：

Qiu W[4] 等对 16 个病例对照研究和 9 个队列研究进行 Meta 分析，发现摄入过多的饱和脂肪酸和反式脂肪酸可以使卵巢癌的发病风险升高，但不同亚型的卵巢癌对脂肪酸的敏感性不同。Zhao J[5] 等对子宫内膜癌与膳食脂肪酸关系的 Meta 分析显示，在纳入的病例对照研究中发现饱和脂肪酸摄入与子宫内膜癌的发病风险呈正相关。摄入的膳食总脂肪每增加 10%，患子宫内膜癌的风险增加 5%；摄入的饱和脂肪酸每增加 10g/1000kcal，患子宫内膜癌的风险增加 17%。但所纳入的队列研究结果还显示，单不饱和脂肪酸的摄入与子宫内膜癌的发病风险呈负相关。Han J[6] 等在对胃癌和脂肪酸关系的 Meta 分析中也得出了类似的结论，他们报道高脂肪摄入组发生胃癌的风险是低脂肪摄入组的 1.18 倍；饱和脂肪酸的摄入与胃癌的发病风险呈正相关；多不饱和脂肪和植物脂肪的摄入量

① Michaud PS, Liu S, Giovannucci E, et al. Dietary sugar, glycemic load, and pancreatic cancer risk in a prospective study. J Natl Cancer Ins, 2002, 94（17）:1293-1300

② De Stefani E, Deneo-Pellegrini H, Mendilaharsu M, et al. Dietary sugar and lung cancer: a case-control study in Uruguay. NutrCancer, 1998, 31（2）:132-137

③ Slattery ML, Benson J, Berry TD, et al. Dietary sugar and colon cancer. Cancer Epidemiol Biomarkers Prev, 1997, 6（9）:677-685

④ Qiu W, Lu H, Qi Y, et al. Dietary fat intake and ovarian cancer risk: a meta-analysis of epidemiological studies. Oncotarget, 2016, 7（24）:37390-37406

⑤ Zhao J, Lyu C, Gao J, et al. Dietary fat intake and endometrial cancer risk: A dose response Meta-analysis. Medicine（Baltimore）, 2016, 95（27）:e4121

⑥ Han J, Jiang Y, Liu X, et al. Dietary fat intake and risk of gastric cancer: a Meta-analysis of observational studies. Plos One, 2015, 10（9）:e0138580

与胃癌的发病风险之间呈负相关；未发现单不饱和脂肪酸和动物脂肪与胃癌发病风险存在关系。Brennan SF[1] 等对 15 篇前瞻性队列研究进行了 Meta 分析，结果发现饱和脂肪的摄入对乳腺癌患者生存率有不利的影响（$n= 4$；$HR = 1.51$；$95\% CI：1.09 \sim 2.09$；$P < 0.01$）。Di Sebastiano KM 等的研究发现，摄入过多的膳食脂肪，特别是动物脂肪和饱和脂肪酸，可能会增加前列腺癌发病的风险。与此相反，低脂饮食，特别是摄入少量饱和脂肪酸，可减少前列腺癌的复发率。

　　上述研究结果告诉我们，高脂膳食不但会使肿瘤的发病风险升高，还会对肿瘤患者的生存期产生不利的影响。从我国近几十年来国民膳食结构的改变与癌症发病率的升高也能反映这个问题。大家可以回忆一下，40 年前，人们的生活确实不如今天这么富足，餐桌上没有那么多鸡、鸭、鱼、肉，吃得比较清淡，以谷类食物为主，并辅以蔬菜果类，那时也没有那么多癌症患者，也没有那么多糖尿病、高血压、心脏病患者。但随着人们生活水平的提高，食物精细化程度越来越高，动物性食物所占比例大为增加。一些大城市居民膳食脂肪的产热比例已由几十年前的 $20\% \sim 25\%$ 增加至目前的 $40\% \sim 45\%$[2]。我们说，虽然从人体营养代谢的角度来说脂类营养是必不可少的，但目前营养学家建议不要过多的进食脂肪，特别是应减少动物脂肪和饱和脂肪酸的摄入。

　　3. 膳食蛋白质　蛋白质是由 20 多种氨基酸按不同顺序和构型所组成的物质。人们每天必须摄入一定量的蛋白质，以获得一定量的氨基酸和氮元素来合成组织的蛋白质，以便满足人体生长发育的需求和正常的生理功能。蛋白质的食物来源中，动物蛋白质有几种，包括肉类蛋白质，含量为 $15\% \sim 22\%$；蛋类蛋白质，含量为 $11\% \sim 14\%$；奶类（牛奶）蛋白质，含量为 $3.0\% \sim 3.5\%$。动物蛋白质中含有充足的必需氨基酸，但与此同时也含有高脂肪、高热量和高胆固醇。而植物蛋白质中，谷类蛋白质的含量为 $3\% \sim 5\%$，米面含量为 $7\% \sim 11\%$，豆类则为 $35\% \sim 41\%$。谷类的限制氨基酸是赖氨酸，豆类的限制氨基酸是蛋氨酸。一般癌症患者由于代谢紊乱，存在糖异生，疾病本身特别是晚期癌症患者蛋白质消耗增加。因此，一般营养学家建议癌症患者应提高蛋白质的摄入量。

　　4. 膳食纤维　膳食纤维是一种多糖，包括纤维素、木质素、甲壳质、果胶、

① Brennan SF, Woodside JV, Lunny PM, et al. Dietary fat and breast cancer mortality: a systematic review and meta-analysis. Crit Rev Food Sci Nutr, 2015

② 百度百科词条.膳食纤维.由国家卫健委权威医学科普项目传播网络平台/百科名医网提供，https://baike.baidu.com/item/%E8%86%B3%E9%A3%9F%E7%BA%A4%E7%BB%B4/88212?fr=aladdin

β 葡聚糖、菊糖和低聚糖等，通常分为非水溶性膳食纤维及水溶性膳食纤维两大类。膳食纤维既不能被胃肠道消化吸收，也不能产生能量。因此，曾一度被认为是一种"无营养物质"而长期得不到足够的重视。然而，随着营养学和相关科学的深入发展，人们逐渐发现膳食纤维具有相当重要的生理作用。以至于在膳食构成越来越精细的今天，膳食纤维更成为学术界和普通百姓关注的物质，甚至被营养学界补充认定为第七类营养素，与传统的六类营养素——蛋白质、脂肪、糖类、维生素、矿物质和水并列存在[1]、[2]。

膳食纤维是健康饮食不可缺少的物质，它可以清洁消化道和增强消化功能；同时可稀释和加速食物中的致癌物质和有毒物质的移除（促进排便），维持肠黏膜的完整性，维持肠道有益菌群的动态平衡，保护脆弱的消化道；还可以降血脂、降血糖和控制体重。这些作用均与预防癌症相关。Mao QQ[3] 等的 Meta 分析结果显示，膳食纤维的摄入量与胰腺癌的发病风险呈负相关；每日增加 10g 的膳食纤维，胰腺癌的发病风险可降低 0.88 倍。Park SY[4] 等所做的多种族队列研究结果显示，膳食纤维可以降低结直肠癌的发病风险。Farvid MS[5] 和 Liu Y[6] 的研究显示，膳食纤维可以降低乳腺癌的发病风险，并且如果在青少年时期经常

[1] 李曾宁，陈伟，齐玉梅，等．（中国抗癌协会肿瘤营养与支持治疗专业委员会，中国医师协会营养医师专业委员会，中国医疗保健国际交流促进会营养与代谢管理专业委员会，中国中西医结合学会营养学专业委员会），恶性肿瘤患者膳食营养处方专家共识，肿瘤代谢与营养电子杂志，2017，4（4）：397-408

[2] 百度百科词条．膳食纤维．国家卫健委权威医学科普项目传播网络平台／百科名医网提供，https://baike.baidu.com/item/%E8%86%B3%E9%A3%9F%E7%BA%A4%E7%BB%B4/88212?fr=aladdin

[3] Mao QQ, Lin YW, Chen H, et al. Dietary fiber intake is inversely associated with risk of pancreatic cancer: a Meta-analysis. Asia Pac J Clin Nutr, 2017, 26（1）:89-96

[4] Park SY, Wilkens LR, Kolonel LN, et al. Inverse associations of dietary fiber and menopausal hormone therapy with colorectal cancer risk in the multiethnic cohort study. Int J Cancer, 2016, 139（6）:1241-1250

[5] Farvid MS, Eliassen AH, Cho E, et al. Dietary fiber intake in young adults and breast cancer risk. Pediatrics, 2016, 137（3）:e20151226

[6] Liu Y, Colditz GA, Cotterchio M, et al. Adolescent dietary fiber, vegetable fat, vegetable protein, and nut intakes and breast cancer risk. Breast Cancer Res Treat, 2014, 145（2）:461-470

摄入膳食纤维、植物脂肪、植物蛋白、坚果等还具有良好的远期效果。Sun L[①]等也用 Meta 分析出一系列结果，显示每日增加 10g 膳食纤维的摄入，巴雷特食管和食管癌的发病风险会降低 31%。Wang RJ 等报道的 Meta 分析结果则显示膳食纤维与前列腺癌的发病无关。Kraja B 等的队列研究结果是长期食用的 ω−3 多不饱和脂肪酸可以使结直肠癌的发病风险升高，但是通过食用膳食纤维却可以降低发病率。所以膳食纤维是防癌抗癌的重要营养素。

5. 矿物质与微量元素　人体细胞代谢离不开各种必需的矿物质和微量元素，适量和平衡地摄入有利于人体的健康。因为体内许多酶类功能的发挥有赖于微量元素，例如：

（1）锌：它可以稳定生物膜，消除超氧自由基。缺锌会导致消化道黏膜上皮细胞的过度增生和角化，增加人体乙型肝炎、丙型肝炎的易感性，增加舌癌、食管癌等的发病风险。

（2）硒：能够减少肿瘤细胞的 DNA 及 RNA 和蛋白质的合成，抑制肿瘤细胞的增殖和能量代谢，防止 DNA 突变，维持细胞正常功能，并维护正常的免疫功能。大量资料证明，人体内硒浓度与癌症的发生率呈负相关，而癌症患者血液中的硒浓度低于健康人。

（3）镁：能保持基因组的稳定性，参与 DNA 合成、分解与修复。据报道，饮水含镁可以减少肝癌、结肠癌、直肠癌的发生。

（4）铜：有些元素过高可能促癌发生，铜就是其中之一。虽然铜是人体所必需的微量元素，但如果出现不平衡，就会导致各种病理状况，包括癌症的发生。来自瑞士洛桑联邦理工学院的研究人员发表了一组题为 "Bioavailable copper modulates oxidative phosphorylation and growth of tumors" 的文章，他们发现如果饮用水中长期存在铜的浓度升高，会促进胰腺癌小鼠模型中肿瘤的生长。这一研究成果发表于 2013 年 11 月 11 日美国国家科学院院刊《PNAS》杂志上，领导这一研究的 Douglas Hanahan 教授是基础性和转化性癌症研究方面的著名专家。

（5）其他：有报道认为高盐高钠饮食会导致黏膜组织损伤，改变胃黏液的保护屏障功能，有利于幽门螺杆菌的增长繁殖，这样会增加胃癌的发病风险。目前中华营养学会推荐每日食盐的摄入量应控制在 6g 以下。

---

① Sun L, Zhang Z, Xu J, et al. Dietary fiber intake reduces risk for barrett's esophagus and esophageal cancer. Crit Rev Food Sci Nutr, 2017, 57 (13):2749-2757

札记 17-4　该让癌症患者吃点什么

当我们了解了各种膳食营养因素与癌症的关系后，不仅可以发现，人们日常生活中应当怎么吃，吃什么，而且可以知道癌症患者的膳食应遵循的基本原则。

2017 年 8 月 1 日国家卫健委发布了《恶性肿瘤患者膳食指导》这一卫生行业标准（WS/T 559–2017）。该标准规定了成人恶性肿瘤患者的膳食指导原则、能量和营养素推荐摄入量、食物选择，还有适用于抗肿瘤治疗期间和康复期间的恶性肿瘤患者（尤指携瘤患者）的膳食指导。我认为有必要在这里摘录一些主要内容跟大家一起分享。

1. 恶性肿瘤患者膳食的指导原则

（1）合理膳食，适当运动。

（2）保持适宜的、相对稳定的体重。

（3）食物的选择应多样化。

（4）适当多摄入富含蛋白质的食物。

（5）多吃蔬菜、水果和其他植物性食物。

（6）多吃富含矿物质和维生素的食物。

（7）限制精制糖摄入。

（8）肿瘤患者抗肿瘤治疗期间和康复期间膳食摄入不足，在经膳食指导仍不能满足目标需要量时，建议给予肠内、肠外营养支持治疗。

2. 恶性肿瘤患者能量和营养素推荐的摄入量

（1）能量：一般按照 20 ～ 25 kcal/（kg·d）（非肥胖患者的实际体重）来估算卧床患者的能量，30 ～ 35 kcal/（kg·d）（非肥胖患者的实际体重）来估算能下床活动患者的能量，再根据患者的年龄、应激状况等调整为个体化能量值。

（2）蛋白质：一般可按 1 ～ 1.2 g/（kg·d）（非肥胖患者的实际体重）给予，严重营养消耗者可按 1.2 ～ 2g/（kg·d）（非肥胖患者的实际体重）给予。

（3）脂肪：脂肪供能占总能量 35% ～ 50%。推荐适当增加富含 n–3 及 n–9 脂肪酸食物。

（4）糖类：糖类供能占总能量 35% ～ 50%。

（5）水：水（饮水和食物中所含水）一般按 30 ～ 40 ml/（kg·d）给予，使每日尿量维持在 1000 ～ 2000ml。有心、肺、肾等脏器功能障碍的患者特别注意防止液体过多。

（6）矿物质及维生素：参考同龄、同性别正常人的矿物质及维生素每日推荐摄入量给予。在没有缺乏的情况下，不建议额外补充。

3.恶性肿瘤患者的食物选择

（1）谷类和薯类：保持每天适量的谷类食物摄入，成年人每天摄入200～400 g为宜。在胃肠道功能正常的情况下，注意粗细搭配。

（2）动物性食物：适当多吃鱼、禽肉、蛋类，减少红肉摄入。对于放疗、化疗胃肠道损伤患者，推荐制作软烂细碎的动物性食品。

（3）豆类及豆制品：每日适量食用大豆及豆制品。推荐每日摄入约50g等量大豆，其他豆制品按水分含量折算。

（4）蔬菜和水果：推荐蔬菜摄入量300～500g，建议进食各种颜色的蔬菜、叶类蔬菜。水果摄入量200～300g。

（5）油脂：使用多种植物油作为烹调油，每天在25～40 g。

（6）其他：避免酒精摄入；限制烧烤（火烧、炭烧）/腌制和煎炸的动物性食物；肿瘤患者出现明确的矿物质及维生素等营养素缺乏时，在寻求医学治疗的同时，可考虑膳食强化而补充部分营养素，常见富含这些营养素的食物详见该行业标准附录A至附录E。

 ## 札记 17-5　癌症患者的营养治疗

肿瘤患者中营养不良的发生率高达40%～85%。它和肿瘤互为因果，肿瘤的疯狂生长加重了营养不良的程度和紊乱，而营养不良则直接影响着肿瘤的治疗效果和生存质量。面对肿瘤群体如此高的营养不良发生率，已有越来越多的专业人员认识到癌症患者营养治疗的重要性，投身到普及肿瘤营养学知识、促进肿瘤营养与支持治疗的研究、为患者提供更合理更有效且更安全的营养疗法中去，这支队伍正日益扩大。

癌症患者的医学营养治疗（medical nutrition therapy，MNT）是一个大课题，也是癌症综合治疗措施中的基础治疗。临床营养师作为多学科小组（包括医师、心理医师、护士和药剂师）的成员，通过给患者及其家属以规范的营养教育和干预指导，对患者的预后有着积极的影响，对减少再入院和住院天数，提高生活质量等具有重要作用。

营养治疗和咨询包括：客观地营养评估、准确地营养诊断、科学地营养干预、全面地营养监测。这些都是十分专业化的。在前面提到的"恶性肿瘤患者膳食营养处方专家共识"中有详细的描述，还有《中国肿瘤营养治疗指南》《营养支持与抗肿瘤治疗指南》等许多书籍可以参考，在此不再赘述。

札记 17-6　中医食疗与调养之所长

西医的膳食营养讲究的是食物进入人体内消化后，最终分解代谢产生的大分子，比如葡萄糖，脂肪酸，蛋白质和微量元素如铁离子，锌离子等。但西医却忽略了一些更深层次的问题，我们这就来讨论一下中医关于食疗与调养之所长到底在哪里？

先来问几个问题，首先你摄入的食物如果富含所推荐的某些营养元素，但你吃了这些食物就能保证消化吸收并最终分解代谢出所需的那种营养元素吗？同一种的食物，不同的地域或不同的人吃了，最终的营养效率肯定是一样的吗？我们知道，同样吃牛肉，西方人要吃烤出几分熟、甚至带血的牛肉，而中国人则要吃小火慢炖成比较烂的红烧牛肉。同样的东西，有的人吃了很受用，很有益处，而另一些人吃了却不消化，甚至伤身体。

西医营养学基本上是在西方人种饮食规律基础上建立的，而且许多营养代谢知识都是在动物身上实验出来的。虽然具有一些普遍的规律性，也有很大的参考价值。但是，如果全盘照搬使用，让我们的饭桌全盘西化，并不一定利于中国人整体健康水平的提高，也并不一定都适合中国癌症患者的康复。因此，谈到中国癌症患者的营养治疗，就不能忽略中医的食疗与调养。

中华民族几千年总结出来的营养膳食经验和养生疗法是祖先留给我们的宝贵财富。特别是中医学现存最早的奠基之作和主要经典《黄帝内经》早已蕴含了科学膳食的思维和养生保健的原则。了解这些知识不仅对于我们预防癌症，也对癌症治疗与康复过程的患者有所助益。而许多癌症患者恰恰就是长期以来饮食习惯和膳食结构出了问题，即所谓的"病从口入"，不该吃的吃多了，该吃的未吃够，这样一来多吃的分解不了，垃圾没有及时排出体外，这些不良物质在体内的经络和脏腑中慢慢淤堵，最后气血不通，脏腑需要补益的营养就可能远远不足了。

 札记 17-7　营养调理的中医治则

我们要预防癌症，或者要为癌症患者，尤其是手术后康复期的患者进行饮食调养时有几条大原则必须牢记：

1. 起居有常与饮食有节　黄帝内经《素问·上古天真论》中指出："上古之人，其知道者，法于阴阳，和于术数，食饮有节，起居有常，不妄作劳，故能形与神俱，而尽终其天年，度百岁乃去。今时之人不然也，以酒为浆，以妄为常，醉以入房，以欲竭其精，以耗散其真，不知持满，不时御神，务快其心，逆于生乐，起居无节，故半百而衰也。"中医经典告诉我们，不良的起居和饮食生活习惯直接影响到人的寿命，过则会导致"饮食自倍，肠胃乃伤"。因此，生活规律，劳逸结合，饮食有节是保持健康状态的基本条件。

2. 膳食习惯的地域之别与疾病　《素问·异法方宜论》指出："故东方之域……其民食鱼而嗜咸……鱼者使人热中，盐者胜血，故其民皆黑色疏理。其病皆为痈疡。西方者……其民华食而脂肥……故邪不能伤其形体，其病生于内。北方者……其民乐野处而乳食……脏寒生满病。南方者……其民嗜酸而食胕……其病挛痹，其治宜微针。中央者……其民食杂而不痿厥寒热。"这些描述十分生动，我们的祖先早已注意到不同地域人们的饮食习惯与疾病成因之间的关系。当然，现代中国人的饮食习惯与古代相比已经有了很大的变化。但从我国的癌症流行病学调查结果也可以看出，食管癌高发区主要集中于河南、河北、苏北、粤东，包括潮汕、客家人居住的地区。在这些地区，各种腌制的咸菜、咸鱼、虾酱都是当地人爱吃的特产。腌制会使食品中的亚硝酸盐明显增高，尤其是加盐量少或气温高于20℃时，会使腌菜中的亚硝酸盐含量大量增加，而亚硝酸盐含量越高致癌性就越大。此外，黄曲霉素等也是诱发癌症的重要因素，同时真菌还能增强亚硝胺的致癌作用。因此，在癌症患者术后及放疗、化疗后的康复过程中，需要注意调整自己的饮食习惯，不能只吃自己喜欢的饮食。

3. 膳食平衡与辨证用膳　中国传统膳食养生很注重膳食的多样性，谓之"杂食者，美食也；广食者，营养也"。《素问·脏器法时论》中说："五谷为养，五果为助，五畜为益，五菜为充，气味合而服之，以补精益气。"由于不同的食物偏性不同，并非什么食物营养丰富，就可以一味多吃。因为"谷肉果菜，食养尽之，无使过之，伤其正也"，膳食平衡是老祖宗们非常讲究的。还要根据食物的四性、五味、归经和体质辨识，遵循个体化原则来辨证用膳。

首先要认识到，食物与中药一样，有寒、热、温、凉四性。《神农本草经》中说："疗寒以热药，疗热以寒药。"同样的道理，热性或温性食物，适宜患寒症或阳气不足之人；寒性或凉性食品，适宜有热症或阳气旺盛者。前者忌吃有寒凉性食品，后者忌吃温热性食物。温热性食物能够温补、散寒、壮阳，寒凉性食品则能够清热泻火、滋阴生津。此外，食性还要与四时气候相适应，即春季少雪，气候干燥，阳气生发时，饮食应清淡，不宜过食油腻动火之物，可配食梨子、荸荠、橙子等；炎热暑湿的夏季要少吃温热性食物，可配食绿豆汤、西瓜、冬瓜等；秋冬季节要少吃寒凉性食品。总之，食性如药性，饮食宜忌要根据食物的食性，结合体质辨识、病机辨证、随四季气温变化灵活掌握，合理选择。

札记 17-8　中医体质辨识与营养

中医阴阳五行理论中的五色、五味与五脏是相对应的。《黄帝内经》中说：食物有酸苦甘辛咸五味，并对应中医学肝心脾肺肾五脏。根据经络理论，"五味入口，各有所归"，即所谓的归经："酸入肝，辛入肺，苦入心，咸入肾，甘入脾"。食物之五味与中药之五味同等重要。因为，凡膳皆为药，药补不如食补。食物的偏性虽小，但由于每天食用，积少成多，小偏不纠正就会成大偏。而人体五脏对于每一种饮食之味的接纳程度也有一定限度，适度则滋养相对应的脏腑，而食之过多则有害；中药偏性大些，通过辨证，合理应用，可用其偏性纠偏来治疗疾病[1]。

《黄帝内经》中说："阴之所生，本在五味；阴之五宫，伤在五味。是故味过于酸，肝气以津，脾气乃绝。味过于咸，大骨气劳，短肌，心气抑。味过于甘，心气喘满，色黑，肾气不衡。味过于苦，脾气不濡，胃气乃厚。味过于辛，筋脉沮弛，精神乃央。是故谨和五味，骨正筋柔，气血以流，腠理以密，如是则骨气以精。谨道如法，长有天命。"说的是维持人体生理功能的物质基础——阴精来源于饮食的五味；而贮藏阴精的五脏，也会因过食五味而受伤：过食酸味，会使肝木之气津溢而亢盛，从而导致脾土之气的衰竭；过食咸味，会使骨骼损伤，肌肉短缩，肾水凌心，人气受制抑郁不畅；过食甘甜之味，会使心气滞闷不宣，气道喘促，面色发黑。脾土克肾水，而致肾气不能平衡；过食苦味，会使脾气过燥而不濡润，从而使胃气塞滞而生胀；过食辛味，肺金克肝木，致使筋脉衰败而弛缓，精神也会遭受损伤。因此饮食注意调和五味，会使人骨骼强健，筋脉舒柔，气血通畅，腠理固密，这样，骨气就精强有力。

所谓体质，即机体素质，是指人体秉承先天（指父母）遗传、受后天多种因素影响，所形成的与自然、社会环境相适应的功能和形态上相对稳定的固有特性。体质反映机体内阴阳运动形式的特殊性，这种特殊性由脏腑盛衰所决定，并以气血为基础。中医很早就注意到个体的差异性，因此，中医的膳食营养和治病均遵循个体化的原则。

《黄帝内经》是中医体质学说的理论基础，其《内经·灵枢》的《阴阳二十五人篇》和《通天篇》提出了两种体质的分类方法。前一篇运用阴阳五行学说，结合人的肤色、体形、禀性、态度以及对自然界变化的适应能力等方面

---

① 百度百科词条．体质养生．百度百科，https://baike.baidu.com/item/%E4%BD%93%E8%B4%A8%E5%85%BB%E7%94%9F/10252475?fr=aladdin

的特征，归纳出金、木、水、火、土五种不同的体质类型，再根据五音太少，阴阳属性以及手足三阴经的左右上下，气血多少的差异，将上述每一类型再分为五类，这样就得到五五二十五种体质类型。后一篇则根据人体体质的阴阳盛衰，把人分为太阴之人，少阴之人，太阳之人，少阳之人，阴阳和平之人5种类型。

《黄帝内经》除上述两篇专门论述体质外，其他篇章散在论述也不少，如《灵枢·论勇篇》则对勇与怯两种体质类型的精神面貌，各部特征和内在脏腑功能的关系等进行了论述。又如《灵枢·寿夭刚柔篇》里说："人之生也，有刚有柔，有弱有强，有短有长，有阴有阳"，从而指出人体的形气有阴阳刚柔的区别。在《素问·异法方宜论》里还指出东南西北中五方由于地域环境气候不同，居民生活习惯不同，所以形成不同的体质，易患不同的病症，因此所用的治法，如用砭石、导引、按（足乔）、毒药、灸焫、微针等也要随之而异。

20世纪70年代，北京中医药大学的王琦教授团队开始从事中医体质学说的理论、基础与临床研究，并逐步确立了中医体质理论的体系，当时提出了许多独创性的理论。

1. 体质四项基本原理　即体质过程论、心身构成论、环境制约论和禀赋遗传论，它们共同奠定了中医体质研究的出发点和理论背景。

2. 王琦中医体质九分法　总结出了包括平和质、气虚质、阳虚质、阴虚质、痰湿质、湿热质、淤血质、气郁质、特禀质9种基本类型，不同体质类型在形体特征、生理特征、心理特征、病理反应状态、发病倾向等方面所具备的各自特点。

3. 三辨理论　辨体、辨病、辨证诊疗模式。

中医的这一体质学应用范围广泛，通过研究不同体质类型与疾病的关系，强调体质的可调性，从改善体质入手，为改善患病个体的病理状态提供条件[1]。我曾上网查询，可以看到许多根据现代中医体质辨识的分型的营养建议，包括推荐各种保健品、各种茶、各种汤、膏类等。鉴于笔者尚在学习中医的过程中，无法给癌症患者提出具体的建议，而且要知道患者在不同的治疗与康复阶段，身体状态是不同的，故建议癌症患者如果想运用中医的膳食理论进行调理，首先还是应该通过体质辨识并与当下自己的辨证相结合，经中医师或中医营养师综合考量后，再决定接受哪些适合患者个体的膳食营养建议。

---

[1] 中医体质，来源：百度百科，https://baike.baidu.com/item/%E4%BD%93%E8%B4%A8%E5%85%BB%E7%94%9F/10252475?fr=aladdin

札记 17-9　关于中医营养调理的进一步探讨

如果我们再往深里探讨，就会涉及"五运六气"学说，简称运气学说。这是中国古代研究天时气候变化规律及其对生物（包括人体）个体影响的一门学说，充分体现了中医的"天人合一"理念。

五运，即木、火、土、金、水五行之气在天地阴阳中的运行和变化；六气，指的是风、寒、热、湿、燥、火六种气候变化。中医的核心理论阴阳五行，就来源于五运六气。《黄帝内经》中约有 1/5 的篇幅在讲五运六气，尽管有些内容在《黄帝内经》中是散见的，但足以说明五运六气的重要性。我在学习《黄帝内经》时，觉得难度最大的就是这部分内容。如果说在中医治疗中能够有效调动患者的自愈力是最高境界的话，掌握了五运六气学说，才算是掌握了"上工治未病"或预防疾病的中医学最高境界，我当然自愧不如。虽然自己望中医只得其皮毛，尚不能望其项背，但衷心希望中医同仁们在该领域更多地下点功夫，不仅从气化与病机、阴阳辨证等角度进行临床诊断并给癌症患者进行个体化的治疗，还能够指导亚健康人群的养生、癌症预防和癌症患者的康复。

总之，饮食有节，膳食平衡和辨证膳食是中医营养学之大道。顺应天时地利的人体基本膳食结构原则不可违背，而过度食用或替代食用则根本不可取。在膳食方面，不仅要因人制宜，因地制宜，还要考虑天候，只有遵循这些客观规律，人类才会享有天赋的寿命。

 札记 17-10　现代膳食面临的困惑与癌症

传统中医的养生及膳食原则虽然对当代中国人继续适用。但是，不能不指出，现代人类的生产活动和生活方式与古代相比已经发生了很大的变化，暂不谈食品加工方面，为了追求食用便捷和更诱人的口感，花样不断翻新的各种包装食品层出不穷。我所关注的是人类食物来源的营养结构或成分正在悄悄发生的变化。

虽然地球上生物体所需的能量最终主要来源于太阳（宇宙），但太阳与地球（土壤）和生物体之间（天、地、人）相互作用的生态系统却是十分复杂的。我们日常吃的食物，直接或间接来源于植物，其所需能量也最终来源于植物的光合作用。光合作用是植物利用阳光，空气中的二氧化碳和水将太阳能转变为化学能，无机物转变成有机物并释放氧气的过程。植物除了需要阳光和空气以外，一般需要在土壤里生长。土壤中的有机质含有作物生长所需要的各种营养成分，随着有机质的矿质化，不断地释放出来供植物和微生物利用，同时释放出微生物生命活动所必需的能量。在有机质分解和转化过程中，还可产生各种低分子有机酸和腐殖酸，对土壤矿物质有一定的溶解作用，促进风化，有利于养分的有效利用。此外，土壤里的有机质还能和一些多价金属离子络合形成络合物进入土壤溶液中，从而增加了养分的有效性。植物靠自己的根部通过扩张作用和蒸腾作用从土壤中直接利用水分，吸收必需的矿物质（包括微量元素）等，然后通过木质得茎干把这些水分和养料运输到植物的各个部分，供给其完成生命活动之需。因此，植物是撷取了土壤的一部分元素，然后连同空气中的元素一起，通过太阳的光合作用，来合成具有活力的植物生命体的。在这个过程中，土壤中的微生物和腐殖质，包括人类和动物的排泄物回归到土壤，对植物进行反哺也起着十分重要的养分支持作用。

组成植物体的主要成分是水和干物质，一般水分占植物体总重量的$70\% \sim 80\%$．干物质只占总重量的$20\% \sim 30\%$，水生植物含水量在90%以上。干物质可分为有机质和矿物质．有机质占干物质的$90\% \sim 95\%$．矿物质占干物质的$5\% \sim 10\%$。植物干物质燃烧时碳、氢、氧、氮四种元素可以挥发，称为气态元素；其他元素基本不挥发，形成氧化物，称为矿物质元素。而这些矿物质元素中有一些虽然含量很微少，但却是维持细胞代谢和生命活动必不可少的元素。

人类的膳食大部分来自于植物，或由食植物的动物转化而来。植物里所含的各种营养素成分与土壤中的养分密切相关。目前令人担心的是，我们的农作物种植，越来越依赖化肥，而化肥仅为土壤补充氮、磷、钾这几种元素还是远远不够的。几十年下来，土壤内许多十分重要的矿物元素越来越少，土地实际上越来越贫瘠。加上使用农药和激素，有些蔬菜看上去长得很鲜亮，但根系很小，不能充分吸收土壤中的微量元素。如果锌、硒、镁、铁、锰等微量元素降得太低，人们即使吃够了一定量的蔬菜，也不能摄入足够的微量元素，而通过保健品补充微量元素很难达到天然的平衡状态。

在人体内物质的合成代谢和分解代谢中，需要一系列酶的催化，这就需要辅酶因子的催化。而一些金属离子就是金属酶分子中不可或缺的组成部分。像铜、铁、锌这些元素作为活性中心可形成稳定性很强的配价化合物，如过氧化酶和细胞色素氧化酶卟啉环中的铁。有些酶里还含有2种不同的金属元素，如细胞色素氧化酶中的铁和铜，黄嘌呤氧化酶中的铁和锰，还有其他一些金属活化酶。虽然在金属活化酶的反应过程中，金属原子与酶的结合并不紧密，但它们可以成为某一种或某几种酶的活化剂，可以使一些酶的活性达到最高。例如：

（1）提高酶对底物的选择性。

（2）在有电子转移的氧化还原反应中直接参与催化作用，这些特定的功能需要由一种特定的元素以特定的氧化态（Mn^{2+}/Mn^{3+}，Fe^{2+}/Fe^{3+}，Cu^{1+}/Cu^{2+} 等）来完成。

（3）金属离子通过配价键来使底物与酶结合在一起，并改变底物的构成使其符合活性中心的立体构形。

（4）金属离子同时将辅酶和底物连接到酶上。

（5）金属元素并不与酶直接联系，但与底物或辅酶形成络合物，从而促进它们与活性中心的连接。

（6）金属离子与酶活性中心之外的功能基因结合，其功能是稳定蛋白质的三维和四维结构及活性中心的空间构形[①]。

癌症患者的代谢异常是重要的病理生理机制之一。讲到代谢就与酶、辅酶和微量元素脱不了干系。若人们日常膳食来源中农作物本身的营养成分，如微量元素发生了变化，达不到应有的营养标准，那么长此以往，必然要影响到人们的酶系统与代谢功能，导致食物分解代谢不充分，代谢产物在体内过多蓄积。这样一来，可能某些部位组织的微环境中有大量不需要的代谢产物堆积，而某些部位则由于微环境中循环不畅的淤堵而造成营养成分的缺乏。这种体内环境的不平衡给细胞突变和异常细胞的畸形生长创建了土壤，这可能也是癌症发生的重要原因之一。

此外，为了提高农作物的抗病虫害能力，给农作物转入某种毒蛋白基因，让虫子吃了这样的农作物会死掉或失去繁殖能力。可是我们想想，人吃了这种带有毒蛋白或能够干扰虫子代谢的食物会发生什么？对人体代谢，特别是对生物遗传造成的毒性又会有什么影响？这绝对不是做几百只小鼠实验或几个月的实验就可以搞定的。所以，做科学研究是一回事，允许把这样的食品端到老百姓的餐桌上，可就不是一件可以开玩笑的事情了，需要慎之又慎，严加监管。我的观点是要在土壤的改良和绿色生态维持上下功夫，而并非是下功夫改变物种的基因或特性。同时，在追求提高农作物产量的过程中，应注意提高其营养质量和效率。因此，我本人在生活中更愿意去优先选择天然的有机果蔬作为食品。

我曾经遇到一位罹患结肠癌的老年患者，肿瘤较大，已经发生了梗阻，因此，尽快做了手术。术后患者不愿意接受化疗，于是我们就只在医院完成了

---

① y7531029. 微量元素与酶系统之间的关系. 百度文库，［2016-11-09］，http://wenku.baidu.com/view/d4830809b6360b4c2e3f5727a5e9856a561226dc.html

一个周期的肿瘤特异性免疫细胞治疗，即围术期自体肿瘤裂解物抗原致敏 DC（TAA–DC）及其诱导扩增的细胞毒 T 细胞（TAA–DC–CTL）治疗。因为他是外地患者，年纪也大了，所以他并没有按照我们的计划返京继续治疗，而是选择按照我们的要求调整好心态，尽量改善饮食，并且回到老家后因地制宜，每天鼓捣自己的小菜园子，自种自食绿色的有机食物。通过随访发现，老人术后 7 年现仍然健在。

综上所述，我们可以发现，同样的膳食食谱，由于膳食原材料来源和质量不同，机体最终摄入的有效成分是不同的，对身体代谢的影响也就各有千秋了。在这些方面，我一直认为，相关领域的研究还很不够，需要科学界加大力度深入攻关。我在网上看到中国科学院大连化学物理研究所科学家徐恒泳教授，出于对地球生命起源和地球生态保护的浓厚兴趣，以及对罹患晚期肺癌母亲的深爱，独辟蹊径寻找治愈癌症的钥匙，提出了生命元素平衡的概念。他认为一切疾病都是生命元素失衡引起的，生命元素的平衡其实就是健康的保证。他带领一个专业团队进行有机调理的原理解析，并从有机膳食调理的角度帮助晚期癌症患者进行康复，不仅挽救了自己母亲的生命，还使 20 多位患者获益[1]。虽然未看到他在科技杂志上发表的论文，但如果这是真实世界的证据，无论他是否发表了高深的论文他的工作具有同样的价值和意义。无论如何，从平衡膳食的角度对癌症患者进行优良营养成分的调理，改善其体内代谢的失衡是非常可取的，完全符合当今癌症绿色治疗理念。

---

[1] 河洛杞人.《信者灵——疾病自愈的秘密》（附录：中科院徐恒泳丨找到自愈癌症的神秘钥匙：土壤是人类之本！ 昆仑策研究院）. 人民网，［2019-3-31］，http://bbs1.people.com.cn/post/1/1/2/171525805.html

主题 *18*

如何看待癌症的
遗传因素

札记 18-1　问题的提出

癌症会遗传给下一代吗？癌症遗传的概率有多大？很多人在关心这个问题。

在这个谈癌色变的时代，医师每次向患者询问病史时总不可避免地要问："家里有人得过癌症吗？"特别是在那些家中有老人患癌后，子女经历了陪伴他们走向生命终点的家庭，这个问题不可避免地会缭绕在他（她）们的心头；当然，一旦得知自己的兄弟姐妹中有人患了癌症的话，这个问题就更加挥之不去了。

诚然，一些癌症患者确实有家族史，癌症的遗传因素也确实存在。我就曾经在临床上遇到过一位患食管癌的患者，他父亲也是位食管癌患者；还见过一位胃癌患者，其母因患同样病理性质的胃癌已经离世；还有患乳腺癌的患者其母亲也因乳腺癌过世。为此，我还特地建议该乳腺癌患者的女儿去进行癌症风险基因的检测，果然，报告结论为"乳腺癌高风险"，其实这位患者应该在发现母亲罹患乳腺癌时就去做此检查，那时开始进行未雨绸缪可能会让她获益匪浅。

不过，我在这里必须强调的是，癌症的家族性和遗传性并不能画上等号。

 ## 札记 18-2　癌症遗传因素相关的几个概念

首先让我们弄清楚有关癌症遗传因素的几个基本概念。

1. 脱氧核糖核酸（deoxyribonucleic acid，DNA）　DNA 是生物体内的一种具有双螺旋结构的有机化合物。其作为染色体的一个成分而存在于细胞核内，功能主要是储藏遗传信息[①]。DNA 分子巨大，由核苷酸组成。核苷酸的主要结构由含氮碱基和戊糖组成，其中含氮碱基有腺嘌呤、鸟嘌呤、胞嘧啶及胸腺嘧啶 4 种；戊糖为脱氧核糖。1953 年美国的沃森（James Dewey Watson）、英国的克里克与威尔金斯描述了 DNA 的结构：由一对多核苷酸链围绕一个共同的中心轴盘绕构成。糖 – 磷酸链在螺旋形结构的外面，碱基朝向里面。两条多核苷酸链通

① 百度百科词条.脱氧核糖核酸.（本词条由"科普中国"科学百科词条编写与应用工作项目审核）.百度百科，https://baike.baidu.com/item/%E8%84%B1%E6%B0%A7%E6%A0%B8%E7%B3%96%E6%A0%B8%E9%85%B8/78250?fr=aladdin

过碱基间的氢键相连，形成了相当稳定的组合。

2. 基因 [1]　　基因（遗传因子）是带有遗传信息的 DNA 片段，包括产生一条功能 RNA 及多肽链所需的全部核苷酸序列，是控制生物性状的基本遗传单位。基因支持着生命的基本构造和性能，储存着生命的种族、血型、孕育、生长、凋亡等过程的全部信息。通过环境和遗传的互相依赖，演绎着生命的繁衍、细胞分裂和蛋白质合成等重要生理过程。生物体的生、长、衰、病、老、死等一切生命现象都与基因有关。它是决定生命健康的内在因素。因此，基因具有双重属性：物质性（存在方式）和信息性（根本属性）。通俗的说，你头发的颜色、眼睛的颜色、身高等都是由你的基因掌控着。它们还能影响你罹患某种疾病的概率，比如癌症。

可以说，你身体里的每一个细胞都包含着你出生时遗传下来的所有基因。虽然所有细胞有相同的基因和染色体，但不同的细胞（或不同类型的细胞）启用的基因不同。举例来说，肌肉细胞和皮肤细胞用的就是不同的基因组。某细胞用不上的基因则处于关闭状态，也不会被使用；而细胞需要的基因一般都处于激活状态，或者说处于开启状态而被使用。

3. 基因突变 [2]、[3]　　基因组 DNA 分子发生的突然且可遗传的变异现象（gene mutation）称为基因突变，一般指基因在结构上发生碱基对组成或排列顺序的改变。通常基因能在细胞分裂时精确地复制自己，将遗传信息准确地传递下去。但在一定条件下基因也可能从原来的存在形式突然改变成另一种新的存在形式，也就是在一个位点上，突然出现了一个新基因，它替代了原有基因，这个基因就叫作突变基因。于是在发生突变个体的后代中也就会突然地表现出祖先从未有的新性状。基因突变可以发生在发育的任何时期，其与 DNA 复制、DNA 损伤修复、癌变和衰老都有关系。基因突变也是生物进化的重要因素之一。

基因突变分为两类：一类是先天遗传的基因突变。这种遗传性基因突变存在于形成胎儿的卵子或精子中。卵子受精后生成单个细胞——受精卵，受精卵

---

① 百度百科词条.基因.（本词条由"科普中国"科学百科词条编写与应用工作项目审核）.百度百科，https://baike.baidu.com/item/%E5%9F%BA%E5%9B%A0/227875?fr=aladdin

② 百度百科词条.基因突变.（本词条由"科普中国"科学百科词条编写与应用工作项目审核），百度百科，https://baike.baidu.com/item/%E5%9F%BA%E5%9B%A0%E7%AA%81%E5%8F%98/2373264?fr=aladdin

③ 春雨医生（慢性病频道），不是所有癌症都是遗传的.［2019-4-14］，https://www.chunyuyisheng.com/pc/article/70875/

经过多次分裂后发育成胚胎，胚胎长成胎儿。既然胎儿的所有细胞都来自于这一个细胞，那么，这种突变就存在于该个体身体内的每一个细胞（包括卵子或精子）中，也因此可以遗传给下一代。另一类是后天获得的基因突变（体细胞突变）。获得性基因突变不在受精卵里，而是在这之后的某个时间段中发生的。一般是单个细胞发生基因突变，再传递到该细胞的所有子细胞中。这种突变不存在于卵子、精子中，所以不会遗传给下一代。

一般来说，获得的基因突变（体细胞突变）比遗传性基因突变更为普遍，大部分癌症是由获得性基因突变引发的，而有些时候则是通过遗传性基因突变与获得性基因突变的叠加作用实现的。这是因为，每个个体的大多数基因都有 2 份拷贝，分别来自父母。当你遗传到了一份变异的基因时，你的细胞就开始继承了相关的变异。这时如果同一基因的另一份拷贝停止了正常工作（原因诸如发生了后天获得性基因突变），那么该基因就会整个丧失功能。假如停止工作的这个基因是抑癌基因的话，肿瘤就会生长起来。一些癌症的易感基因原本是抑癌基因，这些抑癌基因属于正常基因，能减缓细胞分裂、修复 DNA 错误、指挥细胞何时死亡（此过程叫细胞凋亡或程序性细胞死亡）。一旦抑癌基因不能正常工作，细胞生长就会失控，从而导致肿瘤的发生。有很多家族性癌症综合征就是因为抑癌基因有遗传性缺陷所致。

如果一个人出生时未携带不良基因拷贝，他的同一个基因可能要获得 2 种不同类型的突变，才会失去功能。同一基因发生 2 种突变的时间比发生一种突变的时间要长。这也是为什么同一种癌症，由遗传基因突变引起的会发生得早，而由于后天获得性基因突变引起的会发生得晚，即年龄要大一些。一般基因突变引发的癌症有下列几种情况：

（1）损伤了 DNA 修复途径。

（2）把正常基因转化成癌基因。

（3）抑制癌症基因的功能失常。

一般情况下，一种危险不能独立满足癌症的形成。

札记 18-3　家族性癌症综合征

临床上经常可以看到癌症患者表现出家族性，即一个家庭出现几个癌症患者。这是否就意味着癌症的家族性遗传呢？答案是具体问题要具体分析。

一个家庭出现几个癌症患者原因可能是多方面的。比如，家族成员长期一起生活，有着共同的不良生活方式，共同的不良环境等高风险因素，这一点我们后面会专门讨论，在此我只是重点讨论由某个可以在家族里代代相传的异常基因引起的癌症。虽然家族中遗传的是那个会引发癌症的异常基因，而非癌症本身。但如果由于遗传异常基因所产生的癌症易感性，再加上同样家族环境中的影响或其他促发事件，就可能使后代罹患与该基因相关的癌症。这种情况被称为家族性癌症综合征或"遗传性癌症"。

1. 家族性癌症综合征的发病特点[①]

（1）家庭中多人患不常见或罕见种类的癌症（如遗传性肾细胞癌）。

（2）癌症发生年龄偏低（如一位 20 岁的家庭成员得肠癌）。

（3）一个人患有多种类型癌症（如女性同时有乳腺和卵巢肿瘤）。

（4）一对器官都发现肿瘤（两只眼睛、双侧肾脏、双侧乳房）。

（5）兄弟姐妹之中一人以上患儿童期癌症（如兄妹俩都有肉瘤）。

（6）发生在不常发生的性别身上（如男性乳腺癌）。

在临床遇到的癌症患者发生以上情况时，更多考虑的是家族性癌症综合征。

2. 基因检测的价值　在这个基因测序技术不断进步和普及的时代，任何疾病都可以进行分子遗传学的检测。近些年来，相关技术已经在癌症诊断和治疗领域做过大规模的研究，在某些与遗传因素相关的癌症领域里取得了重要进展。

1994 年，两个与遗传性癌症相关的乳腺癌基因得到论证，即第 17 条染色体上的 BRCA1 和在第 13 条染色体上的 BRCA2。当患者携带 BRCA1 或 BRCA2 突变时，在她们生命的某一刻被诊断出患有乳房癌和卵巢癌的风险较高。当时还不清楚这些基因有什么功能，直到对有关酵母蛋白质的研究结果公布后才展现出它们所担负的正常作用：BRCA1 和 BRCA2 参与修复受诱导辐射而受损害的双螺旋 DNA，这就是为什么在他们突变后 DNA 损伤不能修复的原因，这使 DNA 复制造成了更大偏差，有利于癌变的发生。

2013 年发生了一件与该基因有关影响比较大的事件，这就是国际著名影星安吉丽娜·朱莉接受基因检测，发现自己存在 BRAC1 基因突变，这意味着她患乳腺癌的风险高达 87%。面对这一极高的患癌风险，朱莉毅然决然地将自己的乳腺全部做了切除，并且在卵巢癌常见标志物 CA125 和 PET/CT 检查均没有发现特别异常的情况下，她还是选择及时切除了卵巢和输卵管。朱莉的这一系列举措引发了全球关于如何面对 BRCA 基因检测结果的讨论，并引燃了公众对 BRCA 基因及其他基因检测的好奇和追捧。

---

① 春雨医生（慢性病频道）. 不是所有癌症都是遗传的 . ［2019-4-14］，https://www.chunyuyisheng.com/pc/article/70875/

此外，5% ～ 6% 的大肠癌与基因的种系突变有关，此种突变可按孟德尔遗传规律传给后代，称为遗传性大肠癌。遗传性大肠癌综合征是指一系列可引起遗传性大肠癌的疾病，有这些疾病的患者罹患大肠癌的风险显著高于普通人群，按临床和遗传学特点可分为：Lynch 综合征、家族性腺瘤性息肉病（familial adenomatous polyposis，FAP）等。

与遗传因素有关的还有 Von Hippel–Lindau（VHL）病，这是一种常染色体遗传性疾病，可表现为中枢神经系统和视网膜的血管母细胞瘤、透明细胞肾癌、嗜铬细胞瘤、胰腺和内耳肿瘤。该综合征是由位于 3 号染色体短臂 25 ～ 26 区的 VHL 抑癌基因发生突变所致。

随着基因检测技术和医疗大数据领域的进展，还会不断发现一些癌症易感基因，这同时也为我们从分子遗传学角度研究和筛查癌症易感人群提供了更为有效的手段。

 ## 札记 18-4　癌症遗传因素与共享生活环境的联合致癌作用

癌症的家族性，除了有遗传性基因突变的因素以外，有时候是因为家庭成员之间有着共同的风险因素，包括共同的生活环境、生活方式或生活习惯，也有性格及情绪等诸方面的原因。主要包括：

1. 吸烟　吸烟能导致很多种癌症。有的父亲吸烟，儿子很年轻就学会了吸烟，即使家庭中不吸烟的成员也无法避免的享受二手烟的福利。

2. 共同的饮食习惯　比如爱吃腌制食品，长期吃剩菜剩饭或霉变食物。

3. 肥胖　容易在家族里流传，许多人具有肥胖相关的患癌风险。

4. 感染因素　如乙型肝炎病毒的垂直传播，有乙型肝炎家族史的人更要注意预防肝癌；还有胃的幽门螺杆菌感染在家庭中的传播。

5. 家庭精神层面的氛围　一个气氛和谐的家庭，风调雨顺；这与一个纠纷不断整天生气，互相不理解，充满怨恨的家庭环境对人体的影响截然不同，特别是对人体的免疫系统影响最大。

实际上真正直接遗传的癌症只是少数不常见的肿瘤，遗传因素在大多数癌症发生中的作用是增加了机体发生癌症的倾向性和对致癌因子的易感性，即所谓的遗传易感性，包括染色体不稳定、基因不稳定及微卫星的不稳定。如家族性结肠腺瘤性息肉者，因存在胚系细胞 APC 基因突变，40 岁以后大部分均有大肠癌变；前述的 BRCA1 和 BRCA2 突变与乳腺癌的发生相关等。但我一直认为，即便你携带了乳腺癌基因 BRCA1，如果没有其他因素共同协同，也很少会导致乳腺癌症的发生。

目前就癌症遗传因素和共享生活环境的单因素和联合致癌作用方面还缺乏更多的深入研究，目前唯一看到的是国际著名医学杂志 JAMA 发表的文章 *Familial Risk and Heritability of Cancer Among Twins in Nordic Countries*[①]。该文章认为，基于人群研究的家族性癌症风险重要性评估是癌症风险预测的重要组成部分。该项研究的目的是评价大型双生子队列中癌症类型的家族风险和遗传性。研究者在地处北欧的丹麦、芬兰、挪威和瑞典的人口登记中，对 80 309 个单卵和 123 382 个同性双卵双胞胎个体（$N=$ 203 691）进行了暴露在双胞胎中共享环境和遗传风险因素的前瞻性研究。从 1943—2010 年，对这些双胞胎进行了中位数为 32 年的随访，随访中有 50 990 人死于任何原因，3804 人因移民失去了随访跟进。其主要随访数据研究的是癌症的发病率，用时间 – 事件分析的方法来评估家族风险（双生子患癌症的风险）和遗传性（因个体间遗传差异导致的癌症风险差异比例），并一直进行癌症登记的随访。结论是在北欧双生子的长期随访研究中，总体癌症和特定类型癌症（包括前列腺癌、黑素瘤、乳腺癌、卵巢癌和子宫癌）的家族风险明显过高。关于癌症遗传风险的信息可能有助于患者教育和开展癌症风险的咨询工作。

综上所述，通常说的"遗传"因素中，不仅包括了由于遗传基因所产生的癌症易感性，也常包括了家族环境对个体的影响。因此，基因突变的遗传固然是癌症的一个风险因素，但不是决定性因素。真正决定性因素还是生活方式与生活环境。如果某一个体具有乳腺癌家族史，又检测到 BRCA1 或 BRCA2 突变，说明乳腺癌易感，应建议她比其他人更加注意规避癌症相关高风险因素，更加注意健康的生活方式，更加注意早期筛查，更加注意监测和调节免疫功能，这才是更积极稳妥预防癌症的正确方法。

世界卫生组织还一再报道相关研究，指出并警告烟草使用、饮酒、不健康饮食及缺乏运动是世界癌症问题的主要危险因素，对那些要想远离癌症威胁的人来说，有意识地规避这些危险因素肯定对你是有益的。

---

① Lorelei A. Mucci, ScD, MPH, Jacob B. Hjelmborg, et al, Familial Risk and Heritability of Cancer Among Twins in Nordic Countries. JAMA, 2016, 315（1）: 68-76

技术的进步与临床试验

札记 19-1　何谓临床试验

　　作为"众病之王"的癌症是当今世界上大多数国家的主要死亡原因之一。尽管目前有数十种抗癌药物或辅助抗癌药物在临床上应用。但除了少数儿童癌症及成人皮肤肿瘤有治愈的希望或能够长期缓解外，大多数常见的癌症靠药物尚无法治愈。因此，世界各国特别是各大药厂都投入了大量人力、物力来研发抗癌新药。而所有的新药想要正式上市，即卖给患者使用，都必须经过各国专门的监管机构批准，如我国的食品药品监督管理局、美国的 FDA 等，需要进行一系列复杂的申报、鉴定和审批，以证实该药物是安全的，同时相对于目前已有的治疗药物或治疗方案具有某种优势（如更有效、不良反应更小、更便宜等）。在这个审批过程中，最核心的部分就是临床试验，一般是指药物的临床试验。

　　所谓的药物临床试验一般分为Ⅰ、Ⅱ、Ⅲ、Ⅳ期。

　　● Ⅰ期临床试验：初步的临床药理学及人体安全性评价试验。观察人体对于新药的耐受程度和药动学，为制订给药方案提供依据。病例数为 20～30 例。

　　● Ⅱ期临床试验：随机双盲法对照临床试验。对新药有效性及安全性做出初步评价，推荐临床给药剂量。病例数≥100 例。一般要有同类有效药物作为比对。

　　● Ⅲ期临床试验：扩大的多中心临床试验。一般采取具有足够样本量（至少病例数≥300 例）的随机双盲法对照试验，进一步评价有效性、安全性。

　　● Ⅳ期临床试验：实际上已经是新药获批上市后的临床试验了。在广泛使用条件下考察疗效和不良反应（注意罕见不良反应）。病例数＞2000 例。

 札记 19-2　传统抗癌药的局限性和弊端

　　传统抗癌药也就是通常所说的化疗药物，为了抑制肿瘤细胞的快速增殖，一般多通过影响 DNA 合成和细胞有丝分裂而发挥作用。虽然其对细胞的破坏力较强，但缺乏选择性，毒副作用比较大，不仅对代谢旺盛的肿瘤细胞有杀伤作用，对机体一些更新速度较快的正常细胞，例如造血细胞、消化道黏膜细胞等也产生了破坏作用。这也就是为什么化疗期间要不断地复查血常规，监测白细胞、红细胞和血小板，并且常常要打"升白针"（粒细胞集落刺激因子）的原因。而从骨髓中动员出来的这些粒细胞，含有一定量的中性粒细胞的祖细胞。已有研究证据表明，这些中性粒细胞的祖细胞正是协助癌细胞转移的元凶。

以往抗癌药物按作用机制分类[1]，主要包括：

干扰细胞核酸生物合成的药物：

1. **抗嘌呤药** 即嘌呤核苷酸合成抑制药，如巯嘌呤等。

2. **抗嘧啶药** 抑制嘧啶的生物合成，如氟尿嘧啶。

3. **抗叶酸药** 二氢叶酸还原酶抑制药，如甲氨蝶呤。

4. **核苷酸还原酶抑制药** 如羟基脲。

5. **DNA 多聚酶抑制药** 如阿糖胞苷。

破坏 DNA 结构和功能的药物：如烷化剂、丝裂霉素、顺铂等与 DNA 交叉联结而破坏 DNA 结构和功能；而博来霉素则靠产生自由基破坏 DNA 结构等。

嵌入 DNA 中干扰 DNA 转录的药物：如放线菌素类、柔红霉素、多柔比星（阿霉素）等。

影响蛋白合成的药物：如紫杉醇、秋水仙碱、长春花生物碱等。

影响体内激素平衡的药物：如雌激素、孕激素和肾上腺皮质激素等。

这些药物都是通过大量的人体试验，摸索出一种人体可最大限度耐受其毒副作用但又可以最大程度打击癌细胞的剂量和疗程，用来帮助患者获得更长的生存时间。但遗憾的是，打击癌细胞和正常细胞耐受之间的空间比较狭小。从前面所讲过的化疗发展历史（主题 6）中可以看出，许多患者是在化疗发展进程中付出了生活质量和生命代价的，但毕竟还有一部分患者是获益的。医学界一直希望能够提高抗癌药物的靶向性，能够实现高度选择地精准打击癌细胞而不伤害正常组织，然而这至今还是一个尚未实现的美好愿望。

 ## 札记 19-3　科学技术的进步催生抗癌新药

随着肿瘤细胞生物学、分子生物学、免疫学等基础科学与生物技术的进步，通过分析癌细胞与正常细胞之间分子的差异，包括基因、酶类、信号传导、细胞周期、细胞代谢、细胞表面抗原（表面标志）等方面的不同特性，筛选治疗

---

① 百度百科词条. 抗肿瘤药物.（本词条由"科普中国"百科科学词条编写与应用工作项目审核），https://baike.baidu.com/item/%E6%8A%97%E8%82%BF%E7%98%A4%E8%8D%AF%E7%89%A9/6723687?fr=aladdin

靶点，以抑制肿瘤细胞的生长增殖。这些基础研究取得的成果催生了一系列靶向肿瘤或肿瘤生长相关分子的靶向药物、干扰肿瘤代谢的新型小分子药物等。

目前已用于临床的肿瘤分子靶向药物的作用机制包括：调节细胞增殖的信号转导途径、调节血管生成的转导途径、肿瘤抑制基因丢失功能的转导等。其中表皮生长因子受体酪氨酸激酶（EGFR－TK）抑制药吉非替尼主要用于治疗肺癌，利妥昔单抗主要用于治疗非霍奇金淋巴瘤；曲妥珠单抗是信号转导抑制药，用于治疗乳腺癌。治疗慢性粒细胞性白血病和胃肠道基质细胞瘤的是甲磺酸伊马替尼。还有靶向新生血管的贝伐单抗等。在此，就不一一列举了。特别是在当今，基因检测在我国已经使用得比较普遍，第三方基因检测机构比比皆是，这些伴随性诊断技术也为临床医师和患者选择靶向药物提供了部分依据。

除了以直接抑制肿瘤细胞生长增殖为目标的分子靶向药物以外，随着对肿瘤发生发展机制，特别是免疫细胞与肿瘤相互作用机制认识的不断深入，近年来，肿瘤免疫治疗新药或新技术的研究风起云涌。肿瘤免疫疗法包括下列 6 大类：

1. 靶向 T 细胞的免疫调节药物（如针对 PD-1 或 CTLA4 的单克隆抗体）。

2. 免疫调节药物（如靶向 TLR 或 IFNAR1）。

3. 肿瘤疫苗（肿瘤抗原致敏 DC 疫苗）。

4. 免疫细胞疗法（如 CTL、TIL、CAR-T 疗法和 TCR-T 疗法）。

5. 溶瘤病毒。

6. 靶向 CD3 的双特异性抗体（如 blinatumomab）。

其中有两大热点，一个是以抗 PD-1/PD-L1 和抗 CTLA-4 单克隆抗体为代表的免疫检查点抑制药，这是靶向 T 细胞的免疫调节药物中的几种制剂；另一个是以靶向 CD19，治疗 B 淋巴细胞白血病的、以 CAR-T 为代表的嵌合抗原受体 T 细胞，这只是该类免疫细胞疗法中的一种而已。在此，我想强调的是，当前有许多医师和患者把肿瘤的免疫治疗用 PD-1 抗体或靶向 CD19 的 CAR-T 一言以蔽之，这是不对的。有这种认识的医师在讨论患者治疗方案的多学科会诊中或在学术会议的讨论中屡见不鲜。然而这种对肿瘤免疫治疗认识的不全面性，将直接影响我们对患者治疗的正确决策。所以，有必要就一些误区进行说明，这一点在该主题札记的后半段我会加以讨论。

不管怎样，有一点有目共睹，就是当前从肿瘤免疫治疗角度开发的新型抗癌药物层出不穷，方兴未艾。当前的流行说法是，癌症的治疗已经进入了"免疫治疗时代"。

正像 Jun Tang 等 2018 年在 NATURE REVIEWS | DRUG DISCOVERY^① 发表的一篇综述中总结的那样：从 2017 年 9 月至 2018 年 9 月，全球免疫疗法管线激增 67%。2017 年相应的研究项目共有 2031 个，2018 年增加到了 3394 个。其中免疫细胞疗法的增长幅度最大，达到了 113%，超过了肿瘤疫苗；其中靶向 CD19 的 CAR-T 细胞疗法，只增加了 37%；靶向肿瘤新抗原的研发管线则在一年内增加了 133%，成为癌症免疫疗法的第一大类，占到所有疗法的 1/4。而溶瘤病毒的增长显示很少，一年只增长了 16%。在癌症免疫疗法的靶点方面则增长了约 50%，总数目达到了 417 个。2017 年 50% 的研发管线来自 23 个热门靶点，2018 年这一数字上升到了 48 个，是上一年的 2 倍多；2018 年增加的这些癌症免疫疗法大多处于研发早期，其中处于临床前阶段的共有 2107 项，比去年同期增长 97%，高于处于临床阶段的 1287 项。不过，研发的急剧升温不等于临床疗效的大幅度提高，因为这些免疫疗法要用到临床，可能还有相当长的路要走，需要相当长的时间。

 ## 札记 19-4　药物临床试验质量管理规范

众所周知，基础研究成果转化成临床可应用的治疗方法存在一定的风险。根据《自然》杂志的上述综述来看，2018 年共有 655 家公司与机构正在积极研发免疫疗法，这一数字较去年同期增长 42%。研发最为活跃的公司与机构的前 8 名均为大型医药企业，在排名前 15 名榜单上，有 4 家为科研机构，其中三家来自中国，它们分别是深圳市免疫基因治疗研究院、解放军总医院，以及陆军军医大学第一附属医院（重庆西南医院）。而实际上，我国癌症免疫治疗制剂的研究远远超过这几家医院，因此，在国内的网上或具有研究能力的大型三甲医院门诊广告栏内经常可以看到，针对某某适应证的抗癌新药临床试验的招募。那么这些临床试验到底是怎么回事呢？

中国国家药品监督管理局于 2018 年 7 月 17 日发布了关于公开征求《药物临床试验质量管理规范（修订草案征求意见稿）》意见的通知。与 2003 年颁布的《药物临床试验质量管理规范》相比，可以看出内容更加详细且与国际接轨。

---

① Jun Tang, Caura Pearce, Jill O'Donnell-Tormey, et al, Trends in the global immuno-oncology landscape. NATURE REVIEWS | DRUG DISCOVER. Published online [2018-10-19], https://baike.baidu.com/item/%E6%8A%97%E8%82%BF%E7%98%A4%E8%8D%AF%E7%89%A9/6723687?fr=aladdin

从总则内容中可以看出该文件所秉持的理念和基本原则，特别是强调贯彻医学伦理原则，充分维护受试者的权益和安全，并将其作为优先于科学和社会获益来考虑的首要因素。这些原则都体现了世界医学协会赫尔辛基宣言的基本原则。现摘录如下：

第一章　总　则

第一条　为保证药物临床试验过程规范，数据和结果的科学、真实、可靠，保护受试者的权益和安全，根据《中华人民共和国药品管理法》《中华人民共和国药品管理法实施条例》，参照国际公认原则，制定本规范。本规范适用于为申请药品注册而进行的药物临床试验。药物临床试验的相关活动应当遵守本规范。其他临床试验可参照本规范执行。

第二条　药物临床试验质量管理规范（GCP）是药物临床试验全过程的标准规定，包括方案设计、组织实施、监查、稽查、记录、分析、总结和报告。

第三条　药物临床试验应当符合《世界医学大会赫尔辛基宣言》原则及相关伦理要求，受试者的权益和安全是考虑的首要因素，优先于科学和社会获益。伦理审查与知情同意是保障受试者权益的主要措施。

第四条　药物临床试验应当有充分的科学依据。临床试验应当权衡受试者和社会预期的风险和获益，只有当预期的获益大于风险时，方可实施或者继续临床试验。

第五条　试验方案应当清晰、详细、可操作。试验方案在获得伦理委员会同意后方可执行。

第六条　研究者在临床试验过程中应当遵守试验方案，凡涉及医学判断或临床决策应当由临床医师做出。参加临床试验实施的研究人员，应当具有在临床试验中承担相应工作的教育、培训和经验。

第七条　所有临床试验的纸质或电子资料应当被妥善地记录、处理和保存，能够准确地报告、解释和确认。应遵循临床试验中受试者隐私和保密性的法律法规，保护鉴别受试者身份的记录。

第八条　试验药物的制备应当符合临床试验用药物生产质量管理相关规范。试验药物的使用应当符合试验方案。

第九条　临床试验的质量管理体系应当覆盖临床试验的全过程，以确保受试者保护、试验数据和结果的可靠性，以及临床试验遵守相关法律法规。

第十条　临床试验的实施应当回避重大利益冲突。

在上述基本原则的指导下，对于新药的临床试验还有许多具体规定，我也正在学习与实践的过程中。最重要的规定就是在新药上市推广前，任何研发单位都必须完成新药Ⅰ期、Ⅱ期、Ⅲ期、Ⅳ期临床试验 [①]（见前介绍）。

进行新药的临床研究，必须符合国家药品监督管理局《药品临床试验管理规范》（GCP）的有关规定。新药申报单位可在国家药品临床研究基地中自选临床研究负责和承担单位。

随着我国医药生物技术企业的不断发展，药品监督管理水平的不断提高，政策法规不断完善，专业性医药研发合同外包服务机构（CRO）的茁壮成长，以及国家卫健委对有临床研究资质医院开展新药和新技术临床试验研究的鼓励政策，我国在这方面与国外的差距正在逐渐缩小。

 ## 札记 19-5　试出来的柳暗花明又一村

新药和新技术的临床试验研究在遵循药物临床试验质量管理规范的前提下，有时确实能为一部分患者带来生的希望，可以说生生将患者从死亡线上拉回来。家喻户晓的有以下几个例子：

1. 白血病患儿 EmilyWhitehead 向死而生　美国一位5岁的小女孩 Emily 患了急性淋巴细胞白血病，在接受该病常规治疗2次复发后，病情十分险恶。2012年 Emily 正处于死亡边缘时，医师建议 Emily 的父母，让孩子接受试验性 CAR-T 细胞疗法。"我当时问医师，这种疗法世界上其他地方的孩子肯定尝试过了吧？" Emily 的父亲 Thomas Whitehead 回忆说。然而医师的回答是："从来没有，一些成年患者用过，但是他们得的是另一种类型的白血病。"随后，勇敢的 Emily 参与了费城儿童医院癌症中心的 CAR-T 癌症志愿者的招募试验，当时试验结果未知，风险未知。Emily 以生命的代价为癌症治疗试验提供了帮助。Emily 成了全球第一个接受 CAR-T 治疗的儿童志愿者。治疗后的 Emily 先开始出现高热，血压骤降，并陷入重度昏迷，在医院重症监护室靠呼吸机熬过了2周的时间。就在 Grupp 医师以为 Emily 不可能再活1天的时候，他拿到的检测报告显示，Emily 体内的一种细胞因子白细胞介素-6激增，这说明她的免疫系统被激活，正在无休止地攻击自身的正常组织。于是医师决定给 Emily 使用一种称为妥珠单抗（tocilizumab）的免疫抑制药物，控制细胞因子风暴。几个小时之内，Emily 的情况明显好转。第二天她就醒过来了，那一天正好是她的7岁生

———————————

① 新药临床试验分期，正保医学教育网，[2014-04-10]，http://www.med66.com/new/201404/qm201404108818.shtml

日。检查结果显示，她体内的癌细胞已经彻底消失了①。

2. 晚期乳腺癌患者 Judy Perkins 女士成功康复　2003 年，52 岁的 Judy Perkins 被诊断为非常早期的乳腺癌后，接受了乳房切除术。然而不幸的是，10 年后，她身体内的癌细胞结束休眠扩散了。Judy Perkins 接受了多种化疗、内分泌治疗等，但最终都以失败告终。2015 年，她与美国国家癌症中心（NCI）一位顶级科学家 Rosenberg S.A 的见面，促使她参与了一项抗癌制剂的临床试验。

首先，研究人员对她的肿瘤进行了基因测序，并在乳腺癌细胞里找到了 62 种不同的突变。然后，研究人员们在她的肿瘤里寻找肿瘤浸润性 T 细胞（TILs）。此类免疫细胞有望能识别这些突变的肿瘤特异性抗原。随后，研究人员测试了患者不同的 TIL，筛选那些能识别这些突变蛋白中的一种或多种蛋白的 TIL。他们最终选择了能够识别其中 4 种突变的 TIL。为了增强治疗效果，研究人员将 T 细胞的数量扩增到了数百亿。Perkins 在进行免疫细胞的输注前，先接受了化疗预处理，期间输注免疫细胞后还接受了 IL-2 和 PD-1 抑制剂 Keytruda 的治疗。5 个月后，扫描结果清晰可见，癌症没有进展。Perkins 欣喜地将输入的免疫细胞称之为"我的 TILs 军队"。在治疗后的第 22 个月，从医学影像上看，她身体内的所有肿瘤都消失了②，③！

2018 年，Judy Perkins 已经获得了两年半的无癌生存。而在此之前，一名患有致命肝癌和另一名晚期结肠癌患者在接受这种疗法后，也获得了惊人的康复。但另外几位患者接受了与 Judy Perkins 相同的治疗，却没有作出反应。因此，Judy Perkins 是幸运的。这也说明癌症患者对治疗反应的高度个性化。

3. 晚期黑素瘤患者雪莉起死回生　2004 年 6 月，一位正处花样年华的 22 岁姑娘雪莉（化名），刚大学毕业，也刚订婚。她在毕业前的几个月里，一直被咳嗽搞得不得安宁。经 CT 检查发现，她的双肺有多处阴影，而进一步的活组织检查显示，这是一种来自皮肤的恶性肿瘤——转移到肺部的恶性黑素瘤。雪莉

---

① 药明康德. 全球第一个接受 CAR-T 治疗的白血病女孩，如今已经 12 岁了. 搜狐网，[2017-07-13]，http://m.sohu.com/media/282570?spm=smwp.content.author-info.1.1561258068341BJWCTDt

② NCI 大牛罗森伯格利用 TIL 治疗晚期实体瘤　详述首例乳腺癌患者治疗后两年无癌生存，新浪医药新闻，[2018-06-08]，https://med.sina.com/article_detail_103_2_47117.html

③ Nikolaos Zacharakis, Harshini Chinnasamy, Mary Black, et al. Immune recognition of somatic mutations leading to complete durable regression in metastatic breast cancer. Nature Medicine Letters. https://doi.org/10.1038/s41591-018-0040-8

从不知道自己患有黑素瘤，但她还是马上开始了化疗，并匆忙推迟了婚期。在接下来的两年里，雪莉接受了两轮化疗和脑部放疗。但不幸的是，治疗只减缓了病情的恶化速度，却没能阻止肿瘤的转移。就在快要无计可施时，医师告诉她，医院正在开展一种新药的临床试验，这种药物或许可以增强患者自身的免疫系统，使她的身体有能力自己对抗癌症。该药是一种抗CTLA-4（一种由活化的T细胞产生的免疫抑制分子）的抗体药物（Ipilimumab）。这是一项随机试验，也就是说，并非每位受试者都能得到这种名叫"MDX-010"的新药，但雪莉还是答应参与试验看看。经过4个疗程的治疗后，雪莉拍摄了一组新的CT片子。结果显示，她体内所有的黑素瘤都消失了。从那以后，雪莉一直保持着无瘤状态。现在她已为人母，有了2个漂亮又健康的孩子。用她自己的话说，她重新"又找回了自己的人生"[1]。

这些例子都告诉我们，永远不要放弃希望，相信科技的日渐昌明会创造出意想不到的奇迹。

 札记 19-6　痛苦与希望共存的故事

上面都是国外癌症患者向死而生的抗癌尝试并获得成功的例子，下面我再讲一个中国人楼钦元先生在与癌共存的挣扎努力和成功的故事。

楼钦元先生是一位非小细胞肺癌患者，故事摘自患者本人亲自撰写的关于他在美国治疗肺癌并参加药物临床试验的体验[2]。该文在健康报文化频道发表后，在网上广泛流传。楼先生希望通过这篇稿件答谢亲友在他患病期间所给予的关心和鼓励，也希望将自己的经验提供给更多有需要的人作参考。笔者认为他的经历对许多癌症患者有一定的借鉴意义，故在此归纳简介如下：

楼先生早年毕业于浙江医科大学医学系，1990年初赴美从事医学研究，2010年从美国礼来制药公司癌症研究岗位退休，2017年10月被诊断罹患非小细胞肺癌后回美国诊断治疗至今。楼先生身体一向健康、强壮，不吸烟、不喝酒，是一个非常注重锻炼的人。当2017年上半年出现肺癌的非特异性症状，咽

①杰德· D ·沃夏克（Jedd D. Wolchok），戴晓橙译，2018诺贝尔生理学或医学奖公布：让治愈癌症成为现实，科研圈微信公众号，[2018-10-01]，https://tech.sina.com.cn/d/f/2018-10-01/doc-ifxeuwws0174998.shtml

②楼钦元，我在美国治肺癌．引自梅斯各科资讯＞肿瘤科，[2018-11-01]，http://www.medsci.cn/article/show_article.do?id=ba9515262923&open_source=weibo_search

干、咳嗽、咳痰后没有引起重视。到 2017 年 8 月咳嗽加剧，咳痰更多时，却以加强锻炼来强肺治咳，甚至冒着夏天的烈日更起劲地去爬山、骑车、跑步和打蓝球。直到 9 月初症状更重，被别人强"拉去"做了胸部 CT。结果显示左肺少量积液，右肺疑似炎症改变，心包少量积液，进行了抗感染治疗。如果看到别人是这样的情况，他肯定会想到肿瘤，但在当时，作为一名癌症研究工作者的他，却没有把癌症与自己联系起来。一位医师朋友"强迫"他去看医师，并为他挂好了号。时隔 40 天，CT 显示他左肺积液增加，肺门阴影扩大。血检一系列肿瘤指标都升高，其中主要与肺癌有关的癌胚抗原（CEA）高达 6 倍多（32.8/5）。至此，肺癌诊断成立，大意和自信使他失去了早期诊断和治疗肺癌的机会。

到了 10 月，行全身 PET-CT 检查，结果显示胸上部双侧淋巴结、肺门、肝及右盆腔回肠已有转移。经胸腔积液中的癌细胞检查确诊为肺非小细胞腺癌。进一步基因测序检查，发现是 RET（Rearranged During Transfection）变异，这种类型只占所有肺癌患者的 1%～2%。他的癌细胞 PD-L1 表达水平在 90%～100%，毫无疑问抗 PD-1 单抗药物 Keytruda 是他的首选药物，而针对 RET 变异的靶向精准治疗是第二选择。当地医师和他确定了治疗方案，并得到安得森癌症中心医师的肯定。

Keytruda（K 药）又叫 Pembrolizumab，中文名派姆单抗，是美国默克公司研发的免疫疗法抗癌药物（抗 PD-1 抗体）。2017 年美国 FDA 批准该药可用于所有 PD-L1 阳性的癌症患者。在美国每注射一针 K 药的费用是 2.5 万美元，政府老年人医保支付了其中大部分，如果个人再买一份相关的辅助保险，自己只要付很少一部分。由于楼先生已加入美国籍，有医保和辅助保险，每针 K 药他只需自己付 2000 美元。

从 2017 年 11 月第一次注射 K 药起，很快药物的不良反应就显现出来了，如猛烈咳嗽、心律失常、频发呼吸困难。说明 PD-1 单抗活化的 T 细胞在攻击癌细胞的同时也攻击了他的肺、心包和胸膜等正常组织。由于发生了间质性肺炎，呼吸困难，不能耐受该药的严重不良反应他不得不被迫停药，他与这一"抗癌神药"失之交臂。医师宣告，如无有效治疗手段，只能继续活 3 个月。

为了与死神抗争，他积极寻找适合他的新药临床试验。他发现 Loxo Oncology 公司研发的 LOXO-292 是针对 RET 基因变异肺癌的精准靶向小分子药物，当时正在做 I 期临床试验。2017 年，在日本举行的肺癌国际大会上，Loxo Oncology 发表了 2 例个案，受试者服用 LOXO-292 后肿块缩小或消除。要知道，Ⅰ期临床试验仅仅做的是安全性试验，是有一定风险的。但是楼先生当时没有其他的选择。为了争取入组试验，他必须先用激素治疗间质性肺炎。但由于他擅自减少了激素的剂量，无法控制肺炎，而 LOXO-292 还可能加重间质性肺炎。所以，尽管他以坚定的信念支撑着自己，克服了重重常人难以想象的困难和疾病的痛苦去参加临床试验，仍然在入组后最后拿药的关口，被移除出试验组。因为，他的间质性肺炎未控制，仍旧要使用大剂量泼尼松（强的松）来治疗肺炎，这就违反了规定的新药试验准入条件（泼尼松 ≤ 10mg/d）。虽然，楼先生与 LOXO-292 这款新药的临床试验无缘，但他立即遵医嘱服用了大剂量泼尼松，1 个月后治好了间质性肺炎，有幸参加了另一款针对 RET 变异肺癌的精准靶向治疗药物 Blu-667。该药Ⅰ期临床试验要招收 115 名癌症患者，目标人群为 RET 变异引起的非小细胞肺癌、甲状腺癌或其他 RET 变异引起的实体肿瘤患者，主要观察药物的安全性、不良反应、剂量和患者的耐受性，附带也观察大致的疗效。通过初诊和入组标准的审查，楼先生终于成功入组，并在护士的监督下，吞下了第一粒蓝色的 Blu-667 药丸。此时此刻，他和家人都为之激动万分，因为，他相信这是茫茫大海中的一只救生艇，他终于接近了这只救生艇。

然而，就在他吞下第 1 粒 Blu-667 后的第 3 天下午，医师发现他服药当日的 3 次心电图中，有一次的 QT 间期有延长，而 QT 延长是心脏骤停、猝死的心电图表现。因此，BMC 制药公司要他立即停止服药。但同时告知，如果他的心脏专科医师能解释他的 QT 延长原因，并说明不会对他造成危险的后果，公司会考虑让他继续参加临床试验。在家人（儿子是心脏科医师）的帮助下，他很快找到了 QT 延长的原因，很可能是他正在服用的抗房颤药物——胺碘酮造成的。经该药减量后复查心电图显示的结果看，果然 QT 不再延长了，该心电图记录连同心脏专科医师的证明信一起传送到 BMC 制药公司。楼先生才得以继续进行临床试验。自此以后他很小心，严格遵守临床试验的所有规矩，关注可能出现的不良反应和其他身体情况，及时采取补救措施；并按要求定时去医院访查。

在服药后第 2 个月的后半个月里，他在咳嗽时咳出了肿瘤组织，每天少则两三片，多则四五片，总量有五六十片之多。有三片吐出物送当地医院肺科做病理检查，证实为腺癌。在咳出这些肿瘤组织后，胸闷气急的症状得以极大的改善，晚上能完全躺平睡觉，再也没有捶背的需要，氧分压由 80 左右上升到 90 以上（正常人为 95 左右）。服药后第 4 个月时 CT 显示可评估的肿瘤缩小 50%。在服用 Blu-667 半年后，他身体里的肿瘤，包括原发肺癌和身体其他部位的转移病灶已经得到较好的控制，咳嗽等症状消失，心肺功能基本恢复。

　　虽然，他体内的肿瘤可能还要长期存在下去，但楼先生的预期生存期已经大大延长，生存质量也明显改善。Blu–667 这只救命的小船终于把他从水中救起，驶离危险海域。同时他已经认识到带瘤生存的意义，也认识到任何药物服用时间长了都有可能产生的耐药性，尤其是针对肿瘤的靶向治疗药物。癌细胞往往会绕过靶点而重新出现、扩增。他表示将继续参与临床试验，按医嘱服药，也会密切关注抗药性是否发生的情况，听从临床试验医师安排，同时也会从当下就开始主动搜寻能够替代的药物和新的治疗方案。他期待自己的免疫功能逐渐恢复正常，停药后或产生耐药性后自己的免疫系统也能自然地识别和杀死可能出现的癌细胞。为了恢复正常的免疫功能，决心从营养、运动、作息和心理等方面加以注意并努力，以一种非常正确的态度继续与癌症抗争。我在这里衷心祝福楼老先生取得更好的佳绩。

　　从上述所有病例可以看出，科技总是在进步的。无数科研工作者、药厂员工和医护人员十分努力地在为癌症病患寻找救命的良药，这一过程充满着艰辛，道路十分曲折，需要医患双方的共同努力。同时要指出的是，那些新药试验成功的案例，都有着一些共同的特点，如患者不服输、求生欲强烈、具有比较表现的坚强的意志和科学的态度；同时依从性较好，能够跟医师很好地配合等。楼老先生的案例就是典型。

 ## 札记 19–7　客观看待抗癌新药的临床试验证据

　　传统临床试验的核心是随机化对照试验设计，即将受试个体进行实验组和对照组的随机分配，以避免个体差异对试验的影响。然后对受试样本进行特定的统一处理，搜集实验组和对照组的临床试验证据，通过两组之间的对比，评价新药实验组是否比对照组（传统药物）优越。可以看出，其主导思想和追求的效果就像在临床前研究中，选取近交系小鼠制作动物疾病模型，然后分组处理一样。这是新药上市前的"金标准"流程。为达此目的，首先要通过一系列入选与排除标准，选取高度均一化（Homogeneous）的受试人群。其整个临床试验是在研究者严格控制的研究场景下进行的，力图显著降低试验结果的偏倚，使试验结果在其规定范围内表现得较为可信（High internal validity）。

　　然而，临床试验环境通常与日常的临床治疗环境相差甚远。首先，患者与疾病模型动物有很大差别，人的精神心理活动对人体器官代谢和免疫系统有着巨大的影响；其次，真实的临床实践是处于难以控制的多因素相互作用的复杂世界；患者群体是高度个性化的，即使同一个病种，个体与个体之间实际上也存在着很大的差异；这使得治疗效果往往因人而异。显然，这种患者群体的高度异质性（Heterogeneous）造成了治疗结果模糊和随机性的出现。虽然这种人为选择策略能够获得在特定条件下较为可靠的药效评价，但脱离了真实的临床治疗场景，加上试验样本量毕竟偏小，会致使许多药物上市以后在临床实践中并没有前期试验结果预期的那么好。

据 2015 年的一个统计，"排在美国药物销售收入前十名的药物有效率，"好"的药是 4 个人中 1 个有效，"差"的则是 25 个人中 1 个有效"[1]。正是这种医疗领域广泛存在的非精确性，导致了当前以个体化治疗和保健为目标的精准医学兴起。但问题是，精准医学注重的仍然只是某些形态学、生化或分子遗传学特征。无论是循证医学还是精准医学都忽略了人是具有丰富情绪和心理活动的高等动物，许多疾病都是心因性疾病，是神经 – 免疫 – 内分泌整个系统的运行出了问题，而不仅仅是某一靶点的异常。由于临床试验的任务就是要将与试验无关的变量进行排除，从而能够通过预先设定的一个主要评价指标来验证药物的疗效，同时，也要考虑研究成本，因此，这类试验很少获得关于伴随疾病或伴随治疗的一系列其他相关信息。

近几年，随着大数据概念的产生和相关技术的进步，一些大的有关癌症治疗的队列研究数据相继发表。例如，2018 年 3 月在国际著名医学杂志《新英格兰》发表的，来自美国梅奥临床医学中心等著名癌症治疗机构，共纳入 12 个国家一万多名结肠癌患者的临床数据显示：在 6 年的观察中，Ⅲ期结肠癌辅助化疗 6 个月与化疗 3 个月的两组比较，患者获益是一样的，3 年生存率两组之间没有显著差异。而 6 个月化疗患者则承受了更多的不良反应。这些虽然是回顾性的数据，但是具有真实临床治疗场景，属于真实世界证据。

"真实世界证据"是当前国际上提出的一个新概念，主要指从日常医疗实践过程的有关信息中提取的数据。按照美国 FDA 的定义，"真实世界数据（RWD）是指从传统临床试验以外其他来源获取的数据。包括：大规模简单临床试验、实际医疗中的临床试验、前瞻型观察性研究或注册型研究、回顾性数据库分析、病例报告、健康管理报告、电子健康档案……"真实世界证据目前已被美国政府确定为临床试验证据之外的补充证据，用于药品和医疗器械的审批决策。由于真实世界证据来自多种临床实践和个人健康管理方面的数据之整合，能够反映真实的临床实践情况。

---

① Schork N. J. Time for one-persontrials. Nature, 2015, 520:609－611

美国国会在 2016 年 12 月 7 日通过了《21 世纪治疗法案》（21st Century Cures Act），并于 25 日在其官方网站上公布。该法案的颁布对美国乃至世界的生物医药和健康医学领域的发展将产生深远的影响。该法案的一个主要目标是，加快药品和医疗器械的审批。为了实现"提速"目标，该法案专门制订了第 3022 条款，即在美国食品药品监督管理局（Food and Drug Administration，FDA）的基本法规《联邦食物、药品和化妆品法案》的第 5 章中增加一条修正条款："利用真实世界证据"[1]。

真实世界研究中有一大类型是属于观察型研究，例如，新药上市以后考察其治疗效果和安全性的 IV 期临床试验，或者针对人群的前瞻性调查研究等。观察型研究通常不对受试人群进行人为的实验干预，只是对在真实的临床实践中获得的结果做描述性分析，而不像临床试验那样对试验结果进行假设检验。因此，当一个新药经过 III 期临床试验证明可以使患者获益，并被批准上市后，临床医师仍然要继续观察该药在真实临床治疗场景中的表现，包括安全性和有效性。往往自己亲自治疗过的一系列案例的整个临床过程给人留下的印象是最深刻的，也是最真实的。

 ## 札记 19-8　免疫检查点抑制药的优势和局限性

随着人们对肿瘤细胞与免疫细胞相互作用的认识不断深化，以阻断免疫检查点，活化免疫细胞治疗肿瘤为目标的免疫系统调节药物应运而生。其中，程序性死亡受体 -1（PD-1）/ 程序性死亡配体 -1（PD-L1）和细胞毒性 T 细胞相关抗原 4（CTLA-4）是当前研究比较透彻的免疫检查点。这两个免疫检查点的发现推动了癌症治疗的革命性变化，因此获得了 2018 年诺贝尔生理学和医学奖[2],[3]。同时，针对 CTLA-4、PD-1/PD-L1 免疫检查点的抑制药作为新的抗癌药物通过了美国 FDA 的审批已被用于临床。最近，国产 PD-1 抗体药物也已经在

① 吴家睿.迈向精确医疗的重要举措：真实世界证据.医学与哲学，2017，38（572）：1-4

② Fehrenbacher L, Spira A, Ballinger M, et al. Atezolizumab versus docetaxel for patients with previously treated non-small-cell lung cancer （POPLAR）: a multicentre, open-label, phase 2 randomised controlled trial. Lancet, 2016, 387 （10030）: 1837-1846

③ D.Y. Wang, J.E. Salem, J.V. Cohen, et al. Fatal Toxic Effects Associated With Immune Checkpoint Inhibitors: A Systematic Review and Meta-analysis, JAMA Oncol, 2018, 4（12）: 1721-1728

中国上市。这些新药在抑制肿瘤生长，维持疾病稳定及延长患者的生存期上取得了令人瞩目的效果。

1. 免疫检查点抑制药的优势　与传统治疗手段直接作用于肿瘤细胞不同，免疫检查点抑制药靶向自身免疫系统，抑制了体内的免疫抑制机制，以提高机体抗肿瘤的免疫功能，属于抗癌免疫调节药物，其优势有如下几点：

（1）可以批量化生产：相对于免疫细胞过继转移治疗、DC 疫苗等免疫制剂来说，单克隆抗体可以批量化生产，产品均一，质量控制较简便。而免疫细胞治疗和 DC 疫苗的治疗则高度个性化，要为每一位癌症患者量身定做；且每一位患者甚至同一位患者的不同采血时间，为制备产品所采集的原材料（自体外周血单个核细胞）都不尽相同。

（2）适应证较广：抗 PD-1/PD-L1 抗体在众多临床试验中被证实是一种广谱、持久、部分肿瘤疗效较好的抗肿瘤治疗方法。2017 年美国 FDA 首次批准单一药物制剂（KERTRUDA）适用于微卫星不稳定性高（MSI-H）或错配修复缺陷（dMMR）变异的所有实体肿瘤。也就是说，不论是什么癌种（恶性黑素瘤、非小细胞肺癌、尿路上皮癌、肾细胞癌、转移性直结肠癌等），只要发生了微卫星不稳定性高（MSI-H）或错配修复缺陷（dMMR）变异就适用。但尽管如此，迄今为止 PD-1/PD-L1 抗体在临床治疗上的总体反应率仍只有 15% ～ 30%。

（3）相关检测可以指导个体化用药：尽管抗 PD-1/PD-L1 抗体只对部分癌症患者有效，但好在有伴随诊断的方法，比如检测患者的肿瘤组织，看看是否发生了微卫星不稳定性高（MSI-H）或错配修复缺陷（dMMR）变异，以此来辅助用药的决策。早先认为只要肿瘤组织高表达 PD-L1，用 PD-1/PD-L1 抗体就好，但从临床表现来看，并非都是如此。

（4）临床应用相对安全：从 301 医院肿瘤科胡毅主任对来自全球顶级医学杂志发表的 PD-1/PD-L1 抗体治疗综述和他本人的应用经验来看，PD-1/PD-L1 抗体单药治疗相关毒副反应发生率较低，3/4 级毒副反应发生率在 10% ～ 20%；PD-1/PD-L1 抗体联合用药治疗的安全性与化疗相当[1]（化疗的毒副作用已经众所周知）。

---

① 胡毅. 免疫相关不良反应的管控. 医悦汇，[2019-04-03]，https://mp.weixin.qq.com/s/7lthB16FY_sGK5JLo1ZOtg

2. 免疫检查点抑制药的局限性　尽管如此，随着免疫检查点抑制药在真实临床场景的广泛应用和普及，必须提醒临床医师和患者及家属，其毒性副作用千万不可忽视。许多人对于免疫治疗的理解有一个误区，认为只要是提高机体的免疫功能，就是扶持正气，就没有什么不好的方面。实际上免疫检查点抑制药作为免疫调节药物与过继转移肿瘤特异性免疫细胞或注射肿瘤疫苗完全不同。我们需要的是提高癌症患者对肿瘤组织的免疫攻击能力，并不需要调动免疫细胞去攻击自身正常的组织器官。但是 PD-1/PD-L1 抗体和 CTLA-4 抗体治癌的机制却是非特异性的免疫激活，既可以激活攻击肿瘤的 T 细胞，也可以激活攻击正常组织的 T 细胞，还可以增加自身抗体和细胞因子，引起补体介导的细胞毒性反应。这种免疫系统非特异性激活的离散毒性，几乎可以累及人体的任何器官和系统。这就是临床上免疫检查点抑制药所致的各种组织器官炎症[1]、[2]。

免疫检查点抑制药常见不良反应：乏力（16% ～ 34%），食欲缺乏（5% ～ 19%），皮肤瘙痒（6% ～ 21%），皮疹（4% ～ 15%），腹泻（14%），恶心（15%），甲状腺功能减退症（4% ～ 9%），甲状腺功能亢进（2% ～ 7%），垂体炎及肾上腺功能紊乱（1%），罕见不良反应：肌炎、肌无力、横纹肌溶解、多发性硬化、银屑病、苔藓样皮炎、自身免疫性心肌炎、肝炎、结节病、胰腺炎等。

2018 年 12 月国际顶级肿瘤医学期刊《JAMA Oncology》上发表了一篇迄今为止最大的一项免疫检查点抑制药致死性不良反应的评估性研究报告。这项研究由美国范德堡大学医学中心等多家研究中心的 27 位医学专家参与，所涉及的免疫检查点抑制药包括 Ipilimumab、Tremelimumab、Nivolumab、Pembrolizumab、Atezolizumab、Avelumab 和 Durvalumab；　临床试验时间跨度为 2003—2018 年；涉及多达 750 种致死性免疫相关不良事件。

该项研究检索了一个世界卫生组织的药物警戒数据库（Vigilyze-

---

① Fehrenbacher L, Spira A, Ballinger M, et al. Atezolizumab versus docetaxel for patients with previously treated non-small-cell lung cancer （POPLAR）: a multicentre, open-label, phase 2 randomised controlled trial. Lancet, 2016, 387（10030）: 1837-1846

② Wang D Y, Salem J E, Cohen J V, et al. Fatal Toxic Effects Associated With Immune Checkpoint Inhibitors: A Systematic Review and Meta-analysis, JAMA Oncol, 2018, 4（12）: 1721-1728

Vigibase）。该数据库包含 1600 多万例药物不良反应及来自 7 个医学学术中心的记录。研究者们为了描述那些罕见、暴发性和致命的毒性影响，他们整合了全球数据，对已发表的免疫检查点抑制药（ICIS）即 PD-1/PD-L1 抗体和 CTLA-4 抗体的临床试验进行了荟萃分析，通过使用大型医学学术中心、全球世界卫生组织药物警戒数据和所有已发表的 ICIS 临床试验来评估其发生率。结果如下：

2009—2018 年 1 月在 Vigilyze-Vigibase 共报告了 613 起 ICI 致命中毒事件。两种不同治疗方案致死性不良反应的发生类型差异很大：在总共 193 例抗 CTLA-4 抗体治疗的死亡病例中，大多数是结肠炎（135 例，占 70%），而抗 PD-1/PD-L1 相关死亡病例通常是肺炎（333 例，35%），肝炎（115 例，22%），和神经毒性（50 例，15%）。PD-1/CTLA-4 抗体联合应用患者常死于结肠炎（32 例，37%），心肌炎（22 例，25%）。致命毒性作用通常在联合治疗、抗 -PD-1 和伊普利单抗治疗开始后的早期发生（中位数分别为 14.5 天、40 天和 40 天）。心肌炎的死亡率最高，报告的 131 例中有 52 例（39.7%），而内分泌事件和结肠炎的死亡率仅为 2%～5%；报告的其他器官系统毒性效应中 10%～17% 有致命后果。

对 7 个医学学术中心的 3545 例 ICIS 患者进行回顾性研究结果发现，总死亡率为 0.6%；在死亡病例中心脏和神经事件尤为突出（43%）。症状发作至死亡的中位数时间为 32 天。对 112 项涉及 19 217 名患者试验进行的荟萃分析显示，毒性相关死亡率分别为 0.36%（抗 -PD-1）、0.38%（抗 -PD-L1）、1.08%（抗 -CTLA-4）和 1.23%（PD-1/PD-L1 加 CTLA-4）。结论：在迄今为止发表的关于致命性 ICI 相关毒性效应的最大评估中，观察到不同原因和频率的早期死亡，取决于治疗方案。该报告提醒跨学科的临床医师应该意识到这些罕见的致命并发症。

在处理这些致命性毒副反应方面，当前普遍的共识是使用免疫抑制来减轻临时的过度炎症状态，一般应用的一线免疫抑制药通常为糖皮质激素类。在初步使用糖皮质激素类没有效果的情况下，也可以额外应用其他的免疫抑制药，如罗氏药厂的妥珠单抗（抗细胞因子风暴中的主要细胞因子之一 IL-6）可以用于压制过度的炎症反应。

 札记 19-9　新药上市后的后续研究

尽管免疫检查点抑制药已经上市，但临床出现的问题仍然需要研究。比如，应用 PD-1 抗体后出现的肿瘤 "爆发性进展或超进展"。Champiat. Scengzai 首先报道了这方面的问题。他们在 I 期临床试验中，对所有患者（$n=218$）的病历进行分析。比较抗 PD-1/PD-L1 治疗前后的肿瘤生长速率。肿瘤的超进展（HPD）在第一次评估时被定义为肿瘤负荷增加了 2 倍以上。结果发现，在 131 名可评估患者中，12 名患者（9%）被认为出现肿瘤的超进展（HPD）。而且 HPD 与较高的年龄（$P<0.05$）和较差的预后（总生存率）相关。这一观察引起了人们对抗 PD-1/PD-L1 单药治疗老年患者（65 岁以上）的一些关注，并建议对这一现象进行进一步研究[①]。

美国加州大学圣地亚哥摩尔癌症中心医学部血液学和肿瘤科个性化癌症治疗中心 Shumei Kato 团队也报道了上述情况[②]。他们观察到一部分癌症患者应用 PD-1/PD-L1 抗体后，肿瘤不但没有退缩或消退，似乎是 "进展过度"，即与治疗前相比，肿瘤生长和临床恶化的速度大大加快。他们将这种 "超进展" 定义为治疗失败时间（TTF）<2 个月，影像学显示与免疫治疗前相比肿瘤负荷增加 50%，进展速度增加 2 倍以上。于是，他们调查了免疫治疗后与 "超进展" 相关的潜在基因组标记。

结果显示：155 例患者中，6 例 MDM2/MDM4 扩增患者的 TTF 均小于 2 个月。在抗 -PD1/PDL1 单药治疗后，其中 4 例患者的肿瘤体积（55% ～ 258%）显著增加，新的大肿块显著加快进展速度（与免疫治疗前 2 个月相比，增加了 2.3 倍、7.1 倍、7.2 倍和 42.3 倍）。在多变量分析中，MDM2/MDM4 扩增和 EGFR 的突变与 TTF<2 个月相关。10 例 EGFR 突变的患者中有 2 例也有进展（肿瘤大小增加 53.6% 和 125%；增加 35.7 倍和 41.7 倍）。结论：单药检查点（PD-1/PD-L1）抑制药治疗后，部分 MDM2 家族扩增或 EGFR 异常患者临床疗效较差，肿瘤生长速度明显加快。基因组分析可能有助于确定那些免疫治疗进展的风险患者。这意味着癌症患者如果有 MDM2/MDM4 基因扩增或者 EGFR 基因异常，使用 PD-1 抗体治疗，存在肿瘤暴发进展的风险，当然这个研究还比较初级，尚需要更多的临床证据证实。

---

① Champiat S, Dercle L, Ammari S, et al. Hyperprogressive Disease Is a New Pattern of Progression in Cancer Patients Treated by Anti-PD-1/PD-L1. Clin Cancer Res, 2017 Apr 15, 23（8）:1920-1928

② Shumei Kato, Aaron Goodman, Vighnesh Walavalkar, et al. Hyper-progressors after Immunotherapy: Analysis of Genomic Alterations Associated with Accelerated Growth Rate. Clin Cancer Res, 2017 August 01, 23（15）: 4242-4250

　　此外，日本国立癌症中心的科学家发现 PD-1 抗体可以激活调节性 T 细胞（Treg），从而引发癌症的超进展。他们的研究结果近期发表在《美国国家科学院院刊》（PNAS）[①]。在这项临床研究中，有 36 名晚期胃癌患者接受了 PD-1 单抗（nivolumab）治疗。在治疗后的 4～6 周进行第 1 次疗效评估时，9 例部分反应，10 例疾病稳定，17 例疾病进展。在疾病进展的 17 例中有 4 例（11.1%）发生了超进展（HPD），即符合治疗 2 个月内肿瘤负荷增加 50% 以上，进展速度增加 1 倍的 HPD 定义。尽管开始治疗前患者的状态还不错，但在 20～65 天就有 3 名发生 HPD 患者死亡，而且大多发生了多发转移。根据基因检测，这 4 名患者中只有 1 人发生了 MDM2 基因扩增，而其他常见的基因突变 ERBB2、KRAS、TP53、PIK3CA 等在 HPD 和非 HPD 患者之间无明显差异。该项研究的主要阳性发现是：在 PD-1 单抗治疗前，所有的患者都检测到了表达 PD-1 的肿瘤浸润调节性 T 细胞（PD-1+ Treg），而且这些 PD-1+ Treg 的分布和其他 T 细胞分布的比例无明显差异，但在 PD-1 单抗治疗后，非 HPD 患者的 PD-1+ Treg 数量减少，而 HPD 患者的 PD-1+ Treg 数量增加了，而且 PD-1+ Treg 比 PD-1-Treg 的增殖能力更强，且 CTLA-4 的表达水平也更高。研究者在体外和小鼠体内的实验也证明了用 PD-1 抗体或基因敲除方法阻断 PD-1，能显著增加 Treg 的增殖和免疫抑制能力。

　　从上述免疫检查点抑制药在临床应用后发现的严重毒副反应和治疗负面效应来看，虽然这些单克隆抗体对于免疫检查点的靶向（PD-1、PD-L1、CTLA-4）十分精准，但是它们靶向的免疫细胞并不精准。临床疗效所需要的是靶向肿瘤特异性细胞毒性 T 细胞，即活化这一类型的 T 细胞，促进它们去杀伤癌细胞。但是，由于这些抗体不加分别的靶向并活化了攻击自身正常组织的 T 细胞，可以引起一系列组织器官的炎症，表现为毒副作用甚至可以致死；另一方面靶向并活化了调节性 T 细胞（体内最主要的免疫抑制细胞），可以引起肿瘤的超级进展（爆发性进展），加速死亡。这提醒癌症新药的研发人员和临床医师，这种免疫调节药物不仅在临床治疗的整体反应率上离患者的需求还相差很远，在安全性方面也还需要进一步提高对毒副作用的控制水平。

---

　　① Takahiro Kamada, Yosuke Togashia, Christopher Tay, et al. PD-1+ regulatory T cells amplified by PD-1 blockade promote hyperprogression of cancer. PNAS May 14, 2019 116 (20): 9999-10008; first published April 26, 2019 https://doi.org/10.1073/pnas.1822001116

札记 19-10　嵌合型抗原受体 T 细胞（CAR-T）抗癌治疗的优势与局限性

　　CAR-T 细胞是将识别某种肿瘤抗原的抗体的抗原结合部与 CD3-ζ 链或 FcεRIγ 的胞内部分在体外偶联为一个嵌合蛋白，通过基因转导的方法转染患者的 T 细胞，使其表达嵌合抗原受体（CAR），成为肿瘤特异性的 CAR-T 细胞，可再串联添加共刺激因子如 CD28、OX40、4-1BB，更加有效地促进 T 细胞的活化增殖。

　　2017 年 8 月 31 日，美国 FDA 首次批准诺华公司靶向 CD19 的 CAR-T 疗法 Kymriah 上市，用于治疗难治性 B 细胞前体急性淋巴性白血病。在前期研究中[①]，入组了 63 位患者，3 个月内总体缓解率 83%。1 年复发率为 64%，存活率为 79%。CAR-T 细胞治疗急性 B 淋巴细胞白血病最成功的首个儿童案例就是前文中提到的小姑娘 Emily。

　　虽然 CAR-T 在治疗 B 淋巴细胞白血病和淋巴瘤方面取得了较好的疗效，但是不良反应也不可小觑：最主要的不良反应是细胞因子释放综合征（CRS），主要表现为：发热、低血压、缺氧；以及与血清中某些细胞因子水平显著升高有关的神经系统症状，严重者可致死。2016 年 Juno 公司曾在 6 位患者（B 细胞急性淋巴细胞白血病）因脑水肿死亡后终止了试验。就在 Kyrimah 获批上市后 4 天，2017 年 9 月 4 日美国 FDA 叫停了法国生物医药公司 Celletis 正在进行的同种异体 CAR-T 的 I 期临床研究。患者（母细胞性浆细胞样树突状细胞肿瘤；罕见病）因细胞因子释放综合征及毛细血管渗漏综合征而死亡。为了能有效地处理不良反应，美国 FDA 在 2017 年 8 月 31 日批准诺华公司靶向 CD19 CAR-T 疗法 Kymriah 上市的第二天，即 9 月 1 日批准了罗氏旗下雅美罗的妥珠单抗（抗人 IL-6 单抗），用以治疗 CAR-T 疗法产生的严重细胞因子释放综合征。在 CAR-T 临床试验中，69% 的患者使用 1 ～ 2 剂量的妥珠单抗 2 周内 CRS 完全缓解。这对临床上控制 CAR-T 的毒副反应，增强安全性无疑给予了一种重要的保障。

　　必须指出的是，目前成功治疗 B 淋巴细胞白血病的 CAR-T 细胞靶向的并不是肿瘤抗原，而是正常 B 淋巴细胞的表面抗原，其效用是要将所有带有 B 淋

---

　　① Kochenderfer J N, Rosenberg SA.Treating B-cell cancer with T cells expressing anti-CD19 chimeric antigen receptors. Nat Rev Clin Oncol, 2013, 10（5）: 267-276

巴细胞标志 CD19 的细胞清除，包括正常 B 淋巴细胞和异常的 B 淋巴白血病细胞。实际上与化疗有异曲同工之处，只是治疗机制不同。尽管进行了这样的彻底清除，但 1 年后复发率仍 >50%，而且一些患者还需要进行骨髓干细胞移植，或替代性的补充免疫球蛋白（因为 B 淋巴细胞是产生免疫球蛋白的细胞来源）。

　　而 CAR-T 治疗实体肿瘤则必须靶向肿瘤抗原，这是与治疗白血病的根本性区别。如此一来，就有一个肿瘤特异性靶点的精准性问题。比较公认的实体肿瘤细胞一些相关抗原表位与正常组织细胞相比只是表达量的高低不同（故称为肿瘤相关抗原而不是肿瘤特异性抗原），比如癌胚抗原（CEA）、甲胎蛋白（AFP）等。而 CAR-T 对有低表达靶点的正常组织细胞仍可以攻击，这就是"脱靶效应"，可以引起严重的不良反应。另外，肿瘤靶点的攻击有效性也是一个问题。实体肿瘤组织与白血病不同，是多种基质细胞与癌细胞共同组成实体组织，并建立了适合肿瘤生长的微环境。也就是肿瘤组织内的细胞具有高度异质性。即使同一个体的单一病灶也有不同干性或不同分化程度的肿瘤细胞，有多基因的改变，以及在免疫压力下的自我调变等生物学特性；还有支持肿瘤生长并可能异化的间质细胞和血管内皮细胞，使得抗单一靶点的 CAR-T 治疗在临床上很难大范围奏效。尽管近来已经有人进行双靶点 CAR-T 临床研究（多发性骨髓瘤），但在外科常见的实体肿瘤，至今未见到满意的样版。此外，CAR-T 细胞回输体内后向实体肿瘤内的浸润和细胞衰竭问题也是需要考虑的问题。研究发现肿瘤细胞一旦在局部构建起适宜自己生长的环境，会释放一系列免疫抑制因素从而阻止 T 细胞进入肿瘤区域或诱导 T 细胞凋亡，从而使包括 CAR-T 在内的 T 细胞免疫疗法抑瘤效率大打折扣，免疫检查点抑制机制只是其中的因素之一。还有肿瘤组织中浸润的调节性 T 细胞（Treg）、髓样抑制细胞、巨噬细胞对肿瘤免疫抗性的协助等一系列问题都有待于进一步深入研究。

札记 19-11　CAR-T 研究的新进展

　　与免疫检查点抑制同样，CAR-T 细胞虽然已经上市，但还有许多相关的基础研究在继续。目前取得的一些新的进展或进一步的突破集中表现在以下几个方面：

　　1. 减少 CAR-T 严重的不良反应　最近来自北京大学肿瘤医院的朱军教授团队和南加州大学 Si-Yi Chen 教授团队合作在 Nature Medicine 上发表了最新研

究[①]，表明他们的新方法可以消除 CAR T 疗法的严重不良反应，使得这种疗法更加安全。这种改进版的 CAR-T 调整了 CAR 的序列和形状，使得这些 CAR-T 细胞可以杀伤癌细胞，但是产生的细胞因子更少，增殖速度更慢，因此，血液有足够的时间清除细胞因子。通过在 25 名淋巴瘤患者身上进行的安全性实验表明，这种改进版的 CAR T 疗法不会产生严重不良反应。尽管这项研究的目的是测试这种 CAR T 疗法的安全性，但是 11 名接受常规剂量治疗的患者中有 6 名患者已经进入完全消退期。

2. **突破实体瘤微环境的基质屏障**　实体肿瘤创建了适合自己生长的微环境，受到了胞外基质和免疫抑制分子的保护，其中胞外基质是一种起着屏障作用的蛋白网络，免疫抑制分子削弱 T 细胞攻击。来自美国波士顿儿童医院和麻省理工学院的研究人员发现这些微型抗体（mini-antibody）经进一步缩小后可形成所谓的纳米抗体（nanobody），可能有助于解决癌症领域的一个问题：让 CAR-T 细胞疗法在实体瘤中发挥作用。将这些纳米抗体引导到肿瘤胞外基质（ECM）或者 ECM 靶向显像剂，但这种引导并不是针对癌细胞本身，而是针对包围着癌细胞的肿瘤微环境。这些标志物对于许多肿瘤是常见的，但通常不出现在正常细胞上。相关研究结果于 2019 年 4 月 1 日在线发表在 PNAS 期刊上[②]。该项研究的主要创新之处在于靶向肿瘤的微环境而不是寻找肿瘤细胞的特异性抗原。

3. **寻找抵抗 T 细胞衰竭的新策略**　不论是 CAR-T 还是 TIL 等其他 T 细胞的过继转移治疗都面临一个 T 细胞衰竭的问题。来自美国拉霍亚免疫学研究所（LJI）的研究人员找到了一种抵抗 T 细胞衰竭并让 CAR-T 细胞疗法更有效的方法。他们发现一个称为 Nr4a 转录因子的蛋白家族，其在调节与 T 细胞衰竭相关的基因方面起着突出作用。通过使用小鼠模型，他们证实利用缺乏 Nr4a 转录因子的 CAR-T 细胞治疗小鼠可让肿瘤缩小和提高生存率。相关研究结果于 2019 年 2 月 27 日在线发表在 Nature 期刊[③]上。

① Zhitao Ying, Xue F Huang, Xiaoyu Xiang, et al. A safe and potent anti-CD19 CAR T cell therapy, Nature Medicine, Nature Medicine, 2019, 25:947 - 953 (2019). DOI: https://doi.org/10.1038/s41591-019-0421-7

② Nanobody-based CAR T cells that target the tumor microenvironment inhibit the growth of solid tumors in immunocompetent mice, PNAS, 2019, doi:10.1073/pnas.1817147116

③ Joyce Chen, Isaac F. López-Moyado, et al. NR4A transcription factors limit CAR T cell function in solid tumours. Nature, Pub Date : 2019-02-27 , DOI: 10.1038/s41586-019-0985-x

以上只是举例说明一下近期在 CAR–T 研究方面的一些进展与挑战，科学技术的进步日新月异，相信 CAR–T 作为一项技术曾经也还会继续经历一系列演化过程。

 札记 19–12　期待和问题

自 2017 年 12 月 22 日，我国药品监督管理局发布《细胞治疗产品研究与评价技术指导原则（试行）》，标志着我国正式开启免疫细胞治疗产品的注册上市流程。中国共有 26 个细胞治疗产品申报新药临床试验（IND），其中有 24 个项目是按照 1 类新药注册分类申报临床试验；2 个按照 3 类新药进行申报。在 26 个申报项目中，有 23 个项目属于 CAR–T 疗法。申报 IND 的 23 个 CAR–T 细胞治疗项目中有 18 个项目涉及 CD19 靶点，其中 3 个项目为 BCMA 靶点，1 个为 GPC3 靶点。此外，还有 4 个项目均为双靶点，分别涉及 PD–1；CD269、PD–1；CD19 以及 IL–6，CD19[①]。从这个统计资料可以看出，国内新药研发企业普遍认为靶向 CD19 治疗 B 淋巴细胞白血病的 CAR–T 比较靠谱。但笔者认为，在我国每年新增的 400 多万新发癌症病例中，B 淋巴细胞白血病毕竟占少数。这样一窝蜂的涌向一个单一新药品种进行临床开发是不够理智的，也不能满足更广大癌症患者的需求，还是应该勇于面对目前临床应用中出现的问题，通过重大创新去解决问题。

毋容置疑，我们距离搞清楚癌症的代谢和免疫学机制还差得很远。不论是新药研发者、临床医师还是癌症患者及其家属，都需要保持一个清醒的头脑，癌症将与人类进化同在，是一种生物学现象。不能期望有一天靠发明出一种"神药"就攻克了癌症。我们更需要的是将人体调整为一个平衡状态，使每一个人遵循自然的出生、衰老和死亡的规律可能更现实一些。

---

① 青瓦. 细胞疗法国内注册申报最新进展. 新浪网. 医药魔方，[2018–07–18]，https://med.sina.com/article_detail_103_2_49000.html

爱与癌——从改变
自己开始

札记 20-1　推荐一部电视剧

就在我这篇札记的撰写即将结束的时候，偶然在网上欣赏到了一部韩国的4集电视剧，名叫《世上最美丽的离别》，讲述一位癌症患者，也是一位平凡的母亲（仁姬）在人生的最后时光里，全家人重归和谐，尽享亲情的感人故事。一时让我思绪万千。

故事发生在一个普通的都市家庭，家庭中每个成员都各自忙碌着，都有各自的烦恼。家中的老奶奶患有老年痴呆症，时而清醒时而糊涂。清醒时是最依赖仁姬的人，犯病时却粗暴地折磨仁姬；丈夫正哲是一位医生，正面临下岗，为薪金不保而郁郁寡欢，对家事毫不关心，很少与妻子交流；女儿妍秀将自己的事业与情感放在首位，把这些看得远比家人重要，并且与已为人夫的前男友纠缠，陷入"小三"的困局。儿子廷秀考大学连年落榜，虽然最终考上了大学，也有了漂亮的女朋友，却不珍惜，经常喝得烂醉；仁姬的弟弟不但不争气，还嗜赌成性，不仅败光了自己的家产，还迁怒于姐姐。而身为人妻、人母、儿媳、姐姐的女主人公仁姬为这一家人操劳不休，心力交瘁。她在婆婆身患老年痴呆后辛苦照顾了她15年，因为担心婆婆在养老院照顾不好，宁肯冒着挨打的风险把婆婆接回家来照料；她去丈夫上班的医院看病，丈夫却因为自己是一名薪资低的医生而不愿意在工作的医院见到她；她去看上班的女儿，想约她一起吃一顿午餐，哪怕只是简单的一碗乌冬面，女儿却忙着和情人约会，没工夫理她；她心疼的儿子终于考上了大学，可以经过努力有一个美好的前景，却只顾着约会喝酒，回家就倒头大睡；她照顾弟弟，连保险赔付的受益人都写的是弟弟的名字，而弟弟拿着她的钱还丝毫不尊重她。

在许多人眼里，仁姬真是一个操心的命，有人甚至认为一切是她自找的，这令人十分心酸。她会给丈夫系领带，把丈夫的皮鞋擦得铮亮；给婆婆擦流出的口水，手洗沾满大便的衣物；担心搬家后女儿通勤辛苦；帮儿子清理醉酒的呕吐物；给弟弟买一份保险；监督乡下新居的建造进度……，她的善良使她无暇顾忌自己，直到癌症已到了晚期还浑然不知。

就在此时，她被查出患了癌症而且已到晚期，癌细胞已经扩散到全身，手术和化疗都已无济于事，医生告知的预期生存期不超过2个月。一个照顾着所有亲人的家庭支柱就这样在顷刻之间即将坍塌。

死神震慑了全家。在发现仁姬即将离世时，家中每一个人的态度都发生了改变。为了尽可能地弥补将要走到生命尽头的亲人，大家策划执行了一场最美丽的离别。父亲反省了自己，调整了与亲人的沟通方式，也解开了心结，接受了新居附近小诊所的低薪工作，用以维持家庭的经济来源。女儿走出了婚外情的泥沼，与前男友斩断情愫，成全了一个幸福家庭。儿子振作起来，有了明确的人生规划，读书有了起色，也开始珍惜女朋友。弟弟开始开出租车挣钱，还给姐姐买了核桃饼聊表心意。而仁姬与丈夫来到新居，喝茶、读书、洗泡泡浴，惬意地享受着人生的最后一刻，最后于睡梦中安详地离开了大家。

这样的一部电视剧，虽然不像某些韩剧那么火，也没有吸引那么多的粉丝，但严肃的提出了一个问题，那就是"爱"与"癌"到底是什么关系？从医学角度来看，仁姬罹患癌症，并且一发现就是晚期，一点也不奇怪，可以说一种生命的必然。在这样一个缺乏爱的氛围的家庭中，女主人公独自挑起家庭重担，承担着过重的精神压力。全家人各有各的问题，都并不快乐。笼罩在她身上的是焦虑、沮丧、怨恨（生气）、痛苦，唯独缺乏关爱和快乐。长期在这样的压力下生活，负面的神经递质，肾上腺皮质激素（免疫抑制剂）的持续释放，必然导致免疫功能的低下。当机体监视和清除癌细胞的免疫功能越来越弱时，总有一天，那些基因突变的癌细胞会在身体的某处器官组织内安营扎寨。此时如果还无暇顾忌自己的健康，既没有得到做医生丈夫的呵护，也没有自己亲人的关爱，顺理成章的结局就会发展成这样。

札记 20-2 　来自家庭的压力是被忽视的致癌凶手

作为影视剧作品，当然人物之间的矛盾和冲突会描写得比较集中或突出。但实际生活中，类似这样的案例，在临床上可以看到很多。诚然现代社会工作压力较大，节奏较快是一个普遍现象，某些工作或某个时段会对某人产生巨大的压力。但对大多数癌症患者来说，首先要寻找和清理掉的应该是来自家庭的压力。

我是在长期的临床实践中逐渐观察和认识到这一点的。十几年前，当我从美国留学归来时，踌躇满志。在涉猎了感染免疫（乙型肝炎的研究）、创伤免疫（创伤、休克、脓毒症）和移植免疫（干细胞与肝组织工程）等诸多研究方向后，将自己的研究方向聚焦在肿瘤免疫方面，并坚信癌症治疗的重大突破就在免疫学领域。于是，我满怀激情投入到癌症的免疫治疗研究中去。从临床前研究到临床研究以及临床应用的转化，与我的团队一起付出了巨大的心血。回首十几年走过的历程，我欣喜的看到，通过围术期及之后的肿瘤特异性及非特异性免疫细胞治疗，确实挽救了一部分患者的生命，使他们的生存期大大延长，生存质量显著改善。但是，也有不少问题困扰着我们，最突出的就是为什么同样病情，同样的治疗方案，有的患者疗效非常好，而有的患者无论如何也救不回来？

随着临床治疗病例的积累和对患者的长期跟踪，有一个现象逐渐浮出水面。就是凡患者和家庭成员之间的和谐一致，亲人之间相互表达无私、真诚的爱，相互一贯的支持与坚守，病情治疗的结果就大多比较理想，原来这些才是支撑生命的真正动力！而那些亲人之间的矛盾和怨恨无法解除，原有的不和谐因素持续存在，确实成了压垮患者的最后一根稻草。

有人会问，都到了这个份上，哪一个家庭不希望自己的亲人向癌而生？然而说都是这么说，可实际上却不一定都能这么做。不论是有意无意，或性格及习惯使然，家庭成员之间的不和谐，长期的积怨（生气）和不宽容本就是癌症发生的一个重要且被忽略的危险因素。这里面有患者本人的问题，也有配偶、父母或子女的问题。

我除了经常亲自与患者及其家属沟通交流（哪怕是比较短暂）外，也经常会问本团队的医护人员，每一个患者的"病根"是什么。也就是他最近的亲人或经常比较近距离接触的人中，谁是他（她）心中永远的痛，是既离不开或无法离开，又让他/她格外操心或相处在一起就会给其带来不愉快或惹其生气的人。应该说基本上都能找出来。俗话说，家庭是人生安全的港湾，不论你出海遇到什么惊涛骇浪，回到这个港湾，就可以恢复平静，放松下来，得到休息养生。试想一下，在外拼搏，筋疲力尽，回到家里，仍得不到放松和休息，始终面临心理的对抗与防御。我打个比方，当古人类面临野兽的攻击时转身逃跑，逃脱后会感到获得安宁，而现代人无时无刻所面临的心理威胁虽准备与之抗击，但常有无处躲无处藏的无奈。这里面有自己的问题，也有家人的问题。长此以往，神经－免疫－内分泌（代谢）系统怎么能不失调，怎么能不得癌症？

家庭是社会的基本细胞。家庭的压力与人们不健康的工作生活态度及方式有关，也与人们追求的不切实际的理想和目标有关。为什么现在癌症患者越来越多，几乎每一个人周围都有认识的人罹患癌症。究其原因，可以包括环境改变和社会变革在内的对人心性变化的影响。山清水秀环境的破坏大多来自人类活动之所为，其活动对人类思维和后代的影响肯定会慢慢显现出来；人与人之间，人与环境之间的和谐一旦遭到破坏，失去了平衡，这是很可怕的，是一定要受到惩罚的。人们的自私和贪欲创造出了五花八门的新享乐方式、社交方式和成功标志，但却没有意识到这是要以自己和家人的生命为代价来偿还的。

 ## 札记 20-3　当亲人患癌时应该怎么做

通常，一个家庭有人罹患癌症，人们的注意力主要放在到处寻医问药，诸如找什么医院，找哪位专家做手术，是否放疗、化疗，用什么药，有什么不良反应，是否耐受得了，能否找到床位及时住进病房，花费多少钱等。其实这些程序很快就可以走完的，而这仅仅是抗癌过程中短暂的一小段，是外界对患者的一种干预行为。如果认为有了现有医疗手段的干预，癌症患者就可以痊愈或康复，那就太过于简单了，人们也用不着一谈癌就色变了。

癌症自公元前 460—370 年由古希腊医师希波克拉底定义以来，已经过去了两千多年。虽然在近一个世纪以来因各种"术"和"药"的出现，使癌症的治疗有所进展，但它的治愈仍然是横亘在全世界人们面前的一道难关。如今世界上每年仍有数以百万计的人因为癌症而死去，数以千万计的人在忍受癌症的折磨，数以亿计的人笼罩在癌症的阴影之下。估计目前仅中国每年就有至少 400 万新发癌症病例（2015 年新发癌症病例 392.9 万人），近 300 万人因癌症死亡（2015 年约 233.8 万人因癌症死亡）[①]。

为了攻克癌症，无数的科学家、医生做出了不懈努力，研发了不少新药物和新技术。但这些都属于从人体外部介入的手段。笔者认为，癌症的发生与进化机制和抵抗它蔓延的各种治疗手段是那么复杂，现有的科学技术手段基本就是这边按下葫芦，那边又起了瓢。因为所有的外部干预手段都是双刃剑，很难从根本上发挥作用。因此，近 100 年来，所有的治疗手段都只对一部分癌症患者有效，而且是在一段时间内有效，这是毋容置疑的事实。

如果说把癌症的治疗看作处理一棵树的话，手术就是在树冠与树干之间的切割，表面上看不到绿茵茵的树冠了，但树干还可以重新抽枝发芽，长出树冠；放疗和化疗相当于秋风扫落叶，只是使绿叶变黄，暂时掉落而已，来年春天又会发芽长出绿叶；以上均属于治标。而免疫治疗、中医治疗、营养代谢治疗、肠内微生态调理则属于治本，虽然病树可以排毒养生，但还要长出叶子来的。这些手段基本上都相当于森林里的伐木，即使将整个大树锯倒，即使这棵树被锯掉之后留下一个树墩子，仍然可以看到树墩子上长出小树苗。只有将病树连

---

① 郑荣寿，孙可欣，张思维，等. 2015 年中国恶性肿瘤流行情况分析. 中华肿瘤杂志，2019，41（1）：19-28. DOI：10.3760/cma.j.issn.0253-3766.2019.01.005

根拔除，这棵树才真正的失去了生长增殖的能力。要想真正消除癌症这棵毒树必须连根拔除，而这个树根就是患者的内心变化（内心的变化也会带来生活方式的转变）。

近年来，医学界虽然已经开始关注癌症患者的心理治疗。但在调动患者和家人的主观能动性方面，还非常不够。从网上可以看到美国著名的心理医生大卫·霍金斯一直在强调人的正面心理状态对身体健康的有益影响。我非常同意这种观点。从哲学层面我们认可物质决定精神，精神对物质的反作用关系，也期待未来科学技术在这个领域取得重大突破。

 ## 札记 20-4　反省自己，从自身做起

《世上最美丽的离别》所叙述的故事里，虽然患者已病入膏肓，即使应用了现代医疗手段，也挽救不了她的生命，反而徒增一些伤害。但是，在患者生命的最后时刻，全体亲人抓住了重新审视人生的机会，表现了他们的愧疚、忏悔和弥补。他们从内心深处表达了对女主人公的"对不起"，从内心深处说了声迟到的"我爱你"。至少让这位在这个家庭中惠及过所有人的母亲收获了一点点回报，满意并且平静的告别家人。也让所有的家人减少了那么一点点愧疚，收获了那么一点点心安。

这不能不引发我们观众的反思。如果仁姬所有的亲人在这最美丽离别时的表现早一点发生，全家早早的营造爱的氛围，和谐的氛围，每个人都能为他人着想，全家充满正能量。那么，这位母亲就可能不会罹患癌症，也就可能不会是这样的一个结局了。只是这个世界上没有后悔药可买，值得庆幸的是，这个家庭因为仁姬的离开使全家人的认识观和处世观发生了改变，如果他们坚持下去、互敬互爱，那么我想今后这个家庭的其他成员罹患癌症的危险概率可以减小很多。

所以我借撰写本书之际，真诚地奉劝所有的癌症患者和家人，在寻医问药的同时，更加注重反省自己，重新梳理一下自己的人生，首先要改变自己的不良心性，从改变自己的生活和工作的态度开始，逐步改变自己的待人处事方式，摒弃自己所有的坏脾气、坏毛病、多为别人着想、多为亲人着想，力争首先改变家庭氛围。下面是我的希望和劝诫，希望大家思考：

1.如果以前有什么令您纠结、焦虑、操心、怨恨的事情，请您放下。

2.家人之间有什么不和，相互之间有什么不能理解的事情，尝试站在对方角度去理解。

3. 对家人的学习、工作和做一些事情不满意的地方，转而持宽容的态度。

4. 对自己的职级、工作收入，现在家庭的生活状态知足常乐。

5. 对孩子们的考学、事业发展、找对象等持鼓励和支持态度，不要杞人忧天。

6. 对工作单位或邻里与自己不对付或伤害过自己的人和事不再记恨。

7. 从愧疚、自责、不平的情绪中解脱出来，转为积极、平和，助人为乐。

8. 对周围的人充满爱，认为一切发生的事情都是完美的，哪怕是通常认为最糟糕的事情也有其发生和存在的必要，也是完美的。

9. 对身体里的每一个细胞都施以爱，哪怕是癌组织也是您身体里的一块肉，与癌细胞共存，不要老想着去斩尽杀绝，而要把它们当成一个调皮的孩子，相信它们会逐渐变好。

以上建议并非一般的说教，而是多年从接触到的癌症患者和家庭中发现的问题，包括本人亲自了解，团队里医护人员及心理咨询师所了解的问题，可以说都是有的放矢的。特别是当我们确实观察到，患者的心病，哪怕其中的一个问题确实解决了，其免疫指标就会向好的方向转变，免疫治疗效果就会好。这种人的心性变化并非可以简单的以数字化去统计的，但却是实实在在的临床经验并确实是来自真实世界的证据。

 ## 札记 20-5　一个电话的联想

就在几周前，我接到一位外地患者家属的来电，虽然患者的姓名我已记不清楚了，但当我听到对方告诉我，她先生曾经是一位晚期胃癌的患者，经过我们的免疫治疗至今已经无病生存 10 年的时候，我感到十分欣慰。接下来，她又说，此次给我打电话的目的是因为她的一个朋友一年多前罹患胆管癌，手术前她就告诉这位朋友，术后一定要去找我来就诊，做免疫治疗，结果那位朋友没有来，现在发现患者术后已经复发并远处器官转移了。她联系我就是为了帮助这位朋友，看看还是否有办法救他。

我告诉她，她的这位朋友最佳的免疫治疗窗口（围术期和术后早期）没有把握住，但仍然可以来就诊，我们尽可能地去帮助他。她表示，第二天她要亲自去朋友家里现身说法，动员他的朋友来京就诊。当时我心里想，这就得看缘份了。我相信这位患者家属肯定会去对自己的朋友做劝说工作的，但她的这位朋友后来并没有来京就诊。然而我对这位癌症幸存者的家属十分敬佩，因为她有一颗暖暖的爱心，关心他人的疾苦，珍惜他人的生命。我相信她的先生作为一位晚期胃癌的患者，之所以能在接受我们免疫治疗后存活10年还健在，除了在围术期我们给予的免疫治疗以外，与她的爱心和精心呵护是分不开的。

总之，在本书结尾时，我衷心希望所有的癌症患者，让自己，让家庭和周围的环境充满爱！我衷心希望我的书：

——对广大癌症患者和家属有所帮助；

——对肿瘤相关科室的医护人员有所启发；

——对想远离癌症的亚健康人群有所惊醒！